# 抗肿瘤血管生成治疗的原理与临床应用

顾问　李斯文　刘红英
主审　李　艺　吴继萍
主编　蔡　政　石　颖　冯　妮

郑州大学出版社

**图书在版编目（CIP）数据**

抗肿瘤血管生成治疗的原理与临床应用／蔡政，石颖，冯妮主编. -- 郑州：郑州大学出版社，2024. 9.
ISBN 978-7-5773-0381-9

Ⅰ. R286.91

中国国家版本馆 CIP 数据核字第 2024R85K13 号

抗肿瘤血管生成治疗的原理与临床应用

KANG ZHONGLIU XUEGUAN SHENGCHENG ZHILIAO DE YUANLI YU LINCHUANG YINGYONG

| | | | | |
|---|---|---|---|---|
| 策划编辑 | 张　霞 | 封面设计 | 苏永生 |
| 责任编辑 | 吕笑娟 | 版式设计 | 苏永生 |
| 责任校对 | 张　楠　张馨文 | 责任监制 | 李瑞卿 |

| | | | | |
|---|---|---|---|---|
| 出版发行 | 郑州大学出版社 | 地　　址 | 郑州市大学路 40 号（450052） |
| 出 版 人 | 卢纪富 | 网　　址 | http://www.zzup.cn |
| 经　　销 | 全国新华书店 | 发行电话 | 0371-66966070 |
| 印　　刷 | 河南省诚和印制有限公司 | | |
| 开　　本 | 787 mm×1 092 mm　1 / 16 | | |
| 印　　张 | 18.75 | 字　　数 | 435 千字 |
| 版　　次 | 2024 年 9 月第 1 版 | 印　　次 | 2024 年 9 月第 1 次印刷 |

| | | | | |
|---|---|---|---|---|
| 书　　号 | ISBN 978-7-5773-0381-9 | 定　　价 | 98.00 元 |

# 作者名单

顾　问　李斯文　刘红英

主　审　李　艺　吴继萍

主　编　蔡　政　石　颖　冯　妮

副主编　赵常国　李　俊　李晓琳　高秉承　刘　颖　李东鸽
　　　　彭平亚　王亮开　刘建丽　杨小霞　鲁　峰　陈　涛
　　　　袁卓珺　陈冬琼　王　健　明　溪　吴向农　赵文韬
　　　　李松梅　张　敏　张　阳　杨文章　马得宏　姜　伟

编　委　（按姓氏笔画排序）
　　　　于兴波　山东齐鲁制药集团有限公司
　　　　马得宏　西双版纳州傣医医院
　　　　马聪明　重庆市涪陵区中医院
　　　　王　健　云南中医药大学
　　　　王崟亚　景东县中医医院
　　　　王衍鸿　上海中医药大学附属岳阳中西医结合医院崇明分院
　　　　王亮开　云南中医药大学第一附属医院（云南省中医医院）
　　　　王瑞雪　乐山市市中区肿瘤医院
　　　　邓兴华　重庆市长寿区中医院
　　　　石　颖　云南中医药大学
　　　　叶云心　景东县中医医院
　　　　史彩霞　阜阳市中医医院
　　　　代丽娜　云南中医药大学第一附属医院（云南省中医医院）
　　　　冯　帅　天津市滨海新区汉沽中医医院
　　　　冯　妮　云南中医药大学
　　　　朱光海　临沧市中医医院
　　　　朱健环　云南中医药大学第一临床医学院
　　　　刘　明　德阳市旌阳区中医院

1

刘　莹　昆明市中医医院（云南中医药大学第三附属医院）

刘　颖　云南中医药大学第一附属医院（云南省中医医院）

刘红英　云南中医药大学

刘建丽　云南中医药大学第一附属医院（云南省中医医院）

刘荣梅　云南中医药大学第一附属医院（云南省中医医院）

祁向荣　云南中医药大学第一附属医院（云南省中医医院）

许炜望　昆明市中医医院（云南中医药大学第三附属医院）

孙　云　宣城市人民医院（皖南医学院附属宣城医院）

阳　婷　金堂县中医医院

巫　佳　云南省肿瘤医院（昆明医科大学第三附属医院）

李　艺　云南中医药大学第一附属医院（云南省中医医院）

李　丹　云南中医药大学第一临床医学院

李　俊　云南中医药大学第一附属医院（云南省中医医院）

李元浩　广安市中医医院（成都中医药大学附属广安医院）

李东鸽　云南中医药大学第一附属医院（云南省中医医院）

李松梅　云南中医药大学第一附属医院（云南省中医医院）

李建澎　云南中医药大学第一临床医学院

李妮雪　昭通市中医医院

李晓华　嵩明县中医医院

李晓忠　云南中医药大学

李晓琳　云南中医药大学第一附属医院（云南省中医医院）

李斯文　云南中医药大学第一附属医院（云南省中医医院）

杨　茜　云南中医药大学第一附属医院（云南省中医医院）

杨小霞　云南中医药大学第一附属医院（云南省中医医院）

杨文章　景东县中医医院

杨自成　云南中医药大学第一临床医学院

杨秀瑜　玉溪市中医医院（云南中医药大学第四附属医院）

杨品华　玉溪市中医医院（云南中医药大学第四附属医院）

吴向农　云南中医药大学第一附属医院（云南省中医医院）

吴继萍　云南中医药大学第一附属医院（云南省中医医院）

吴鹏程　云南中医药大学第一附属医院（云南省中医医院）

何仕梅　楚雄州中医医院

何发秀　嵩明县中医医院

何赛群　邵东市中医医院

何繁漪　昆明市第三人民医院

张　阳　云南省第三人民医院

张　敏　云南中医药大学第一附属医院（云南省中医医院）

张双双　广州白云山医院

张红燕　云南省传染病医院

陈　东　山东齐鲁制药集团有限公司

陈　涛　云南中医药大学第一附属医院（云南省中医医院）

陈　瑾　昆明市第三人民医院

陈小芳　自贡市中医医院

陈文洋　昆明耀星华瑞医院

陈冬琼　云南中医药大学第一附属医院（云南省中医医院）

陈培月　云南中医药大学第一附属医院（云南省中医医院）

陈婷婷　昆明医科大学第二附属医院

明　溪　云南中医药大学第一附属医院（云南省中医医院）

罗元圆　罗次中心卫生院

赵文韬　云南中医药大学第一附属医院（云南省中医医院）

赵常国　云南中医药大学第一附属医院（云南省中医医院）

茶秀艳　普洱市中医医院

胡　凯　广西中医药大学

姜　伟　郑州大学医学科学院

贺盛伟　云南誉仁药业有限公司

袁卓珺　云南中医药大学第一附属医院（云南省中医医院）

莽臣武　云南中医药大学第一附属医院（云南省中医医院）

栗于云　云南中医药大学第一附属医院（云南省中医医院）

夏丽荣　云南中医药大学第一附属医院（云南省中医医院）

徐莉霞　云南中医药大学第一附属医院（云南省中医医院）

徐晓静　云南中医药大学第一临床医学院

高　朗　成都市金牛区中医医院

高秉承　云南中医药大学第一附属医院（云南省中医医院）

郭映呈　西双版纳州傣医医院

郭艳萍　云南中医药大学第一附属医院（云南省中医医院）

容　融　云南中医药大学第一附属医院（云南省中医医院）

黄　燕　云南中医药大学第一附属医院（云南省中医医院）

黄念尘　曲靖市妇幼保健院

黄瑞霞　云南省滇东北区域中心医院

清　怡　云南中医药大学第一附属医院（云南省中医医院）

彭平亚　云南中医药大学第一附属医院（云南省中医医院）

韩艳丽　云南中医药大学第一附属医院（云南省中医医院）

喻艺梦　威信县中医医院

鲁　峰　云南中医药大学第一附属医院（云南省中医医院）

谢云能　曲靖市中医医院

解晓青　青岛市海慈医疗集团

蔡　政　云南中医药大学第一附属医院（云南省中医医院）

廖文松　江苏恒瑞医药股份有限公司

廖剑波　云南中医药大学第一附属医院（云南省中医医院）

# 前　言

在我国肿瘤治疗领域的征途中,抗肿瘤血管生成治疗以其独特的视角和显著的临床效果,正逐步成为继手术、放疗、化疗之后的第四大治疗手段。这一领域的突破性进展不仅深化了我们对肿瘤生物学特性的理解,更为无数肿瘤患者带来了生存质量的提升与生命延长的希望。在此背景下,我们推出这本专注于抗肿瘤血管生成治疗领域的专著,这不仅是对当前国际、国内前沿研究成果的一次系统梳理与总结,更是我国肿瘤学界在抗血管生成治疗领域理论研究与临床实践深度融合的重要里程碑。本书的问世,不但填补了国内在这一领域的空白,而且以其深厚的学术底蕴、前沿的科研成果和相应的临床案例,展现了我国肿瘤治疗研究领域的创新能力。

本书内容上分为上、下两篇,上篇为抗肿瘤血管生成治疗总论,即第一章、第二章,从基础理论出发,深入剖析了肿瘤血管生成在肿瘤发生、发展过程中的关键作用,以及血管生成的分子机制。这些内容为读者构建了一个清晰、全面的知识框架,为后续的临床应用提供了坚实的理论基础。通过详细阐述肿瘤血管生成的复杂网络及其与肿瘤微环境的相互作用,我们得以窥见这一现象背后的奥秘,为精准治疗策略的制订提供了科学依据。下篇为抗肿瘤血管生成治疗各论,即第三章至第十二章,则是本书的核心所在,它涵盖了当前抗肿瘤血管生成治疗的各种主流方法及临床应用。从节律化疗、靶向药物、抗炎药物到微创介入、放射治疗,每一种治疗手段都配以详尽的分子机制研究与临床应用分析,展现了抗肿瘤血管生成治疗的多样性和灵活性。

特别值得一提的是,本书第十一章专门介绍了"中医药抗肿瘤血管生成治疗机制与临床应用",这是对传统医学与现代医学深度融合的一次大胆尝试。中医药作为中华民族的瑰宝,其"整体观念"与"辨证论治"的核心理念,为肿瘤治疗提供了全新的视角与思路。在抗肿瘤血管生成治疗领域,中医药通过调节机体内环境、改善肿瘤微环境、增强机体免疫力等多途径、多靶点的作用机制,展现出与西医治疗互补互促的良好效果。本书深入挖掘并整理了中医药在抗肿瘤血管生成方面的研究成果与临床应用经验,旨在推动中西医结合,共同探索更加高效、低毒的肿瘤治疗新模式。

此外,本书对未来抗肿瘤血管生成治疗的发展趋势进行了前瞻性的探讨。随着科学技术的不断进步和临床实践的深入,我们有理由相信,抗肿瘤血管生成治疗将在肿瘤治疗中占据更加重要的地位,为患者提供更加个性化、精准化的治疗方案。

总之,《抗肿瘤血管生成治疗的原理与临床应用》作为一部全面系统阐述该领域的专著,不仅凝聚了国内众多专家学者的智慧与心血,也体现了我国在抗肿瘤血管生成治疗研究方面的创新能力。我们相信,本书的出版将为广大肿瘤学研究者、临床医生及医学生提供参考与借鉴,推动抗肿瘤血管生成治疗领域的持续发展与进步。同时,我们也期待通过本书的推广与应用,能够进一步促进中西医协同治疗肿瘤领域的发展,开启共同探索肿瘤治疗的新篇章。

在此,我们衷心感谢所有为本书编写、出版付出辛勤努力的同仁们,以及长期以来支持我国肿瘤治疗事业发展的社会各界人士,让我们携手并进,在抗肿瘤的征途上不断探索、勇于创新,为更多患者带去生命的希望与光明。

编者

2024 年 7 月

# 目　录

# 第一章　肿瘤血管生成在肿瘤发生、发展中的作用

1971 年,Folkman 首次提出了"肿瘤生长浸润依赖于肿瘤血管生成"的假说。此后,以肿瘤新生血管为作用靶点的抗血管生成治疗成为重要的抗肿瘤策略之一。2004 年第一个抑制血管生成的药物贝伐珠单抗被美国食品药品管理局(FDA)批准上市,标志着抗肿瘤血管生成药物研究取得阶段性成果。2006 年 7 月中国食品药品监督管理局批准了内皮抑素(endostatin)为抗肿瘤血管生成药物。

肿瘤血管生成理论是指肿瘤生长到 $>1~mm^3$ 必须启动血管生成,刺激周围成熟的血管通过出芽的方式形成新的血管并进入肿瘤提供养分和带走代谢废物。因此抑制刺激因子的表达可阻止新生血管生成,将阻止肿瘤生长,甚至导致肿瘤缩小。也就是说,抗血管生成不能彻底地根除肿瘤,但可以将肿瘤维持在 $1\sim2~mm^3$。只有在新生血管形成以后,肿瘤才能迅速生长,并进一步向周围浸润和进入血液循环向远处转移。目前已经知道肿瘤血管的生成受血管生成刺激因子和抑制因子共同调节。大多数刺激因子来自肿瘤细胞,而抑制因子多为内源性,即来自宿主微环境。二者通过自分泌或旁分泌的方式直接作用于血管内皮细胞,影响其增殖。

## 第一节　血管生成调节因子

肿瘤血管生长刺激因子主要有血管内皮生长因子(vascular endothelial growth factor,VEGF)、酸性及碱性成纤维细胞生长因子(basic fibroblast growth factor,bFGF)、血小板衍生生长因子(platelet-derived growth factor,PDGF)、转化生长因子(transforming growth factor,TGF)、表皮生长因子(epidermal growth factor,EGF)等。其中 VEGF 起主要作用,目前我国研究较多的是 VEGF 和 bFGF,二者具有协同作用。

### 一、血管内皮生长因子

VEGF 是最强的血管生成刺激因子,大约 60% 的人类肿瘤高表达 VEGF。VEGF 是一

种外分泌型蛋白,是动脉、静脉、淋巴管来源的血管内皮细胞的特异性有丝分裂原,其他来源的细胞缺乏促分裂活性。另外,VEGF 作为一种血管新生肽在调节造血干细胞发育、炎性细胞因子再生以及细胞外基质的重建方面也发挥重要作用。

VEGF 家族主要包括 VEGF-A、VEGF-B、VEGF-C、VEGF-D 和胎盘生长因子(placental growth factor, PLGF)。其受体为 VEGFR-1(Flt-1)、VEGFR-2(Flk-1/KDL)、VEGFR-3(Flt-4)均属于酪氨酸激酶活性的受体,还有 2 个元酪氨酸激酶活性受体(Neuropilin-1、Neuropilin-2)。

## (一)VEGF-A

VEGF-A 选择性地与内皮细胞表面的血管内皮生长因子受体 VEGFR-1、VEGFR-2 结合,参与肿瘤血管生成。VEGFR-3 位于淋巴管内皮细胞的表面,与淋巴管的生成有关。VEGF-A 在肝癌、乳腺癌、黑色素瘤等多种肿瘤组织中高表达。VEGF-A 基因位于染色体 6p21 上,其 8 个外显子经过不同水平的转录剪切后,产生 6 种不同长度的亚型,分别为 VEGF121、VEGF145、VEGF165、VEGF183、VEGF189 及 VEGF206。VEGF121 多为游离状态,且分布广泛,是一种弱酸性多肽,不能与肝素结合,是一种游离蛋白;VEGF165 为碱性肝素结合糖蛋白,能够结合到细胞表面或细胞外基质;VEGF189 不能自由分泌,但与肝素有较高的亲和力,几乎全部结合到细胞表面或细胞外基质,为不溶性蛋白;VEGF165 为碱性肝素结合糖蛋白,能够结合到细胞表面或细胞外基质。VEGF 可诱导内皮细胞的分裂,而且新生血管的内皮细胞存活需要 VEGF 的持续刺激。VEGF 表达最重要的刺激信号是细胞的缺氧状态,后者导致细胞低氧诱导因子(HIF)-α 上调,从而启动 VEGF 的转录。

## (二)VEGF-B

VEGF-B 基因定位于第 11 号染色体上,含有 7 个外显子。VEGF-B 在正常的血管、心脏、骨骼肌等组织和器官中均有表达。VEGF-B 分为 VEGF-B167 和 VEGF-B186 两种亚型。VEGF-B167 亚型具有高肝素亲和力的羧基端,而 VEGF-B186 亚型的羧基端具有疏水性,被糖基化修饰,为蛋白水解产物。Yang 等采用基因敲除技术敲除小鼠的 VEGF-B 基因,导致血管周细胞覆盖率增加及人黑色素瘤肺转移失败,而肿瘤中 VEGF-B 基因增加则导致肿瘤血管渗漏和灌注增加。结果提示 VEGF-B 可能是通过重构肿瘤脉管系统促进肿瘤的生长和转移。

## (三)VEGF-C

VEGF-C 基因位于染色体 4q34 上,在内皮细胞和肿瘤细胞中均有表达。VEGF-C 是目前发现的特异性淋巴管生成因子。Kilvaer 等分析非小细胞肺癌患者淋巴管生成标志物和影响淋巴转移的因子发现,非小细胞肺癌患者组织中存在高水平的 VEGF-C(风险比为 1.57,95% CI 1.34~1.84)和高水平的淋巴血管密度(风险比为 1.84,95% CI 1.80~2.87),二者是评判非小细胞肺癌患者预后的重要指标,且与患者淋巴结转移密切相关。

## (四)VEGF-D

VEGF-D 是一种促进血管和淋巴管生成的糖蛋白,存在于成纤维细胞、巨噬细胞及平滑肌细胞中。VEGF-D 蛋白包含 354 个氨基酸,且不同形式含有不同的 N 端或 C 端前肽,C 端前肽能够显著增强 VEGF-D 与肝素的结合,N 端或 C 端前肽的缺失使 VEGF-D 能够结合到 VEGFR-2/VEGFR-3 上,进而促进血管新生。

### (五)VEGF-E

VEGF-E 是从羊口疮病毒感染组分离出来的,具有刺激内皮细胞的增殖、迁移,以及增强血管的通透性的作用。

### (六)胎盘生长因子

胎盘生长因子(placental growth factor,PLGF),也属于 VEGF 家族,最初在胎盘中发现,但也存在于心脏、肺、甲状腺、肌肉、脂肪等组织中,目前发现 PLGF 有 4 种异构体,分别为 PLGF-1(PLGF131)、PLGF-2(PLGF152)、PLGF-3(PLGF203)以及 PLGF-4(PLGF224)。PLGF 在调节血管新生过程中与 VEGFR-1 具有较高的亲和力。PLGF 结合到 VEGFR-1 上,能使 VEGF 从 VEGFR-1 上解离并结合到 VEGFR-2 上,从而增强 VEGF 与 VEGFR-2 的结合,并使造血祖细胞从骨髓中分化,募集单核细胞和肿瘤相关巨噬细胞参与血管形成的过程。

### (七)VEGF 受体

VEGF 受体(VEGFR)家族成员主要是 3 个酪氨酸激酶受体(VEGFR-1、VEGFR-2、VEGFR-3),主要表达在血管内皮细胞、单核细胞和造血祖细胞。VEGFR-1 和 VEGFR-2 最初在内皮细胞中被发现,后来发现也部分表达在造血细胞,主要参与肿瘤血管生成。VEGFR-3 主要参与淋巴管的生成与转移。肺癌中,VEGFR-3 与 VEGF-C 结合能够促进肿瘤生长、淋巴管转移,预后较差。在乳腺癌中,VEGFR-3 与 VEGF-D 结合也能促进淋巴结转移。VEGFR 除在肿瘤血管,淋巴管生成过程中起重要作用外,对肿瘤细胞的生长、增殖也有一定的作用。

### (八)VEGF 信号通路作用机制

1. 血管通透性改变　VEGF 对小静脉有高渗作用,其作用是组胺的 5 万倍。血管高渗透性可导致多种血浆蛋白,包括纤维蛋白原及其他凝固蛋白的外漏。这种能力可导致纤维蛋白在细胞外间质沉积,最终可延缓水肿液体的清除,从而使正常组织抗血管生成向促血管生成转化。VEGF 可以增加许多血管床的通透性,包括皮肤、胸膜、腹膜及肠系膜等,可以形成恶性胸腹水。

2. 内皮细胞激活　VEGF 会引起内皮细胞中许多基因表达水平增加,如促凝血组织因子和溶解纤维蛋白途径的蛋白,其中溶解纤维蛋白途径的蛋白包括尿激酶、组织型纤维蛋白溶酶原激活剂、纤维蛋白溶酶原激活剂的抑制剂、尿激酶抑制剂、基质金属蛋白酶、谷氨酸葡萄糖载体、氮氧合酶、整合素和多种分裂素等。VEGF 在体外实验中被观察到可以通过促使内皮细胞释放 NO 和前列腺素(PG)使血管舒张,产生一过性心动过速、低血压及心输出量减少等,在临床中使用抗 VEGF 药物(如 Avastin)后可能会出现高血压和头痛的现象。

3. 内皮细胞存活　VEGF 最初被认为是视网膜上皮细胞的一种存活因子,现在被视为能促进活体内和活体外几种上皮细胞存活的因子。有研究显示 VEGF 基因与骨肉瘤的凋亡和增生关系密切,用 VEGF-siRNA 可以诱导内皮细胞凋亡、抑制血管生长和肿瘤增生。也有报道显示 VEGF 抑制剂对视网膜血管和幼鼠体内新生血管有促进凋亡的作用,但注射外源性 VEGF 会抑制这两种血管的凋亡。VEGF 被发现可通过 PI3K-Akt 途径抑制细胞凋亡,另外也可通过上调 Bcl-2 和 A1 等抗凋亡蛋白抑制细胞凋亡。VEGF 可抑制上游 caspase 的激活,上调抑制抗凋亡家族成员,包括存活因子和 XIAP。

4. 内皮细胞增生　VEGF 是内皮细胞里一种重要的有丝分裂促进剂,能促使动静脉和淋巴管的内皮细胞分裂增生,但对其他细胞没有促有丝分裂作用。

5. 血管侵袭和转移　血管生成的早期需要降解基底膜,使内皮细胞迁移,向周围侵袭。VEGF 诱导降解过程需要许多种酶和蛋白,包括基质金属蛋白酶、金属蛋白酶间质胶原酶、丝氨酸蛋白酶、尿激酶纤溶酶原激活剂和组织型纤溶酶原激活剂。

6. 内皮祖细胞(endothelial pro genitor cell,EPC)归巢　在正常生理情况下,骨髓中的各种干/祖细胞存在于骨髓微环境中,很少动员入外周循环血。VEGF 可动员骨髓中的内皮祖细胞进入循环血并参与肿瘤血管的形成,为肿瘤生成提供营养基础。

7. VEGF 与肿瘤淋巴管形成　现在有观点认为淋巴管生成在肿瘤扩散过程中发挥着更重要的作用。临床病理学资料发现淋巴系统是恶性肿瘤,尤其是实体瘤转移的最初途径。

在多数肿瘤中,VEGF 是最重要的诱导血管生成的分子。虽然大多数 VEGF 受体在血管内皮细胞表面表达,但某些肿瘤细胞表面也表达 VEGF 受体,可见 VEGF 通过自分泌作用直接促进血管细胞或肿瘤细胞的增殖。因此,阻断 VEGF 和 VEGF 受体作用通路可直接抑制肿瘤细胞的增殖。

## 二、碱性成纤维细胞生长因子

bFGF 属于肝素结合的多功能生长因子,具有对成纤维细胞和血管内皮细胞的促增殖作用,还参与肿瘤发生和发展,特别对肿瘤浸润和转移具有重要作用。成纤维细胞生长因子(fibroblast growth factor,FGF)家族包含 18 种分泌型配体,分 2 个亚型:激素型 FGFs(FGF 19、21、23)和典型 FGFs(FGF 1~10、16~18、20、22)。FGF-2 被命名为 bFGF,是一个促细胞分裂、增殖及血管生成的多肽生长因子,具有修复创伤和促进再生作用,在乳腺癌、肺癌、黑色素瘤、肝癌等肿瘤组织中高表达。

bFGF 作为一种细胞有丝分裂原和促血管生成因子,可直接作用于肿瘤细胞分泌各种蛋白分解酶和胶原酶,从而促进肿瘤转移和浸润。另外,对活动生长期肿瘤,它明显促进肿瘤血管的形成,并且通过肿瘤毛细血管内皮增殖,增加肿瘤血液供应,促进肿瘤细胞分裂。

bFGF 相关受体有 2 类:一类是高亲和力受体(FGFR 1~4),属跨膜性酪氨酸蛋白激酶类受体;另一类是低亲和力受体(HSPG),即肝素样受体,为硫酸乙酰肝素蛋白多糖类物质。

### (一)碱性成纤维细胞生长因子对恶性肿瘤的影响途径

碱性成纤维细胞生长因子对恶性肿瘤影响有以下几种途径。

1. bFGF 是一种多效能的细胞生长因子　bFGF 与受体结合后产生配体–受体复合物的内化，即胞吞作用，内化的 bFGF 大部分被进一步转位至细胞核，影响聚合酶，加强核糖体的转录，以加速细胞周期，刺激合成增强，促使细胞的分裂与增殖。故 bFGF 可直接作用于肿瘤细胞分泌各种蛋白分解酶和胶原酶，从而促进肿瘤转移和浸润。

2. bFCF 在肿瘤血管生成中的作用主要体现　①影响内皮细胞的细胞外基质降解。细胞外基质降解是内皮细胞发生迁移的首要步骤。细胞外基质包括糖胺聚糖、蛋白聚糖、结构蛋白、黏着蛋白。而细胞外基质降解的主要酶是纤溶酶原系统和基质金属蛋白酶。bFGF 通过上调基质金属蛋白酶的表达来降解细胞外基质，从而促进血管生成。②促进血管内皮细胞增殖。主要由血管内皮细胞、肿瘤细胞、巨噬细胞等分泌，作为有丝分裂原可通过激动 Ras–Raf–MEK–MAKP–c–myc 信号途径参与调控血管内皮细胞的增殖。③对内皮细胞的黏附及迁移的影响。

### （二）bFGF 单抗抗肿瘤的作用机制

bFGF 单抗抗肿瘤作用可能的机制主要有两种：①抑制细胞分裂增殖的作用。单抗通过直接抑制 bFGF 与高分泌 FGFR 的结合，阻断肿瘤细胞生长，或诱导细胞凋亡；如肺腺癌、鳞癌、乳腺癌、结直肠癌、黑色素瘤等。相关研究表明 bFGF 单抗对 bFGF 分泌呈阴性的细胞无非特异细胞毒作用，表明 bFGF 单抗对于受 bFGF 自分泌和旁分泌机制调控的肿瘤细胞才有效，对于 bFGF 为内分泌型细胞无作用。对于少量分泌的肿瘤细胞作用比较小。②抑制 bFGF 诱导的血管新生从而间接地抑制肿瘤的生长。研究表明，bFGF 中和性单抗 GD2 能抑制肿瘤组织诱导的血管新生。

### （三）bFGF 单抗应用研究进展

相对于 bFGF 的发现来说，bFGF 单抗出现较晚。直到 1987 年，Massoglia 等才首次制备出 4 株单抗，随后日本 Takeda 公司也制备了 4 株 bFGF 单抗，但均无抑制肿瘤生长的活性。1999 年 Anouma 等制备了 3 株 bFGF 单抗，发现 2G11 和 1E6 能体外中和 bFGF 活性，并分析了肝素对单克隆抗体生物活性的影响，认识到识别受体结合位点的单抗具有体内外抑瘤活性。

国内 bFGF 单抗研究始于 1998 年，向军俭等开始了单抗的研究，制备出抗牛 bFGF 单抗能体外中和 bFGF 促 3T3 细胞增殖的活性。2008 年报道所制备的抗重组人的 bFGF 单抗能诱导黑色素瘤细胞 B16 凋亡。2010 年进行了 bFGF 单抗与顺铂体外联合抑制黑色素瘤细胞增殖效应的研究，同年研究 bFGF 单抗在抑制小鼠 Lewis 肺癌转移及血管新生方面的作用，同时以血管内皮细胞、黑色素瘤细胞、肺癌细胞为研究对象研究单抗的体内外抗血管新生及抗肿瘤作用。

### （四）bFGF 单抗靶向抑瘤作用

国内外大量研究表明 bFGF 单抗不同程度地抑制包括黑色素瘤、人脑胶质瘤、肾癌、肝癌、卵巢癌、膀胱癌、鳞状上皮癌、软骨肉瘤等肿瘤细胞增殖，显示 bFGF 与肿瘤的密切关系。bFGF 单抗通过靶向中和肿瘤内 bFGF、诱导肿瘤细胞凋亡及抑制肿瘤血管新生等作用，有效抑制肿瘤的发生、发展和转移。研究表明 bFGF 单抗通过阻断 FGF 信号通路有效抑制神经胶质瘤生长，单抗抑制肺癌、黑色素瘤的生长、转移及血管新生作用。随着对 bFGF 及其抗体研究深入,bFGF 单抗必将成为临床肿瘤分子生物靶向治疗药物的新贵。

## 三、血小板衍生生长因子

血小板衍生生长因子(platelet-derived growth factor,PDGF)是由多种细胞产生的重要多肽生长因子,可促进结缔组织细胞(如血管内皮细胞、平滑肌细胞、神经胶质细胞等)增殖。PDGF 家族目前已知的有 4 个成员,即 PDGF-A、PDGF-B、PDGF-C、PDGF-D。其产物形成的 5 个二聚体,包括 PDGF-AA、PDGF-AB、PDGF-BB、PDGF-CC、PDGF-DD。前三者在胞内起信号传导作用,后两者则被分泌到细胞外,由蛋白酶剪切后再变为活性产物。PDGF 的来源广泛,血小板、成纤维细胞、内皮细胞、平滑肌细胞、骨肉瘤细胞等均可以产生。

### (一)PDGF 在损伤修复过程中发挥重要作用

PDGF 是损伤组织愈合早期出现的生长因子之一,也是损伤组织愈合过程的重要因子之一。在肿瘤的发生和发展过程中,多种环境和细胞因素均可诱导 PDGF 表达。肿瘤组织如果缺氧就会立刻释放 VEGF 和 PDGF 等血管生成刺激因子,从而激活血管生成并为肿瘤组织进一步供氧。癌细胞表面某些受体的激活,如 EGFR 激活、HER-2 过度表达、IGF-1R 激活等也以促进 PDGF 表达增加,而其他一些细胞因子 VEGF、TGF 的表达同样可开启 PDGF 的表达,从而协同促进血管生成。

### (二)体内外实验证实 PDGF 与肿瘤血管生成密切相关

PDGF 可通过自分泌或旁分泌途径促进肿瘤细胞增殖、周围基质的浸润以及血管新生。卵巢癌、肾癌、肺癌和脑肿瘤患者的血清中,应用 ELIASA 抗体夹心法可检测到 PDGF 的高水平表达,免疫组化学检测结果与 ELIASA 方法一致。自分泌方式 PDGF 受体的表达以及表达量的高低是神经胶质瘤和肉瘤等肿瘤细胞增殖的限速步骤。在前列腺癌、乳腺癌、结肠直肠癌、小细胞肺癌等肿瘤中也检测到 PDGF 和相应受体的过表达,其主要通过旁分泌途径起作用。

### (三)PDGF 主要通过募集周细胞刺激肿瘤血管生成

周细胞(PC)是指镶嵌在血管基底膜内,并与内皮细胞有着特异联系的一类细胞,它与血管平滑肌细胞一起被称为壁细胞。周细胞在肿瘤血管发展、稳定、成熟及重塑过程中发挥着重要作用。研究表明,PDGF 在肿瘤血管生成中具有募集周细胞的重要作用。过去认为,PDGF 主要在血管内皮细胞表达,但现在发现 PDGF 主要在血管壁细胞表达。PDGFR 激酶抑制剂可减少周细胞的募集,降低肿瘤血管周细胞覆盖率,从而破坏肿瘤血管的稳定,抑制肿瘤血管生成。

## 四、内皮抑素

Folkman 和 O'Reilly 等从小鼠内皮细胞瘤中分离得到一种抑制肿瘤新生血管形成的因子——内皮抑素,并发现其对小鼠肿瘤诱导的血管生成具有明显的抑制作用,显示其具有很强的抗肿瘤活性,且不产生耐药,不良反应轻微。

### (一)抑制内皮细胞和血管的增生

在细胞内,内皮抑素可以抑制血管内皮细胞在 bFGF 诱导下的增殖、内皮细胞的迁移,诱导 bFGF 刺激的血管内皮细胞凋亡;内皮抑素还可以使内皮细胞表现为形成血管结构时的形态,结合在固体表面的内皮抑素还可以维持内皮细胞的贴壁伸展形态。

### (二)抑制肿瘤的生长和转移

内皮抑素无论对原发性肿瘤还是转移性肿瘤都有强烈的抑制作用。研究表明,内皮抑素对多种肿瘤,如 Lewis 肺癌、T241 纤维肉瘤、EOMA 血管内皮瘤、B16F10 黑色素瘤的生长均有抑制作用,且抑制效果与剂量有关。此外,研究发现内皮抑素与另一种血管抑制因子血管抑素有协同作用。

### (三)克服肿瘤的抗药性

用内皮抑素治疗小鼠的 Lewis 肺癌、T241 纤维肉瘤和 B16F10 黑色素瘤,当肿瘤消退后立即停止用药,待肿瘤重新生长到一定大小时继续治疗,如此经过 2、4 或 6 个循环后,发现肿瘤生长停止且处于休眠状态。解剖后发现,所有的肿瘤都退化到无需血管也能存活的状态,试验中肿瘤未表现任何抗药性。相比之下,化疗药物经过 3~4 个治疗周期就几乎丧失了抑瘤作用。

### (四)促进肿瘤细胞的凋亡

内皮抑素可被内皮细胞内吞,然后部分降解,再通过 Shb 蛋白调节某种信号转导,使一个 125 kD 的未知蛋白发生酪氨酸磷酸化,激活细胞凋亡系统。通过用内皮抑素治疗 Lewis 肺原发性瘤时发现,经过治疗的肿瘤细胞繁殖不受影响,但细胞凋亡的 tunel 指数提高了 7 倍,推测内皮抑素可能会提高肿瘤细胞凋亡的速率。

## 第二节　循环内皮细胞、祖细胞

肿瘤血管生成指的是经肿瘤微环境诱导,在原有血管基础上生成以毛细血管为主的血管系统,并在肿瘤组织内建立血液循环的过程,促进肿瘤细胞生长、浸润与转移。肿瘤血管生成与肿瘤微环境密切相关,肿瘤在生长过程中所处的局部复杂环境,主要包括中性粒细胞、T 细胞、B 细胞、巨噬细胞、血管内皮细胞和周细胞,以及非细胞成分(如趋化因子、白细胞介素、生长因子等),受多种促血管生成因子和(或)血管生成抑制因子的调节。外周血中的血管内皮细胞称为循环内皮细胞(circulating endothelial cell,CEC),包括源于现有血管壁的成熟内皮细胞和源于骨髓的内皮祖细胞(endothelial progenitor cell,EPC)。近年来的研究表明,与血管内皮细胞密切相关的循环内皮细胞与内皮祖细胞在肿瘤机体内明显增高,存在于肿瘤发生、发展全过程,是肿瘤转移的驱动因素。因此,这些细胞在肿瘤形成中的作用及肿瘤治疗中的临床意义成为肿瘤研究领域的一大热点。

## 一、循环内皮细胞

### (一)CEC 的来源

血管生成时的内皮细胞来自局部的内皮细胞增殖和 CEC。血管内皮细胞(vascular endothelial cell,VEC)也称为内皮细胞,通常指心脏、血管及淋巴管内表面的单层扁平上皮,而存在于外周血中的 VEC 称为 CEC,在外周血中表达 CD146 膜糖蛋白。1970 年,Gaynor 等在经内毒素处理的家兔血液中,发现有大量的脱落细胞,而且这种细胞的数量和血管损伤程度相关,他们最早使用了循环内皮细胞这一名称来描述发现的细胞。1973 年,Hladovec 等首次建立了分离并检测 CEC 数量的方法。在正常情况下内皮细胞数量极少,其数量变化能反映血管内皮受损的程度,从而促进淋巴和血行肿瘤转移以及疾病的进展,是肿瘤新生血管形成和肿瘤转移中的一个新的可变因素。在正常人中大约有 99% 的内皮细胞是处于静止状态的,只有少量 CEC,仅占外周血单核细胞的 0.0001% ~ 0.01%,多种因素如机械损伤、内皮细胞黏附分子改变、细胞凋亡等因素可影响 CEC 从血管内皮细胞脱落。

目前认为 CEC 主要来源于受损的血管内皮与血管内腔面的单层扁平细胞,作为血管内皮的基本结构和功能单位,其不仅是一个半透膜屏障,还具有维持微环境相对稳定、分泌多种血管活性物质、调节血管内皮物质交换等多种功能。它受到机械、化学或免疫因素的损伤,从血管壁脱落到外周血液,则称之为 CEC。有学者经研究发现,曾用标记 CD36 的方法来探测 CEC 是起源于大血管还是微血管,从而发现 CD36- 的 CEC 主要来源于微循环,而 CD36+ 的 CEC 主要来源于大血管,来源于大血管的 CEC 同时高表达血管内皮生长因子受体-2(VEGFR-2)、血管性血友病因子(vWF)和 VE-cadherin。CEC 不具备 VEC 的功能,不能发挥屏障作用。

### (二)CEC 的特征

CEC 比血细胞大,呈圆形或卵圆形,含或不含细胞核,可有多个突起,胞质内可有空泡,胞核呈圆形、椭圆形或扭曲折叠,偶见双核、三核或多元核仁。显微镜下观察用免疫磁性分离法检测分选的 CEC 呈圆形、卵石形或铺路石状,体积显著大于其他血细胞。内皮组织是高度动态的结构,与止血、炎症、血管张力的调节及血管生成紧密相关,此动态过程伴随内皮细胞免疫表型的不断变化。

### (三)CEC 检测方法

既往常用的检测 CEC 的方法有 Hladovec 法、Percoll 密度梯度快速一步分离法、免疫磁性分离和流式细胞术、6 色标记法等,以及现代研究中采用的免疫磁微粒阴性富集法联合免疫荧光原位杂交技术、相富集-免疫荧光染色结合染色体荧光原位杂交(SE-iFISH)技术等。

### (四)CEC 标志物

CEC 具有成熟内皮细胞的表面标志,大多数 CEC 具有 CD146、CD31、CD34 等阳性表达和 CD45、CD133 等阴性表达的免疫表型特征。CD146 是被公认的 CEC 的基本标志分子之一，它是一种黏附分子，属于免疫球蛋白超基因家族，主要在内皮细胞表达，分布在内皮细胞连接处，对细胞之间的连接、通透性和信号转导起重要作用。

1. CD146　是一种单链的膜贯通性糖蛋白，属于免疫球蛋白超家族（immunoglobulin superfamily，IgSF）成员，与许多细胞黏附分子（cell adhesion molecule，CAM）有同源性。CD146 在新生血管中选择性高表达，参与新生血管的生成，为肿瘤的生长和转移提供必要的营养。CD146 在许多恶性肿瘤组织中高表达，其表达程度与肿瘤临床阶段、分化程度、转移范围及 P53 的积累量高度相关。CD146 调节肿瘤血管生成的可能机制是激活 VEGF，这种作用有利于肿瘤血管生成和肿瘤转移。

2. CD144　内皮特异性黏附分子 VE-钙黏素，作为内皮细胞的标志物，表达于肿瘤新生血管内皮细胞，介导细胞间作用，维持单细胞层的完整。Martin 等报告，乳腺癌组织中的 CD144 水平与微血管密度呈正相关。

3. CD31　在部分肿瘤细胞中具有介导新生血管生成的作用，可降解细胞外基质和血管外基膜，并激活基质金属蛋白酶，通过出芽方式形成新的毛细血管。研究发现 CD31 阳性表达是影响多发性骨髓瘤患者总生存率的独立危险因素，其原因可能在于 CD31 在肿瘤细胞的侵袭和迁移过程中发挥调控作用。

### （五）CEC 与肿瘤血管生成

通常情况下，没有新生血管生成的恶性肿瘤往往处于半休眠状态，局限于原发部位且生长缓慢。肿瘤释放出促血管生成因子后，血管期肿瘤的瘤体内大量新血管生成，新生血管通过"灌注"效应和旁分泌方式促进肿瘤生长，进行血液供应及营养获取；肿瘤生长速度加快，呈指数增长并容易发生转移，且肿瘤细胞产生的促血管生成因子能刺激内皮细胞的生长及生存，肿瘤血管内皮细胞与肿瘤细胞相互依赖而生存。研究表明血管生成与恶性肿瘤的增殖及转移过程具有重要相关性，血管内皮细胞在肿瘤血管生成中起关键作用。肿瘤相关的内皮细胞来源主要有 3 种方式：①在肿瘤微血管基础上，血管内皮细胞通过"芽生"的方式迁移并增殖而来；②血管内皮细胞的前体细胞迁移到肿瘤内，在血管生成相关的细胞因子刺激下分化成内皮细胞；③在特定的微环境中，肿瘤干细胞可定向分化为内皮祖细胞或内皮细胞，参与肿瘤血管生成。CEC 在血管新生和肿瘤生长方面起重要作用。1997 年 Asahara 等从成年人外周血中分离检测了骨髓来源的 CD34＋/VEGFR-2＋的内皮前体细胞，证实该种细胞参与缺血组织新生血管的形成。Calles 等研究发现，小细胞肺癌患者血清中 CEC 水平明显高于正常人，可作为肺癌患者预后的参考指标。

近年来经研究发现在多种恶性肿瘤的发病过程中，外周血 CEC 数目的增高。这一现象首先是 Mancuso 在对乳腺癌与淋巴瘤的研究中发现的，与对照组相比，乳腺癌与淋巴瘤患者外周血静息的或是激活的 CEC 数量均增加了 5 倍。而其中 7 名淋巴瘤患者在接受化疗并达到完全缓解后 CEC 降至正常水平，13 名乳腺癌患者在手术后 24 h 激活的 CEC 数目显著降低。在临床研究中发现，对于广泛期小细胞肺癌使用安罗替尼维持性靶向治疗的作用分析，发现安罗替尼可降低患者血清 CEC 水平，使患者获得最大的肿瘤缓解率和生存期。安罗替尼作用机制在于多靶点全面性抑制血管生成，进而抑制癌细胞的增殖和转移。杨宏等用流式细胞仪对 20 例健康人及 68 例 NSCLC 患者治疗前后外周血

CEC 检测,结果发现 NSCLC 组治疗前的外周血 CEC 明显高于健康人群,经过 2 周期恩度联合长春瑞滨/顺铂(NP)方案治疗后,疗效评定为完全缓解(CR)、部分缓解(PR),患者外周血 CEC 数目均低于治疗前。除此之外,在黑色素瘤、神经胶质瘤、结肠癌、胃癌、肾细胞癌、卵巢癌以及头颈部肿瘤的患者中也出现 CEC 数量增加,这反映了肿瘤疾病中血管内皮系统的紊乱。

VEGF 作为血管生成的标志分子与肿瘤的发生发展及预后关系密切,CEC 可作为肿瘤诱导血管生成的替代标记。小鼠外周血 CEC 水平与肿瘤体积、肿瘤分泌 VEGF 浓度存在相关性。Mancuso 的研究证实在乳腺癌患者血清中,CEC 与 VEGF 存在正相关,而且肿瘤患者体内 CEC 活性较正常组明显增高,提示 CEC 与肿瘤的血管生成有一定关系,CEC 与 VEGF 的水平相关,除动员作用外还可阻止 CEC 凋亡。

## 二、内皮祖细胞

### (一)EPC 的来源和特征

1997 年 Asahara 等首次从人外周血中分离到一类可以分化为成熟内皮细胞的特殊血细胞,将其命名为循环内皮祖细胞。与从血管壁上脱落入血的成熟 CEC 不同,循环内皮祖细胞起源于骨髓,它可在一定条件下增殖、移行,最终分化为血管内皮细胞,是成熟内皮细胞的前体。在人胚胎期的第 15 天左右,卵黄囊胚外中胚层内会出现许多血岛,血岛外周是扁平状的成血管细胞即早期 EPC。出生后 EPC 主要位于骨髓,在某些生理或病理状态下可释放到外周血循环中成为晚期 EPC,能够直接促进新生血管生成。近年来,人们从脐带血、胎肝、骨髓和外周血中成功地分离出 EPC。脐带血中 EPC 数量较多,约为外周血中 EPC 的 10 倍。成人外周血中 EPC 数量约占单形核细胞的 0.002%。EPC 表达内皮细胞的细胞标志物,如血管内皮生长因子受体(VEGFR)、VE-cadherin、vW 因子、CD31、CD34、CD146 等。血管 EPC 的特征性表面标志物主要是 CD133 和 VEGFR-2,CD133 是 EPC 独特的细胞标志物,而随着 EPC 发育为成熟内皮细胞,CD133 分子消失,可以用于 EPC 与成熟内皮细胞的鉴别。

### (二)EPC 与肿瘤血管生成

肿瘤的生长、侵袭和转移依赖于肿瘤血管的新生。肿瘤可分泌 VEGF、基质细胞衍生因子-1(SDF-1)、粒细胞集落刺激因子(G-CSF)和粒细胞-巨噬细胞集落刺激因子(GM-CSF)等多种细胞因子和趋化因子,这些因子将 EPC 从骨髓动员至外周血循环,并引导这些细胞归巢至靶组织,参与生理性或病理性血管的形成。VEGF 动员 EPC 是将内皮细胞一氧化氮合酶磷酸化,促进骨髓内的基质细胞合成一氧化氮,一氧化氮的增多促进基质细胞和造血细胞分泌激活基质金属蛋白酶-9(MM-9),从而导致可溶性干细胞因子配体释放,推动干细胞巢内的 EPC 进入细胞增殖周期,继而移入外周血循环。此外,VEGF 可上调基质细胞源性因子(SDF-1)和 CXCR4(SDF-1 受体)基因表达,SDF-1 对 EPC 具有趋化作用,能够将其募集到新生血管部位,胎盘生长因子、血管生成素-1、血小板衍生生长因子、一氧化氮、粒-巨噬细胞集落刺激因子、雌激素等均可动员 EPC。循环内皮祖细胞在血管新生和肿瘤生长中具有重要作用。有研究纳入 35 例晚期 NSCLC 患者,在紫杉醇联合顺铂化疗过程中,分别于化疗前1天,化疗开始后第7天、第15天和第42天用流式细胞仪检测外周血EPC数量。EPC的分子标志物定义为CD34+/CD133+/VEGFR-2+,结果发现化疗获益者化疗后EPC减少($t=4.35,P<0.001$),疾病进展者EPC增加($t=5.35,P=0.001$),提示NSCLC的化疗疗效与EPC数量密切相关,EPC可作为化疗等抗肿瘤治疗的疗效评价指标。刘昊等通过检测外周血EPC(CD45-/CD34+/VEGFR-2+细胞)水平,酶联免疫吸附法(ELISA)检测血清VEGF,结果发现肾癌患者外周血EPC和血清VEGF水平高于良性肾肿瘤和健康对照。Ⅲ~Ⅳ期肾癌患者EPC水平和VEGF表达高于Ⅰ~Ⅱ期,并且发现肾癌患者术后EPC、VEGF水平显著降低,提示肾癌患者EPC高水平且与VEGF正相关,EPC可以作为肾癌的生物标记。多种实体肿瘤患者外周血中EPC水平上升,如肺癌、肝癌、乳腺癌、结直肠癌,进一步证实了血管新生与肿瘤的生长、浸润、转移和预后密切相关。

# 第三节　抗血管生成治疗的临床经验和探索

## 一、抗肿瘤血管生成理论与临床应用

哈佛大学Judah Folkman于1971年提出"血管生成过程可作为抑制实体肿瘤生长的靶点"的假说,从而开创了抗肿瘤血管生成研究的新纪元。他综合了其实验室研究结果和他人相关研究的报道,指出原生状态肿瘤直径仅1~2 mm,没有血管,因此处于休眠状态,对人体无害;而当血管生长之后,肿瘤就会迅速发展和转移,最终演变成为具有致死性的癌症,因此血管生长是肿瘤发展和转移的关键。

肿瘤细胞分泌的大量血管内皮生长因子(vascular endothelial growth factor, VEGF)可直接作用于血管内皮细胞,促进其分泌血管生成促进因子,抑制其分泌血管生成抑制因子,通过对这两种因子的表达进行调控,可在体内诱导血管新生。临床研究发现,越靠近肿瘤血管的肿瘤细胞,分裂周期越短,没有新生血管生成的肿瘤细胞,生长的体积越来越小。

早期生长的未完全成熟的毛细血管内皮细胞对药物特别敏感,在肿瘤促血管生成因子中VEGF及其受体,即血管内皮生长因子受体(vascular endothelial growth factor receptor, VEGFR)被认为是最具潜力的抗血管生成治疗靶点,因而近年来制造药物抑制血管内皮细胞生成成为肿瘤治疗的热门研究。目前用于人体的抗血管生成药物主要是抑制VEGF/VEGFR的数量或功能,针对VEGF通路的抗血管生成靶向药物越来越多地用于临床治疗和研究:在顺铂和培美曲塞联合使用的基础上,加用贝伐珠单抗治疗NSCLC,Ⅱ期临床试验结果显示,PFS和OS均显著延长,优于此前其他报道中试验结果。

## 二、常见的抗血管生成药物

近些年来,对于抗血管生成药物的研究大多集中于如何阻断 VEGF 相关通路。根据其作用方式,抗血管生成药物可分为内源性血管生成抑制剂和间接血管生成抑制剂。前者通过降低某些血管活性因子(如 VEGF)的活性从而起到抑制内皮细胞增殖和(或)迁移的作用;后者则是通过降低某些血管活性因子的水平、减少原癌基因的表达、影响微环境和抑制炎症反应等多种方式影响血管的生成。

### (一)内源性血管生成抑制剂

内源性血管生成抑制剂包括血管抑素(angiostatin)、内皮抑素(endostatin)、休眠素(arrestin)、肿瘤抑素(tumstatin)、癌抑素(canstatin,Cans)、restin、vastatin 等多种内源性分子,它们都是来自细胞外基质水解后的片段。血管抑素是纤溶酶原的蛋白酶解产物,内皮抑素源于胶原蛋白 XVIII C 端,休眠素、Cans、肿瘤抑素和 vastatin 分别来源于 IV 型胶原 α1、α2、α3 和 α6 链的 C 末端的球形非胶原(non-collagenous,NCl)区。其中内皮抑素抗肿瘤效果比血管抑素显著,它是胶原蛋白 XVIII 的水解片段,可干扰 VEGF 及其受体激活的下游通路,降低转化生长因子 $\beta_1$(transforming growth factor-$\beta_1$,TGF-$\beta_1$)的表达,并减少肿瘤坏死因子 α(tumor necrosis factor-α,TNF-α)的产生,抑制内皮细胞的增殖、迁移和侵袭,诱导内皮细胞凋亡,从而抗血管生成。如我国研制的恩度(重组人血管内皮抑素)已于 2006 年在国内上市,适用于非小细胞肺癌,它通过阻断 VEGF 信号通路,选择性地抑制微血管内皮的增殖、迁徙、黏附和存活,从而抑制肿瘤新生血管生成。目前,美国 FDA 已批准重组人血管内皮抑素用于治疗非小细胞肺癌。

### (二)间接血管生成抑制剂

间接血管生成抑制剂主要包括某些传统化疗药物、VEGF/VEGF 受体(VEGF receptor,VEGFR)的分子靶向药物、FGF/FGF 受体的分子靶向药物、原癌基因的分子靶向药物、基质金属蛋白酶(matrix metalloproteinase,MMP)抑制剂、肿瘤基质细胞的分子靶向药物、细胞间黏附分子的靶向药物和抗炎药物等。

1. 常规化疗药物　目前发现,常规化疗药物除了可以直接诱导肿瘤细胞死亡,还具有抑制血管生成的作用。越来越多的证据表明,节律化疗(metronomic chemotherapy,MCT)可通过激活免疫反应,诱导肿瘤细胞休眠并抑制肿瘤血管生成因子(如 VEGF)表达以达到抗肿瘤的目的。研究发现,VEGF 可以抑制肿瘤微环境中的免疫抗肿瘤效应,从而降低宿主免疫系统的抗肿瘤作用。有相关体外实验证明紫杉醇能够抑制肿瘤细胞合成或分泌 VEGF、减小和下调肿瘤组织中微血管密度,从而起到抗肿瘤生成的作用。顾汝军等研究表明环磷酰胺(CTX)抗血管生成化疗抑制鼠皮下肉瘤微血管形成,并抑制肿瘤的形成和生长,也可抑制血管生成。但长期节律化疗会产生较严重的副作用,如增加儿童和成人白血病的发病率等。

2. VEGF/VEGFR 的分子靶向药物　VEGF/VEGFR 的分子靶向药物主要包括 VEGF 中和抗体,如贝伐珠单抗(Bevacizumab);VEGF 抑制剂,如培加他尼(Pegaptanib);可溶性 VEGFR,如阿柏西普(Aflibercept);选择性的 VEGFR 酪氨酸激酶抑制剂,如舒尼替尼

(Sunitinib)。

(1)贝伐珠单抗:为重组的人源化单克隆 IgG1 抗体,可选择性地与 VEGF 结合从而抑制其在内皮细胞表面与 Flt-1、KDR 的结合,发挥对肿瘤血管的多种作用。目前 FDA 批准的适应证主要有转移性结直肠癌、转移性乳腺癌、成胶质细胞瘤、转移性肾癌和非小细胞肺癌等恶性肿瘤。

(2)阿柏西普:是可溶性 VEGFR,可与 VEGF-A、VEGF-B 和胎盘生长因子(PLGF)结合,美国 FDA 批准其用于结直肠癌和肾细胞癌的治疗。作为 VEGF 的可溶性诱饵受体,阿柏西普与 VEGF-A、VEGF-B 和胎盘生长因子都具有很高的亲和力,并以此发挥其抗血管生成作用。

(3)酪氨酸激酶抑制剂舒尼替尼:作用靶点包括 VEGFR-1、VEGFR-2、VEGFR-3、PDGFR-α、PDGFR-β、FLT-3、CSF-1R、kit 和 Ret 等。舒尼替尼已于 2007 年在我国上市,目前的适应证包括:甲磺酸伊马替尼治疗失败或不能耐受的胃肠间质瘤(GIST),不能手术的晚期肾细胞癌(RCC),不可切除的、转移性高分化进展期胰腺神经内分泌瘤。

虽然上述药物均有一定的临床疗效,但是靶向 VEGF/VEGFR 的抗血管生成治疗仍存在一些问题,其中的一个关键问题就是易产生耐药性。产生耐药性主要有以下几个原因:药物在肿瘤细胞中转运增强、靶基因突变、靶基因旁路激活、肿瘤微环境改变等。研究表明,长期使用 VEGF 抑制剂会导致促血管生成分子,如 FGF、PDGF、血管紧张素和依夫素(ephrin)表达上调。若能同时阻断多条促血管生成的分子通路则有可能减少耐药性的产生。

3. 原癌基因的分子靶向药物  目前发现多种原癌基因的分子靶向药物均具有抗血管生成的作用。达沙替尼(Dasatinib)属于强效 BCR-ABL 酪氨酸激酶抑制剂,可调节 VEGF 和白细胞介素8(interleukin-8,IL-8)的活性,从而影响细胞分化、黏附和运动,抑制血管生成。除直接干扰原癌基因外,抑制某些和原癌基因相关的分子或信号通路,如热休克蛋白90(heat shock protein 90,HSP90)和 26S 蛋白酶体,也可影响血管生成。研究显示,HSP90 抑制剂 NVP-AUY922 可发挥抗肿瘤作用,同时也影响多条促血管生成通路,减少 VEGF 生成。

4. 基质金属蛋白酶抑制剂  MMP 非选择性抑制剂的毒性较大,且抑瘤效果不理想,并可促进恶性肿瘤转移。因此,目前研究热点更倾向于内源性 MMP 抑制剂和针对某一特定 MMP 的单抗。

基质金属蛋白酶抑制剂(matrix metalloproteinase inhibitor,MMPI)可有效抑制乳腺癌的转移。MMP-14 的单抗 dx-2400,其作用机制为通过抑制 MMP-14,减少 MMP-2 的含量,抑制肿瘤血管新生,从而减缓肿瘤生长和转移灶的形成。

5. 肿瘤基质细胞的分子靶向药物  肿瘤基质细胞是肿瘤微环境的重要组成部分,它包括炎症/免疫细胞、血管内皮细胞、间充质来源细胞(成纤维细胞)等,分泌多种调节血管生成的细胞因子,可以重塑肿瘤微环境,进而影响肿瘤的进展与转移。因此抑制肿瘤基质细胞可减少血管生成,延缓恶性肿瘤的进展。唑来膦酸(zoledronic acid)是强效的含氮双膦酸盐,可减少 M2 型巨噬细胞转换为 M1 型,降低 VEGF 的产生,抑制血管生成。乔京京、张阳总结了唑来膦酸抗肿瘤血管生成作用可能的机制有以下几个方面:①抑制肿瘤细胞及肿瘤间质细胞分泌 VEGF,调节 VEGF-VEGFR 自分泌环抑制血管生成;②抑制血管内皮细胞迁移、黏附作用;③诱导循环内皮细胞祖细胞凋亡,抑制肿瘤细胞及肿瘤浸润巨噬细胞分泌 MMP;④抑制肿瘤细胞血管生成拟态。

6. 细胞间黏附分子的分子靶向药物　细胞间黏附分子是介导细胞和邻近细胞或与细胞外基质结合的大分子。许多细胞黏附分子,如整合素 $\alpha_v\beta_3$、E-选择素、N-钙黏素和 VE-钙黏素等均与恶性肿瘤的血管生成有关。西仑吉肽(Cilengitide)是整合素拮抗剂,是一种靶向作用于血管内皮细胞整合素的新型抗血管生成靶向药物,临床研究结果显示对恶性胶质瘤、脑和中枢神经系统癌症等具有抗血管生成和生成抑制双重作用。

7. 抗炎药物　活化的白细胞可产生大量的细胞因子和生物酶,以级联瀑布式反应诱导血管生成。IL-17A、IL-8、IL-23 的表达对肿瘤血管的生成具有一定的影响。炎症所致的血管生成可促进恶性肿瘤的发展,其靶向药物也可用于恶性肿瘤的治疗。环氧合酶(cyclooxygenase,COX)抑制剂可降低 COX 的代谢产物前列腺素及多种促血管生成因子的水平,如 VEGF、bFGF 和趋化因子 CXC 家族,具有显著的抗炎和抗肿瘤作用。非甾体抗炎药塞来昔布在体内及体外均对肺癌细胞表现出抑制作用,其通过抑制肺癌 VEGFR 的表达,减少肿瘤血管生成,从而达到抑制肿瘤生长的目的。

## 三、抗血管生成治疗的耐药机制

最初认为,抗血管生成治疗攻击的靶点是基因组较稳定的内皮细胞而不是肿瘤细胞本身,因而是不会导致耐药的。血管生成是一个受多个信号通路调控的复杂过程,当某一信号传导通路被阻断后,可能会出现其他信号通路活性的增强。临床上常见的抗血管生成治疗的耐药机制有以下几个方面。

1. 肿瘤细胞分泌的血管刺激因子具有多样性,当肿瘤分泌的某种主要的血管生成因子受到抑制时,肿瘤会分泌其他因子避开对主要因子的抑制。

2. 肿瘤细胞通过分泌 PDGF 刺激邻近的结缔组织细胞生长以重建受损组织,抵御抗血管生成治疗。

3. 肿瘤血管内皮细胞抵抗凋亡信号。内皮细胞 *p53* 表达缺失可导致 P53 功能改变,影响药物对肿瘤细胞的作用,抵抗抗血管生成治疗。

4. 不同种类肿瘤或不同个体的肿瘤血管内皮细胞是存在多样性的,甚至在同一个肿瘤中不同血管结构对 VEGF/VEGFR 拮抗剂的反应也是不同的。且未完全成熟的血管内皮细胞对抗血管生成药物更为敏感。因此,如果用 VEGF 拮抗剂抑制成熟血管显然不如血管破坏药物更有效。

5. 恶性肿瘤细胞由于生长迅速而使细胞微环境处于缺氧状态,当肿瘤血管受到抑制时,肿瘤微环境中缺氧加剧,缺氧状态激活缺氧诱导因子(hypoxia inducible factor,HIF)的高表达,继而直接上调其他类型的促血管生成因子表达增加,如转化生长因子(transforming growth factor,TGF)、血管生成素-2(angiopoietin-2,Ang-2)、基质金属蛋白酶(matrix metalloproteinase,MMP)等,血管再生被重新激活。

6. 缺氧环境动员骨髓来源细胞参与新生血管的形成。

7. 肿瘤细胞的自噬作用增强肿瘤细胞的存活能力。

8.肿瘤基质细胞的作用。

## 四、小剂量持续化疗的抗血管生成作用

传统化疗药物常常杀伤癌细胞以外的其他细胞,是产生不良反应的重要原因。经典化疗方案是采用最大可耐受剂量,即可耐受的最大剂量冲击性治疗(maximum tolerated dose,MTD),以求最大限度杀死肿瘤细胞,不仅不良反应很大,而且非常容易导致肿瘤耐药性。且在大剂量冲击治疗后会休息较长一段时间(2～3周),较长的间歇期使残存毛细血管细胞和癌细胞得到充分时间以再生。另外,肿瘤血管内皮细胞增殖缓慢,对这种常规的冲击式化疗并不敏感。针对MTD方案的众多缺陷,按照此思路,形成"高频度低剂量化疗方案"节律化疗。Klement等首次报道了小剂量持续化疗与常规冲击化疗的不同作用和机制。因为剂量低,所以降低了对正常细胞的杀伤,减轻了不良反应;因为缩短了间歇期,使残存的血管内皮细胞没有再生的机会,所以可降低复发率。近年来有些研究指出,MCT除上述两个优点之外,甚至还可以诱导机体免疫细胞的抗肿瘤功能,如增强T杀伤细胞的功能和诱导树突状细胞的分化等。

所以,MCT化疗方案和靶向治疗方案具有相辅相成作用,如果使用得当,可以改善疗效和延长患者生命。由此可见,MCT是一个很有前途的化疗方案。但是要达到满意的疗效,仍然有待大量理论研究及临床经验的积累,例如,如何选择药物,怎样与特异性靶向药物结合用药,如何确定最佳治疗剂量、最佳治疗时间和间隔时间,如何安排个体化治疗方案等,都是错综复杂,有待进一步考证的。

## 五、抗血管生成治疗效果的临床评价

### (一)抗血管生成药物的临床试验

1.抗血管生成联合免疫治疗的研究　肿瘤免疫治疗是当下的一个研究热点,继2011年FDA批准抗细胞毒性T淋巴细胞相关抗原4(cytotoxic T lymphocyte-associated antigen-4,CTLA-4)单抗Ipilimumab用于治疗晚期黑色素瘤后,开启了肿瘤靶向免疫治疗的大门。2014年11月,FDA批准了PD-1单抗Nivolumab用于治疗不可切除或已发生转移的以及Ipilimumab治疗后疾病进展的黑色素瘤患者。抗血管生成联合免疫治疗的一系列研究正在开展中,Shi等利用重组人内皮抑素联合过继性细胞因子诱导的杀伤细胞(CIK cells)移植处理小鼠肺癌模型,发现抗血管生成可显著提高TIL从而增强免疫治疗的疗效。Hodi等采用贝伐珠单抗联合Ipilimumab治疗46例转移性黑色素瘤患者的临床试验,发现联合治疗较Ipilimumab单药可以提高TIL和循环记忆细胞表型,并能增加患者对半乳凝素-1、-3、-9的反应性,从而调节机体免疫。由于抗血管生成治疗和免疫治疗非直接针对肿瘤细胞产生治疗效应,有理由认为在两者联合治疗的基础上增加传统放化疗将获得更大的收益。在多年临床实践中发现,放化疗不仅可以诱导肿瘤细胞凋亡,还可以改变肿瘤局部血管结构,清除体内抑制性免疫细胞,诱导形成免疫支持性肿瘤微环境。

2.抗血管生成联合传统化疗的研究　有研究者分别采取贝伐珠单抗+IFL方案(伊立

替康+5-氟尿嘧啶+亚叶酸钙)和安慰剂+IFL方案治疗,将813例转移性结直肠癌患者分为两组,结果发现贝伐珠单抗+IFL方案组的中位生存时间显著延长,死亡率及不良反应发生率较低。Abratt等人在此基础上进一步研究,发现采用贝伐珠单抗联合卡铂/紫杉醇治疗的非鳞非小细胞肺癌患者中位生存时间高于单用卡铂/紫杉醇(35%和15%),证实了使用抗血管生成药物联合化疗可以有效提高非鳞非小细胞肺癌患者的中位生存时间,具有重要临床意义。相关研究表明,抗血管生成药物联合传统化疗药物对于肿瘤的治疗具有协同作用。

**(二)抗血管生成药物疗效指标**

抗血管生成药物没有严重的毒性,往往不存在最高耐受剂量,且从目前大多数的临床试验结果来看,这类药物不能用常规的完全有效(complete response)、部分有效(partial response)、轻度有效(minor response)等指标来判断。从过去多数研究中来看,对患者生存时间的延长可能更适合作为其疗效指标。另外,肿瘤进展时间(time to progress,TTP)或无进展生存期(progress free survival,PFS)也可以作为抗血管生成药物疗效的指标。

## 六、潜在的临床治疗策略

1.调控促、抑血管生成因子以及采用"间期性序贯疗法",避免治疗耐药,促进"血管正常化"。肿瘤周围血管的结构和功能正常化可增加血流灌注,使得化疗药物顺畅地通过血流到达肿瘤部位,杀死肿瘤细胞。当肿瘤血管处于正常的状态时,联合用药的治疗效果明显提高。

2.抑制肿瘤干细胞的产生与聚集。肿瘤干细胞具有强大的抗凋亡及自我更新潜能,其DNA修复能力极强,并且大多处于$G_0$期。因此,肿瘤干细胞的产生使得抗血管生成药物治疗不敏感,而且大多数的化疗药物都无法将其根除,甚至会损伤正常干细胞。所以抑制肿瘤干细胞可有效增强血管生成抑制剂在肿瘤治疗中的疗效。

3.通过检测肿瘤特异性的生物标志物,建立"human-in-mouse"PDX模型来实现个体化精准治疗。肿瘤患者的生理、病理都存在异质性,在抗血管生成治疗过程中,个体化的精准治疗有利于药物的筛选、治疗效果的优化,延长患者的实际存活期。

我们需要清楚地认识到肿瘤血管生成不是简单的血管再生,还存在着血管拟态、血管劫留等其他血管生成方式,也不是仅有促血管生成因子的作用,还存在着其他因子、基因、缺氧以及肿瘤干细胞等多种因素的共同影响。因此,肿瘤抗血管生成治疗的研究之路必定是漫长且艰辛的,从而促使科研工作者不断地进行反思,完善治疗方案,提高血管生成疗法的临床价值。

**参考文献**

[1] FOLKMAN J. Tumor angiogenesis:therapeutic implications[J]. The New England Journal of Medicine,1971,285(21):1182-1186.

［2］FOLKMAN J,MERLER E,ABERNATHY C,et al. Isolation of a tumor factor responsible for angiogenesis［J］. The Journal of Experimental Medicine,1971,133(2):275-288.

［3］Gnarra J R. A randomized trial of Bevacizumab,an anti-vascular endothelial growth factor antibody,for metastatic renal cancer［J］. Lancet,2015.

［4］杨林,王金万,孙燕,等. 重组人血管内皮抑制素 YH-16 治疗晚期非小细胞肺癌的临床研究［J］. 中华肿瘤杂志,2006,28(2):138-141.

［5］GHALEHBANDI S,YUZUGULEN J,PRANJOL M Z I,et al. The role of VEGF in cancer-induced angiogenesis and research progress of drugs targeting VEGF［J］. European Journal of Pharmacology,2023,949:175586.

［6］NTELLAS P,MAVROEIDIS L,GKOURA S,et al. Old player-new tricks:non angiogenic effects of the VEGF/VEGFR pathway in cancer［J］. Cancers,2020,12(11):3145.

［7］APTE R S,CHEN D S,FERRARA N. VEGF in signaling and disease:Beyond discovery and development［J］. Cell,2019,176(6):1248-1264.

［8］MALLICK R,YLÄ-HERTTUALA S. Therapeutic potential of VEGF-B in coronary heart disease and heart failure:dream or vision? ［J］. Cells,2022,11(24):4134.

［9］YANG X J,ZHANG Y,HOSAKA K,et al. VEGF-B promotes cancer metastasis through a VEGF-A-independent mechanism and serves as a marker of poor prognosis for cancer patients［J］. Proceedings of the National Academy of Sciences of the United States of America,2015,112(22):E2900-E2909.

［10］KILVAER T K,PAULSEN E E,HALD S M,et al. Lymphangiogenic markers and their impact on nodal metastasis and survival in non-small cell lung cancer—a structured review with meta-analysis［J］. PLoS One,2015,10(8):e0132481.

［11］EL-CHEMALY S,PACHECO-RODRIGUEZ G,MALIDE D,et al. Nuclear localization of vascular endothelial growth factor-D and regulation of c-Myc-dependent transcripts in human lung fibroblasts ［J］. American Journal of Respiratory Cell and Molecular Biology,2014,51(1):34-42.

［12］BOKHARI S M Z,HAMAR P. Vascular endothelial growth factor-D( VEGF-D):an angiogenesis bypass in malignant tumors ［J］. International Journal of Molecular Sciences,2023,24(17):13317.

［13］FAGIANI E,LORENTZ P,BILL R,et al. VEGF receptor-2-specific signaling mediated by VEGF-E induces hemangioma-like lesions in normal and in malignant tissue［J］. Angiogenesis,2016,19(3):339-358.

［14］ALBONICI L,GIGANTI M G,MODESTI A,et al. Multifaceted role of the placental growth factor( PLGF)in the antitumor immune response and cancer progression［J］. International Journal of Molecular Sciences,2019,20(12):2970.

［15］MELINCOVICI C S,BOCA A B,UMAN S,et al. Vascular endothelial growth factor ( VEGF)—key factor in normal and pathological angiogenesis［J］. Revue Roumaine De

Morphologie et Embryologie,2018,59(2):455-467.

[16]ZHAO J,WEN D Z,JIANG W H,et al. Angiogenin negatively regulates the expression of basic fibroblast growth factor(bFGF)and inhibits bFGF promoter activity[J]. International Journal of Clinical and Experimental Pathology,2018,11(7):3277-3285.

[17]LI C Y,KUANG K L,DU J R,et al. Far beyond anti-angiogenesis:benefits for anti-basicFGF therapy in cancer[J]. Biochim Biophys Acta Mol Cell Res,2022,1869(7):119253.

[18]ARDIZZONE A,BOVA V,CASILI G,et al. Role of basic fibroblast growth factor in cancer:biological activity,targeted therapies,and prognostic value[J]. Cells,2023,12(7):1002.

[19]WANG Z Y,XU H,ZHANG J N,et al. Basic fibroblast growth factor blockade enhances lung cancer cell invasion by activating the AKT/MMP-2/VEGF pathway[J]. Basic & Clinical Pharmacology & Toxicology,2020,126(1):43-50.

[20]WANG S,QIN Y Y,WANG Z M,et al. Construction of a human monoclonal antibody against bFGF for suppression of NSCLC[J]. Journal of Cancer,2018,9(11):2003-2011.

[21]AONUMA M,YOSHITAKE Y,NISHIKAWA K,et al. Different antitumor activities of anti-bFGF neutralizing antibodies:Heparin-binding domain provides an inefficient epitope for neutralization in vivo[J]. Anticancer Research,1999,19(5B):4039-4044.

[22]向军俭,刘小青,廖俊珊,等. 抗碱性成纤维细胞生长因子单克隆抗体的制备及特异性分析[J]. 中国免疫学杂志,1998,14(5):371-374.

[23]向军俭,靳英杰,黄红亮,等. 人 bFGF 单克隆抗体的制备及 MabF7 对黑色素瘤 B16 的体外抗瘤效应[J]. 中华肿瘤防治杂志,2008,15(1):19-22.

[24]刘李登,王宏,向军俭,等. bFGF 单抗与顺铂体外联合抑制黑色素瘤 B16 细胞增殖效应的研究[J]. 中华肿瘤防治杂志,2010,17(1):1-4.

[25]向军俭,李丹,王宏,等. bFGF 单克隆抗体抑制小鼠 Lewis 肺癌转移及血管新生[J]. 中国癌症杂志,2010,20(6):401-405.

[26]ZAHRA F T,SAJIB M S,MIKELIS C M. Role of bFGF in acquired resistance upon anti-VEGF therapy in cancer[J]. Cancers,2021,13(6):1422.

[27]LOILOME W,JOSHI A D,AP RHYS C M J,et al. Glioblastoma cell growth is suppressed by disruption of fibroblast growth factor pathway signaling[J]. Journal of Neuro-Oncology,2009,94(3):359-366.

[28]PAPADOPOULOS N,LENNARTSSON J. The PDGF/PDGFR pathway as a drug target[J]. Molecular Aspects of Medicine,2018,62:75-88.

[29]SANG Y,HAMASHIMA T,YAMAMOTO S et al. Diverse effects of PDGF signals in glioma growth[J]. Journal of Cerebral Blood Flow and Metabolism,2019,39(1):629

[30]KITADAI Y,SASAKI T,KUWAI T,et al. Targeting the expression of platelet-derived growth factor receptor by reactive stroma inhibits growth and metastasis of hu-

man colon carcinoma[J]. The American Journal of Pathology, 2006, 169(6): 2054-2065.

[31] FOLKMAN J. Tumor angiogenesis: therapeutic implications[J]. The New England Journal of Medicine, 1971, 285(21): 1182-1186.

[32] O'REILLY M S, BOEHM T, SHING Y, et al. Endostatin: an endogenous inhibitor of angiogenesis and tumor growth[J]. Cell, 1997, 88(2): 277-285.

[33] LI M, POPOVIC Z, CHU C, et al. Endostatin in renal and cardiovascular diseases[J]. Kidney Diseases, 2021, 7(6): 468-481.

[34] O'REILLY M S, HOLMGREN L, SHING Y, et al. Angiostatin: a novel angiogenesis inhibitor that mediates the suppression of metastases by a Lewis lung carcinoma[J]. Cell, 1994, 79(2): 315-328.

[35] JI Y G, FAN H L, YANG M M, et al. Synergistic effect of baculovirus-mediated endostatin and angiostatin combined with gemcitabine in hepatocellular carcinoma[J]. Biological & Pharmaceutical Bulletin, 2022, 45(3): 309-315.

[36] BOURIS P, MANOU D, SOPAKI-VALALAKI A, et al. Serglycin promotes breast cancer cell aggressiveness: induction of epithelial to mesenchymal transition, proteolytic activity and IL-8 signaling[J]. Matrix Biology, 2018, 74: 35-51.

[37] 章腾, 宋梦瑶, 钱程, 等. 肿瘤微环境中周细胞参与肿瘤转移的研究进展[J]. 中国药理学通报, 2023, 39(10): 1819-1823.

[38] XU X W, JIANG Z Q, WANG J, et al. Microfluidic applications on circulating tumor cell isolation and biomimicking of cancer metastasis[J]. Electrophoresis, 2020, 41(10/11): 933-951.

[39] GAYNOR E, BOUVIER C, SPAET T H. Vascular lesions: possible pathogenetic basis of the generalized Shwartzman reaction[J]. Science, 1970, 170(3961): 986-988.

[40] HLADOVEC J, ROSSMANN P. Circulating endothelial cells isolated together with platelets and the experimental modification of their counts in rats[J]. Thrombosis Research, 1973, 3(6): 665-674.

[41] LIN P P. Aneuploid circulating tumor-derived endothelial cell(CTEC): a novel versatile player in tumor neovascularization and cancer metastasis[J]. Cells, 2020, 9(6): 1539.

[42] GOON P K Y, BOOS C J, LIP G Y H. Circulating endothelial cells: markers of vascular dysfunction[J]. Clinical Laboratory, 2005, 51(9/10): 531-538.

[43] MUTIN M, CANAVY I, BLANN A, et al. Direct evidence of endothelial injury in acute myocardial infarction and unstable angina by demonstration of circulating endothelial cells[J]. Blood, 1999, 93(9): 2951-2958.

[44] BALLIEUX B E, HIEMSTRA P S, KLAR-MOHAMAD N, et al. Detachment and cytolysis of human endothelial cells by proteinase 3[J]. European Journal of Immunology, 1994, 24(12): 3211-3215.

［45］韩晓,王哲海.循环内皮细胞与肿瘤血管生成［J］.癌症进展,2010,8(3):271-273,289.

［46］FLORES-NASCIMENTO M C,ALESSIO A M,DE ANDRADE ORSI F L,et al. CD144,CD146 and VEGFR-2 properly identify circulating endothelial cell［J］. Rev Bras Hematol Hemoter,2015,37(2):98-102.

［47］方辉,李学良.循环肿瘤血管内皮细胞检测联合放大内镜检查对早期胃癌的诊断价值［J］.癌症进展,2021,19(22):2292-2295.

［48］蔡桂月,李思锐,刘颖,等.皮肤肿瘤患者外周血循环肿瘤细胞与循环肿瘤血管内皮细胞检测的临床价值［J］.皮肤性病诊疗学杂志,2023,30(3):198-204.

［49］彭莉,张焱,谢方红.鼻咽癌患者外周血循环内皮细胞的检测及临床意义分析［J］.中华细胞与干细胞杂志(电子版),2019,9(5):257-261.

［50］BOGOSLOVSKY T,MARIC D,GONG Y H,et al. Preservation and enumeration of endothelial progenitor and endothelial cells from peripheral blood for clinical trials［J］. Biomarkers in Medicine,2015,9(7):625-637.

［51］LUO Y,ZHENG C,ZHANG J,et al. Recognition of CD146 as an ERM-binding protein offers novel mechanisms for melanoma cell migration［J］. Oncogene,2012,31(3):306-321.

［52］LEI X,GUAN C W,SONG Y,et al. The multifaceted role of CD146/MCAM in the promotion of melanoma progression［J］. Cancer Cell International,2015,15(1):3.

［53］刘婷,齐然.CD146 在胃癌中的表达及其临床意义［J］.现代肿瘤医学,2018,26(13):2087-2089.

［54］周雪梅,徐从书,王凯,等.益气养阴活血中药对糖尿病肾病大鼠 Notch/Hes1 通路与血管内皮 CD34、CD144 的影响［J］.南方医科大学学报,2019,39(7):855-860.

［55］MARTIN T A,WATKINS G,LANE J,et al. Assessing microvessels and angiogenesis in human breast cancer,using VE-cadherin［J］. Histopathology,2005,46(4):422-430.

［56］BRICEÑO O,PERALTA-PRADO A,GARRIDO-RODRÍGUEZ D,et al. Characterization of CD31 expression in CD4$^+$ and CD8$^+$T cell subpopulations in chronic untreated HIV infection［J］. Immunology Letters,2021,235:22-31.

［57］周燕,孙乃同,唐云龙,等.初诊多发性骨髓瘤患者外周血 CD31、CD45 表达与肿瘤分期和预后的关系［J］.国际检验医学杂志,2023,44(12):1502-1506.

［58］GKOUNTELA S,CASTRO-GINER F,SZCZERBA B M,et al. Circulating tumor cell clustering shapes DNA methylation to enable metastasis seeding［J］. Cell,2019,176(1/2):98-112.

［59］DE BONT E S,GUIKEMA J E,SCHERPEN F,et al. Mobilized human CD34$^+$ hematopoietic stem cells enhance tumor growth in a nonobese diabetic/severe combined immunodeficient mouse model of human non-Hodgkin's lymphoma［J］. Cancer Research,2001,61(20):7654-7659.

[60]ASAHARA T,MUROHARA T,SULLIVAN A,et al. Isolation of putative progenitor endothelial cells for angiogenesis[J]. Science,1997,275(5302):964-967.

[61]CALLES A,AGUADO G,SANDOVAL C,et al. The role of immunotherapy in small cell lung cancer[J]. Clinical & Translational Oncology,2019,21(8):961-976.

[62]MANCUSO P,BURLINI A,PRUNERI G,et al. Resting and activated endothelial cells are increased in the peripheral blood of cancer patients[J]. Blood,2001,97(11):3658-3661.

[63]徐红燕,王文静,姜秀,等. 安罗替尼维持治疗广泛期小细胞肺癌的疗效及对患者血清 CEC、ES 水平的影响[J]. 南昌大学学报(医学版),2022,62(1):61-65.

[64]杨宏,韩震,何敏,等. 循环内皮细胞在恩度联合 NP 方案治疗非小细胞肺癌中的变化及意义[J]. 中国医学创新,2017,14(27):23-26.

[65]ZHU X J,LI Y,YOU Y,et al. Exogenous VEGF promotes hematopoietic stem cell mobilization[J]. Zhongguo Shi Yan Xue Ye Xue Za Zhi,2014,22(1):154-159.

[66]MANCUSO P,BURLINI A,PRUNERI G,et al. Resting and activated endothelial cells are increased in the peripheral blood of cancer patients[J]. Blood,2001,97(11):3658-3661.

[67]SMADJA D M,BIÈCHE I,HELLEY D,et al. Increased VEGFR-2 expression during human late endothelial progenitor cells expansion enhances *in vitro* angiogenesis with up-regulation of integrin alpha(6)[J]. Journal of Cellular and Molecular Medicine,2007,11(5):1149-1161.

[68]PEICHEV M,NAIYER A J,PEREIRA D,et al. Expression of VEGFR-2 and AC133 by circulating human CD34[+] cells identifies a population of functional endothelial precursors[J]. Blood,2000,95(3):952-958.

[69]HEISSIG B,WERB Z,RAFII S,et al. Role of c-kit/Kit ligand signaling in regulating vasculogenesis[J]. Thrombosis and Haemostasis,2003,90(4):570-576.

[70]KRYCZEK I,LANGE A,MOTTRAM P,et al. CXCL12 and vascular endothelial growth factor synergistically induce neoangiogenesis in human ovarian cancers[J]. Cancer Research,2005,65(2):465-472.

[71]DOME B,DOBOS J,TOVARI J,et al. Circulating bone marrow-derived endothelial progenitor cells:characterization,mobilization,and therapeutic considerations in malignant disease[J]. Cytometry A,2008,73(3):186-193.

[72]毕文静,栾文强,郜辉,等. 非小细胞肺癌化疗中循环内皮祖细胞的检测[J]. 中国癌症杂志,2011,21(11):862-865.

[73]FOLKMAN J. Tumor angiogenesis:therapeutic implications[J]. The New England Journal of Medicine,1971,285(21):1182-1186.

[74]FOLKMAN J,MERLER E,ABERNATHY C,et al. Isolation of a tumor factor responsible for angiogenesis[J]. The Journal of Experimental Medicine,1971,133(2):275-288.

［75］何剑波,曾爱屏.抗血管生成药物在肿瘤治疗中的应用现状［J］.广西医学,2018,40（17）:1990-1992.

［76］李茂刚.抗肿瘤血管生成靶向药物干预研究进展［J］.中国医药指南,2021,19（35）:52-54.

［77］张梦泽,陈锦文,胡健,等.抗血管生成药物作用机制研究进展［J］.中国药理学与毒理学杂志,2016,30（10）:1120-1124.

［78］MUNDEL T M,KALLURI R. Type Ⅳ collagen-derived angiogenesis inhibitors［J］. Microvascular Research,2007,74（2/3）:85-89.

［79］周际昌.实用肿瘤内科治疗［M］.2版.北京:北京科学技术出版社,2016.

［80］李清丽,尹如铁.抗血管生成药物在上皮性卵巢癌的应用现状［J］.实用妇产科杂志,2020,36（2）:86-88.

［81］GASPARINI G. Metronomic scheduling:The future of chemotherapy? ［J］. The Lancet Oncology,2001,2（12）:733-740.

［82］KAREVA I,WAXMAN D J,LAKKA KLEMENT G. Metronomic chemotherapy:an attractive alternative to maximum tolerated dose therapy that can activate anti-tumor immunity and minimize therapeutic resistance［J］. Cancer Letters,2015,358（2）:100-106.

［83］ZIOGAS A C,GAVALAS N G,TSIATAS M,et al. VEGF directly suppresses activation of T cells from ovarian cancer patients and healthy individuals via VEGF receptor type 2［J］. International Journal of Cancer,2012,130（4）:857-864.

［84］HÉLIEZ C,BARICAULT L,BARBOULE N,et al. Paclitaxel increases p21 synthesis and accumulation of its AKT-phosphorylated form in the cytoplasm of cancer cells［J］. Oncogene,2003,22（21）:3260-3268.

［85］顾汝军,王岭,姚青,等.环磷酰胺抗血管生成化疗抑制鼠S180皮下肉瘤血管形成的作用［J］.第四军医大学学报,2008（1）:74-76.

［86］马跃,刘明辉,陈军.贝伐珠单抗在免疫和靶向治疗时代治疗非鳞非小细胞肺癌的挑战［J］.中国医学前沿杂志（电子版）,2020,12（7）:17-23.

［87］HOLASH J,DAVIS S,PAPADOPOULOS N,et al. VEGF-Trap:AVEGF blocker with potent antitumor effects［J］. Proceedings of the National Academy of Sciences of the United States of America,2002,99（17）:11393-11398.

［88］PERKINS S L,COLE S W. Ziv-aflibercept（Zaltrap）for the treatment of metastatic colorectal cancer［J］. The Annals of Pharmacotherapy,2014,48（1）:93-98.

［89］汪琳,刘奕君,魏丽平,等.抗体类抗血管生成药物的作用机制及应用［J］.沈阳药科大学学报,2022,39（3）:346-352.

［90］徐智儒,秦燕,刘全海.多靶点抗肿瘤药舒尼替尼药物动力学研究进展［J］.世界临床药物,2012,33（8）:487-491.

［91］廖彬池,杜婧.舒尼替尼致不良反应的文献分析［J］.中国药房,2017,28（35）:4932-4935.

[92]祁鹏飞,刘小敏,马中良.EGFR信号机制及其靶向药物的研究进展[J].药物生物技术,2017,24(5):445-449.

[93]MCDERMOTT U,SETTLEMAN J.Personalized cancer therapy with selective kinase inhibitors:an emerging paradigm in medical oncology[J].Journal of Clinical Oncology,2009,27(33):5650-5659.

[94]ENGELMAN J A,ZEJNULLAHU K,MITSUDOMI T,et al.MET amplification leads to gefitinib resistance in lung cancer by activating ERBB3 signaling[J].Science,2007,316(5827):1039-1043.

[95]MUHAMMAD T.酪氨酸激酶抑制剂对肿瘤相关巨噬细胞M2样极化的影响[D].杭州:浙江大学,2017.

[96]ECCLES S A,MASSEY A,RAYNAUD F I,et al.NVP-AUY922:a novel heat shock protein 90 inhibitor active against xenograft tumor growth,angiogenesis,and metastasis[J].Cancer Research,2008,68(8):2850-2860.

[97]TREPEL J,MOLLAPOUR M,GIACCONE G,et al.Targeting the dynamic HSP90 complex in cancer[J].Nature Reviews Cancer,2010,10(8):537-549.

[98]COUSSENS L M,FINGLETON B,MATRISIAN L M.Matrix metalloproteinase inhibitors and cancer:trials and tribulations[J].Science,2002,295(5564):2387-2392.

[99]JÄRVELÄINEN H,SAINIO A,KOULU M,et al.Extracellular matrix molecules:potential targets in pharmacotherapy[J].Pharmacological Reviews,2009,61(2):198-223.

[100]CORÀ D,ASTANINA E,GIRAUDO E,et al.Semaphorins in cardiovascular medicine[J].Trends in Molecular Medicine,2014,20(10):589-598.

[101]HELDIN C H,RUBIN K,PIETRAS K,et al.High interstitial fluid pressure-an obstacle in cancer therapy[J].Nature Reviews Cancer,2004,4(10):806-813.

[102]乔京京,张阳.唑来膦酸抗肿瘤血管生成作用研究进展[J].肿瘤防治研究,2014,41(1):79-82.

[103]ESKENS F A L M,DUMEZ H,HOEKSTRA R,et al.Phase Ⅰ and pharmacokinetic study of continuous twice weekly intravenous administration of Cilengitide(EMD 121974),a novel inhibitor of the integrins alphavbeta3 and alphavbeta5 in patients with advanced solid tumours[J].European Journal of Cancer,2003,39(7):917-926.

[104]陈宏.白细胞介素-17A在宫颈癌中的表达及其与肿瘤血管生成之间的关系[J].武汉大学学报(医学版),2018,39(6):930-934.

[105]董英英.白细胞介素-8在人脑胶质瘤中的表达及其临床意义[D].郑州:郑州大学,2018.

[106]文明明.白细胞介素-23对黑色素瘤血管生成拟态形成影响的研究[D].天津:天津医科大学,2017.

[107]刘国华,陈燕明,陈晓军,等.塞来昔布抑制肺癌增殖及血管生成的实验研究[J].临床肺科杂志,2012,17(11):2042-2043.

[108]吴培培,邢力刚.肿瘤抗血管生成靶向药物耐药机制研究进展[J].中华肿瘤防治杂志,2012,19(20):1593-1596.

[109]MULLER P,VOUSDEN K. p53 mutations in cancer[J]. Nature Cell Biology,2013,15:2-8.

[110]HU X,FANG Y,ZHENG J,et al. The association between HIF-1α polymorphism and cancer risk:a systematic review and metaanalysis[J]. Tumor Biology,2014,35(8):903-916.

[111]MASOUD G N,LI W. HIF-1α pathway:role,regulation and intervention for cancer therapy[J]. Acta Pharmaceutica Sinica B,2015,5(5):378-389.

[112]刘丹丹,许尔屹,赵伟华.肿瘤及肿瘤基质细胞释放的外泌体对肿瘤耐药产生的影响[J].中国继续医学教育,2019,11(1):149-151.

[113]KLEMENT G,BARUCHEL S,RAK J,et al. Continuous low-dose therapy with vinblastine and VEGF receptor-2 antibody induces sustained tumor regression without overt toxicity[J]. The Journal of Clinical Investigation,2000,105(8):R15-R24.

[114]汤钊猷.现代肿瘤学[M].3版.上海:复旦大学出版社,2011.

[115]SHI S J,WANG R,CHEN Y T,et al. Combining antiangiogenic therapy with adoptive cell immunotherapy exerts better antitumor effects in non-small cell lung cancer models[J]. Plos One,2013,8(6):e65757.

[116]HODI F S,LAWRENCE D,LEZCANO C,et al. Bevacizumab plus ipilimumab in patients with metastatic melanoma[J]. Cancer Immunology Research,2014,2(7):632-642.

[117]HUANG Y H,YUAN J P,RIGHI E,et al. Vascular normalizing doses of antiangiogenic treatment reprogram the immunosuppressive tumor microenvironment and enhance immunotherapy[J]. Proceedings of the National Academy of Sciences of the United States of America,2012,109(43):17561-17566.

[118]CAO R H,ZHANG S,MA D D,et al. A multi-center randomized phase II clinical study of bevacizumab plus irinotecan,5-fluorouracil,and leucovorin(FOLFIRI)compared with FOLFIRI alone as second-line treatment for Chinese patients with metastatic colorectal cancer[J]. Medical Oncology(Northwood,London,England),2015,32(1):325.

[119]ABRATT R P,LEE J S,HAN J Y,et al. Phase Ⅱ trial of gemcitabine-carboplatin-paclitaxel as neoadjuvant chemotherapy for operable non-small cell lung cancer[J]. Journal of Thoracic Oncology,2006,1(2):135-140.

[120]HECHT J R,MITCHELL E,CHIDIAC T,et al. A randomized phase ⅢB trial of chemotherapy,bevacizumab,and panitumumab compared with chemotherapy and bevacizumab alone for metastatic colorectal cancer[J]. Journal of Clinical Oncology,2009,27(5):672-680.

[121]沈存思,范方田,陶丽,等.抑癌基因PTEN与肿瘤血管生成研究进展[J].中国药理学通报,2013,29(5):597-600.

［122］MOSERLE L,JIMÉNEZ-VALERIO G,CASANOVAS O. Antiangiogenic therapies：going beyond their limits［J］. Cancer Discovery,2014,4(1):31-41.

［123］王蔚,余苏云,吴佳伟,等.肿瘤血管生成抑制剂的治疗局限和策略［J］.中国药理学通报,2017,33(11):1489-1492.

［124］GUARAGNA M S,LUTAIF A C,PIVETA C S,et al. NPHS2 mutations account for only 15% of nephrotic syndrome cases［J］. BMC Medical Genetics,2015,16:88.

# 第二章　肿瘤血管生成分子机制研究

研究表明,肿瘤的生长和转移与肿瘤血管生成有非常重要的关系,血管生成在肿瘤生长,尤其是增大到生长极限大小的过程中扮演着关键角色,抑制肿瘤血管的生成,阻断肿瘤血管的供给,可导致肿瘤血管的萎缩退化。同时抑制肿瘤血管的生成还可以阻断肿瘤的血行转移,抑制转移瘤的生长。因此,抑制肿瘤血管的生成成为抗肿瘤治疗中的关键环节。在血管内皮细胞和周围细胞的增殖、迁移和血管形成过程中血管生成因子起着重要的调节作用,因此血管生成因子机制研究对于研究肿瘤血管的生成尤为重要。本章节通过研究血管生成的相关机制,重点从肿瘤血管生成的基本过程、肿瘤微血管形态和生物学特性、肿瘤血管形成方式及其分子机制、肿瘤血管生成的调控机制等方面阐述肿瘤血管的生成在肿瘤形成及转移过程中发挥的关键作用,对以血管生成因子为靶标的药物的临床应用有着指导意义,并提供了通过抑制肿瘤血管生成或与其他治疗方法联合使用以达治疗目的的新思路。

## 第一节　正常血管生成相关机制

### 一、血管生成机制

血管生成是指新血管形成的过程,它是一种复杂的生物学过程,涉及多种细胞和分子机制。

1. 血管内皮细胞迁移和增殖　血管内皮细胞是血管生成的关键细胞类型。它们通过迁移和增殖来形成新的血管结构。血管生成过程中,血管内皮细胞会受到多种生长因子和细胞外基质的调控,促使它们迁移到需要形成新血管的区域,并增殖形成管腔结构。血管内皮细胞迁移和增殖是维持血管功能和修复血管损伤的重要过程。血管内皮细胞是构成血管内皮层的主要细胞类型,具有关键的生理功能。当血管受到损伤或遭受炎症刺激时,血管内皮细胞迁移和增殖过程启动。迁移是指细胞从原位置向损伤区域移动的过程,而增殖则是指细胞通过分裂繁殖的过程。这两个过程常常同时发生,并相互作用。血管内皮细胞迁移主要通过两个机制实现:化学引导和机械力。化学引导是指损伤区域释放的化学信号物质吸引细胞迁移到特定位置。这些信号物质包括细胞因子、趋化因子和炎症介质等。机械力则是指细胞通过细胞骨架的收缩和伸展来实现迁移。细胞骨架的变化可以调节细胞的形状和运动。血管内皮细胞增殖是通过细胞周期的调控实现的。细胞周期是指细胞从一次分裂到下一次分裂的过程,包括 $G_1$ 期、S 期、$G_2$ 期和 M 期。在增殖过程中,细胞周期的调控因子被激活,促使细胞进入 S 期进行 DNA 复制,然后通过 $G_2$ 期进入 M 期进行分裂。这个过程需要多种信号通路的参与,包括细胞因子受体的激活和细胞内信号传导的调节。血管内皮细胞迁移和增殖对于维持血管功能和修复损伤至关重要。在血管损伤修复过程中,血管内皮细胞的迁移和增殖可以促进新血管的生长,并修复受损血管壁。此外,血管内皮细胞迁移和增殖还参与调节血管壁的通透性和血液流变学特性,对维持正常的血液供应和循环功能至关重要。血管内皮细胞迁移和增殖是维持血管功能和修复血管损伤的重要过程。通过化学引导和机械力,血管内皮细胞可以迁移到损伤区域,同时通过细胞周期的调控实现增殖。这些过程对于维持血管功能和修复损伤至关重要,对于健康的血管系统具有重要意义。

2. 血管平滑肌细胞招募　血管平滑肌细胞是血管壁中的重要组成部分,起调节血管直径和血流的关键作用。在血管收缩和舒张过程中,血管平滑肌细胞的招募起至关重要的作用。血管平滑肌细胞的招募是指在生理或病理条件下,血管壁中的平滑肌细胞被激活并参与到调节血管收缩或舒张的过程中。这一过程主要受到神经系统、内分泌系统和局部调节因子的调控。在神经系统的调控下,交感神经通过释放去甲肾上腺素,刺激血管平滑肌细胞收缩,从而增加血管阻力。而副交感神经通过释放乙酰胆碱,促使血管平滑肌细胞舒张,降低血管阻力。这种神经调控使得血管平滑肌细胞得以招募,从而调节血管直径,影响血流量和血压。内分泌系统也在血管平滑肌细胞的招募中发挥重要作用。例如,肾上腺素和血管紧张素等激素的释放可以刺激血管平滑肌细胞收缩,增加血管阻力。相反,一些激素如一氧化氮和前列腺素则能促使血管平滑肌细胞舒张,降低血管阻力。这些内分泌因子的作用通过招募血管平滑肌细胞来实现,从而调节血管功能。此外,局部调节因子也参与了血管平滑肌细胞的招募过程。例如,缺氧、酸碱平衡失调及局部代谢产物的积累都能够刺激血管平滑肌细胞收缩,从而改变血管直径。这些局部调节因子的作用可通过招募血管平滑肌细胞来调节血管张力,以适应局部组织的需求。神经系统、内分泌系统和局部调节因子相互协作,通过招募血管平滑肌细胞来调节血管直径和血流,维持机体内环境的平衡。深入了解血管平滑肌细胞招募的机制将有助于改善相关疾病的预防和治疗。

3. 血管生成细胞的分化　除了血管内皮细胞和血管平滑肌细胞,其他类型的细胞也可以参与血管生成过程。例如,间充质干细胞可以分化为内皮细胞和平滑肌细胞,参与新血管的形成。血管生成细胞(vascular progenitor cell)是一类具有多种分化潜能的细胞,它们在血管系统的发育和修复中扮演着重要的角色。血管生成细胞可以分化为内皮细胞(endothelial cell)和平滑肌细胞(smooth muscle cell),从而形成新的血管网络。血管生成细胞的分化过程是一个复杂而精确的调控过程。在胚胎发育中,血管生成细胞来源于胚胎干细胞或胚胎早期分化的神经外胚层细胞。随着发育的进行,这些细胞通过一系列的信号通路和调节因子的作用,逐渐分化为内皮细胞和平滑肌细胞。内皮细胞形成血管内膜,负责血管的通透性和血液流动的调节;平滑肌细胞则形成血管壁的肌层,提供血管的收缩和舒张功能。在成年人体内,血管生成细胞的分化主要发生在血管损伤和组织修复过程中。当组织受损时,身体会释放一系列的信号分子,引导周围的血管生成细胞迁移至受损区域。在这个过程中,血管生成细胞会通过与周围细胞的相互作用和信号通信,分化为所需的细胞类型,以促进新血管的形成和组织的修复。这个过程在一些疾病中尤为重要,例如心肌梗死和缺血性卒中等。血管生成细胞的分化还受到许多外部因素的调控。研究表明,一些生长因子如血管内皮生长因子(VEGF)和成纤维细胞生长因子(FGF)等,可以促进血管生成细胞的分化和增殖。此外,细胞外基质(ECM)的成分和结构也对血管生成细胞的分化有重要影响。ECM 提供了细胞定位和信号传导的基础,同时也参与调控细胞的生长和分化。血管生成细胞的分化异常与多种疾病的发生和发展密切相关。在某些情况下,血管生成细胞的过度分化或分化失调可能导致血管畸形的形成。例如,血管生成细胞的过度分化可能导致血管瘤的形成;而分化失调则可能导致动脉粥样硬化等血管疾病的发生。血管生成细胞的分化是一个复杂而精确的过程,它在血管系统的发育和修复中起到重要作用。因此,深入研究血管生成细胞的分化机制对于预防和治疗这些疾病具有重要意义。

4.血管生成的生长因子和细胞外基质　多种生长因子和细胞外基质参与调控血管生成过程。例如,血管内皮生长因子(VEGF)是血管生成的主要调节因子之一,它能够促进血管内皮细胞的迁移和增殖。其他生长因子如基质金属蛋白酶(MMP)和纤维连接蛋白(fibronectin)也参与了血管生成过程。血管生成的生长因子是一类生物活性分子,它们在血管内皮细胞和周细胞的增殖、迁移和血管形成过程中起着重要的调节作用。常见的血管生成生长因子包括血小板衍生生长因子(PDGF)、碱性成纤维细胞生长因子(bFGF)、血管内皮生长因子(VEGF)等。这些生长因子通过与受体结合,激活多个信号途径,最终促进血管生成。PDGF 是一种由血小板和多种其他细胞产生的生长因子。它在血管生成中起到重要的调节作用。PDGF 通过与 PDGF 受体结合,激活下游信号通路,促进内皮细胞和平滑肌细胞的增殖和迁移,从而参与形成新的血管。bFGF 是一种多功能的生长因子,它参与多种细胞增殖和分化过程。bFGF 在血管生成中发挥着重要作用,它能够刺激内皮细胞的增殖和迁移,促进新血管的形成。VEGF 是血管生成过程中最为重要的生长因子之一。它在胚胎发育、创伤修复和肿瘤血管生成中起关键作用。VEGF 通过与其受体结合,激活下游信号通路,促进内皮细胞的生长和迁移,从而促进新的血管形成。

细胞外基质是一种复杂的支持结构,由多种分子组成,包括胶原蛋白、纤维连接蛋白、弹性蛋白等。细胞外基质不仅提供细胞附着和支持,还能够调节细胞的增殖、迁移和分化。细胞外基质通过与细胞表面的整合素结合,实现对细胞的附着。这种附着作用是血管生成过程中必不可少的,它提供了细胞迁移和血管形成所需的支持。细胞外基质中的一些分子能够参与信号传导,调控细胞的增殖、迁移和分化。其中,胶原蛋白和纤维连接蛋白通过与整合素结合,激活下游信号通路,参与血管生成的调节。在血管生成过程中,细胞外基质的降解是必要的,它为新的血管形成提供了空间。一些基质金属蛋白酶和组织蛋白酶参与了这一过程,通过降解细胞外基质的分子,为内皮细胞和周细胞的迁移以及新血管形成创造了条件。血管生成的生长因子和细胞外基质在血管生成过程中发挥着重要的作用。生长因子通过与受体结合,激活下游信号通路,促进内皮细胞和平滑肌细胞的增殖、迁移和血管形成。细胞外基质提供了细胞附着和支持,通过信号调控和降解作用,参与血管生成的调节。

5.血管生成的环境因素 血管生成过程还受到环境因素的影响。例如,低氧环境可以促进血管生成,因为低氧环境会刺激细胞产生 VEGF 等血管生成因子。此外,炎症反应和肿瘤生长等也可以促进血管生成。

血管生成是一种复杂的生物学过程,它在许多生理和病理情况下起着重要作用。血管生成是指新的血管形成和扩张的过程,它包括血管内皮细胞的增殖、迁移和血管管腔的形成。血管生成对于组织修复、肿瘤生长和炎症反应等过程至关重要。血管生成的环境因素是指影响血管生成过程的外部因素,包括物理、化学和生物学因素。这些因素可以通过调节血管生成的信号通路、介导细胞-细胞相互作用以及改变细胞外基质的组成来影响血管生成。

(1)物理因素对血管生成具有重要影响。血流动力学是一种重要的物理因素,它通过刺激内皮细胞和平滑肌细胞产生信号,调节血管生成。流动剪切力是一种血流动力学的重要参数,它可以促进内皮细胞的增殖和迁移,并影响血管管腔的形成。此外,物理因素如机械应变和压力也可以影响血管生成。研究表明,机械应变可以通过调节细胞信号通路和基因表达来影响血管生成。

(2)化学因素也对血管生成产生重要影响。许多细胞因子和生长因子在血管生成中发挥关键作用。例如,血管内皮生长因子(VEGF)是一种主要的血管生成促进因子,它通过与细胞表面受体结合来促进内皮细胞的增殖和迁移。其他化学因子如纤维连接蛋白、胶原蛋白和蛋白酶等也参与了血管生成过程。

(3)生物学因素对血管生成也起着重要作用。细胞-细胞相互作用是一种重要的生物学因素,它通过细胞间的直接接触和信号传导来调节血管生成。细胞外基质(ECM)也是一种重要的生物学因素,它提供了支持和定向细胞迁移的支架。炎症反应也可以影响血管生成过程,炎症细胞释放的因子可以促进或抑制血管生成。

总之,血管生成的环境因素是多种多样的,包括物理、化学和生物学因素。这些因素通过不同的机制影响血管生成过程,从而对生理和病理情况产生重要影响。

## 二、血管生成调控机制

正常血管生成是由多种调控机制协调作用而实现的。这些调控机制主要包括下列几个方面。

1.内皮细胞分化和早期血管发生的调控 早期血管的形成需要碱性成纤维细胞生长因子(bFGF)和血管内皮生长因子(VEGF)的调节,它们与间质细胞、内皮细胞上相应的酪氨酸激酶受体 FGFR、VEGFR-1(Flt-1)、VEGFR-2(Flk-1/KDR)和 VEGFR-3(Flt-4)结合,引起新的内皮细胞分化、形成、增生并形成管腔样结构。生长因子是一类能够促进血管生成的蛋白质分子,如 VEGF、bFGF、表皮生长因子(EGF)等。这些生长因子能够通过激活内源性信号通路,促进内皮细胞增殖和迁移,从而促进新血管的形成。VEGF 是最为重要的血管生成调控因子之一。它们包括 VEGF-A、VEGF-B、VEGF-C 和 VEGF-D 等。VEGF 结合血管内皮细胞上的受体,如 VEGFR-1 和 VEGFR-2,促进内皮细胞的迁移、增殖和血管腔形成。缺乏 VEGF 的基因可引起胚体的死亡,而由新形成的内皮组装成管腔样结构则需要 VEGFR-1 的表达和激活,VEGFR-3 的表达与内皮细胞形成静脉或淋巴管有关。后期血管树的膨大,血管生成、发展和血管壁的形成除与前述因子有关外,还需要另外两种蛋白激酶(PTKs)家族成员 tie-1 和 tie-2(tek)及其与相应配体的结合来调控。平衡因子 angiopoietin-1、angiopoietin-2 是由生长中的血管周围细胞产生的,tie-2 的特异性结合配体,它们的结合不引起细胞增生和形成管腔样结构,angiopoietin-2 的功能与 angiopoietin-1 相拮抗,它可阻止 angiopoietin-1 与 tie-2 的结合。tie-2 或 angiopoietin-1 基因的突变都可导致胚胎心脏的异常和血管缺乏管壁,提示 angiopoietin-1 与其受体可能刺激生长因子的产生,继而又刺激周围间质分化形成周细胞或平滑肌细胞,共同构成血管壁,从而维持血管的稳定。从上述可知早期血管的分化和成型,至少需要两套 PTKs 及其相应配体表达的信息来调控。

2. 细胞外基质(ECM)和基质黏附受体在血管发生和发展中的作用　细胞外基质是一种复杂的分子网络,对血管生成起着重要作用。细胞外基质提供支撑和指导内皮细胞的迁移和组织形成。细胞外基质是由胶原蛋白、纤维蛋白、透明质酸等成分组成的细胞外支架。细胞外基质可以提供细胞黏附的支持,促进内皮细胞的迁移和形成管腔结构。内皮细胞表面存在介导细胞-细胞外基质的蛋白聚糖和蛋白,其中研究最多的是整合素家族,它具有黏附和信息传递功能。整合素与其配体的结合使细胞骨架在细胞膜表面的特殊位点聚合,以便细胞运动或维持组织稳定;同时也激活调控细胞复制或编程性死亡的胞内通道。胚胎发育中细胞表达不止一种整合素,而不同时期表达的整合素也不同。早期血管生成需要的受体不同于肿瘤血管生成的受体,如某些 ECM 组分的基因灭活,大鼠胚胎仍可继续正常发育;而某些基因如纤维连接蛋白的失活则可引起胚胎的死亡。同样,敲除纤维连接蛋白受体亚单位 A5B1 基因,可引起心血管系统的异常发育或早期胚胎的死亡。

3. 内皮细胞之间的共同作用与血管形成　不同的细胞表面受体介导细胞之间的连接,包括内皮细胞黏附分子(PECAM-1)和血管内皮钙黏合素(VE-cadherin)。当血管成熟后,依赖不同血管床而形成更多的连接复合体如紧密连接、缝隙连接。因而在血管发展中,初期主要是细胞间的识别、黏附,然后才形成连接复合体,但具体的调节尚未阐明。

4. 蛋白酶与血管形成　内皮细胞在 ECM 上的运动严格受控,它先需要整合素介导的细胞-基质间的黏附复合体的形成,继而再解聚此复合体。此过程涉及可复性的整合素-基质的结合、解聚;细胞骨架组分的复位与基质的降解过程的循环。除整合素及配体外,金属蛋白酶和纤溶酶原激活物与它们的底物、抑制因子也参与该过程的调节。当内皮细胞接受血管生成因子的刺激,其产生的蛋白酶、胶原酶等使局部基底膜降解,为细胞的移出开辟了通道。

5. 血小板衍生生长因子　PDGF 是一组促进血管生成的细胞因子。它们通过与

PDGF 受体结合,促进血管平滑肌细胞的增殖和迁移,从而促进血管的形成和维持。

6. 平衡因子　angiopoietin 是一组调控血管生成的蛋白,包括 angiopoietin-1 和 angiopoietin-2。angiopoietin-1 通过与内皮细胞上的 tie-2 受体结合,促进血管的稳定和成熟。angiopoietin-2 则与 tie-2 受体竞争结合,导致血管不稳定和新生血管的形成。

7. 血管生成抑制因子　除了促进血管生成的生长因子外,还存在一些血管生成抑制因子,如血管生成抑制蛋白(TSP)、血管生成素等。这些因子能够抑制血管内皮细胞的增殖和迁移,从而限制血管生成的过程。

8. 转录因子和细胞信号通路　多种转录因子和细胞信号通路参与血管生成的调控。例如,Notch 信号通路、Wnt 信号通路和 HIF-1α(hypoxia-inducible factor-1α)等参与血管生成的调控。

9. 炎症因子和细胞因子　炎症反应和细胞因子的释放可以促进血管生成。炎症反应在血管生成中扮演着重要角色。炎症细胞可以释放炎症介质如细胞因子、趋化因子等,促进内皮细胞的迁移和增殖,从而参与血管生成的调控。例如,肿瘤坏死因子-α(tumor necrosis factor-α,TNF-α)和白细胞介素-1β(interleukin-1β,IL-1β)等炎症因子可以促进血管内皮细胞的迁移和增殖。

10. 血管收缩和扩张调节　血管的收缩和扩张也可以调节血管生成。例如,一氧化氮(nitric oxide,NO)和前列腺素等血管扩张物质可以促进血管生成。

11. 血管的成熟　血管成熟的最后阶段也叫作"塑型",主要涉及如血管壁细胞(周细胞或平滑肌细胞)对血管的包围、基底膜的产生、血管退化或血管床特化的诱发。创伤愈合过程中,可见壁细胞对毛细血管的包围与血管生长的停止有暂时相关,提示周细胞进入增殖中的毛细血管的基底膜可能是血管增殖抑制的机制。临床观察也支持壁细胞在稳定血管中的作用,如糖尿病视网膜病增生的血管缺乏周细胞,而给此未成熟血管引来周细胞则可使血管转向成熟。所以,血管腔和血管壁细胞之间的物理连接表现传递血管稳定的信息。早期血管依赖于外源性的生长因子如 VEGF 的作用,VEGF 可使内皮形成并维持管腔样结构;缺乏周细胞或平滑肌细胞的管腔样结构不稳定易解聚。最近 Benjamin 等指出,血管与血管壁细胞之间联系的形成标志着生长因子依赖性的结束。肿瘤血管则陷入一种高水平的生长因子引起和维持的、缺乏壁细胞包围的未成熟血管系统的循环,所以有人将其称之为"不可修复的创伤"。去除生长因子不仅停止了新血管的生长,同时也使未成熟的肿瘤血管解聚。除需要壁细胞包围新形成的管腔样结构和基底膜产生外,局部 TGF-B1 的活化是稳定新生血管结构的重要因素。TGF-B1 可抑制内皮细胞的增生、迁移,同时刺激周细胞、血管平滑肌细胞的增生和分化,这样才能使血管样结构成为稳定的、成熟的血管床。总之,血管的稳定是由微环境内刺激因子与抑制因子的平衡来决定的,异种细胞之间的作用、局部控制生长因子的表达、基底膜通道的信息传递等都发挥了重要作用。

综上所述,正常血管生成的调控机制是一个复杂的过程,包括多种因素的协同作用。这些因素和信号通路之间相互作用,通过促进内皮细胞的迁移、增殖和腔内形成,最终实现正常的血管生成和血管系统的正常功能。

## 第二节　肿瘤血管生成的基本过程

　　肿瘤血管生成是指肿瘤组织中新生血管的形成过程。在肿瘤发展的过程中,血管生成是一个至关重要的环节,它为肿瘤提供了氧气和营养物质,同时也为肿瘤的生长、扩散和转移提供了条件。

　　肿瘤血管生成的过程可以分为两个主要阶段:血管诱导和血管分化。

### 一、血管诱导

　　在血管诱导阶段,肿瘤细胞释放一系列血管生成因子,如 VEGF、bFGF 等。这些因子通过与肿瘤周围的细胞相互作用,诱导周围细胞分化为内皮细胞前体细胞,这是血管生成的关键步骤。同时,这些血管生成因子还可以直接作用于已有的血管内皮细胞,促进其增殖和迁移,为新血管的形成提供基础。

　　血管诱导是肿瘤血管生成的关键步骤,它通过多种细胞因子和信号通路的参与,促进新血管的形成。在肿瘤血管生成的过程中,细胞信号转导起着重要作用。血管内皮细胞和肿瘤细胞之间的相互作用,通过细胞因子如 VEGF、bFGF 等的释放,激活细胞表面的受体,进而引发一系列信号传导,包括线粒体途径、磷脂酰肌醇途径等,最终导致细胞内的基因表达和蛋白质合成的改变。此外,分子调控也是血管诱导的重要环节。在肿瘤血管生成过程中,多种分子参与其中,包括 VEGF、bFGF、PDGF 等。这些分子通过调控基因表达和蛋白质合成,影响血管内皮细胞的增殖、迁移和分化,进而促进新血管的形成。除了细胞信号转导和分子调控,肿瘤微环境也对血管诱导起着重要作用。肿瘤组织中存在许多细胞类型,如肿瘤细胞、血管内皮细胞、成纤维细胞等,它们通过细胞间相互作用和信号分子的调节,影响血管诱导的进行。肿瘤微环境的酸碱度、氧气水平、细胞外基质的特性等也会对血管诱导产生影响。最后,针对肿瘤血管生成的血管诱导机制,研究者们提出了一系列的治疗策略,其中包括抗血管生成治疗、靶向药物治疗等。这些治疗手段通过干扰肿瘤血管生成的过程,抑制肿瘤的生长和转移。肿瘤血管生成的血管诱导是一个复杂的过程,涉及细胞信号转导、分子调控和肿瘤微环境等多个层面。

### 二、血管分化

　　在血管分化阶段,内皮细胞前体细胞通过增殖和迁移,形成新的血管结构。在这个过程中,VEGF 和 bFGF 等血管生成因子不断刺激内皮细胞增殖和迁移,同时还会促进基质金属蛋白酶的活化,使得血管内皮细胞能够穿透周围基质,形成新的血管。

　　在肿瘤发展过程中,血管分化是一个关键的步骤。血管分化的主要过程可以分为两个阶段:内皮细胞的发育和分化,以及血管网络的形成和稳定性。在第一个阶段,内皮细胞的前体细胞从干细胞或骨髓中产生,并通过分化和增殖形成血管内皮细胞。这些细胞具有特定的表型和功能,如血管壁的完整性和通透性的调节。在第二个阶段,形成稳定的血管网络是关键。这涉及内皮细胞的组织分化和细胞间相互作用的调控。在肿瘤血管生成过程中,炎症细胞和肿瘤细胞释放的细胞因子和生长因子起着重要的作用。这些因子能够促进内皮细胞的增殖和迁移,并诱导血管形成。血管分化的调控机制是复杂而多样的。许多信号通路和分子参与其中,如 VEGF、FGF、Notch 和 Wnt 信号通路。这些信号通路通过调节细胞增殖、迁移和血管形成相关的基因表达,影响血管分化的过程。此外,肿瘤微环境也对血管分化起着重要的影响。肿瘤细胞和周围组织之间的相互作用可以调节血管生成的速度和质量。了解肿瘤血管生成的血管分化过程对于肿瘤治疗具有重要意义。目前,针对肿瘤血管生成的抗血管生成药物已经被广泛应用于临床。这些药物通过抑制血管生成的过程,阻断肿瘤的血液供应,从而抑制肿瘤生长和转移。然而,由于肿瘤血管生成的复杂性和多样性,单一的抗血管生成药物往往难以达到理想的治疗效果。因此,进一步研究血管分化的调控机制,寻找新的治疗靶点,将会对肿瘤治疗有重要的推动作用。

血管生成过程中的细胞间相互作用也起着重要的作用。肿瘤细胞与血管内皮细胞之间通过细胞黏附分子的相互作用,促进内皮细胞的迁移和增殖。此外,肿瘤细胞还可以释放一些细胞因子,如转化生长因子-β(TGF-β)、间质细胞衍生因子-1(SDF-1)等,吸引周围组织中的间质细胞参与血管生成过程。

肿瘤血管生成过程中还有一些重要的调控因子。如血管生成抑制因子,包括血管生成抑制素(TSP-1)、血管内皮生长因子拮抗剂(VEGF Trap)等,可以抑制肿瘤血管生成的过程。此外,一些基因突变和异常表达也可能导致肿瘤血管生成的异常,如肿瘤抑制基因 *p53* 的突变和 *VEGF* 过度表达等。

总的来说,肿瘤血管生成是一个复杂而精密的过程,涉及多种细胞、因子和信号通路的相互作用。深入了解肿瘤血管生成的基本过程,有助于我们寻找肿瘤治疗的新途径,并为肿瘤防治提供理论基础。

# 第三节　肿瘤微血管形态和生物学特性

肿瘤微血管不仅在形态上不同于正常血管,在生物学特性上也有其特殊性。

## 一、肿瘤微血管形态表现

肿瘤组织内新生的微血管一般遍布整个肿瘤组织,但分布上并不均一。血管生成最活跃、微血管密度最高的区域被称为"血管热点区",这也是进行肿瘤微血管密度测定的选择区域。很多肿瘤的微血管新生主要分布在肿瘤生长活跃的边缘。

肿瘤的新生血管在分布上常常无规律,分支紊乱,管腔不规则,表现为狭窄、扩张或扭曲。新生血管呈血窦状、条索状,管壁薄,甚至仅有一层内皮细胞;或管壁很厚,但结构上仍然不完善。内皮细胞比较幼稚,细胞间常有裂隙,且缺乏基底膜,有时血管外的肿瘤细胞可直接与血管管腔相连。

肿瘤血管的结构缺陷是这些血管具有高通透性的结构基础,这也是肿瘤转移途径之一。不同类型肿瘤间质血管没有本质区别,但在形态和数量上却有不同。

生长活跃的恶性肿瘤常富于血管,如内分泌肿瘤、肾癌、骨肉瘤、绒毛膜癌、破骨细胞瘤、胶质母细胞瘤和肝细胞癌等。

不同肿瘤血管的形态又有一定的差异,如胶质母细胞瘤中新生血管不仅丰富,而且内皮细胞呈不同程度的增生、肥大;绒毛膜癌、肝细胞癌等血管呈壁薄、明显扩张的血窦。

总之,肿瘤微血管形态特点为遍布整个肿瘤组织,但分布不均一,无规律,分支紊乱;管腔不规则,结构上不完善;内皮细胞比较幼稚,细胞间常有裂隙,且缺乏基底膜,有时血管外的肿瘤细胞可直接与血管管腔相连。

肿瘤微血管形态的特征可以通过多种方法进行评估。其中,免疫组化染色技术是最常用的方法之一。通过标记血管内皮细胞特定的抗体,可以清晰地观察和计数肿瘤微血管的数量、密度和形态。此外,还可以利用血管造影、超声显像、光学成像等技术对肿瘤微血管进行定量和定性分析。

## 二、肿瘤微血管的生物学特性

首先,肿瘤微血管的内皮细胞呈现不规则形状,形成不连续的内皮层。这种不规则结构导致了血管壁的通透性增加,使血浆蛋白和细胞能够渗透到肿瘤组织中。肿瘤血管的结构缺陷是其具有高通透性的结构基础,也是肿瘤转移途径之一。其次,肿瘤微血管存在大量的血管扩张因子受体,如 VEGFR-2,这些受体的过度表达导致血管生成的增加和血管壁的异常增厚。此外,肿瘤微血管周围存在丰富的基质成分,如胶原蛋白和纤维连接蛋白,这些成分与血管内皮细胞相互作用,进一步促进了肿瘤微血管的形成和稳定。

肿瘤微血管在肿瘤生长、转移和治疗中发挥着重要作用。首先,肿瘤微血管为肿瘤供应了充足的营养和氧气,维持了肿瘤的生长和增殖。其次,肿瘤微血管的异常结构和高透性使肿瘤组织更容易受到抗肿瘤药物的靶向治疗。然而,肿瘤微血管的存在也为肿瘤转移提供了便利,新生血管为肿瘤细胞提供了侵入和转移的通道,增加了肿瘤的侵袭性和恶性程度。

肿瘤微血管形态的改变受多种因素的影响。其中,肿瘤相关因素主要包括肿瘤类型、分级和分期,以及肿瘤细胞的增殖和侵袭能力。此外,也受到宿主因素如炎症反应、免疫应答和血管生成调节因子的影响。这些因素共同作用,导致了肿瘤微血管形态的异常变化。

肿瘤微血管形态在临床肿瘤学中具有重要的意义。首先,肿瘤微血管形态的评估可以作为肿瘤预后的潜在指标之一。一些研究表明,肿瘤微血管的异常形态与患者的生存率、复发率和转移率有关。其次,肿瘤微血管形态还可以作为肿瘤治疗的响应指标。例如,在抗血管生成药物治疗中,通过观察肿瘤微血管的形态变化,可以评估治疗的效果和预测患者的耐药性。

# 第四节　肿瘤血管形成方式及其分子机制

血管形成是肿瘤赖以生长和转移的基础。当肿瘤体积达到 $1 \sim 2 \ mm^3$ 时,肿瘤呈现出血管生成表型并从周围基质补充血管。多年来,一直认为出芽式血管生成是肿瘤血管形成的唯一方式。近年来,学者们陆续发现了几种新的肿瘤血管形成方式,包括套叠式血管生成、成血管细胞募集、血管选定、镶嵌体血管及血管生成拟态等。不同的血管形成方式可以存在于同一肿瘤中,或者单独存在于某一特殊类型肿瘤中。

## 一、出芽式血管生成及其分子机制

肿瘤出芽式血管生成是肿瘤生长和转移过程中的关键步骤,其分子机制涉及多个血管生成因子、受体、信号通路以及相关细胞因子等因素的调控。肿瘤出芽式血管生成是指肿瘤细胞通过分泌血管生成因子,诱导周围血管内皮细胞增殖和迁移,最终形成供应肿瘤生长所需的新血管网络。在肿瘤生长过程中,由于肿瘤细胞增殖速度快于血管供应速度,肿瘤细胞会受到缺氧的刺激,从而释放血管生成因子如 VEGF 等。这些血管生成因子将激活内皮细胞上的受体,进而促进血管内皮细胞的增殖和迁移,形成新的血管。其中,VEGF 是最为重要的血管生成因子之一。VEGF 家族包括 VEGF-A、VEGF-B、VEGF-C、VEGF-D 和 VEGF-E 等多个亚型,它们通过与不同受体如 VEGFR-1、VEGFR-2 和 VEGFR-3 结合,激活下游信号通路如 RAS/MAPK 和 PI3K/Akt 等,从而调控血管内皮细胞的增殖和迁移。除了 VEGF 家族,其他血管生成因子如 bFGF、转化生长因子-β(TGF-β)等也参与肿瘤出芽式血管生成的调控。这些因子通常通过自动和交互作用,形成复杂的信号网络,最终影响肿瘤血管生成的过程。此外,肿瘤微环境中的其他细胞类型也参与了肿瘤出芽式血管生成的过程。如肿瘤相关巨噬细胞(TAM)和肿瘤相关成纤维细胞等,通过分泌细胞因子如 VEGF、TGF-β 等,对血管内皮细胞的增殖和迁移起调控作用。肿瘤细胞表面的整合素也参与血管生成的过程,通过与基质蛋白结合,促进血管内皮细胞的迁移和形成。

## 二、套叠式血管生成及其分子机制

套叠式血管生成(intussusceptive angiogenesis,IA)是通过间质柱状结构插入已有血管的内腔,导致原有血管腔的分割和新生血管的形成。此血管形成方式最初在肺发育中发现,目前证明几乎存在于所有的器官中,也存在于组织修复和肿瘤血管形成中。

1. 套叠式血管生成的特征　套叠式血管生成是一种肿瘤独特的血管形成方式,其特征如下:①血管管腔内形成分叉和网格状结构。②血管内皮细胞增生异常,形成多层血管壁。③血管形成过程中伴随着炎症细胞浸润和纤维化反应。

2. 套叠式血管生成的分子机制　①血管内皮细胞增殖和迁移:套叠式血管生成过程中,血管内皮细胞的增殖和迁移是关键步骤。多种生长因子,如 VEGF、bFGF 等,通过与其受体结合,激活下游信号通路,促进血管内皮细胞增殖和迁移。②血管内皮细胞分化:血管内皮细胞的分化是套叠式血管生成的重要过程。转录因子如 Ets-1、Sox17 等参与调控血管内皮细胞的分化,同时调控血管生成相关基因的表达,进一步促进套叠式血管的形成。③炎症和纤维化反应:在套叠式血管生成过程中,炎症和纤维化反应也扮演着重要角色。炎症细胞的浸润和活化释放多种炎症因子,如 TNF-α、IL-1、IL-6 等,促进血管内皮细胞的增殖和迁移。同时,纤维化反应参与形成血管基底膜和血管外基质,维持套叠式血管的结构稳定。

3. 套叠式血管生成的调控因子　①转录因子:转录因子如 HIF-1α、Ets-1、Sox17 等参与套叠式血管生成过程中的血管内皮细胞分化和相关基因的表达调控。②生长因子和受体:VEGF、bFGF 等生长因子通过与其受体结合,激活下游信号通路,促进血管内皮细胞增殖和迁移。③炎症因子:炎症因子如 TNF-α、IL-1、IL-6 等参与调控套叠式血管生成过程中的炎症反应和血管内皮细胞的增殖和迁移。

## 三、成血管细胞募集及其分子机制

肿瘤成血管细胞(tumor-associated endothelial cell,TAEC)是指在肿瘤微环境中形成的与肿瘤相关的血管内皮细胞,其形成和功能受到多种分子调控机制的影响。在肿瘤微环境中,肿瘤细胞通过释放多种细胞因子和生长因子来吸引和激活血管内皮细胞。这些细胞因子包括 VEGF、bFGF 等。这些因子的释放会促进血管内皮细胞的迁移和增殖,形成新的肿瘤血管。除了细胞因子的作用,肿瘤微环境中还存在其他分子机制参与 TAEC 的募集过程。研究发现,肿瘤细胞和 TAEC 之间的相互作用通过细胞黏附分子、细胞外基质成分以及细胞外囊泡等多种方式实现。细胞黏附分子包括整合素、选择素等,它们能够介导肿瘤细胞和血管内皮细胞的黏附和迁移。细胞外基质成分如纤维连接蛋白、透明质酸等也参与了肿瘤血管生成的过程。此外,肿瘤细胞还通过分泌细胞外囊泡来调节 TAEC 的功能。细胞外囊泡是一种包裹有膜的细胞外小囊泡,内含多种生物活性分子,如 miRNA、蛋白质等。研究表明,肿瘤细胞释放的细胞外囊泡中携带有调节血管生成的分子,通过与 TAEC 相互作用,影响其生长和分化。肿瘤微环境中还存在许多其他因素对 TAEC 的募集和功能起重要作用。例如,肿瘤相关炎症反应中的炎症细胞、肿瘤相关纤维化过程中的成纤维细胞等也参与了肿瘤血管生成的过程。这些细胞通过释放细胞因子和细胞外基质成分来调节 TAEC 的功能。肿瘤成血管细胞的募集和分子机制是一个复杂的过程,涉及多种细胞因子、细胞黏附分子、细胞外基质成分以及细胞外囊泡等因素的调控。

## 四、血管选定及其分子机制

肿瘤血管选定是指在肿瘤发展过程中,肿瘤细胞通过选择性地刺激新生血管的形成,从而为肿瘤供应足够的营养和氧气。与正常组织血管相比,肿瘤血管的特点是异常扭曲、不规则，形成密集的网状结构。肿瘤血管选定与肿瘤的生长、转移和治疗耐药性密切相关。

1. 肿瘤血管选定的机制　①血管内皮细胞激活：肿瘤细胞通过释放多种生长因子和细胞因子，如 VEGF、bFGF 等，刺激血管内皮细胞的增殖和迁移。这些因子与其受体结合后，激活下游信号通路，促进新血管的形成。②基质金属蛋白酶的参与：肿瘤细胞通过分泌 MMP 家族成员，如 MMP-2 和 MMP-9，降解基底膜和细胞外基质，为新血管的形成提供空间和通道。MMP 的活性与肿瘤的侵袭和转移密切相关。③血管平滑肌细胞的参与：肿瘤细胞通过分泌诱导血管平滑肌细胞迁移和增殖的因子，如 PDGF 等，刺激血管平滑肌细胞的参与，促进新血管的形成。血管平滑肌细胞的增殖和迁移对于肿瘤血管的结构和功能具有重要影响。

2. 肿瘤血管选定的分子调控　①VEGF 家族：VEGF 家族是调控血管生成的重要因子家族，包括 VEGF-A、VEGF-B、VEGF-C 和 VEGF-D 等。这些因子通过与其受体结合，激活下游信号通路，诱导血管内皮细胞的增殖和迁移，促进新血管的形成。②炎症因子的参与：炎症反应在肿瘤血管选定过程中发挥重要作用。炎症因子如肿瘤坏死因子和白细胞介素家族成员，通过激活炎症信号通路，诱导肿瘤细胞和血管内皮细胞互相作用，促进新血管的形成。③MMP 家族：MMP 家族成员通过调节基底膜和细胞外基质的降解，影响肿瘤血管的结构和功能。MMP 在肿瘤血管选定过程中的活性受到多种调控因子的影响，如转录因子、细胞外基质成分等。

肿瘤血管选定是肿瘤生长和转移的重要机制之一。深入了解肿瘤血管选定的概念、机制及其分子调控，有助于揭示肿瘤血管生成的复杂网络，为开发新的肿瘤治疗策略提供理论基础。

## 五、镶嵌体血管及其分子机制

肿瘤细胞能够嵌入肿瘤的血管壁，以便活化的自然杀伤细胞穿透并进入肿瘤组织内部。Chang 等详细地描述了这种现象，并称之为镶嵌体血管（mosaic blood vessels, MBV）。研究发现，约 15% 的结肠癌肿瘤血管是由肿瘤细胞以嵌合的模式参与构建而成，这种类型的血管大致占全部肿瘤血管表面积的 4%。荧光血凝集素灌注实验表明，镶嵌体血管是具有功能性的脉管系统。镶嵌体血管中的肿瘤细胞能够渗入血管腔，并在毛细血管壁中作短暂停留。

1. 肿瘤镶嵌体血管的特点　与正常组织血管相比，肿瘤镶嵌体血管存在一些独特的特点。首先，肿瘤镶嵌体血管的结构不规则，存在断裂和扭曲的情况。其次，血管内皮细胞的连接不稳定，容易发生渗漏。此外，肿瘤镶嵌体血管的周围存在大量的间质细胞和炎症细胞，进一步影响了血管的功能。

2. 肿瘤镶嵌体血管的分子机制　肿瘤镶嵌体血管的生成和发展受多种分子因子的调控。其中，VEGF 家族在肿瘤血管生成中起着重要作用。VEGF 通过与其受体结合，促进血管内皮细胞的增殖和迁移，从而促进肿瘤镶嵌体血管的生成。除了 VEGF 之外，还有一系列的分子因子，如 PDGF、纤维连接蛋白（FGF）、转化生长因子-β（TGF-β）等，也参与了肿瘤镶嵌体血管的生成和调控。

虽然目前对于肿瘤镶嵌体血管的分子机制已经有了一定的了解,但仍有许多问题需要进一步解决。未来的研究可以从以下几个方向展开:深入探究肿瘤镶嵌体血管生成的详细机制,寻找新的靶向治疗肿瘤的途径;研究肿瘤血管生成的调控网络,探索新的干预手段;结合肿瘤免疫学的研究,探讨肿瘤镶嵌体血管与肿瘤免疫的相互关系等。

### 六、血管生成拟态及其分子机制

血管生成拟态(vasculogenic mimicry,VM)的概念是由 Maniotis 等在 1999 年提出。VM 仅见于高侵袭性肿瘤,低侵袭性肿瘤或良性肿瘤中未见。其发生机制的研究,目前主要集中在肿瘤细胞本身所具有的遗传学特征、血管结构自身特点及其周围微环境等方面。

1.肿瘤血管生成拟态的特征和调控因素　①特征:肿瘤血管生成拟态的主要特征包括血管内皮细胞的异常增生、血管扩张和血管壁通透性的增加。②调控因素:肿瘤血管生成拟态的调控涉及多种因素,包括血管生成因子、细胞因子、生长因子等。其中,VEGF是肿瘤血管生成中最重要的调控因素之一。

2.肿瘤血管生成拟态的分子机制　①VEGF 家族:VEGF 家族是肿瘤血管生成的核心调控因子,包括 VEGF-A、VEGF-B、VEGF-C、VEGF-D 和 VEGF-E 等。这些因子通过与其受体结合,激活下游信号通路,促进肿瘤血管生成。②下游信号通路:VEGF 通过与受体结合,激活下游信号通路,包括 PI3K/Akt、MAPK 和 STAT3 等,进而促进内皮细胞增殖、迁移和管腔形成。③肿瘤微环境:肿瘤微环境中的细胞和细胞外基质成分也对肿瘤血管生成起重要作用。肿瘤相关巨噬细胞、成纤维细胞和间质细胞等,通过释放细胞因子和基质金属蛋白酶等,参与调控肿瘤血管生成。

## 第五节　肿瘤血管生成的调控机制

人体肿瘤大部分为实体瘤。实体瘤组织由瘤细胞和间质构成,后者主要包括血管、淋巴管、结缔组织、炎症细胞及细胞外基质等成分。其中血管和结缔组织起营养、支持瘤细胞的作用。

肿瘤内的新生血管和淋巴管分别通过血管和淋巴管生成,并在肿瘤的生长和扩散(侵袭和转移)中起重要作用。

已有研究证明,肿瘤血管生成活跃程度对组织病理分级、放射治疗以及预后判断都有重要的评估价值。

肿瘤血管生成受多种血管生成因子和血管生成抑制因子的调控。肿瘤细胞、内皮细胞和巨噬细胞受缺氧刺激等,使局部微环境发生变化而合成和释放大量血管生成因子,从不同环节促进血管生成。体内组织中同时也存在内源性血管生成抑制因子,对血管生成起抑制作用。

## 一、血管生成因子

血管生成的始动需要血管生成因子。一系列血管生成因子、细胞因子、细胞外基质和黏附分子及其抑制物,以及代谢性和机械性因子均参与了血管生成过程。

血管生成因子包括 VEGF 及其受体家族、细胞外基质与基质金属蛋白酶、*Ets* 家族成员、成纤维细胞生长因子(FGF)家族及其受体、血小板衍生生长因子(PDGF)、其他血管生成因子(表 2-1)。

表 2-1　血管生成因子类型

| 血管生成因子的类型 | 常见血管生成因子 |
| --- | --- |
| 特异性作用因子 | VEGF 家族、血管生成素 |
| 非特异性作用因子 | FGF 家族、HGF、PDGF、EGF、IL - 8、TNF、TGF、HIF-1、癌基因 |
| 基质金属蛋白酶 | MMP-2、MMP-9、MMP-14 |

### (一)血管内皮生长因子及其受体家族

1. 血管内皮生长因子家族　血管内皮生长因子又称血管通透性因子(VPF),为分子量 34~45 kD 的同源二聚体糖蛋白。*VEGF* 基因通过转录水平的剪切,可产生 5 种变异体,即 VEGF206、VEGF189、VEGF165、VEGF145 和 VEGF121,分别由 206、189、165、145 和 121 个氨基酸组成。其中以 VEGF165 最具特征性,其次是 VEGF121。二者均为可溶性分泌蛋白,扩散力强,易到达靶细胞。近年又发现其他一些与 VEGF 功能相似、结构上有一定同源性的多肽因子,包括胎盘生长因子(PLGF)、VEGF-B(VEGF 相关因子,VRF)、VEGF-C(VEGF 相关蛋白,VRP),以及 VEGF-D/FIGF 和 VEGF-E 等成员,它们共同构成 VEGF 家族。

VEGF 主要由血管周围的细胞产生,并通过旁分泌机制作用于内皮细胞,在促进血管形成、抑制内皮细胞的凋亡及提高血管通透性等方面发挥重要作用。

2. VEGF 受体类型　VEGF 只有与其特异性受体结合后才能发挥生物学功能。目前,已鉴定并克隆出 3 种受体,即 VEGF 受体 1(VEGFR-1,又称 Flt-1)、VEGF 受体 2(VEGFR-2,又称 Flk-1 或 KDR)及 VEGF 受体 3(VEGFR-3,又称 Flt-4),均属酪氨酸激酶受体,称为 Flt 家族。前两种受体一般只表达于血管内皮细胞表面,但偶尔在其他类型细胞,如肿瘤细胞中也有表达;Flt-4 在胎儿早期静脉的内皮细胞上呈一过性表达,胎儿后期和出生后的内皮细胞则不再表达;成人 Flt-4 只在淋巴管的内皮细胞上表达。由于 Flt 家族基因的表达部位不同,其配体的结合部位也不同。早期血管的形成需要 VEGF 的调节,它们与内皮细胞上相应的酪氨酸激酶受体结合,引起内皮细胞分裂和分化,并形成管腔样结构。在胚胎发育过程中,VEGF(主要是 VEGF-A)通过其受体 VEGFR-1(Flt-1)和 VEGFR-2(Flk-1/KDR)促进内皮分化、增殖、迁移和原始血管形成。由新形成的内皮组装成管腔样结构需要 VEGFR-1 的表达和激活,而 VEGFR-3 的表达与内皮细胞形成静脉或淋巴管有关。

VEGF 不仅是内皮细胞特异的强效有丝分裂原,而且能促进内皮细胞产生并调节纤溶酶原激活物及其抑制因子,增加血管通透性等特性,在血管生成中发挥重要作用。VEGF 在几乎所有的人体肿瘤和肿瘤细胞株中皆有过表达。VEGF 及其受体在肿瘤中的表达常与肿瘤分化程度密切相关。大多数实体瘤 *VEGF* 基因均有过表达,VEGF165、VEGF121 两种 VEGF 最常见。在 VEGF 家族中,VEGF-C 和 VEG-D 既可诱导血管生成,又可诱导淋巴管生成。已有研究报道,人体多种肿瘤细胞高表达 VEGF-C。体内转基因实验也证实,肿瘤细胞 VEGF-C 的高表达能选择性地诱导肿瘤组织淋巴管生成。肿瘤组织中的 VEGF-C 和 VEGF-D 还源于浸润的巨噬细胞。缺氧是许多细胞系产生 VEGF 的一个强烈的诱导因子。离体条件下,葡萄糖缺乏亦是 VEGF 表达的诱因。VEGF 在肿瘤坏死灶周边常呈强表达。肿瘤中诱生型一氧化氮合酶(Enos)表达水平常与 VEGF 呈正相关,NO 与 VEGF 之间具有相互调节作用。多种癌基因的激活通过上调 VEGF 表达而诱导血管生成,失活的抑癌基因(如突变型 *p53* 基因)也参与了 VEGF 介导的血管生成过程。

**(二)细胞外基质与基质金属蛋白酶**

1. 细胞外基质　人体各种组织均由细胞外基质(ECM)构成支架,根据其分布部位、组成成分及功能的不同可将其分为基膜(BM)和间质结缔组织两大类。ECM 成分由四大家族组成:胶原蛋白、蛋白多糖、弹性蛋白、ECM 糖蛋白。目前发现 ECM 糖蛋白有 10 余种,如层黏连蛋白、纤维黏连蛋白(FN)等。其中 FN 主要分布于皮肤、肌腱、血管壁和骨基质等组织。多数 ECM 糖蛋白具有黏附功能,这种功能的发挥与其分子内部含有的某些特殊的蛋白片段有关。通过这些片段,ECM 糖蛋白就可以与细胞及 ECM 其他成分结合,参与细胞的黏附、迁移、生长和分化。

2. 基质金属蛋白酶的家族成员　随着现代基础医学科学理论和实验技术的飞速发展,大量的 MMP 被发现、分离、纯化及测序。它们广泛地分布于动植物界,几乎能降解所有生物体内的 ECM 成分。到目前为止,MMP 家族至少包含 20 种酶,而且其新成员仍在继续增加。

3. 基质金属蛋白酶的促新血管形成作用　电镜观察显示,新的毛细血管围成环状及新合成的细胞外基质成分沉积、铺垫后,血管环前端新合成的 BM 就开始了 MMP 所介导的蛋白水解过程。内皮细胞迁移将始于局部水解,形成一个新的毛细血管芽,随后又经历了一系列细胞外蛋白水解酶的活化与抑制的动态循环。体外细胞培养发现,当将人脐静脉内皮细胞培养于 BM 样物质上时,内皮细胞很快排成直线,围成管状,编织成血管网。

4. MMP 在不同癌组织中的表达　人类癌组织种类繁多,研究癌细胞所产生的各种 MMP 分子的特点及其在各种癌组织中的分布情况,对了解癌的浸润和转移过程有重要意义。已有资料表明,不同种类的癌细胞所表达的 MMP 分子种类和表达量也不相同。例如,乳腺癌中 MMP-7、MMP-8 及 MMP-13 表达量明显高于正常乳腺组织。

5. MMP 激活与癌的浸润和转移　多数癌组织中潜在型 MMP-2 的激活程度是癌发生转移的重要指标。因此检测癌组织内 MMP-2 活化酶 MT-AMP 对癌的治疗具有重要意义。

### (三) Ets 家族成员

Ets 原癌基因于 1983 年分别在不同的实验室中分离成功。迄今发现至少有 Ets-1、Ets-2 等 11 种 Ets 基因家族成员。Ets-1 与新血管形成有关。血管周围基膜的分解和内皮细胞本身的迁移力是血管生成的两个关键因素,前者主要与 MMP-1 有关,后者则主要与 Ets-1 有关。已发现的 4 种典型的血管生长因子 aFGF、bFGF、VEGF 及 EGF 都能调节人脐静脉内皮细胞(HUVEC)、ECV-304 细胞以及人网膜微血管内皮细胞中的 Ets-1 Erna 的表达。上述培养的细胞当受到生长因子等刺激时,2 h 后其 Ets-1 Erna 的表达呈最高值,12 h 后又恢复到原来水平。如用 VEGF 刺激培养的内皮细胞时,其 DNA-Ets 复合物明显增多;而用 VEGF 和 GGAA(Ets 功能域的竞争性抑制剂,control competior)同时刺激培养的内皮细胞时,DNA-Ets 复合物的量则明显减少。血管生长因子作用于内皮细胞时能够引起内皮细胞 Ets-1 Erna 的表达,而且其作用受转录水平的调节。

### (四) 成纤维细胞生长因子家族及其受体

目前研究最为深入的是 bFGF 和酸性成纤维细胞生长因子(aFGF),两者在结构上是相关的。bFGF 是一种广泛存在于人体各组织中的生物活性物质,被认为是血管内皮细胞、成纤维细胞、神经细胞等生长的刺激物。bFGF 是体内分布广泛的生长因子之一,在脑、心、肝、胎盘和白细胞等中均有存在。bFGF 除分布于细胞内,还分布于许多细胞的胞膜及胞外基质中。它也可在不同肿瘤中表达,包括膀胱癌、神经胶质瘤、肝癌、胃肠癌、乳腺癌、肾细胞癌和甲状腺癌等许多培养的细胞系都可以合成它。其功能具有多样性,可促进内皮细胞的有丝分裂、趋化性和迁移,刺激内皮细胞产生胶原酶降解基底膜,诱导来源于中胚层和神经外胚层细胞的增殖和分化。bFGF 也表现出亲神经性行为,促进神经元的存活和分化。

bFGF 和 aFGF 均与肝素有很强的亲和力,研究表明这种高亲和力对 FGF 与细胞表达的受体结合是非常重要的。bFGF 的生物学作用是通过与其特异性的细胞表面受体 FGF 受体(FGFR)结合而介导实现的。现已经识别 4 种 FGFR,包括 FGFR-1(fag)、FGFR-2(be)、FGFR-3 和 FGFR-4。FGFR-1 在 bFGF/FGFR 系统中的作用最大。正常脑神经元和胶质细胞中 FGFR-1 的表达呈现明显的异质性,即组织中有些细胞呈现 FGFR-1 阳性,有些则显示阴性;血管内皮细胞亦是如此。

### (五) 血小板衍生生长因子

血小板衍生生长因子(PDGF)是由多种细胞产生的肽类生长因子。其在组织修复、胚胎发育、免疫及多种常见疾病的恢复中起着重要作用。除血小板外,单核巨噬细胞系统的细胞、血管内皮细胞、胎盘和胚胎细胞、系膜细胞及某些肿瘤细胞均可产生和释放 PDGF。成纤维细胞、平滑肌细胞、内皮细胞及神经细胞等多种细胞均存在 PDGF 受体。PDGF 与细胞膜上的专一受体结合后可诱发一系列细胞内反应而发挥生物学效应,主要表现在 3 个方面。①促进细胞的有丝分裂:PDGF 能刺激多种细胞如血管内皮细胞、成纤维细胞和胶质细胞等的分裂、增殖。②趋化性:PDGF 对成纤维细胞、平滑肌细胞和嗜中性粒细胞有趋化性,β 受体介导趋化反应,而 α 受体则抑制趋化反应。③血管收缩效应:PDGF 收缩大鼠主动脉的作用较经典的血管紧张素 Ⅱ 更强烈。此外,PDGF 通过影响骨骼肌中细胞骨架与细胞膜的相互作用而致细胞骨架重排,还参与胚胎的发育和生长,以及中枢神经系统发育过程。

### (六)其他血管生成因子

血管舒缓素、血管新生素、表皮生长因子、转化生长因子等也能刺激内皮细胞生长。此外,缺氧是肿瘤和非肿瘤性疾病血管生成的重要刺激因素。缺氧诱导的相关转录因子包括缺氧诱导因子-1(hypoxia inducing factor-1,HIF-1)、缺氧诱导因子-2(hypoxia inducing factor-2,HIF-2)和NF-AB,其中以HIF-1在血管生成中的作用最为重要。

## 二、血管生成抑制因子

体内存在内源性的血管生成抑制因子,它们通过影响血管生成过程的各个环节发挥抗血管生成的活性。血管生成抑制因子大致可分为7类:大分子蛋白前体酶解片段、细胞因子、丝氨酸蛋白酶抑制剂、含TSP Ⅰ型重复模序的血管生成抑制因子、组织金属蛋白酶抑制剂、抑癌基因及其他血管生成抑制因子。

### (一)大分子蛋白前体酶解片段

这些大分子蛋白前体分别来源于血浆(如纤溶酶原、抗凝血酶)和胞外基质(如胶原蛋白、基底膜蛋白多糖、纤维连接蛋白)。

1. 纤溶酶原酶解片段——血管生成抑制素　血管生成抑制素是最先发现的内源性血管生成抑制因子之一,它是纤溶酶原的蛋白酶解产物,最初在Lewis肺癌小鼠的血清和尿液中分离得到。血管生成抑制素特异作用于内皮细胞,它可以抑制内皮细胞的增殖和迁移,并诱导内皮细胞凋亡,它通过与细胞表面的受体结合发挥作用。已发现的血管生成抑制素受体有ATP合成酶的α/β、angiomotion和整联蛋白α5β3。

2. 抗血管生成性抗凝血酶Ⅲ　研究表明抗血管生成性抗凝血酶Ⅲ(aaAT)是切除了羧基端环的抗凝血酶。aaAT可特异性地抑制内皮细胞的增殖,而不作用于其他正常细胞或肿瘤细胞。aaAT对血管生成的抑制作用有剂量依赖性。

3. 内皮细胞抑制素　它可以抑制内皮细胞的增殖和迁移,并诱导内皮细胞凋亡。内皮细胞抑制素主要的抗血管生成活性是通过抑制内皮细胞迁移实现的:它可与内皮细胞表面的整联蛋白α5β1结合,抑制FAK的激活,进一步影响其下游ERKl/p38 MAPK的活化,从而抑制细胞的迁移,影响细胞的存活。内皮细胞抑制素还可以诱导内皮细胞凋亡。

### (二)细胞因子

IFN-α、IFN-β、IFN-γ、IL-12、IL-18是具有多种功能的调节性细胞因子,对肿瘤有直接的抑制作用。近年来的研究发现它们也可以通过间接的作用方式抑制血管的生成,达到抗肿瘤的目的。它们可以通过下调VEGF和FGF等生长因子的表达水平来发挥抑制血管生成的活性。IL-12则是通过提高IFN-γ的表达水平,使IP-10水平增高来发挥其抗血管生成的功能。

### (三)丝氨酸蛋白酶抑制剂

丝氨酸蛋白酶抑制剂(Serpin)超家族是由一系列具同源性的蛋白质组成的蛋白质家

族。某些 Serpin 家族成员有抑制血管生成的活性,这些成员包括 PEDF、maspin、血管紧张素原等。PEDF 是眼内最重要的血管生成抑制因子。它抑制血管生成的作用主要是通过诱导内皮细胞凋亡实现的,它特异性作用于激活的内皮细胞,而不会影响静止的内皮细胞。

### (四)组织金属蛋白酶抑制剂

组织金属蛋白酶抑制剂(TIMP)是体内天然存在的金属蛋白酶抑制物,包括 TIMP-1、TIMP-2、TIMP-3、TIMP-4。TIMP 在两个阶段对 MMP 的活性进行抑制。一是在 MMP 酶原活化阶段,TIMP 与 MMP 形成稳定的复合物,抑制其自我活化;二是在 MMP 活化之后,与其按照 1∶1 的比例结合,对其活性进行抑制。

### (五)抑癌基因

1. *p53*　*p53* 突变是肿瘤中最常见的基因突变。*p53* 基因编码的产物 P53 蛋白是一种转录因子,它通过调节下游靶基因的转录,表现出多种生物学功能,其中之一是抑制血管生成。P53 的靶基因中包括多种调节细胞周期和细胞凋亡的基因,它通过激活这些基因的转录,导致内皮细胞生长周期停滞并促进内皮细胞的凋亡。P53 还通过影响血管生成调节因子 VEGF 的水平抑制血管生成。

2. *VHL*　VHL 综合征是一种以多个器官发生肿瘤为特征的遗传性疾病,它的致病原因是 *VHL* 抑癌基因的种系突变。与 VHL 综合征相关的肿瘤,如视网膜血管瘤、小脑血管瘤、脊柱血管瘤等都是高度血管化的肿瘤。靶向阻断小鼠肝脏的 *VHL* 基因,会导致小鼠肝实质血管化程度加强。这些现象提示我们,*VHL* 可能有抑制血管生成的作用。

3. *PTEN*　研究发现 *PTEN* 可以下调血管生成因子 VEGF 的表达,这一结果说明 *PTEN* 有抑制血管生成的作用。

## 第六节　肿瘤血管生成分子机制研究的意义

肿瘤血管生成是肿瘤生长和转移过程中的关键环节,它为肿瘤提供了充足的营养和氧气,促进了肿瘤的生长和扩散。因此,研究肿瘤血管生成的分子机制对于深入了解肿瘤发生发展过程,寻找新的治疗策略具有重要意义。肿瘤血管生成的分子机制是一个复杂的过程,涉及多种信号通路和分子因子的调控。其中,VEGF 家族是最为重要的促血管生成分子之一。VEGF 通过与其受体结合,激活内皮细胞,促进血管生成。除了 VEGF 家族,其他多种生长因子、细胞因子和信号通路也参与了肿瘤血管生成的调控,如 bFGF、PDGF、EGF 等。另外,肿瘤微环境也对肿瘤血管生成起至关重要的作用。肿瘤细胞释放的细胞因子、趋化因子和炎症介质可以促进血管生成,而肿瘤相关的免疫细胞和间质细胞也参与了肿瘤血管生成的调控。此外,肿瘤血管生成还受到一系列转录因子和 miRNA 的调控,它们通过控制相关基因的表达,影响血管生成的过程。在肿瘤血管生成的研究中,科学家们通过研究不同类型的肿瘤细胞系和肿瘤动物模型,探讨了多种抑制血管生成的药物和治疗策略。例如,抗 VEGF 药物、多靶点抑制剂、抗血管生成抑素等药物已经被广泛研究和应用于肿瘤治疗领域。此外,基因编辑技术、干细胞治疗等新技术也为肿瘤血管生成的研究和治疗提供了新的途径。总的来说,肿瘤血管生成的分子机制研究不仅有助于深入了解肿瘤生长和扩散的机制,还为研发新的治疗策略提供了重要的理论基础。未来,我们可以通过进一步研究肿瘤血管生成的分子机制,不断完善肿瘤治疗策略,为肿瘤患者带来更多的希望和机会。

# 第七节　抗血管生成疗法在肿瘤治疗中的应用

血管生成是肿瘤、糖尿病视网膜病、风湿性关节炎、动脉粥样硬化、慢性炎症等血管增生性疾病的重要病理特征,抑制血管的生成对这些疾病的治疗有重要的意义。

Folkman 在 1971 年提出血管生成与肿瘤的生长和转移密切相关,可以通过抑制肿瘤的血管生成达到治疗肿瘤的目的。在肿瘤生长的最初阶段,肿瘤细胞可以通过扩散的方式吸收营养。但肿瘤的体积达到 $2 \sim 3\ mm^3$ 时,由于缺乏足够的营养和氧气,其生长受到限制,此时肿瘤细胞的增殖和死亡达到平衡,肿瘤处于休眠状态,几乎不会发生转移,这种状态可能维持长达数年之久。

此后,在某些因素(缺氧、癌基因)的诱导下,血管生成因子处于上调状态,并且(或者)血管生成抑制因子处于下调状态,打破了两者之间的动态平衡,使得血管生成机制处于开启状态,开始血管生成的过程。新生血管为肿瘤的继续增殖提供了充足的氧气和营养物质,使肿瘤得以快速生长。

绝大多数实体瘤和血液系统肿瘤的生长都需要有血管的生成。原发瘤的血管生成过程也为肿瘤细胞进入血液循环,转移到其他器官提供了机会,因此血管生成不仅是肿瘤生长的前提条件,也是促进肿瘤转移的重要因素。

与传统的以肿瘤细胞为靶点的治疗方法(放疗、化疗)相比,血管生成抑制剂以肿瘤血管内皮细胞为靶点,具有低毒、广谱及不易产生抗药性的优点。

## 一、血管生成的抑制作用

抗血管生成疗法的目的是防止新血管形成,从而抑制肿瘤的进一步生长。在最好的情况下,血管生成抑制因子会将新形成的血管降解,肿瘤因失去营养供应而缩小至生长极限。在血管生成的各个阶段都具有相应的血管生成拮抗分子,也就是说存在着多条抑制血管生成的路径。与化疗药物相比,大部分血管生成抑制因子的毒性都非常小。有一些血管生成因子为内源性因子,因此完全无毒。此外,血管生成抑制因子的治疗通常不会产生药物抗性。这是因为此类药物都以内皮细胞为靶向,而内皮细胞的基因组相对而言十分稳定。当然,仅以内皮细胞为靶向也是此类血管生成抑制因子的主要不足之处,因为这决定了此类治疗无法令肿瘤完全消失。

## 二、药物类型与治疗策略

目前为止,已有超过 20 个血管生长因子和超过 300 个血管生成抑制因子被发现,其中至少有 32 个抑制因子存在于人体内。基于上述因子的作用机制和靶标,可对其分类如下。

### (一)以基质降解酶为靶标的药物

基质降解酶 MMP 可通过多种途径被抑制。其中一个途径是采用反义寡核苷酸及核酶来抑制 MMP 的合成。此外,还可采用其他物质,如胶原蛋白多肽类药物及非多肽类药物抑制 MMP 的活性。所有这些以 MMP 活性为靶标的药物都有一个金属结合基团,这个基团可与 MMP 的锌原子结合,从而发挥作用。莫拉西坦(Marimastat)是一种 MMP 抑制剂,被用于治疗血管生成异常增生和肿瘤的侵袭和转移。

各种不同的生长因子在血管生成中扮演着关键角色。其中,以 VEGF 和 FGF 家族因子最为重要。这些因子的作用可以通过抑制其生成或释放而被阻遏。上述抑制因子还可通过与分布于内皮细胞膜上的生长因子的相应受体结合或与生长因子直接结合,从而干扰生长因子与其受体的相互作用,以发挥抑制血管生成的作用。VEGF 抑制因子包括一系列的单克隆抗体(MAb)。这些药物通过抑制 VEGF 的活性,阻断肿瘤细胞的血管生成,从而抑制肿瘤的生长和扩散。下面是一些 VEGF 抑制因子单克隆抗体。

1. 贝伐珠单抗(Bevacizumab)　贝伐珠单抗是第一个被 FDA 批准用于治疗多种类型癌症的 VEGF 抑制因子。它与 VEGF 结合,阻断 VEGF 与其受体的结合,从而抑制肿瘤血管生成。

2. 阿洛西莫单抗(Aflibercept)　阿洛西莫单抗是一种与 VEGF-A 和 VEGF-B 结合的融合蛋白。它通过结合 VEGF 并阻断其活性,从而抑制肿瘤血管生成。

3. 雷珠单抗(Ramucirumab)　雷珠单抗是一种与 VEGF 受体-2(VEGFR-2)结合的抗体。它阻断了 VEGF 与其受体的结合,从而抑制了肿瘤血管生成和生长。

4. 索拉非尼(Sorafenib)　索拉非尼是一种多靶点抑制剂,可同时抑制 VEGFR 和其他几种信号通路。它通过靶向多个分子靶点来抑制肿瘤血管生成和生长。

### (二)以血管生成因子为靶标的药物

由于肿瘤细胞可以产生不同的生长因子,每种都有相应的受体,而血管生成抑制因子通常只作用于其中一类受体,因此,仅仅一种抑制因子可能不足以防止新生血管的生成。还有一些其他药物以内皮细胞内部信号通路为靶标。下面是一些抗血管新生治疗的小分子药物。

1. 帕瑞昔单抗(Pazopanib)　帕瑞昔单抗是一种多靶点的抗血管生成药物,除了抑制 PDGF,还能抑制 VEGF 和肿瘤相关的酪氨酸激酶(TK)。

2. 尼洛替尼(Nilotinib)　尼洛替尼是一种酪氨酸激酶抑制剂,可以选择性地抑制 PDGF 受体,从而干扰血管生成过程。

3. 赛力普利(Sunitinib)　赛力普利是一种多靶点酪氨酸激酶抑制剂,能够抑制多种血管生成相关的受体激酶,包括血管内皮生长因子受体(VEGFR)、血小板衍化生长因子受体(PDGFR)等。它被广泛应用于肾细胞癌、胃肠道肿瘤等恶性肿瘤的治疗。

4.阿帕替尼(Apatinib) 阿帕替尼是一种高选择性的 VEGFR-2 抑制剂。它通过抑制 VEGFR-2 的活性,阻断血管生成,从而抑制肿瘤的生长和转移。阿帕替尼在治疗胃癌、非小细胞肺癌等多种肿瘤中显示出良好的疗效。

5.克唑替尼(Crizotinib) 克唑替尼是一种酪氨酸激酶抑制剂,主要作用于肺癌细胞中的 ALK(anaplastic lymphoma kinase)受体酪氨酸激酶。除了抑制 ALK 受体,克唑替尼也能抑制 VEGFR、PDGFR 等多种受体激酶,从而抑制肿瘤的血管生成和生长。

6.利妥昔单抗(Rituximab) 利妥昔单抗是一种单克隆抗体,主要通过与 CD20 受体结合,抑制 B 细胞的增殖和分化。同时,它也能通过抑制 VEGFR 和 PDGFR 等受体激酶的活性,干扰肿瘤的血管生成和生长,因此在淋巴瘤等恶性肿瘤的治疗中被广泛应用。

### (三)以肿瘤血管为靶标的药物

以肿瘤血管为靶标的,也即针对内皮细胞。其中一些药物可以抑制内皮细胞的迁移和增殖,直接诱导内皮细胞凋亡。这些药物大多为内源性。此类药物中,血管抑素(血管他丁)和内皮抑素(内皮他丁)在目前来看最具发展潜力。这两类物质都来源于肿瘤细胞,而且是肿瘤转移事件中,抑制血管新生的主要因素。此外,它们都属于蛋白水解片段。其中,血管抑素是纤维蛋白溶酶的片段,内皮抑素则是胶原蛋白 XⅦ 的水解片段。这两种抑素均不会对已形成的血管产生影响。新形成的血管内皮细胞在其细胞膜上有各不相同的生长因子受体,这些受体可以作为生物学标志,以提示哪些物质可以引起细胞凋亡。

### (四)多类型药物

多类型药物主要包括那些作用机制未知或具有多种机制的药物。反应停(thalidomide)就属于后者。所有上文中提及的药物都以血管新生为唯一靶标,也就是说,这些药物无法令整个肿瘤消失。因此,想要完全康复,需要抗血管新生药物与其他治疗方法配合使用。一个有效的抗血管新生治疗需要同时使用多种抗血管新生药物,因为仅仅对一个或一类生长因子进行抑制是不够的。通过结合传统化疗方法,抗血管新生药物可以使肿瘤缩小,或防止肿瘤在两次化疗之间扩大,从而减少化疗药物的用药量,并提高康复的可能性。

抗血管新生药物可以与化疗药物同时服用,但是需要频繁服药才能起到相应的疗效。有一些血管生成抑制因子可从自然界的植物等物质中提取,比如绿茶、豆制品、酵母菌、蘑菇、大白菜、树皮、鲨鱼组织、蛇的毒液、红酒等。然而,上述物质的作用机制目前还尚未完全了解。

### (五)传统化疗药物

由于形成血管的内皮细胞增殖迅速,因此对化疗药物十分敏感。针对新生血管所使用的抗癌药物疗法叫作抑新生血管疗法(ANET)。该策略可以完全破坏内皮细胞,这一点是 ANET 区分于绝大多数其他抗血管生成疗法的特别之处。抗癌药物的使用当然也会导致与化疗同样的副作用的发生,但通过调整用药方法,则有望减少这些副作用。抗血管生成药物可以通过分布于内皮细胞膜上的生物学标志,靶向于形成新生血管的内皮细胞。该类药物所导致的脂质体的形成,可以促进药物对靶标的作用。已经明确的是,在肿瘤组织中会积累大量脂质体,这是因为肿瘤内的新生血管比其他组织的血管具有更强的通透性。如果药物的靶向性够高,那么药物的治疗剂量就可以相应降低。

一直以来,抗癌药物都采用最高耐受剂量,从而尽可能地破坏癌细胞。但这样一来,也给患者身体随之带来了其他方面的破坏。因此,在接受这类药物治疗时,就需要一个相当长的用药间隔,以便被破坏的细胞组织等得以恢复。但同时,被杀死的肿瘤细胞和肿瘤组织中的内皮细胞也得以康复。这就是建立合理的不间断地给药(metronomic scheduling)方法的原因。在目前所建立的不间断地给药方法中,采用低剂量多次给药,可有效破坏肿瘤组织内新生血管的内皮细胞及产生药物抗性的细胞。ANET 可与其他抗血管新生治疗方法有效结合,以用于恶性肿瘤的治疗。

## 三、副作用及其他问题

血管生成抑制因子的副作用与传统化疗药物相比要小得多,这是因为前者的细胞毒性要小得多。然而,患者需要长期服食此类药物。对于血管生成抑制因子药物治疗引起的副作用需要给予高度的关注。由于血管生成抑制因子会阻碍新生血管的形成,接受该类药物治疗的患者如果出现伤口,就有可能因为伤口愈合减慢而产生感染。也正是由于这个原因,妊娠期妇女不能使用该药物,因为这会破坏胎儿血管的形成。此外,长时间使用该类药物会导致诸如血栓、血压过高或过低等问题。

处于早期的肿瘤仅分泌一到两种生长因子,因此只需使用一种抑制因子就可以取得疗效。但处于进展期的肿瘤会产生多种因子,针对这类肿瘤仅采用一类抑制因子进行治疗显然远远不够。因此,对于进展期肿瘤而言,单一的血管生成抑制剂可能无法取得预期疗效。

人类肿瘤和移植入小鼠体内的肿瘤之间的差异起源于癌细胞的生长过程。对于人体内的癌细胞而言,它们往往需要生长若干年,增长至一定大小,才能被检测出来。而在这个过程中,肿瘤细胞的基因组发生了许多突变,这些突变使得相应的癌细胞可以产生不同种类的生长因子。小鼠体内的移植肿瘤细胞由单细胞系克隆而来,这些细胞生长十分迅速,所获得的增殖属于同系细胞,因此它们分泌的生长因子也就只有一种。

## 四、抗血管生成药物的现状及前景

目前已有多种抗血管生成药物被批准用于临床治疗。它们中的大部分都针对不同种类的生长因子或生长因子受体。虽对血管生成的抑制手段还远远没有达到完全根治肿瘤的阶段,但我们却可以从中看到这一发展潜力。在今后研究中,无论是动物模型实验还是临床试验,都应将重心集中于采用不同抗血管生成抑制因子的疗法,并将抑制血管生成的疗法与其他治疗方法相结合使用。此外,采用传统抗癌药物对抗肿瘤血管生成也是目前的研究重点。总之,无论采用何种抗癌疗法,尽早发现肿瘤才是更为有效的治疗前提。随着这一领域研究的不断进展,我们可以通过检测患者血液循环中存在的与不同血管生成有关的生物标志物,从而在症状出现前检测患者体内癌细胞的存在与否。

## 五、血管生成抑制剂在肿瘤治疗中的应用

近年来以血管为靶点治疗肿瘤成为肿瘤研究的热点之一,血管生成过程的各个环节都可能成为抗血管生成的潜在靶点。肿瘤的血管生成受到多种血管生成因子的调控,VEGF 是其中作用最强、专属性最高的血管生成因子,这使它成为抗血管生成药物研究的热点之一。目前有多种针对 VEGF、VEGFR 及其信号传导途径的药物在研究之中。此外还开发了多种针对其他生长因子及 MMP 的小分子药物,其中某些已进入临床试验阶段。

## 六、内源性血管生成抑制因子在肿瘤治疗中的应用

目前已进入临床试验阶段的内源性血管生成抑制因子包括血管生成抑制素、内皮细胞抑制素等。内皮细胞抑制素的高效抑瘤活性使它成为第一个进入临床试验的此类血管生成抑制因子。

采用注射重组血管生成抑制因子的方式治疗肿瘤存在某些局限性(需长期用药、重复注射、用量高、成本高、蛋白不易获得),所以采用血管生成抑制因子进行基因治疗的方式越来越受到重视。采用基因疗法治疗肿瘤,基因可在体内长期表达,不需在短期内频繁注射,药物用量少、成本低,较蛋白疗法有更大的应用潜力。

有人将带有内皮细胞抑制素基因的质粒载体对小鼠进行肌内注射,观察到血清内皮细胞抑制素水平升高,小鼠脑转移肿瘤生长显著减慢。

## 七、抗血管生成疗法的发展趋向

虽然已经有数种血管生成抑制剂进入了临床试验阶段,但它们在人体实验中所显示的抑瘤效果并不如动物实验所显示的结果理想,这说明体内特别是肿瘤的血管生成过程是一个有多种因素参与、多条信号通路调控的极其复杂的过程,单独使用某种血管生成抑制因子或是阻断与血管生成相关的某条信号通路并不能完全阻断血管的生成。

如果可以尝试将几种作用机制不同的血管生成抑制因子(如血管生成抑制素与内皮细胞抑制素)联合应用,应该会取得较单独使用一种抑制因子更好的效果。此外,抑制肿瘤的血管生成,可以增强肿瘤细胞对放化疗的敏感性,因此将抗血管生成疗法与放化疗联合应用,有望取得更好的治疗效果。

Folkman 的理论为肿瘤的治疗开辟了一条崭新的道路:抑制肿瘤的血管生成,阻断肿瘤的营养供给,可导致肿瘤的萎缩、退化。同时,抑制肿瘤新生血管生成,还可以阻断肿瘤的血行转移,抑制转移瘤的生长。

用血管生成抑制剂治疗肿瘤具有高效、低毒的特点,不易产生耐药性,还可以增强放、化疗的效果,减少放、化疗的剂量,降低毒性。因此,抗血管生成疗法在肿瘤的治疗中有广阔的应用前景。

## 八、小结

已经有研究证明,血管生成在肿瘤生长,尤其是增大到生长极限大小的过程中扮演着关键角色。此外,肿瘤转移也与血管生成有非常重要的关系。

血管生成受到血管生成激活因子和抑制因子双方抗衡的综合力量控制。当癌细胞分泌生长因子及其他促血管新生物质时,就会形成新血管。这些物质会刺激内皮细胞释放可降解周围基质的酶类,从而使得细胞转移和增殖成为可能。转移至新组织的细胞又可以再次形成新血管。所形成的新血管结构十分复杂。

血管生成抑制因子可以以多种因子为靶标抑制血管的形成。这些因子包括 MMP、各种生长因子或者生长因子受体、内皮细胞等。只要制订相应的治疗方案,同样也可以采用化疗中使用的传统抗癌药物来抑制血管生成。抗血管生成药物的副作用与化疗药物相比要少得多。但是,大部分药物都需要与其他疗法配合使用,以确保肿瘤的彻底治愈。

导致抗血管生成治疗在临床试验中失败的原因主要在于多种促血管生成因子的存在,以及某些药物所产生的患者难以耐受的毒性。然而,目前已有多种具有抗血管生成性质的药物获得批准,并可应用于临床治疗。此外,也有许多具有治疗前景的药物进入了临床试验阶段。新一代抗血管生成药物会使更多类型的肿瘤得到治疗。虽然还有许多研究工作有待开展,但可以肯定的是,抗血管生成治疗具有广泛用于肿瘤治疗的巨大潜力,至少可以通过与其他治疗方法结合使用,达到治疗目的。

## 参考文献

[1] HANAHAN D,WEINBERG R A. Hallmarks of cancer:the next generation[J]. Cell,2011,144(5):646-674.

[2] PLATE K H,SCHOLZ A,DUMONT D J. Tumor angiogenesis and anti-angiogenic therapy in malignant gliomas revisited[J]. Acta Neuropathologica,2012,124(6):763-775.

[3] SAKURAI T,KUDO M. Signaling pathways governing tumor angiogenesis[J]. Oncology,2011,81(Suppl 1):24-29.

[4] MORI S,TAKADA Y. Crosstalk between fibroblast growth factor(FGF) receptor and integrin through direct integrin binding to FGF and resulting integrin-FGF-FGFR ternary complex formation[J]. Medical Sciences,2013,1(1):20-36.

[5] XUE Y,LIM S,YANG Y L,et al. PDGF-BB modulates hematopoiesis and tumor angiogenesis by inducing erythropoietin production in stromal cells[J]. Nature Medicine,2011,18(1):100-110.

[6] GACCHE R N,MESHRAM R J. Angiogenic factors as potential drug target:Efficacy and limitations of anti-angiogenic therapy[J]. Biochimicaet Biophysica Acta,2014,1846(1):161-179.

[7] YANG X J,CHEN G L,YU S C,et al. TGF-β1 enhances tumor-induced angiogenesis via JNK pathway and macrophage infiltration in an improved zebrafish embryo/xenograft glio-

ma model[J]. International Immunopharmacology,2013,15(2):191-198.

[8] KALAS W,SWIDEREK E,SWITALSKA M,et al. Thrombospondin-1 receptor mediates autophagy of RAS-expressing cancer cells and triggers tumour growth inhibition[J]. Anticancer Research,2013,33(4):1429-1438.

[9] ZHANG G B,JIN G S,NIE X T,et al. Enhanced antitumor efficacy of an oncolytic herpes simplex virus expressing an endostatin-angiostatin fusion gene in human glioblastoma stem cell xenografts[J]. Plos One,2014,9(4):e95872.

[10] WAN Y Y,TIAN G Y,GUO H S,et al. Endostatin,an angiogenesis inhibitor,ameliorates bleomycin-induced pulmonary fibrosis in rats[J]. Respiratory Research,2013,14(1):56.

[11] HUTZEN B,BID H K,HOUGHTON P J,et al. Treatment of medulloblastoma with oncolytic measles viruses expressing the angiogenesis inhibitors endostatin and angiostatin[J]. BMC Cancer,2014,14:206.

[12] FAN F,SCHIMMING A,JAEGER D,et al. Targeting the tumor microenvironment:focus on angiogenesis[J]. J Oncol,2012:2012:281261.

[13] FERNANDO N T,KOCH M,ROTHROCK C,et al. Tumor escape from endogenous,extracellular matrix-associated angiogenesis inhibitors by up-regulation of multiple proangiogenic factors[J]. Clinical Cancer Research,2008,14(5):1529-1539.

[14] SCHMIDINGER M,BELLMUNT J. Plethora of agents,plethora of targets,plethora of side effects in metastatic renal cell carcinoma[J]. Cancer Treatment Reviews,2010,36(5):416-424.

[15] SENNINO B,MCDONALD D M. Controlling escape from angiogenesis inhibitors[J]. Nature Reviews Cancer,2012,12(10):699-709.

[16] CHAUDHARY A,HILTON M B,SEAMAN S,et al. TEM8/ANTXR1 blockade inhibits pathological angiogenesis and potentiates tumoricidal responses against multiple cancer types[J]. Cancer Cell,2012,21(2):212-226.

[17] WU H C,HUANG C T,CHANG D K. Anti-angiogenic therapeutic drugs for treatment of human cancer[J]. Cancer Mol,2008,4(2):37-45.

[18] CARMELIET P. VEGF as a key mediator of angiogenesis in cancer[J]. Oncology,2005,69(Suppl 3):4-10.

[19] FERRARA N. VEGF as a therapeutic target in cancer[J]. Oncology,2005,69(Suppl 3):11-16.

# 第三章 节律化疗抗血管生成分子机制

传统的肿瘤治愈概念认为，延长肿瘤患者生存期的唯一条件是通过各种治疗手段使患者达到无瘤状态，其治疗方法以手术治疗、放射治疗、化学治疗、分子靶向治疗为主。其中，化疗仍是肿瘤内科治疗之基石。1942年氮芥治疗淋巴瘤和白血病开启了化疗的先河；1957年合成的环磷酰胺和氟尿嘧啶治疗肿瘤取得成功使肿瘤化疗受到广泛重视，这是根据一定理论而合成的有效抗肿瘤药物，因此被认为是肿瘤内科治疗的第2个里程碑；20世纪70年代初，进入临床的顺铂和阿霉素被认为是肿瘤内科治疗的第3个里程碑。这些化疗药物通过损伤细胞DNA或抑制微管功能，进而阻止细胞增殖，导致细胞死亡而发挥抗瘤作用。为了追求最大幅度地杀灭肿瘤细胞，化疗药物的剂量常为机体的最大耐受剂量（maximum tolerated dose，MTD），以达到破坏肿瘤细胞的目的。各种化疗方案目前已成为肿瘤综合治疗的重要组成部分，这种传统的化疗方法经过几代肿瘤学家的努力和新药的不断问世，在全球范围内进行的大规模临床随机对照试验指导下，已取得了长足的进步。

然而，随着肿瘤化疗方案及化疗药物临床应用的不断推广，人们逐渐发现，围绕"无瘤生存"所采取的MTD化疗方法难以根治肿瘤，肿瘤的转移和复发以及MTD化疗方案带来的巨大毒副作用仍然是一个无法避免的问题，降低肿瘤患者生活质量的同时，还容易产生耐药性，治疗效果也欠佳。在机体从化疗损伤中恢复的间歇期内，肿瘤细胞（包括选择性耐药克隆）以及对其有支持作用的间质细胞也得以重新增殖，而且许多患者在MTD化疗后出现生存质量严重下降问题，甚至有些患者因过度治疗导致死亡。为了避免MTD化疗引起的问题，肿瘤治疗已从消灭肿瘤转向带瘤生存、提高患者生活质量、延长患者生存周期等。化疗也从追求大剂量、高强度杀伤肿瘤为目的，向低剂量维持治疗模式转变，旨在提高抗瘤或抗转移效果，同时降低化疗毒性。

# 第一节　节律化疗的由来和抗血管生成的研究进展

2000 年 Hanahan 等首次提出节律化疗(metronomic chemotherapy,MCT)的概念,也就是持续低剂量化疗(continuous low-dose chemotherapy,LDM),该治疗模式能增加药物的抗血管生成活性,已被几种实验性肿瘤模型证实,是一种新颖的化疗方法。该治疗模式与以往 MTD 治疗方式不同的是频繁或者持续给予远远小于 MTD 剂量的化疗药物,一般为传统剂量的 10% ~33% 甚至更低,采用静脉或口服给药方式,时间间隔短,在一定情况下与 MTD 疗效相当,不良反应少,患者耐受性明显提高。而且治疗靶点由针对增殖的肿瘤细胞变为主要针对肿瘤内生长中的血管内皮细胞,这样不仅能降低毒副反应,而且能提高抗肿瘤效果,还可通过改变肿瘤生长微环境及恢复宿主对肿瘤免疫功能发挥抗肿瘤作用。除抗肿瘤血管生成外,MCT 还能减少耐药的发生。MTD 化疗靶子是快速分裂的遗传不稳定变异的肿瘤细胞,肿瘤细胞生长过程中不断变异易产生耐药;MCT 靶点是在肿瘤血管中激活的正常的遗传稳定的血管内皮细胞,血管内皮细胞凋亡在肿瘤细胞凋亡坏死前发生,即使在肿瘤已经耐药时也可发生。近来一些报告显示 MCT 可以靶向肿瘤干细胞,是一种全新的化疗方法。

频繁低剂量的 MCT,在一定的情况下,不仅可以获得与 MTD 同样的治疗效果,而且不良反应低,为肿瘤治疗提供了新的途径,是初始系统治疗或维持治疗的潜在选择。节律化疗药物与抗血管生成类药物联合或节律化疗药物之间联合应用可以有效提高临床治疗效果,该治疗策略的许多优势已被临床试验所证实。Colleoni 等在 2002 年首次评价了 MCT 的临床疗效,其采用低剂量甲氨蝶呤(MTX)和环磷酰胺(CTX)治疗晚期的乳腺癌患者,疗效明显,而且毒副作用小;一项 Meta 分析支持低剂量化疗与常规剂量化疗在抗肿瘤效果方面相似,但低剂量方案具有毒性低的优点,这在乳腺癌及其他许多实体肿瘤中已经得到证实;Camacho 等研究显示新型脂质体阿霉素与 5-氟尿嘧啶(5-FU)以最佳的协同比联合,可以在低剂量下实现肿瘤消失;董荣坤等研究显示,以 5-FU 为基础的胃癌节律性化疗通过破坏肿瘤内的血管生成而致肿瘤细胞缺血、坏死,可能会延长患者的生存时间,在临床应用中具有广阔的前景;Coleman 等发现环磷酰胺联合泼尼松节律性化疗对淋巴瘤的生长有较强的抑制作用;丁园等一项 NRP-1 单抗联合多西他赛节律化疗对裸鼠胃癌移植瘤生长抑制的实验研究表明,NRP-1 单抗联合多西他赛节律化疗可能通过下调 NRP-1 表达而显著抑制 BGC-823 胃癌移植瘤的生长及血管生成;刘荣娜等研究证实,低剂量顺铂较最大剂量顺铂化疗方式具有更好的抑制荷人卵巢癌 HO8910 细胞裸鼠皮下移植瘤生长的效果;Jang 等用化疗诱导的鼠肝细胞癌(hepatocellular carcinoma,HCC)模型比较环磷酰胺常规大剂量化疗和节律化疗的不同,发现节律化疗在延长生存方面更有效,不仅抑制肝内肿瘤生长,也抑制转移灶的形成。其中机制包括:抑制 HIF-1α 水平和 MMPs,包括 MMP-2、MMP-9、MMP-2 活化剂,TIMP-2;环磷酰胺节律化疗抑制鼠 HCC 模型的 VEGFR-2 表达。以肿瘤新生血管为作用靶点的抗血管生成治疗成为重要的抗肿瘤策略之一,2004 年第一个抑制血管生成的药物贝伐珠单抗(Bevacizumab/Avaatin)被美国食品药品管理局(FDA)批准上市,标志着抗肿瘤血管生成药物研究取得了阶段性成果。Ferrer Font L 等应用小鼠胶质瘤模型表明节律性应用替莫唑胺(temozolomide,TMZ)或者环磷酰胺治疗胶质母细胞瘤,生存期明显优于常规剂量化疗对照组。Peters 等应用 TMZ 节律化疗联合贝伐珠单抗及伏立诺他方案证明患者 6 个月的无进展生存期为 53.8%。Kong 等开展 TMZ 节律方案挽救性治疗,6 个月的无进展生存期、总生存期均明显提升。该研究显示 TMZ 节律用药方案对于复发胶质母细胞瘤患者具备良好的安全性及疗效。车俊等在小剂量奈达铂节律化疗联合术后放疗方案对中晚期术后喉癌疗效观察中,证明小剂量节律化疗联合放疗可增加放射治疗的疗效,降低肿瘤细胞对化疗药物耐药性,提高患者对化疗药物的耐受性。

综上所述,节律化疗是一种新的化疗给药模式,其核心是小剂量和给药频率高;其实质是抗肿瘤血管生成;其优点是耐药现象减少、毒副作用小、患者依从性高、相容性好、可与多种其他疗法联合应用。这种低成本、易耐受且方便使用的治疗模式更易在低收入国家实施,现已成为老年患者、晚期或抵抗性肿瘤患者一种有效的治疗策略。节律化疗在抗肿瘤血管生成研究基础上发展起来,在乳腺癌、胃癌、肝癌、淋巴瘤等治疗领域均取得较好的疗效,有着广泛的发展空间,它颠覆了传统化疗理论基础,更符合正在兴起的分子靶向治疗的原理,也符合肿瘤治疗的新理念,即长期带瘤生存,相信节律化疗将成为治疗肿瘤的新模式。

# 第二节　节律化疗抗血管生成的分子机制研究

近年来,随着口服化疗药物的发展,对节律化疗的研究逐渐增多。低剂量持续给药的化疗方法可以有选择性地作用于肿瘤血管内皮细胞,促使这些细胞凋亡或抑制其分裂,产生比较明显的抑制血管生成作用;同时还可避免常规化疗方案中内皮细胞在化疗间歇期的恢复,增加了抗血管生成对化疗的敏感性。

肿瘤的生长可分为两个阶段:无血管期(avascular stage)和血管期(vascular stage)。肿瘤血管生成在肿瘤生长、发展、转移过程中占有特殊地位。在无血管期实体肿瘤的生长直径通常不会超过 2 mm,且没有转移能力,无血供的小结节形成,缓慢生长,在细胞增殖和凋亡速度相抵阶段,肿瘤可以长期处于休眠状态;然而一旦进入血管期,毛细血管的生成就使肿瘤获得足够的血供和营养,肿瘤不再受到抑制而疯狂生长,而且由于新生血管的基底膜不完整,血管通透性高,肿瘤细胞极易穿透血管壁致使肿瘤侵袭力和转移能力增强。1971 年 Judah Folkman 第一次提出肿瘤的增殖与侵袭依赖于肿瘤新生微血管之形成,破坏或者抑制其新生血管形成就能切断肿瘤生长的"营养与能源",抑制肿瘤的生长,促进肿瘤细胞的凋亡,同时也可减少肿瘤通过血行转移的概率。此论点也得到大量实验结果的证实。

目前认为以小剂量持续用药方式为特点的节律化疗抗血管生成机制可以总结为以下几方面。

## 一、诱导增殖的肿瘤内皮细胞凋亡

肿瘤相关内皮细胞(tumor-associated endothelial cell,TAEC)主要来源有 3 种方式:①在肿瘤微血管基础上,血管内皮细胞通过"芽生"的方式迁移并增殖而来;②血管内皮细胞的前体细胞迁移到肿瘤内,在血管生成相关的细胞因子刺激下分化成内皮细胞;③在特定的微环境中,肿瘤干细胞可定向分化为内皮祖细胞或内皮细胞,参与肿瘤血管生成。

肿瘤血管是由内皮细胞和肿瘤细胞衬于血管腔内形成的复合体,肿瘤血管生成与血管内皮细胞的分裂和增殖有关,也与血管内皮细胞向肿瘤组织内部迁移密切相关。肿瘤血管内皮细胞与正常血管内皮细胞在生长因子受体、信号转导分子、黏附分子以及细胞活性相关分子的表达上具有明显差异。其中,TAEC 与肿瘤血管生成更为密切,这是因为内皮细胞表面具有酪氨酸激酶活性的 tie-2 受体及 VEGF 与肿瘤血管生成密切相关。VEGF 是至今鉴定出来的最重要的具有多种功能的血管生成调节因子,它与血管内皮上特异性受体结合,诱导血管内皮细胞的增殖和迁移,增加血管通透性和破坏新生血管基膜,为肿瘤的浸润和转移提供了有利条件。已有研究表明,VEGF 在许多肿瘤中表达亢进,且与血管新生数目密切相关。目前,许多血管内皮细胞的标志物如 CD31、CD34、VEGF 家族(主要包括 VEGF-A、VEGF-B、VEGF-C、VEGF-D)、VEGFR[主要包括 3 个有酪氨酸激酶活性的受体(VEGFR-1/Flt-1、VEGFR-2/Flk-1/KDR、VEGFR-3/Flt-4)和 2 个无酪氨酸激酶活性受体(Neuropilin-1、Neuropilin-2)]、胎盘生长因子(PLGF)、tie-2 等已经被用来评估血管生成,并成为抗血管生成治疗的主要靶点。tie-2 受体的配体是促血管生成素 1(angiopoietin 1,Ang 1)、Ang 2、Ang 3、Ang 4,主要调节内皮细胞和周围间质的相互作用,VEGF 主要调节内皮细胞的增殖和迁移。肖高春等研究发现,结肠癌血管内皮细胞的迁移与磷脂酰肌醇 3 激酶(phosphoinositide 3-kinase,PI3K)/丝氨酸-苏氨酸蛋白激酶(serine-threonine protein kinase,Akt)和丝裂原活化的细胞外信号调节激酶(mitogen-activated extracellular signal-regulated kinase,MEK)/细胞外信号调节蛋白激酶(extracellular signal-regulated kinase,ERK)信号通路有关。

低剂量节律化疗抗血管生成作用机制首先体现在促进增殖的肿瘤内皮细胞凋亡。肿瘤新生血管中处于分裂期的内皮细胞是激活的快速增殖细胞。Klement 等实验显示,当剂量浓度低于 0.45 ng/mL 长春花碱、0.33 ng/mL 紫杉醇、0.9 ng/mL 阿霉素和 1.2 ng/mL 顺铂时,人脐静脉内皮细胞的增殖被抑制,而对药物敏感的原代乳腺癌细胞系 MDA-MB-231 的生长无明显影响,直到剂量浓度大于 3000 ng/mL 时癌细胞生长才受到抑制。可见,活性增殖的内皮细胞较增殖的肿瘤细胞对这些化疗药物更敏感,因此,可通过降低化疗药物的浓度以特异性地靶向于肿瘤内皮细胞,促使其凋亡。大量证据表明,皮摩尔浓度的化疗药物对多种人细胞具有抗增殖、抗迁移和细胞毒作用,这些细胞包括成纤维细胞、淋巴细胞、肿瘤细胞、来源于不同组织的内皮细胞以及微血管或大血管内皮细胞等,其中所有的化疗药物对内皮细胞更有活力,内皮细胞半数抑制浓度 $IC_{50}$ 显著降低。Lee、Zhu 等在对 HT-29 结肠癌细胞的体外研究发现,低剂量伊立替康可以通过 TNF 增强 Bax 及 Caspase-9 表达,并且肿瘤坏死因子相关凋亡诱导配体(TRAIL)协同其作用,促进大肠癌细胞凋亡;Teramoto 等对宫颈黏液细胞癌的研究中发现,低剂量的 SN 38 协同紫杉醇可有效杀伤肿瘤细胞,其中 Caspase-3 及 Caspase-7 被激活,说明低剂量的 SN-38 协同紫杉醇通过 Caspase-3 及 Caspase-7 诱导细胞凋亡。

## 二、减少循环内皮祖细胞数量

内皮祖细胞(endothelial progenitor cell,EPC)是血管内皮细胞(vascular endothelial cell,VEC)的前体细胞,在生理或病理因素刺激下,可从骨髓动员到外周血参与损伤血管的修复。其缺乏成熟内皮细胞的特征性表型,不能形成管腔样结构,但是可增殖、迁移并分化为成 VEC,参与出生后缺血组织的血管发生和血管损伤后的修复,其中位于外周血循环中的称为循环内皮祖细胞(CEP)。在近 30 年的研究中,人们对 VEC 和 EPC 的认知变化较大。特别是 Asahara 等在 1997 年首次证明循环外周血中存在能分化为血管内皮细胞的前体细胞,并将其命名为血管内皮祖细胞,指出来源于骨髓的该细胞参与肿瘤新生血管的形成;又如吴雪晖等认为 EPC 不仅参与生理性血管形成,而且在多种病理状态下也能被动员出骨髓而增强代偿性血管重建,并参与肿瘤血管生成;日本学者 Takahashi 等的研究表明,参与角膜新血管形成的 EPC 是由于缺血而特异性地从骨髓中动员出来的,提示组织缺血能够动员 EPC,从而增加缺血组织中新血管的形成;在非小细胞肺癌中也发现 CD133+EPC 参与肿瘤血管生成,促进肿瘤生长;之后的研究显示,内皮祖细胞在心脑血管疾病、外周血管疾病、肿瘤血管形成及创伤愈合等方面均发挥重要作用,并为缺血性疾病的研究治疗提供了新思路。在恶性肿瘤中,肿瘤周围正常的 VEC 在肿瘤微环境的长期作用下,其细胞表型、功能及基因均发生变化,形成肿瘤血管内皮细胞(tumor endothelial cell,TEC),参与了肿瘤血管的发生、生成,与肿瘤的生长、浸润及转移有密切关联。

节律化疗主要通过影响骨髓来源的循环内皮祖细胞的活化、含量及存活力,最终来影响肿瘤血管的生成。Garcia Barros 等指出构成新生血管的近 50% 的内皮细胞源于骨髓来源的循环内皮前体细胞。骨髓中的内皮祖细胞被 VEGF 动员,然后进入外周血液循环,经过外周循环,循环内皮祖细胞能迁移到需要新生血管的部位,分化成为成熟的内皮细胞,进而再生血管。Shaked 等研究认为,CEP 可以成为评价抗血管生成为基础的 LDM 疗效的生物标志物,并且认为导致 CEP 下降最快的化疗药物剂量为最适生物学剂量。Bertolini 等研究发现,皮下注射人淋巴瘤细胞的免疫缺陷小鼠血液循环中 CEP 的水平在应用 1 个周期的 MTD 环磷酰胺(CTX)后迅速下降,这些细胞的数量在化疗间歇期快速急剧反弹。相反,当每周 1 次低剂量或通过饮水持续给予 CTX 时,CEP 的数量及生存能力逐渐下降且不会出现反弹。另外,常规化疗间期肿瘤 CEP 可迅速活跃增殖修复肿瘤细胞甚至引发耐药,而节律化疗通过药物持续作用降低 CEP 的动员与生存能力,抑制血管生成。Browder 等也有类似发现,并认为在节律化疗中,内皮细胞凋亡先于肿瘤细胞本身的凋亡。

故而,目前的理论认为,在化疗间歇期,化疗引起的血管内皮损伤由骨髓来源的 CEP 修复,这样就会掩盖或削弱了化疗的抗血管生成作用。蔡政在动物的移植瘤化疗研究中发现,用小剂量、高频度的节律化疗能使受损的血管内皮失去修复的机会,从而明显加强了抗血管生成作用。因此,有学者把节律化疗称为"抗血管生成方案"或"抗血管生成化疗"。

## 三、影响血管内皮细胞生长因子的表达

肿瘤血管是处于一种高水平的生长因子引起和维持的、缺乏壁细胞包围的未成熟状态,所以血管生成的调节因子在肿瘤血管生成中具有重要的意义。血管内皮生长因子/血管通透因子(VEGF/VPF)是目前发现的最重要的血管生长因子,它可促内皮细胞生长、增殖、迁移,是内皮细胞特异的强效有丝分裂原。在 2002 年 Zhu 等应用双重染色法和共聚焦显微镜在同一层面上观察到内皮细胞和平滑肌细胞及外周细胞共同存在,并证明了新生血管主要由内皮细胞构成,说明 VEGF 在肿瘤血管生成中有重要作用。VEGF 包括 VEGF-A、VEGF-B、VEGF-C、VEGF-D、VEGF-E 以及胎盘生长因子(placenta growth factor,PLGF)。其中肿瘤能够产生 VEGF-A 从而选择性地与内皮细胞表面的 VEGFR-1、VEGFR-2 结合,而参与肿瘤血管生成。PLGF 亦属于血管内皮生长因子家族成员,它能够直接刺激内皮细胞、血管周围细胞或间接通过募集巨噬细胞、骨髓来源祖细胞来促进肿瘤血管生成,它与 VEGFR-1(Flt-1)结合放大 Flk-1 信号通路从而加强 VEGF 诱导的血管生成。此外 PLGF 还可以上调 VEGF-A、FGF-2 以及 MMP 的表达。PLGF 的发现被证实是 VEGFR 单抗耐药的重要机制之一。病理状态下,缺氧是促进 VEGF 合成的最主要的因素。研究表明,细胞在缺氧状态下 VEGF 的合成量会增高 12 倍,细胞缺氧会引起 HIF-1 的释放,继而促进 VEGF 基因转录。而肿瘤细胞在早期未生成血管时,因其过度的增殖,而在局部形成了一个缺氧环境。VEGF 促进血管内皮的增殖迁移,是需要基于 VEGF 刺激所引发的下游级联反应。大量研究表明,VEGF 主要通过其下游 PLCγ1、PI3K/Akt 信号通路促进内皮细胞增殖。而 VEGF-A/VEGFR-2 信号由 PLCγ1 通过促进其激动激酶 C 和 Raf-MEK 信号通路,最终通过 Erk1/2 促进血管内皮细胞的增殖。而在肿瘤血管形成过程中,血管内皮的增殖、迁移,血管网的形成都是必不可少的环节。研究发现,血管内皮细胞在 VEGF 信号的刺激下迅速芽生,在 Notch/Dll4 和 MAPK 等信号通路的调控下产生大量丝状伪足,相邻微血管的丝状伪足通常黏接到一起,以此来引导微血管形成环状血管结构,而大量微血管之间相互交错形成微血管网络。

目前发现,节律化疗可损害内皮细胞的修复过程,从而导致抗血管生成作用。VEGF 是血管生成不可缺少的条件,低剂量化疗可以使 VEGF 表达有不同程度的下降,通过 VEGF 途径抑制了肿瘤组织中的血管生成,进而抑制肿瘤生长。而节律化疗正是改变传统 MTD 化疗方式,以低剂量持续化疗为主要途径。Zhou 等在体外对 H22 肝癌细胞的研究发现,低剂量顺铂通过抑制 VEGF 抑制血管内皮细胞生长。在小鼠模型中,低剂量多西他赛抑制 VEGF 表达进而抑制微血管生成,并且没有表现出巨大的毒副作用。高玉宝等通过研究发现奥沙利铂低剂量节律化疗可显著抑制 BALB/c-nu 小鼠胃癌肿瘤的生长,其机制可能为奥沙利铂下调 VEGF 表达,抑制肿瘤血管生成,进而抑制肿瘤生长。吴

宏菊等采用实时定量 PCR 测定肿瘤组织中 VEGF mRNA 的表达水平,用免疫组织化学染色测定 CD31 和 VEGF 的表达,结果发现低剂量卡培他滨明显抑制了肿瘤的生长,毒副作用小,且肿瘤组织内的微血管密度(MVD)及 VEGF 表达均下降。由此可见,节律化疗在抑制 VEGF 的表达从而阻止肿瘤血管生成上具有较为肯定的疗效。

## 四、抑制 MMP 的表达

基质金属蛋白酶(matrix metalloproteinase,MMP)是影响肿瘤侵袭及转移的关键蛋白之一,MMP 家族庞大,可以分为胶原酶、明胶酶、基质降解素、基质溶解素、furin 活化的 MMP 和其他分泌型 MMP 六类。迄今为止,MMP 家族经过分离鉴定的共有 26 种,即 MMP-1～MMP-26。MMP 是肿瘤侵袭转移过程中的关键蛋白之一,其作用为降解细胞外基质(extracellular matrix,ECM)中的各种蛋白成分,破坏肿瘤细胞侵袭的组织学屏障。人们普遍认为 MMP 对于肿瘤的侵袭转移意义重大,MMP 被认为是该过程中重要的蛋白水解酶。肿瘤从原发部位转移到远处时的过程中,至少需要 3 次穿过基底膜:即从原位突破包绕肿瘤的基底膜,而后进入血液循环后,通过血管壁基底膜进入转移部位,最后的过程是肿瘤细胞通过自身或刺激宿主细胞分泌蛋白水解酶来消化这些“屏障”。在 MMP 家族中,MMP-2 和 MMP-9 与肿瘤侵袭转移的生物学行为密切相关,其作用是降解细胞外基质中的蛋白质成分,破坏肿瘤细胞侵袭的组织学屏障。MMP-9 亦与血管生成有关,VEGF 改变了内皮细胞的活化形式,增强了 MMP-9 的释放,加快基底膜的降解和内皮细胞的迁移,促进了血管形成。MMP-9 对间质内的血管生成具有正向调节作用,其参与的基质降解和再塑形与肿瘤组织中血管生成关系密切,被认为是血管生成素激活的开关之一。MMP-2 被认为是肿瘤“血管生成开关”的一种调节因子,具有直接促血管生成作用,在肝细胞癌中常过量表达。

Hendrix 等研究发现,在恶性黑色素瘤中血管生成拟态(vasculogenic mimicry,VM)区域内高表达 MMP。目前发现恶性肿瘤中存在 3 种血液供应模式:内皮细胞依赖型血管、马赛克血管、VM。VM 是 Maniotis 于 1999 年首次在高度侵袭性的葡萄膜黑色素瘤中发现的,是肿瘤细胞通过自身塑性及表型转化,形成的没有血管内皮细胞参与的,且其内有血液流动的网格状结构及微循环管道,该定义被称为 VM。VM 的特点是:肿瘤细胞模拟血管生成,通过自身变形及细胞外基质重塑形成管道样结构,管道的外周是一层厚薄不一的 PAS 染色阳性的物质构成的基底膜,管腔内无内皮细胞参与,血液在此管腔内流动。肿瘤组织通过这种管道与内皮细胞构成的血管相通,共同参与肿瘤的血液供应,为肿瘤的生长、转移提供养料。VM 仅出现在恶性侵袭性肿瘤中,在正常组织或良性肿瘤中尚未发现,且 VM 存在区域极少发生肿瘤组织的坏死。实验证实 PI3K 是 EphA2 信号通路中重要的中枢调节分子,其作用分子为 MT1-MMP,通过协同作用可以活化 MMP-2,而 MMP-2 通过基质重塑影响 VM 的形成。MMP-2 活化后可以水解 LN-5γ2,LN-5γ2 是 EphA2 信号通路下游分子。有研究表明,诱导激活 PI3K 上游调控因子(如 VE-钙黏合素、细胞外调节蛋白激酶 ERK 等)和刺激 MMP-9 等其他 MMP 家族蛋白酶都会对 PI3K/Akt 通路产生相应的影响,从而影响 VM 管道形成。层黏连蛋白 5γ2 链(Ln-5γ2)是一类具有改变细胞骨架,为肿瘤 VM 管道形成提供空间基础作用的分子。选择性激活 MMP-2

和 MT1-MMP 并导致其高表达,会激活 PI3K-MMPs-Ln-5γ2 通路,促进 Ln-5γ2 裂解成 γ2、γ2x 片段,从而促进肿瘤侵袭和 VM 管道形成。Tang J 等在关于卵巢癌的相关研究中表明 uPA 纤溶蛋白的表达上调能够激活 PI3K/Akt 通路,从而促进 MMP-2-Ln-5γ2 信号通路,促进 VM 管道的形成。王丹娜、朱博等通过研究发现 HIF-1α 和 MMP-9 的过表达促进了浸润性乳腺癌(invasive breast cancer,IBC)的发展、侵袭和转移。

节律化疗通过低剂量持续输注化疗药物,从而达到抑制血管生成的作用。Hess 等认为,抑制 MT1-MMP 能够降低 MMP-2 的表达,从而减少肿瘤细胞中 VM 管道形成。说明 MT1-MMP 作为 MMP-2 特异膜型激活剂,其高表达能调节 MMP-2 转录后活性,促进肿瘤 VM 管道形成。董荣坤、黄建朋等通过对 BALB/c-nu 小鼠皮下接种胃癌细胞系 sGC-790l 细胞,随机分为 3 组,每组 30 只。节律组:5-FU 10 mg/(kg·d)腹腔注入,每周 5 次,持续 2 周。最大耐受剂量(MTD)组:一次腹腔注入 5-FU 75 mg/(kg·d)。对照组:每日腹腔注入 0.2 mL 0.9% 氯化钠注射液,每周 5 次,持续 2 周。接种后第 15 天处死小鼠,测定肿瘤质量及抑瘤率,行组织学观察,免疫组化法检测肿瘤内 MVD、VEGF 和 MMP-9 的表达。结果节律组、MTD 组的抑瘤率分别为 64.3%、33.3%。节律组肿瘤组织可见大量的细胞变性坏死,MTD 组少见。节律组肿瘤组织 MVD 及 VEGF、MMP-9 蛋白表达较 MTD 组显著减少($P<0.05$),说明低剂量 5-FU 可抑制 MMP-9 的表达。侯继院等通过顺铂低剂量节律化疗抑制小鼠 H22 肝癌血管生成观察研究,发现 LDM 组的 MVD 计数、VEGF、MMP-2、MMP-9 蛋白阳性表达率较 MTD 组显著减少,差异有统计学意义($P<0.05$)。可推断,LDM 化疗对肿瘤细胞具有一定的直接杀死作用,但更主要的则是通过减少 VEGF、MMP-2、MMP-9 蛋白等的表达,破坏肿瘤内的血管生成而致肿瘤细胞缺血、坏死。

## 五、升高血管形成抑制剂血小板反应素 1 的表达

Folkman 实验室研究发现,在癌基因诱导肿瘤生长的过程中,肿瘤血管生成是关键步骤,并且与肿瘤中血小板反应素 1(thrombospondin-1,TSP-1)的表达情况相关,并据此提出了癌基因成瘾(定义为癌基因激活后能诱导产生致命性肿瘤并促其快速生长,一旦使癌基因失活,则肿瘤快速缓解)具有血管生成依赖性的假说。实验显示,在一些 TSP-1 缺失的小鼠模型中可以观察到激活的癌基因能诱导肿瘤更迅速地生长,但癌基因失活后却没有发生肿瘤完全消除的现象,如果恢复 TSP-1 的表达,则又能观察到持续的肿瘤消除现象。

TSP-1 是一种大分子蛋白,包括 6 个重要的结构域:抗血管生成活性的 N 末端、C 末端球形结构域、前胶原同源性结构域和 3 个重复序列模体。肿瘤间质中高表达,主要表达在细胞表面,血液、心、软骨、肺、脑等正常组织和肿瘤组织都有存在,但肿瘤细胞中存在的较少。在生理条件下,TSP-1 对维持血管生成处于稳定状态至关重要。其还是一种内源性的血管生成抑制因子,有减少内皮细胞黏附和形成管状结构的能力,从而抑制血管生成及抑制肿瘤发生发展。但目前研究表明,在结肠癌、乳腺癌、肺癌、宫颈癌、前列腺癌等多种肿瘤中,TSP-1 的表达降低或不表达。如有研究发现 TSP-1 主要表达于前列腺增生组织基底细胞和间质中,而在前列腺癌(PCa)组织中表达降低或缺失。在前列腺增

生→高分化 PCa→中分化 PCa→低分化 PCa 的演变过程中,TSP-1 的表达率逐渐减少;MVD 随病变级别升高而增加,在 PCa 病变各组之间均有显著差异,TSP-1 的表达与 MVD 呈明显负相关。该研究认为 TSP-1 表达减少及新生血管生成在 PCa 发生早期已出现,已具有诱导新生血管形成的能力,TSP-1 在新生血管生成调节中起抑制血管生成的作用。这种 TSP-1 在肿瘤组织中的表达卜降或不表达,会促血管生成因子表达增高,因而肿瘤组织呈现显著的血管生成,而不断生成的肿瘤血管使肿瘤的生长、发展加快,也使肿瘤发生血行转移的机会随之增加。现认为 TSP-1 可能通过以下途径抑制血管形成:①结合细胞表面的受体,与 bFGF 等促新生血管因子竞争,而使血管生成间接受到抑制;②结合肝素蛋白聚糖;③激活转化生长因子 β1(TGF-β1),对肿瘤细胞的生长、分化、黏附、迁移、死亡起到调节作用;④结合 CD36,抑制血管内皮细胞的增殖、迁徙,进而抑制血管内皮细胞分化形成管样结构。

目前关于节律化疗的实验研究显示,节律化疗有促进内皮细胞 TSP-1 的表达和分泌的作用,也能显著诱导血管内皮细胞 TSP-1 mRNA 和蛋白质表达及增加 TSP-1 与内皮细胞表达的 CD36 受体发生特异性结合。Raghu Kalluri 等发现,每周一次给予 CTX 对 TSP-1 缺陷型小鼠 B16 黑色素瘤没有抗瘤作用,且相比之下,节律化疗对不能产生内皮抑素或血管抑素(另外两种内源性血管生成抑制因子)的小鼠仍有抗瘤作用。因而,这两种分子似乎并不参与到 CTX 节律化疗的抗血管生成作用中。但是,黑色素瘤细胞和肿瘤中浸润的基质细胞可诱发产生 TSP-1。Kerbel 等也在小鼠移植瘤实验证实,用含有小剂量 CTX 的水给小鼠长期饮用,可抑制 95% 小鼠肿瘤生长,同时显著升高血液循环中具有抑制血管内皮生长的 TSP-1 水平。如果在 TSP-1 已敲除的转基因小鼠中,CTX 则不再具有抑制肿瘤血管生成的作用。因此该实验可说明小剂量 CTX 的抑制作用是通过促进抗肿瘤血管生成因子 TSP-1 生成来实现的。体外实验证据也表明,新生血管中处于活化状态的内皮细胞对很低剂量的多种化疗药物有高度特异敏感性,且发现低剂量节律化疗对内皮细胞的诱凋亡作用可能是通过诱导内皮细胞产生特异的抑制因子 TSP-1 而发挥作用,因新生血管内皮细胞持续 5 d 暴露于低浓度的不同化疗药物可诱发 TSP-1 mRNA 和蛋白水平的显著升高。

Bocc 在对联合免疫缺陷人移植瘤小鼠模型上给予 CTX 节律化疗的研究中证实,TSP-1 可能是低剂量 CTX 抗瘤作用的潜在调节因子。TSP-1 可与内皮细胞表达的 CD36 受体发生特异性结合,从而阻止内皮细胞增殖,并诱导其凋亡。而对 CD36 表达阴性的细胞不会产生类似作用,包括骨髓起源的造血干细胞、毛囊细胞等。所以部分解释了节律化疗的抗血管生成作用的专一性,而不影响正常造血系统功能。TSP-1 还能结合并隔离血管内皮生长因子从而阻断其诱导血管生成的活性。此实验设计同时在野生型和 TSP-1 基因敲除小鼠模型上,对 MTD 和节律化疗进行了疗效及机制的比较。结果显示,敲除 TSP-1 基因的老鼠,低剂量 CTX 化疗药物失去其抑制肿瘤及抑制血管新生的能力。但仍然存在于野生型小鼠中,且野生型小鼠的中位生存期明显大于基因敲除组。Bertolini 等通过给予环磷酰胺节律剂量治疗 TSP-1 缺乏型和野生型小鼠后发现,野生型小鼠表现出的抗肿瘤作用比 TSP-1 缺乏型的小鼠更突出。因此节律化疗通过诱导内源性内皮细胞抑制因子如 TSP-1 发挥抗肿瘤新生血管生成的作用已得到证实,而且也能从其他体外研究试验中证实这一点,并陈述其效果呈剂量依赖性。Bocci 等研究显示,伊立替康节律化疗能降低肿瘤微血管密度(MVD)、增加血管抑制因子 TSP-1 表达,认为 TSP-1 是节律化疗抑制肿瘤血管生成的靶点。

国内也有研究证实紫杉醇低剂量节律化疗治疗乳腺癌可以上调 TSP-1 的表达,表现出明显的促肿瘤细胞凋亡、抗血管生成作用。石峰等研究通过在体外应用卡培他滨节律化疗方案作用于乳腺癌细胞的研究中,发现节律化疗组 TSP-1 较常规化疗组和对照组升高,证明了节律化疗方案有促进 TSP-1 升高的作用,从而对肿瘤血管的生成产生抑制作用。也有学者通过槐耳清膏联合环磷酰胺节律化疗抑制裸鼠乳腺癌新生血管生成的实验研究,发现 TSP-1 的免疫组化结果中,槐耳清膏联合环磷酰胺节律化疗组评分最高,NS 组评分最低,环磷酰胺 LDM 组的评分高于环磷酰胺 MTD 组。统计学分析显示槐耳清膏联合环磷酰胺节律化疗组与环磷酰胺 MTD 组、NS 组相比,差异有统计学意义,与环磷酰胺 LDM 组相比,差异无统计学意义;环磷酰胺 LDM 组与 MTD 组、NS 组相比差异有统计学意义。因此,可以得出结论,环磷酰胺节律化疗组及联合组均可上调 TSP-1 的表达,抑制新生血管的生成,从而达到抑瘤的目的。吴宏菊等通过多西他赛节律化疗对 HUVEC 及 BGC-823 细胞 TSP-1 的表达和分泌的影响的研究发现,$IC_{50}$ 浓度的多西他赛作用 HUVEC 144 h 后,明显地增加了 TSP-1 的表达,为对照组的 $(1.78 \pm 0.18)$ 倍($P < 0.05$),而且明显地增加了 TSP-1 蛋白的分泌,与对照组的 100% 相比,多西他赛组为 $(806 \pm 73)\%$($P < 0.05$)。而 $IC_{50}$ 浓度的多西他赛没有改变 BGC-823 肿瘤细胞 TSP-1 的表达和分泌($P > 0.05$)。可推测出多西他赛节律化疗优先抑制了内皮细胞的增殖和诱导内皮细胞的凋亡,其机制可能是由于多西他赛节律化疗增加了内皮细胞 TSP-1 的表达和分泌。

因此,节律化疗可能并非直接作用于内皮细胞,而是通过诱导产生内皮细胞特异的抑制因子比如 TSP-1 发挥作用。这一点可以解释为什么节律化疗不会增加常规化疗常见的毒副作用,比如骨髓抑制。更有趣的是,其他有抗血管生成"副作用"的抗癌药物也可通过相同的机制发挥作用。1997 年发现的赫塞汀,由于抑制 VEGF 表达而有抗血管生成特性,并且它还能诱导肿瘤细胞产生 TSP-1。

## 六、其他可能的机制

### (一)拮抗 NRP-1

NRP-1 是相对分子量为 120 000～140 000 的 I 型穿膜糖蛋白,在多种肿瘤组织中呈高表达。NRP-1 作为 VEGFR-2 的共受体可增强 VEGF165 与 VEGFR-2 的结合,增加 VEGFR-2 的蛋白磷酸化程度,负责诱导内皮细胞趋化作用,促进肿瘤血管生成。NRP-1 还能够以不依赖 VEGF 的方式,通过与酪氨酸激酶 ABL1 形成复合物,重塑肌动蛋白,诱导血管新生。丁园等通过 NRP-1 单抗联合节律化疗对裸鼠胃癌移植瘤生长的抑制的研究发现,NRP-1 mAb 组、MCT 组、联合组裸鼠的食欲较佳、活动较灵活、皮毛光泽,而对照组裸鼠食欲较差、行动迟缓、皮毛失去光泽。对照组的移植瘤生长迅速;联合组移植瘤生长较 NRP-1 mAb、MCT 单药组缓慢,肿瘤生长在一段时间内得到了控制。在 HE 染色

(苏木精-伊红染色)光镜下观察发现:联合组瘤组织几乎无完整肿瘤血管生成,癌细胞多固缩、坏死。免疫组化结果显示,联合组 NRP-1 蛋白表达率较对照组及单药组显著降低。由此证明,NRP-1 mAb 联合多西他赛节律化疗对胃癌细胞 BGC823 具有一定的直接杀伤作用,但更主要的则是通过破坏肿瘤内的血管生成而致肿瘤细胞缺血、坏死。其可能机制之一是通过下调裸鼠肿瘤组织中 NRP-1 的表达而间接实现抗肿瘤作用。

### (二)节律化疗能诱导肿瘤血管正常化,抑制实体瘤内非典型血管的生成

如 G 蛋白信号通路调节蛋白(regulator of G-Protein signaling,Rgs)是一种 G 蛋白信号调节蛋白,通过促 GTPase 活性而促进 GTP 水解,从而调控 G 蛋白信号传导途径。Rgs5 是其中一种,主要由血管周皮细胞表达,对血管生成及成熟有重要影响。在异常增生的肿瘤血管中,周细胞数量较少甚至缺失导致肿瘤血管成熟度低,功能形态与正常血管有明显差异。徐绘等通过小剂量紫杉醇节律化疗影响 Lewis 肺癌细胞株增殖和肿瘤血管生成的研究,发现小剂量化疗组肿瘤组织 Rgs5 表达明显高于对照组,显示在小剂量化疗组肿瘤血管中,周细胞数量较多,血管成熟度高,微血管功能相对完善。如 Goel 等也发现节律化疗不仅可以除去体内不成熟的新生血管,而且还可诱导肿瘤血管正常化。

### (三)抑制炎症反应,抗炎性血管生成

有不少肿瘤的发生和慢性炎症有着密切的关系。炎症(免疫)反应是一把双刃剑,除了可以引起抗肿瘤反应之外,更多的是促进了肿瘤的血管生成、增殖和转移。肿瘤的增殖、坏死和凋亡等刺激增殖微环境内的巨噬细胞释放炎症介质,继而刺激内皮细胞产生黏附分子、趋化因子、细胞因子等,从而吸引更多的巨噬细胞、淋巴细胞、中性粒细胞和肥大细胞的聚集,它们释放各种趋化因子、生长因子、基质金属蛋白水解酶等来促进内皮细胞增殖、迁移、水解组织间质成分,促进组织重建、血管生成、肿瘤生长和转移。有人称之为炎症性或炎症依赖性血管生成。王云等发现用 CTX 对小鼠 Lewis 肺癌进行节律化疗后肿瘤血管密度明显减少,更重要的是发现在瘤体与正常组织之间形成了一个完整的假性包膜,炎症细胞浸润和间质反应与未治疗的对照组和常规化疗组都有明显差别,认为节律化疗可通过抑制炎症反应而间接发挥其抗血管生成作用(抗炎性血管生成)。

### (四)抑制自体吞噬,影响活性氧(ROS)的生成,从而影响血管新生

自体吞噬(简称自噬)是细胞自身降解陈旧蛋白、细胞器,回收利用氨基酸、核酸等小分子以实现自身代谢需要和某些细胞器更新的过程。在营养缺乏特殊环境下,自噬可以通过与凋亡不同的降解机制(膜包被降解)和分子机制(特定基因的激活),使细胞程序性死亡。在肿瘤发展的早期,自噬现象能够抑制肿瘤的形成,如果此时阻碍自噬,将会促使癌前病变的发生。自噬通过调节细胞内过氧化物浓度,改变体内蛋白代谢紊乱状态,保持细胞内环境稳定,抑制肿瘤的形成。而 *Beclin1* 是调控自噬的重要基因。自噬基因 *Beclin1* 是酵母 ATG6 的同系物,也是哺乳动物参与自噬的特异性基因。人类 *Beclin1* 基因位于染色体 17q21 上,是一个双等位肿瘤抑制基因,*Beclin1* 缺陷明显增加肝癌、肺癌、胰腺癌、卵巢癌等发生率。*LC3* 是酵母 ATG8 基因在哺乳动物中的同源物,定位在自噬体膜上,参与自噬体的形成,特异地反映细胞内自噬体的数量,现已作为自噬体的特异性标记蛋白。

文献报道,在宫颈癌细胞系 CaSki Cells 中 pcDNA3.1-Beclin1 过表达,而 VEGF 蛋白水平显著降低,并且导致肿瘤细胞的迁移水平升高。另有文献报道,贝伐珠单抗治疗也上调自噬相关基因 *Beclin1* 和 *LC3* 的表达,并增加自噬体的形成。但抑制自噬能增加活性氧的生成,并明显增加肝癌细胞系 HCC 细胞在低营养和低氧环境下的凋亡水平。而联合自噬抑制剂和贝伐珠单抗较单用更能抑制 HCC 异种移植物的肿瘤生长,提示自噬抑制药可能是增加抗血管新生抑制剂有效性的一种新的方法。郭列平等通过 CP 节律化疗对人脐静脉内皮细胞及其中自噬相关蛋白 Beclin1、LC3 的影响研究,发现 CP 节律化疗能显著降低 HUVEC 细胞自噬相关蛋白 Beclin1、LC3 蛋白和 mRNA 的表达水平,但 HUVEC 凋亡明显增高,提示其对血管内皮的抑制作用中有自噬相关蛋白的参与;且还发现 CP 节律性化疗不仅抑制血管新生,还可抑制自噬,影响 ROS 的生成,从而影响血管新生。

### (五)诱导肿瘤休眠

桂成思等总结出肿瘤休眠包括肿瘤组织休眠和肿瘤细胞休眠 2 种模型。肿瘤组织休眠指肿瘤增殖导致的细胞增加数量与死亡导致的细胞减少数量之间的平衡状态,肿瘤组织休眠主要通过血管生成休眠和免疫介导休眠 2 种机制实现。肿瘤细胞休眠是肿瘤休眠的另一种模式,具有最小增殖、最低死亡数、可逆的特点,其中癌细胞处于静止状态。节律化疗(MCT)由于其抗血管生成活性,限制了肿瘤血管生成,能促进肿瘤组织休眠。

# 第三节　节律化疗抗血管生成分子机制在其他方面取得的进展

随着对节律化疗的深入研究,在节律化疗抗血管生成分子机制的其他方面也取得了较多进展。

## 一、节律化疗抗血管生成对增殖期肿瘤血管内皮细胞具有高度特异性

常规化疗作用于快速分裂的细胞,除肿瘤细胞外,还包括其他多种快速复制的细胞,如骨髓祖细胞、毛囊细胞、消化道黏膜细胞等。化疗药物的非特异性决定了每个周期之间需要一段较长的间歇期(通常 2～3 周),以供正常宿主细胞充分恢复。肿瘤血管内皮细胞也有类似被杀伤和恢复的过程,MTD 化疗初期能抑制内皮细胞增殖并诱导凋亡,但随后的间歇期给内皮细胞的修复和迅速再次增殖提供了机会,并改善了肿瘤供血和供氧。大量体外实验证实,增殖期的内皮细胞对化疗药物的敏感性显著高于正常组织细胞和肿瘤细胞。体外增殖抑制实验结果提示,后两者的 $IC_{50}$ 比前者高出 10～105 倍。部分化疗药物甚至在 ≤1 pmol/L 浓度时就能抑制内皮细胞迁移及其结构合成,但药物一旦移除后这些效应立即消失,延长药物作用时间则效果更明显。动物实验亦证实,缩短

间歇期、延长给药时间能产生显著的抗血管生成作用。这也就解释了为什么标准 MTD 化疗中常见的毒副作用在抗血管生成化疗中反而减轻或完全消失的现象。理论上,缩短化疗周期的间隔时间会减弱宿主修复损伤细胞的能力,可能会出现明显的毒副作用,但由于活化的肿瘤血管内皮细胞对低剂量细胞毒性药物特别敏感,而此药物浓度可能对正常宿主细胞活性很低,甚至没有活性,即抗血管生成化疗对肿瘤血管内皮细胞具有高度特异性,故治疗效果明显而毒性降低。

## 二、节律化疗的用药方式可以避免 MTD 治疗方案中的间歇期

临床上用最大耐受量(maximum tolerated dose,MTD)治疗之后经常会有一个患者停止用药阶段,使患者从治疗中受到的毒性及骨髓抑制作用中恢复过来。MTD 化疗通常会造成循环造血细胞数量显著减少,包括中性粒细胞和其他的骨髓细胞,以及循环内皮祖细胞(CEP),这些细胞的减少非常迅速,并且接下来通常会有一个快速的反弹时期,从骨髓中动用造血前体细胞进入循环,这种反应在小鼠和人里面都有发现。该反应的一个潜在的负面结果就是会造成 CEP 的增加,CEP 会分化为成熟内皮细胞。骨髓来源的髓细胞额外聚集,会直接或间接地促进肿瘤血管生成。因此,MTD 治疗方案中的停药阶段会使肿瘤血管系统进行修复或扩增,从而削弱细胞毒性作用的有益之处。尽管 CEP 及其分化的子细胞的真正本质及功能仍然存在争议,但是已经有证据表明促血管生成因子和其他的血管生成因子能够刺激骨髓释放 CEP,因此节律性化疗能抑制肿瘤募集 CEP 及其子细胞的能力。停药间歇期的减少对肿瘤血管生成有额外的抑制作用。2000 年,当对小鼠的 MTD 治疗改为用同一种药物低剂量多间歇给药方法时,能够增强抑制肿瘤生长的效应。尽管肿瘤细胞本身对毒性药物有抵抗性,肿瘤生长被同一种药物抑制甚至逆转,这些结果表明化疗并不针对肿瘤细胞,也会抑制正常的细胞,如内皮细胞或 CEP 的募集。后续工作表明在小鼠中定期的、低剂量的节律化疗会诱导血管生成抑制因子 TSP-1 的表达,在这些模式中 TSP-1 的遗传缺失会促进肿瘤的生长及血管的生成。

实际上,我们推测,既没有被转化也没有遗传不稳定因素的正常内皮细胞会比肿瘤细胞对化疗的毒性作用更加敏感。如果对患者持续低剂量用药并避免 MTD 治疗方案中的间歇期,就有可能利用足够低剂量的细胞毒性药物来抑制内皮细胞的增殖、存活及功能,同时没有严重的骨髓抑制效果。节律性治疗的研究还在起始阶段,但是已经有令人信服的临床案例,非小细胞肺癌、转移性乳腺癌或卵巢癌患者对每周低剂量的 DNA 损伤药或抑制微管的治疗有反应。同时节律化疗使用药物的剂量较低,也会减少它们的毒副作用,如脱发、恶心等,从而提升患者的生活质量。

## 三、节律化疗下调趋化因子表达

研究发现,趋化因子及其受体除参与炎症反应外,还能调控许多重要的生物学过程,包括心脏与神经的发育、干细胞运动、血管形成、凋亡及肿瘤发生。趋化因子受体分为 4 个家族:CXC 受体、C 受体、CX3C 受体、XC 受体。其中,趋化因子受体 4(CXCR4)的配体为基质细胞衍生因子-1(stromal cell-derived factor-1,SDF-1),CXCR4 是一类与 G

蛋白耦联、具有 7 个疏水跨膜结构的受体,CXCR4 是 SDF-1 的唯一受体,它和其配体 SDF-1 在肿瘤的发生、生长和转移过程中具有重要作用。SDF-1 溶液立体结构为单倍体,包含 68 个氨基酸,其中有 3 个反平行 β 折叠和 1 个 C 末端 α 螺旋。当 CXCR4 与其相应配体结合,SDF-1 通过 G 蛋白与 CXCR4 结合后,激活下游信号通路开放,进行信息传导。已有报道 CXCR4 表达于多种肿瘤组织中,如胃癌、乳腺癌、胰腺癌、大肠癌等,是肿瘤组织细胞中趋化因子受体表达最普遍的,大多与肿瘤进展、转移及病变预后有关。杨勤和张亚声的研究发现,复方苦参注射液联合 5-FU 的节律化疗可能通过协同抑制胃癌裸鼠移植瘤组织中 CXCR4 和 SDF-1 等的表达,从而抑制了肿瘤血管的生成,最终达到抗肿瘤的目的。

## 参考文献

[1]HANAHAN D,BERGERS G,BERGSLAND E. Less is more,regularly:metronomic dosing of cytotoxic drugs can target tumor angiogenesis in mice(comment)[J]. The Journal of Clinical Investigation,2000,8:105.

[2]PASQUIER E,KAVALLARIS M,ANDRÉ N. Metronomic chemotherapy:New rationale for new directions[J]. Nature Reviews. Clinical Oncology,2010,7(8):455-465.

[3]吴宏菊,辛彦. 节律化疗抗血管生成效应的研究进展[J]. 中华肿瘤防治杂志,2011,18(6):473-476.

[4]COLLEONI M,ROCCA A,SANDRI M T,et al. Low-dose oral methotrexate and cyclophosphamide in metastatic breast cancer:antitumor activity and correlation with vascular endothelial growth factor levels[J]. Annals of Oncology,2002,13(1):73-80.

[5]XIE X H,WU Y P,LUO S M,et al. Efficacy and toxicity of low-dose versus conventional-dose chemotherapy for malignant tumors:a meta-analysis of 6 randomized controlled trials [J]. Asian Pacific Journal of Cancer Prevention,2017,18(2):479-484.

[6]MONTAGNA E,CANCELLO G,DELLAPASQUA S,et al. Metronomic therapy and breast cancer:a systematic review[J]. Cancer Treatment Reviews,2014,40(8):942-950.

[7]KOBAYASHI N,NAKAYAMA H,OSAKA Y,et al. Tumor response after low-dose preoperative radiotherapy combined with chemotherapy for squamous cell esophageal carcinoma [J]. Anticancer Research,2013,33(3):1157-1161.

[8]CAMACHO K M,MENEGATTI S,VOGUS D R,et al. DAFODIL:a novel liposome-encapsulated synergistic combination of doxorubicin and 5-FU for low dose chemotherapy[J]. Journal of Controlled Release,2016,229:154-162.

[9]董荣坤,黄建朋,张笃,等. 5-氟尿嘧啶低剂量节律化疗对胃癌荷瘤小鼠血管生成作用的影响[J]. 湖北医药学院学报,2012,31(4):297-300,351.

[10]COLEMAN M,MARTIN P,RUAN J,et al. Low-dose metronomic,multidrug therapy with the PEP-C oral combination chemotherapy regimen for mantle cell lymphoma[J]. Leukemia & Lymphoma,2008,49(3):447-450.

［11］丁园,徐芸,陈玉强,等.NRP-1单抗联合节律化疗对裸鼠胃癌移植瘤生长的抑制［J］.中国肿瘤生物治疗杂志,2017,24(12):1370-1374.

［12］刘荣娜.低剂量节拍化疗对荷人卵巢癌裸鼠移植瘤血管生成拟态的影响及可能机制［D］.石家庄:河北医科大学,2016.

［13］PARK S T,JANG J W,KIM G D,et al. Beneficial effect of metronomic chemotherapy on tumor suppression and survival in a rat model of hepatocellular carcinoma with liver cirrhosis［J］. Cancer Chemotherapy and Pharmacology,2010,65(6):1029-1037.

［14］FOLKMAN J. Angiogenesis:an organizing principle for drug discovery? ［J］. Nature Reviews Drug Discovery,2007,6(4):273-286.

［15］FERRER-FONT L,ARIAS-RAMOS N,LOPE-PIEDRAFITA S,et al. Metronomic treatment in immunocompetent preclinical GL261 glioblastoma:effects of cyclophosphamide and temozolomide［J］. NMR in Biomedicine,2017,30(9):3748.

［16］PETERS K B,LIPP E S,MILLER E,et al. Phase Ⅰ/Ⅱ trial of vorinostat,bevacizumab,and daily temozolomide for recurrent malignant gliomas［J］. Journal of Neuro-Oncology,2018,137(2):349-356.

［17］KONG D S,LEE J I,KIM J H,et al. Phase Ⅱ trial of low-dose continuous(metronomic)treatment of temozolomide for recurrent glioblastoma［J］. Neuro-oncology,2010,12(3):289-296.

［18］车俊,张福正,周乐源,等.小剂量奈达铂节律化疗联合术后放疗对中晚期术后喉癌的疗效观察［J］.世界最新医学信息文摘,2016,16(104):153-154.

［19］Folkman J. Angiogenesis［J］. Annu Rev Med,2006,57:1-18.

［20］SCHEDIN P,ELIAS A. Multistep tumorigenesis and the microenvironment［J］. Breast Cancer Research,2004,6(2):93-101.

［21］MAJCHRZAK K,KASPERA W,SZYMA J,et al. Markers of angiogenesis (CD31,CD34,rCBV) and their prognostic value in low-grade gliomas［J］. Neurol Neurochir Pol,2013,47(4):325-331.

［22］BIEL N M,SIEMANN D W. Targeting the angiopoietin-2/Tie-2 axis in conjunction with VEGF signal interference［J］. Cancer Letters,2016,380(2):525-533.

［23］肖高春,童仕伦,郑勇斌,等.PI3K/AKT及MEK/ERK信号通路在肿瘤血管内皮细胞迁移中的作用［J］.重庆医学,2015,44(11):1452-1456.

［24］KLEMENT G,HUANG P,MAYER B,et al. Differences in therapeutic indexes of combination metronomic chemotherapy and an anti-VEGFR-2 antibody in multidrug-resistant human breast cancer xenografts［J］. Clinical Cancer Research,2002,8(1):221-232.

［25］DREVS J,FAKLER J,EISELE S,et al. Antiangiogenic potency of various chemotherapeutic drugs for metronomic chemotherapy［J］. Anticancer Research,2004,24(3a):1759-1763.

［26］ZHU H,ZHAO F,YU S J,et al. The synergistic effects of low-dose irinotecan and TRAIL on TRAIL-resistant HT-29 colon carcinoma *in vitro* and *in vivo*［J］. International Journal of Molecular Medicine,2012,30(5):1087-1094.

[27] LEE S C,CHEONG H J,KIM S J,et al. Low-dose combinations of LBH589 and TRAIL can overcome TRAIL-resistance in colon cancer cell lines[J]. Anticancer Research,2011,31(10):3385-3394.

[28] TERAMOTO M,SUZUKI T,SATOHISA S,et al. Low-dose SN-38 with paclitaxel induces lethality in human uterine cervical adenocarcinoma cells by increasing caspase activity [J]. Medical Molecular Morphology,2014,47(1):31-37.

[29] ASAHARA T,MUROHARA T,SULLIVAN A,et al. Isolation of putative progenitor endothelial cells for angiogenesis[J]. Science,1997,275(5302):964-967.

[30] 吴雪晖,罗飞,何清义,等. 血管内皮祖细胞研究进展[J]. 医学研究生学报,2008,21 (9):981-985.

[31] TAKAHASHI T,KALKA C,MASUDA H,et al. Ischemia-and cytokine-induced mobilization of bone marrow-derived endothelial progenitor cells for neovascularization[J]. Nature Medicine,1999,5(4):434-438.

[32] 徐晓卿,张盈盈,齐元富. 血管内皮细胞与恶性肿瘤关系的研究进展[J]. 临床肿瘤学杂志,2018,23(2):180-184.

[33] 张建华,王雪雯. 节拍化疗在实体肿瘤治疗中的作用[J]. 现代肿瘤医学,2012,20 (5):1051-1054.

[34] GARCIA-BARROS M,PARIS F,CORDON-CARDO C,et al. Tumor response to radiotherapy regulated by endothelial cell apoptosis[J]. Science,2003,300(5622):1155-1159.

[35] BROWN M,BRISTOW R,GLAZER P,et al. Comment on "Tumor response to radiotherapy regulated by endothelial cell apoptosis"(Ⅱ)[J]. Science,2003,302(5652):1894.

[36] BERTOLINI F,PAUL S,MANCUSO P,et al. Maximum tolerable dose and low-dose metronomic chemotherapy have opposite effects on the mobilization and viability of circulating endothelial progenitor cells[J]. Cancer Research,2003,63(15):4342-4346.

[37] BOCCI G,FALCONE A,FIORAVANTI A,et al. Antiangiogenic and anticolorectal cancer effects of metronomic irinotecan chemotherapy alone and in combination with semaxinib [J]. British Journal of Cancer,2008,98(10):1619-1629.

[38] BERTOLINI F,PAUL S,MANCUSO P,et al. Maximum tolerable dose and low-dose metronomic chemotherapy have opposite effects on the mobilization and viability of circulating endothelial progenitor cells[J]. Cancer Research,2003,63(15):4342-4346.

[39] 蔡政. 多西他赛节律化疗联合地塞米松抑制小鼠肺癌血管生成的实验研究[D]. 郑州:郑州大学,2007.

[40] THORPE P E. Vascular targeting agents as cancer therapeutics[J]. Clinical Cancer Research,2004,10(2):415-427.

[41] 孙慧勤,邹仲敏,卞修武,等. 正常血管和肿瘤血管生成的调节机制研究进展[J]. 中华病理学杂志,2000,29(3):63-65.

[42] ZHU W H, NICOSIA R F. The thin prep rat aortic ring assay: a modified method for the characterization of angiogenesis in whole mounts[J]. Angiogenesis,2002,5(1/2): 81-86.

[43] 刘璐,刘思远.肿瘤血管生成细胞与分子机制研究进展[J].亚太传统医药,2011,7 (4):165-167.

[44] YANG X,ZHU H C,GE Y Y,et al. Melittin enhances radiosensitivity of hypoxic head and neck squamous cell carcinoma by suppressing HIF-1α[J]. Tumor Biology,2014,35 (10):10443-10448.

[45] TAKAHASHI T,YAMAGUCHI S,CHIDA K,et al. A single autophosphorylation site on KDR/Flk-1 is essential for VEGF-A-dependent activation of PLC-gamma and DNA synthesis in vascular endothelial cells[J]. The EMBO Journal,2001,20(11):2768- 2778.

[46] LIPSON K L,FONSECA S G,ISHIGAKI S,et al. Regulation of insulin biosynthesis in pancreatic beta cells by an endoplasmic reticulum-resident protein kinase IRE1[J]. Cell Metabolism,2006,4(3):245-254.

[47] ROTLLAN N,WANSCHEL A C,FERNÁNDEZ-HERNANDO A,et al. Genetic evidence supports a major role for Akt1 in VSMCs during atherogenesis [J]. Circulation Research,2015,116(11):1744-1752.

[48] WU Z Q,ROWE R G,LIM K C,et al. A Snail1/Notch1 signalling axis controls embryonic vascular development[J]. Nature Communications,2014,5:3998.

[49] POTENTE M,GERHARDT H,CARMELIET P. Basic and therapeutic aspects of angiogenesis[J]. Cell,2011,146(6):873-887.

[50] MONTAGNA E, CANCELLO G, DELLAPASQUA S, et al. Metronomic therapy and breast cancer: a systematic review[J]. Cancer Treatment Reviews,2014,40(8):942- 950.

[51] STOELTING S,TREFZER T,KISRO J,et al. Low-dose oral metronomic chemotherapy prevents mobilization of endothelial progenitor cells into the blood of cancer patients[J]. In Vivo,2008,22(6):831-836.

[52] ZHOU F,HU J,SHAO J H,et al. Metronomic chemotherapy in combination with antiangiogenic treatment induces mosaic vascular reduction and tumor growth inhibition in hepatocellular carcinoma xenografts [J]. Journal of Cancer Research and Clinical Oncology,2012,138(11):1879-1890.

[53] WU H J,XIN Y,XIAO Y P,et al. Low-dose docetaxel combined with(-)-epigallocatechin-3-gallate inhibits angiogenesis and tumor growth in nude mice with gastric cancer xenografts[J]. Cancer Biotherapy & Radiopharmaceuticals,2012,27(3):204-209.

[54] 高玉宝,黄建朋,徐英.奥沙利铂节律化疗对小鼠胃癌的抑制作用及其机制[J].中华实验外科杂志,2014,31(6):1277-1278.

[55] 吴宏菊,孙丹,赵晶,等.卡培他滨节律化疗对胃癌肿瘤血管生成的影响[J].陕西医

学杂志,2011,40(5):529-531,536.

[56]梁军.肿瘤干细胞样细胞在上皮性卵巢癌血管生成拟态中作用的研究[D].石家庄: 河北医科大学,2016.

[57]HOFMANN U B,WESTPHAL J R,VAN MUIJEN G N,et al. Matrix metalloproteinases in human melanoma[J]. The Journal of Investigative Dermatology,2000,115(3):337-344.

[58]CORNELIUS L A,NEHRING L C,ROBY J D,et al. Human dermal microvascular endo-thelial cells produce matrix metalloproteinases in response to angiogenic factors and migra-tion[J]. The Journal of Investigative Dermatology,1995,105(2):170-176.

[59]HUANG S Y,VAN ARSDALL M,TEDJARATI S,et al. Contributions of stromal metallo-proteinase-9 to angiogenesis and growth of human ovarian carcinoma in mice[J]. Journal of the National Cancer Institute,2002,94(15):1134-1142.

[60]BERGERS G,BREKKEN R,MCMAHON G,et al. Matrix metalloproteinase-9 triggers the angiogenic switch during carcinogenesis[J]. Nature Cell Biology,2000,2(10):737-744.

[61]王利霞,楼善贤,沈蔚.CD147 和 MMP-2、VEGF 在原发性肝癌的表达及意义[J].实用肿瘤学杂志,2005,19(2):109-111.

[62]HENDRIX M J C,SEFTOR E A,HESS A R,et al. Molecular plasticity of human melano-ma cells[J]. Oncogene,2003,22(20):3070-3075.

[63] CARMELIET P. Manipulating angiogenesis in medicine [J]. Journal of Internal Medicine,2004,255(5):538-561.

[64]MANIOTIS A J,FOLBERG R,HESS A,et al. Vascular channel formation by human mela-noma cells *in vivo* and *in vitro*:vasculogenic mimicry[J]. The American Journal of Pathol-ogy,1999,155(3):739-752.

[65]FENG X Y,YAO J H,GAO X L,et al. Multi-targeting peptide-functionalized nanoparti-cles recognized vasculogenic mimicry,tumor neovasculature,and glioma cells for enhanced anti-glioma therapy[J]. ACS Applied Materials & Interfaces,2015,7(50):27885-27899.

[66]HESS A R,SEFTOR E A,GARDNER L M,et al. Molecular regulation of tumor cell vas-culogenic mimicry by tyrosine phosphorylation:role of epithelial cell kinase(Eck/EphA2) [J]. Cancer Research,2001,61(8):3250-3255.

[67]SEFTOR R E,SEFTOR E A,KIRSCHMANN D A,et al. Targeting the tumor microenvi-ronment with chemically modified tetracyclines:inhibition of laminin 5 gamma 2 chain promigratory fragments and vasculogenic mimicry[J]. Molecular Cancer Therapeutics, 2002,1(13):1173-1179.

[68]JIE Y K,YU X H. A new model of tumor microcirculation of vasculo genic mimicry[J]. Jiangxi Medical Journal,2012,47(01):82-84.

[69]乐晓峰,孙彬佳,郭斯翔,等.血管生成拟态在肿瘤研究中的现状与展望[J].现代肿瘤医学,2014,22(9):2204-2208.

[70]ZHU W,SUN W,ZHANG J,et al. Norcantharidin enhances TIMP-2 anti-vasculogenic-

mimicry activity for human gallbladder cancers through downregulating MMP-2 and MT1-MMP[J]. International Journal of Oncology,2015,46(2),627-640.

[71]LIU X,WANG J H,LI S,et al. Histone deacetylase 3 expression correlates with vasculo-genic mimicry through the phosphoinositide3-kinase/ERK-MMP-laminin5γ2 signaling pathway[J]. Cancer Science,2015,106(7):857-866.

[72]TANG J,WANG J G,FAN L,et al. cRGD inhibits vasculogenic mimicry formation by down-regulating uPA expression and reducing EMT in ovarian cancer[J]. Oncotarget,2016,7(17):24050-24062.

[73]王丹娜,朱博,武世伍,等.HIF-1α和MMP-9促进浸润性乳腺癌中血管生成[J].中国组织化学与细胞化学杂志,2015,24(5):404-408.

[74]HESS A R,SEFTOR E A,SEFTOR R E,et al. Phosphoinositide 3-kinase regulates membrane type 1-matrix metalloproteinase(MMP) and MMP-2 activity during melanoma cell vasculo-genic mimicry[J]. Cancer Research,2003,63(16):4757-4762.

[75]程锐,蔡欣然,周浩辉,等.膜型基质金属蛋白酶-1表达对肝细胞癌血管生成拟态形成的影响[J].中国医药导报,2014,11(36):13-15,20,169.

[76]姚芳,李志红,闫喆,等.高糖刺激下大鼠肾小球系膜细胞MMP-2,TIMP-2,MT1-MMP和CTGF的表达及意义[J].解放军医学杂志,2013,38(10):811-817.

[77]侯继院,沈方臻,王延涛,等.顺铂低剂量节律化疗抑制小鼠H22肝癌血管生成观察[J].齐鲁医学杂志,2008,23(2):95-98.

[78]周娟,徐芸,陈玉强.节律化学疗法在胃癌中的研究进展[J].中华消化杂志,2015,35(3):206-209.

[79]SUND M,HAMANO Y,SUGIMOTO H,et al. Function of endogenous inhibitors of angio-genesis as endothelium-specific tumor suppressors[J]. Proceedings of the National Acad-emy of Sciences of the United States of America,2005,102(8):2934-2939.

[80]GIURIATO S,RYEOM S,FAN A C,et al. Sustained regression of tumors upon MYC inac-tivation requires p53 or thrombospondin-1 to reverse the angiogenic switch[J]. Proceed-ings of the National Academy of Sciences of the United States of America,2006,103(44):16266-16271.

[81]ZUBAC D P,BOSTAD L,KIHL B,et al. The expression of thrombospondin-1 and p53 in clear cell renal cell carcinoma:Its relationship to angiogenesis, cell proliferation and cancer specific survival[J]. The Journal of Urology,2009,182(5):2144-2149.

[82]牛文斌,王春玲,秦文波,等.血小板反应素-1在前列腺癌中的表达及与血管生成的关系[J].中国老年学杂志,2010,30(14):1932-1934.

[83]BERGMAN P J. Anticancer vaccines[J]. Vet Clin North Am Small Anim Pract,2007,37(6):1111-1119.

[84]HAMANO Y,SUGIMOTO H,SOUBASAKOS M A,et al. Thrombospondin-1 associated with tumor microenvironment contributes to low-dose cyclophosphamide-mediated endo-thelial cell apoptosis and tumor growth suppression[J]. Cancer Research,2004,64(5):

1570-1574.

[85] KERBEL R S,KLEMENT G,PRITCHARD K I,et al. Continuous low-dose anti-angiogenic/metronomic chemotherapy:from the research laboratory into the oncology clinic [J]. Annals of Oncology,2002,13(1):12-15.

[86] BOCCI G,NICOLAOU K C,KERBEL R S. Protracted low-dose effects on human endothelial cell proliferation and survival *in vitro* reveal a selective antiangiogenic window for various chemotherapeutic drugs[J]. Cancer Research,2002,62(23):6938-6943.

[87] GRANT D S,WILLIAMS T L,ZAHACZEWSKY M,et al. Comparison of antiangiogenic activities using paclitaxel(taxol) and docetaxel(taxotere) [J]. International Journal of Cancer,2003,104(1):121-129.

[88] BOCCI G,FRANCIA G,MAN S,et al. Thrombospondin-1,a mediator of the antiangiogenic effects of low-dose metronomic chemotherapy[J]. Proceedings of the National Academy of Sciences of the United States of America,2003,100(22):12917-12922.

[89] LAWLER J. Thrombospondin - 1 as an endogenous inhibitor of angiogenesis and tumor growth[J]. Journal of Cellular and Molecular Medicine,2002,6(1):1-12.

[90] GUPTA K,GUPTA P,WILD R,et al. Binding and displacement of vascular endothelial growth factor(VEGF) by thrombospondin:effect on human microvascular endothelial cell proliferation and angiogenesis[J]. Angiogenesis,1999,3(2):147-158.

[91] BERTOLINI F,PAUL S,MANCUSO P,et al. Maximum tolerable dose and low-dose metronomic chemotherapy have opposite effects on the mobilization and viability of circulating endothelial progenitor cells[J]. Cancer Research,2003,63(15):4342-4346.

[92] BROWDER T,BUTTERFIELD C E,KRÄLING B M,et al. Antiangiogenic scheduling of chemotherapy improves efficacy against experimental drug-resistant cancer[J]. Cancer Research,2000,60(7):1878-1886.

[93] JIANG H C,TAO W Y,ZHANG M,et al. Low-dose metronomic paclitaxel chemotherapy suppresses breast tumors and metastases in mice[J]. Cancer Investigation,2010,28(1):74-84.

[94] 石峰,于雁. 节拍化疗通过影响血管形成及免疫系统抑制肿瘤细胞生长的机制[J]. 实用肿瘤学杂志,2017,31(4):316-320.

[95] 赵晴晴. 槐耳清膏联合环磷酰胺节拍化疗抑制裸鼠乳腺癌新生血管生成的实验研究 [D]. 大连:大连医科大学,2012:1-37.

[96] 吴宏菊,辛彦,孙丹. 多西他赛节律化疗对胃癌细胞及内皮细胞生物学效应影响的观察[J]. 中华肿瘤防治杂志,2011,18(12):901-904.

[97] IZUMI Y,XU L,TOMASO E D,et al. Tumour biology:herceptin acts as an anti-angiogenic cocktail[J]. Nature,2002,416(6878):279-280.

[98] NAMJ O,SON H N,JUN E,et al. FAS1 domain protein inhibits VEGF165-induced angiogenesis by targeting the interaction between VEGFR-2 and αvβ3 integrin[J]. Molecular Cancer Research,2012,10(8):1010-1020.

[99]NOWACKA M M,OBUCHOWICZ E. Vascular endothelial growth factor(VEGF)and its role in the central nervous system:a new element in the neurotrophic hypothesis of antidepressant drug action[J]. Neuropeptides,2012,46(1):1-10.

[100]RAIMONDI C,FANTIN A,LAMPROPOULOU A,et al. Imatinib inhibits VECF independent angiogenesis by targeting neuropilin 1-dependent ABL1 activation in endothelial cells[J]. The Journal of Experimental Medicine,2014,211(6):1167-1183.

[101]HAMZAH J,JUGOLD M,KIESSLING F,et al. Vascular normalization in Rgs5-deficient tumours promotes immune destruction[J]. Nature,2008,453(7193):410-414.

[102]徐绘,黄桂春,陈龙邦. 小剂量紫杉醇节律化疗影响 Lewis 肺癌细胞株增殖和肿瘤血管生成的研究[J]. 医学研究生学报,2010,23(3):249-253.

[103]GOEL S,WONG A H,JAIN R K. Vascular normalization as a therapeutic strategy for malignant and nonmalignant disease[J]. Cold Spring Harbor Perspectives in Medicine,2012,2(3):a006486.

[104]SCAPINI P,MORINI M,TECCHIO C,et al. CXCL1/macrophage inflammatory protein-2-induced angiogenesis in vivo is mediated by neutrophil-derived vascular endothelial growth factor-A[J]. Journal of Immunology,2004,172(8):5034-5040.

[105]BENELLI R,MORINI M,CARROZZINO F,et al. Neutrophils as a key cellular target for angiostatin:implications for regulation of angiogenesis and inflammation[J]. FASEB Journal,2002,16(2):267-269.

[106]王云,梁宪斌,纪媛媛,等. 环磷酰胺节律化疗的抗血管生成作用探讨[J]. 山东医药,2006,46(6):17-19.

[107]GOZUACIK D,KIMCHI A. Autophagy as a cell death and tumor suppressor mechanism[J]. Oncogene,2004,23(16):2891-2906.

[108]HOLM E,HILDEBRANDT W,KINSCHERF R,et al. Low postabsorptive net protein degradation in male cancer patients:Lack of sensitivity to regulatory amino acids? [J]. Oncology Reports,2007,17(3):695-700.

[109]付俊,尚海旭,贾弘褆,等. Beclin1 与自噬及肿瘤的关系[J]. 生理科学进展,2012,43(2):155-158.

[110]SATOH J,MOTOHASHI N,KINO Y,et al. LC3,an autophagosome marker,is expressed on oligodendrocytes in Nasu-Hakola disease brains[J]. Orphanet Journal of Rare Diseases,2014,9:68.

[111]桂成思,刘尚勤. 节拍化疗治疗耐药性恶性肿瘤的研究进展[J]. 临床内科杂志,2020,37(10):747-748.

[112]ENDO H,INOUE M. Dormancy in cancer[J]. Cancer Science,2019,110(2):474-480.

[113]NATALE G,BOCCI G. Does metronomic chemotherapy induce tumor angiogenic dormancy? A review of available preclinical and clinical data[J]. Cancer Letters,2018,432:28-37.

[114]SUN Y,LIU J H,SUI Y X,et al. Beclin1 overexpression inhibitis proliferation,invasion

and migration of CaSki cervical cancer cells[J]. Asian Pacific Journal of Cancer Prevention,2011,12(5):1269-1273.

[115]GUO X L,LI D,SUN K,et al. Inhibition of autophagy enhances anticancer effects of bevacizumab in hepatocarcinoma[J]. Journal of Molecular Medicine,2013,91(4):473-483.

[116]郭列平,周帆,石昊天,等. CP 节律性化疗对人脐静脉内皮细胞及其中自噬相关蛋白 Beclin1、LC3 的影响[J]. 武警医学,2015,26(3):236-240.

[117]WANG J Y,LOU P P,LESNIEWSKI R,et al. Paclitaxel at ultra low concentrations inhibits angiogenesis without affecting cellular microtubule assembly[J]. Anti-Cancer Drugs,2003,14(1):13-19.

[118]杨权,陈守国,许宁. 趋化因子受体 4 在人肝细胞癌中的表达及临床意义[J]. 海南医学,2010,21(19):7-8,6.

[119]赵海宁,谢莹莺,马德寿,等. 趋化因子受体 4 在乳腺癌组织中的表达变化及意义[J]. 山东医药,2016,56(41):79-81.

[120]杨勤,张亚声. 复方苦参注射液联合 5-氟尿嘧啶节律化疗对人胃癌裸鼠移植瘤 VEGF、CXCR4 和 SDF-1 表达的影响[J]. 胃肠病学,2011,16(2):72-76.

# 第四章　节律化疗抗血管生成临床应用

节律化疗代表了一种全新的观点,与传统的 MTD 化疗相比具有以下优点:①更为有效,不仅能降低毒性反应,而且能提高抗肿瘤效果;②节律化疗因毒副反应较轻而无需使用止呕药和细胞集落刺激因子等,甚至不必住院,因而可节约大量医疗费用;③节律化疗能够显著延长患者的生存期;④与其他抗血管生成药物联合应用有协同抗血管作用;⑤与分子靶向治疗、免疫治疗联合应用可提高疗效;⑥适合无法耐受标准剂量化疗的老年和肿瘤晚期患者。这种成本低、易耐受,且方便使用的治疗模式更易在低收入家庭实施。现已成为晚期或抵抗性肿瘤一种有效的治疗策略,发挥着价廉、高效的理想作用。下面我们分系统来谈谈节律化疗的临床应用。

## 第一节　呼吸系统

### 一、非小细胞肺癌

肺癌是我国目前死亡率最高的恶性肿瘤,其中约80%的肿瘤为非小细胞肺癌。癌细胞转移是晚期癌症死亡率高的重要原因之一,而这有赖于肿瘤新生血管的形成。肿瘤血管新生是肿瘤细胞、内皮细胞等相互作用的复杂过程,其主要过程是内皮细胞受到肿瘤细胞等分泌的促血管生长因子的刺激被激活,分泌多种蛋白酶,使血管基底膜被降解,内皮细胞在多种趋化因子作用下增殖、游走、出芽,在黏附分子作用下与周细胞形成管腔,癌细胞易通过该管腔转移至其他组织。目前非小细胞肺癌患者的一线标准治疗方案以联合含铂类的细胞毒性药物如长春瑞滨、紫杉醇、吉西他滨、多西他赛、培美曲塞等为主,可联合血管内皮抑素或一线靶向治疗等。一线治疗失败后,二线治疗方案推荐使用多西紫杉醇、培美曲塞、EGFR-TKI。而节律化疗多被用作晚期非小细胞肺癌的二线或二线以上治疗。采用的形式包括单药节律化疗、两种或两种以上化疗药物组合的节律化疗、节律化疗与抗血管药物联合治疗以及节律化疗和酪氨酸激酶抑制剂等靶向药物联合等。

### （一）单药节律化疗

Camerini 等回顾性分析了 270 例Ⅲb～Ⅳ期 NSCLC 患者口服长春瑞滨单药节律化疗一线、二线、三线的治疗效果,其中 138 例患者接受 50 mg、68 例患者接受 40 mg、64 例患者接受 30 mg,每周 3 次,直至疾病进展。总体缓解率达 17.8%,其中 46 例患者部分缓解,病情稳定超过 12 周的患者有 119 例,总体疾病控制率(disease control rate,DCR)达 61.9%,中位总生存期(overall survival,OS)为 9 个月,一线治疗中位 OS 为 10 个月,二线治疗中位 OS 为 8 个月,三线治疗中位 OS 为 6.5 个月。德国 Guetz 等也在晚期非小细胞肺癌患者中进行了节律长春瑞滨的剂量爬坡研究,采用每天 20～50 mg,治疗 3 周停 1 周的方法。30 mg 剂量组中,患者的耐受性良好;40 mg 剂量组中,5 例患者中有 2 例出现剂量限制性毒性(dose-limiting toxicities,DLTs);50 mg 剂量组中,6 例患者中有 3 例出现剂量限制性毒性。最终研究推荐的用法是第 1 周期化疗采用每天 30 mg,第 2 周期化疗采用每天 40 mg。姚舒洋等收集了 26 例接受口服长春瑞滨节律化疗(30 mg/d,3 次/周,28 d 为 1 个周期)的晚期多线治疗失败的非小细胞肺癌的临床资料,并进行回顾性分析。结果发现,8% 的患者达部分缓解,42% 达疾病稳定,50% 出现疾病进展,患者的有效率为 8%,疾病控制率为 50%,中位无进展生存期(PFS)为 2 个月。对影响 PFS 的各因素进行单因素分析中,体能状态评分为 1 分的患者优于 2 分患者($P=0.012$)。PFS 与性别、年龄、吸烟状态和病理类型均无关。治疗的耐受性好,严重毒性反应非常少见,没有出现Ⅳ级或不可耐受的毒性反应,没有患者因不良反应出现死亡或因治疗不良反应(adverse events,AEs)而需要住院治疗。其认为口服长春瑞滨节律化疗可作为治疗晚期非小细胞肺癌,尤其是 PS 评分差的患者的有效药物,安全性高,患者的耐受性好。多西他赛是 NSCLC 常用的二线治疗药物,有研究者尝试了多西他赛节律化疗($25～40$ mg/m²,第 1、8、15 天给药)的疗效和安全性。多西他赛每周节律治疗方案和 3 周传统方案的Ⅱ期和Ⅲ期研究发现对于经治晚期非小细胞肺癌疗效是相似的,但是在不良反应方面,每周节律治疗方案组发热性粒细胞减少发生率明显低于 3 周传统方案组,因此对于有发生严重粒细胞减少风险的患者,每周多西他赛方案是较好的选择。

### （二）节律化疗与中医药联合

中医药联合化疗药物共同治疗恶性肿瘤疗效与单纯化疗相比较有更好的预后和更小毒副反应。王争君等选取 80 例非小细胞肺癌患者,随机分成对照组和实验组。对照组进行常规方案(GP、NP、DP 方案中的 1 种)化疗,实验组患者采用节律化疗(与对照组相同化疗方案,化疗药物为常规的 60%)加用艾迪注射液[100 mL,静脉滴注(ivgtt),1 次/d]治疗。治疗 6 周后观察两组患者疗效及症状的改善情况、化疗药物的毒副反应。结果显示,实验组患者有效率和稳定率与对照组没有显著差异($P>0.05$)。在症状的改善方面,实验组患者乏力症状改善率高于对照组患者($P<0.05$)。在毒副反应方面,实验组患者比对照组患者副反应少($P<0.05$)。该结果提示小剂量化疗联合艾迪注射液用于治疗非小细胞肺癌症状改善效果明显好于单用化疗患者,能够提高患者生活质量,减轻化疗药物的副反应。

### （三）节律化疗与抗血管生成药物联合

节律化疗与抗血管生成药物联合治疗,能进一步延长晚期非小细胞肺癌的生存率。有研究发现,顺铂、口服依托泊苷节律化疗联合贝伐珠单抗(顺铂 30 mg/m²,第 1~3 天;依托泊苷 50 mg,第 1~15 天;贝伐珠单抗 5 mg/kg,第 3 天,3 周为 1 个周期)治疗可以显著降低原发肿瘤的血流灌注,降低血清 VEGF、血管生成素–1、TSP–1 的水平。该研究纳入 42 例晚期非小细胞肺癌患者,其中 40 例接受贝伐珠单抗治疗的患者中客观缓解率(ORR)为 77.5%,疾病稳定率为 15%,中位疾病进展时间(TTP)7.6 个月,最常见的毒性为 1~2 级血液学毒性。该研究确定了贝伐珠单抗最佳生物剂量和最耐受剂量分别为 5 mg/kg 和 7.5 mg/kg,同时确认贝伐珠单抗联合节律化疗是安全可行的,而且也显示了显著的抗肿瘤血管生成活性和抗肿瘤效应。化疗联合抗血管生成药物能够进一步提高疗效。毕大鹏采用节律化疗(多西紫杉醇 25 mg/m²,1 次/周,3 周为 1 个周期)+贝伐珠单抗(5 mg/kg)治疗 60 例晚期非小细胞癌肺癌患者,发现联合贝伐珠单抗的患者疾病控制率为 91.67%,并且恶心呕吐、咳嗽、气促、疲乏、胸痛等不良反应减轻明显。得出结论:晚期非小细胞肺癌治疗中应用贝伐珠单抗与节律化疗结合的方式,可促进患者临床疗效以及生活质量提升,值得推广。

### （四）节律化疗与放疗联合

放射治疗也是晚期非小细胞肺癌的重要治疗手段之一。研究发现,节律放化疗联合能够促进血管内皮细胞凋亡。孙莉等收集了 57 例非小细胞肺癌患者,将其随机分为治疗组和对照组。治疗组以紫杉醇 8 mg/m²+卡铂 AUC = 0.25 mg/(mL·min)(每周 2 次)的节律化疗联合放疗;对照组以紫杉醇 45~50 mg/m²+卡铂 AUC = 2 mg/(mL·min)(每周 1 次)与放疗行同步放化疗。治疗前后行 CT 扫描及血流灌注分析,并评价其毒副作用。结果显示,对照组与治疗组比较总有效率略有优势,但无统计学差异($P>0.05$)。两组之间 III~IV 级不良反应发生率有显著性差异($P<0.05$);两组患者经治疗后血流灌注得到改善,节律化放疗组稍显著,其中治疗后血流量(BV)、表面渗透性(PS)改善差异有统计学意义。该结果提示节律化疗联合放疗毒副作用小,耐受性好,并且具有更好的抗肿瘤血管效应。Hanseno 等在一项 II 期试验中评估了口服长春瑞滨节律化疗联合放疗在不可手术的 NSCLC 中的疗效,117 例 IIb~IIIb 期患者在接受 2 周期新辅助化疗后被随机分配到 60 Gy 组和 66 Gy 组,两组患者接受每周 3 次口服 50 mg 长春瑞滨治疗,观察终点为局部无进展中期(progression free interval,PFI)。结果显示,60 Gy 组 54% 的患者局部 PFI 为 9 个月,而 66 Gy 组有 59% 患者达到,两组的中位 OS 分别为 23.3 个月和 23.7 个月,局部 PFI 和总体的生存率无明显统计学差异,口服长春瑞滨节律化疗联合放疗在不可手术的 NSCLC 患者中效果好且耐受性好。李易泽等认为该结果表明,口服长春瑞滨节律化疗联合放疗是不可手术的晚期 NSCLC 患者的新选择,联合治疗效果好,且节律化疗毒性小、耐受性好。

## 二、鼻咽癌

鼻咽癌是我国南部地区高发的恶性肿瘤,具有明显的种族易感性、地区聚集性和家族倾向性。鼻咽癌可直接向周围及邻近组织、器官、神经浸润,又易发生颈部淋巴结的转移。对于鼻咽癌的治疗方法一般是早期放射治疗,中晚期放化疗联合、抗血管生成治疗、靶向治疗等综合治疗。对于中晚期鼻咽癌,NCCN 头颈部肿瘤指南推荐方案为单药顺铂(40 mg/m²)每周联合放疗,该方案目前已在临床上应用。同步放化疗在增加疗效的同时,也加重了毒副反应,白细胞下降、口腔溃疡、恶心呕吐等毒副反应使部分患者无法耐受全程治疗,从而影响疗效。因此,许多研究者试图通过减少单次化疗药物的剂量或以不同的给药方式,来寻找一种可以提高疗效及治疗耐受性的新路线。覃丽兰对 68 例 Ⅱ ~ Ⅳb 期鼻咽癌患者的临床资料进行回顾性分析。其中 27 例患者采用单药顺铂每周方案同期化疗:DDP 30 ~ 40 mg/m² 静脉滴注,每周 1 次,共 7 周。41 例采用单药顺铂每3 周方案同期化疗:DDP 80 mg/m² 静脉滴注,分 3 d 使用,21 d 为 1 个周期,共 2 ~ 3 个周期。比较两种同步化疗方案的疗效差异。结果证实单药顺铂每周同步化疗方案与 3 周同步化疗方案的 5 年总生存率、5 年无进展生存率、5 年无局部复发生存率分别为 91.3% 和 89.7%、80.8% 和 80.0%、88.2% 和 92.7%,尽管均无统计学意义($P>0.05$),但每 3 周方案的 5 年无局部复发生存率(92.7%)有优于每周方案(88.2%)的趋势。章伟以 Ⅱ ~ Ⅳb 期鼻咽癌为研究对象,从近期疗效、毒副反应、治疗依从性、耐受性及 CT 血流灌注成像分析 5 个方面评价顺铂 8 mg/m²(每周 2 次)的节律化疗联合放疗与每周顺铂40 mg/m² 同步放化疗两种治疗模式的差异。其选取节律化疗组 15 例与同步放化疗组20 例的鼻咽癌患者,结果显示,节律化疗组出现 1 例Ⅲ级皮肤毒性和Ⅲ级口腔黏膜反应,对照组出现 1 例Ⅳ级血液系统毒性(白细胞下降)和Ⅲ级皮肤毒性,6 例患者出现Ⅲ级口腔黏膜反应,同时节律化疗组血红蛋白降低、恶心呕吐、口腔黏膜毒性等级较对照组轻($P<0.05$)。综合毒副反应、依从性,总体评价认为节律化疗组耐受性较好。CT 血流灌注成像分析显示,两组治疗后鼻咽原发病灶 CT 灌注参数 BF、BV、PS 值均呈降低趋势,MTT值呈升高趋势;节律化疗组 BF、BV、PS 下降和 MTT 上升幅度较对照组显著,两组间仅MTT 增加值的差异无统计学意义。刘洪明等在鼻咽癌 IMRT 联合卡培他滨节律化疗(500 mg,po,bid)的研究中也证实,节律化疗联合放疗可提高远期疗效,增强其抗肿瘤血管形成作用。李白羽等选择化疗序贯根治性同步放化疗后 8 周血浆 EB 病毒 DNA 持续升高的局部晚期鼻咽癌患者 53 例,其中行卡培他滨节律化疗(卡培他滨 750 mg/m²,2 次/d,连续 2 周后停用 1 周,21 d 为 1 个周期,至少 4 个周期)25 例为节律化疗组,未行后续治疗者 28 例为对照组,评估两组疗效及不良反应发生情况。结果发现,节律化疗组5 年总生存率(76.0%)、5 年无局部区域复发生存率(79.3%)、5 年无远处转移生存率(83.1%)均高于对照组(53.6%、46.4%、50.0%)($P<0.05$)。可得出结论,行卡培他滨节律化疗可改善根治性同步放化疗后血浆 EB 病毒 DNA 持续升高症状,提高 5 年生存率,减少肿瘤复发和转移。

## 三、喉癌

喉癌是常见的头颈部恶性肿瘤,占全身恶性肿瘤的 5.7% ~ 7.6%,男性较女性多见,其中声门型喉癌占喉癌的 50% ~ 70%,是喉癌的最常见类型。早期喉癌的治疗主要以手术为主。手术治疗虽然可以彻底切除肿瘤,并尽可能地对患者的喉的发声、呼吸功能予以保留或重建,但会对患者造成较大的创伤,术后恢复较慢,且容易导致多种术后并发症,易对患者的生活质量产生影响。而且,手术治疗易导致术后复发或者淋巴结转移的出现。而新出现的光动力疗法因其具有高度选择性和不良反应小的优势和特点,目前也被临床应用。

节律化疗由于患者耐受度高,临床中也将其与上述方法联用。一项回顾性分析研究发现,手术、放疗和光动力治疗均联合节律化疗(顺铂 50 mg/m$^2$,每 3 周 1 次),3 组的 3、5 年总生存率,2 年无瘤生存率和 2 年局部控制率获得相似的临床疗效。3 种治疗方案均联合节律化疗,表明节律化疗耐受度更好,将节律化疗与手术、光动力等疗法相联合,可以降低原发灶发病率、预防淋巴转移,对患者来说远期获益更大。

## 第二节　消化系统

### 一、食管癌

食管癌是指食管上皮来源的恶性肿瘤,在中国,近年来食管癌的发病率虽然有所下降,但死亡率一直位居第 4 位。据 2017 年统计,我国食管癌新发病例 27.7 万,死亡人数 20.6 万,发病率和死亡率分别列于恶性肿瘤的第 6 位和第 4 位。临床针对晚期食管癌多采取常规化疗或放疗方式,但效果不理想,特别对于老年晚期食管癌患者来讲,因患者年龄较大,身体各项功能衰退,基础疾病多,对化疗耐受性差,更增加治疗难度。程刚等用卡培他滨片剂或替吉奥口服的形式进行节律化疗,通过小剂量频繁给药,将治疗重点从肿瘤细胞转移至肿瘤内活化血管内皮细胞,可以进一步有效抑制肿瘤耐药菌株的发生,该方法更加具有安全性。尤其对于老年患者,本身骨髓储备差,还具有低耐药性,可长期治疗,且治疗费用少。近几年临床研究发现,在调强放疗基础上联合节律化疗及热疗能够有效提高治疗有效率,且患者耐受性强,安全性佳。周建伟等结合开展热疗干预,发现通过对食管癌患者进行热疗可进一步协同化疗及放疗,能成倍提高疗效,值得运用推广。

### 二、胃癌

胃癌是指原发于胃的上皮源性恶性肿瘤,根据 GLOBOCAN 的最新统计数据,2020 年全球胃癌新发病例约 108.9 万例,居恶性肿瘤发病率第 5 位,死亡病例约 76.9 万例,位于恶性肿瘤死亡率第 2 位。而中国胃癌新发病例和死亡病例分别占全球胃癌发病率和死亡率的 42.6% 和 45.0%,居全球发病率第 5 位、死亡率第 6 位。我国早期胃癌占比很低,仅约 20%,大多数发现已是进展期,总体 5 年生存率不足 50%。中国 2003—2005 年胃癌人群的 5 年相对生存率为 27.4%。胃癌的预后与诊治时期密切相关,研究表明,大部分早期胃癌在内镜下即可获得根治性治疗,5 年生存率超过 90%。进展期胃癌即使接受了手术为主的综合治疗,5 年生存率仍低于 30%。而晚期胃癌患者已经失去手术的机会,主要的治疗手段仍以全身治疗为主。化疗是晚期胃癌治疗的一个主要选择,晚期胃癌一线化疗的重要地位早已确定,化疗相较支持治疗可以明显改善患者的症状和生存期。节律化疗可直接作用于内皮细胞,通过诱导内皮细胞特异的抑制因子,如 TSP-1 等发挥作用,从而逐步抑制营养供应血管,减少肿瘤细胞的增殖,达到控制临床症状的目的。

### (一)单药节律化疗

刘立新观察 24 例晚期胃癌患者使用 5-FU 节律化疗的临床疗效,使用 5-FU 500 mg 静脉持续泵入 12 h,d 1—21,4 周为 1 个疗程,对接受至少 3 个疗程的患者进行疗效评价,PR 为 12.5%,SD 为 37.5%,PD 为 50.0%,DCR 为 50.0%。随访 8~24 个月,治疗有效患者的中位 TTP 为 3.2 个月。结果表明 5-FU 节律化疗可以有效控制老年晚期胃癌患者的病情进展,不良反应少且轻。陶家龙等采用 5-FU 500 mg 静脉持续泵入 12 h,d 1—21 治疗 28 例老年晚期胃癌,4 周为 1 个疗程,对接受至少 2 个疗程化疗的患者进行疗效评价。结果显示 PR 为 10.7%,SD 为 35.7%,DCR 为 46.4%。平均随访 11 个月,治疗有效患者的中位 TTP 为 3.1 个月,中位 OS 为 7.2 个月。说明小剂量持续长疗程 5-FU 静脉泵入治疗可以有效控制老年晚期胃癌,不良反应少,主要不良反应为中性粒细胞减少、贫血、黏膜炎,多为 I~II 度,大部分患者可耐受。万小云等给予 42 例老年晚期胃癌患者餐后口服卡培他滨,1250 mg/次,2 次/d,分早晚服用,2 周为 1 个疗程,持续治疗 2 个疗程,疗程与疗程之间间隔 1 周。对至少接受过 2 个化疗周期的患者进行疗效评估。0 例 CR(0),13 例 PR(30.95%),13 例 SD(30.95%),16 例 PD(38.10%),其有效率等于 30.95%,疾病控制率为 61.90%。主要不良反应为骨髓抑制、消化系统反应和手足综合征,大多为 I~II 度。说明对老年晚期胃癌患者采取小剂量卡培他滨治疗,效果显著,不良反应少,值得在临床上大力推行。

### (二)多药联合节律化疗

欧阳学农等观察小剂量 FDH 方案静脉给药治疗高龄晚期胃癌的临床疗效。治疗组 21 例,给予 FDH 方案(CF 100 mg/d,DDP 10 mg/d,HCPT 5 mg/d,5-FU 250 mg/d,d 1—5)。对照组 33 例,给予 FOLFOX4 方案(奥沙利铂 130 mg/m² d1,亚叶酸钙 200 mg/m² d 1—2;5-FU 400 mg/m² d1,5-FU 600 mg/(m²·d),持续泵入 48 h)。2 个疗程后评价显示治疗组 CR 1 例、PR 9 例、NC 7 例、PD 5 例,有效率(CR+PR)为 47.6%。中位生存期 10.3 个月。对照组 CR 2 例、PR 14 例、NC 10 例、PD 7 例,有效率(CR+PR)为 48.5%,中位生存期 10.6 个月,两组疗效无显著性差异($P>0.05$)。治疗组 III~IV 度的白细胞下降(4.76%)及胃肠道反应(0)均较对照组(18.18%、12.12%)低($P<0.05$)。表明小剂量 FDH 方案持续静脉滴注是治疗高龄晚期胃癌的有效、安全的方案。朱建平等观察周小剂量卡铂联合低剂量 5-FU 治疗 65 岁以上高龄晚期胃癌患者的临床疗效和毒副反应。治疗组 18 例给予卡铂 100 mg/m²,5-FU 500 mg/m²,每周 1 次,连续 3 周,休 1 周;对照组 15 例给予卡铂 300 mg/m² d1,5-FU 500 mg/m² d 1—5,28 d 重复。3 个疗程后治疗组总有效率为 50.00%,其中 PR 9 例;对照组总有效率为 46.67%,其中 PR 7 例($P>0.05$)。

治疗组毒副反应率为 16.67%；对照组为 73.33%（$P<0.05$）。说明周小剂量卡铂联合低剂量 5-FU 是治疗高龄晚期胃癌的一种安全有效的化疗方案。赵增虎等给予 34 例老年胃癌以低剂量 5-FU 持续静脉滴注加草酸铂为主联合化疗，草酸铂 130 mg/m² d1，单次量最大不超过 200 mg；亚叶酸钙 200 mg d 1—5，5-FU 300 mg/(m²·d)，持续泵入 120 h，21 d 为 1 个周期，3 周期后评价疗效。CR 1 例，PR 15 例，NC 13 例，PD 5 例，总有效率（CR+PR）为 47.1%，治疗后 CEA、CA19-9 均有明显下降，与治疗前相比有显著差异（CA19-9 $P<0.05$；CEA $P<0.01$）。表明低剂量 5-FU 持续静脉滴注加草酸铂为主联合化疗对老年胃癌疗效满意，毒性反应发生低且轻微。朱建军等观察 DCF 方案节律化疗治疗 60 例晚期胃癌的近期疗效及毒副反应，治疗组 30 例采用 5-FU 200 mg/(m²·d) 持续泵入 24 h，连用 2～3 周；DDP 6 mg/(m²·d)，每周 5 d，连用 2～3 周；多西他赛 13 mg/m²，每周 2 次，连用 2～3 周。对照组 30 例采用多西他赛 75 mg/m²，d1、8，持续 1 h；DDP 25 mg/m²，d 1—5；5-FU 75 mg/m² 持续 6 h 以上，d 1—5，4 周为 1 个疗程，至少接受 2 个疗程后评价。治疗组 CR 3 例，PR 16 例，SD 6 例，PD 5 例，有效率为 63.3%。对照组 CR 2 例，PR 15 例，SD 6 例，PD 7 例，有效率为 56.7%。两组有效率比较差异无统计学意义（$P>0.05$）。两组的主要毒副反应为白细胞减少、恶心呕吐、腹泻等，比较差异均有统计学意义（$P<0.05$）；口腔黏膜炎发生率两组比较差异无统计学意义（$P>0.05$）。说明 DCF 方案节律化疗治疗晚期胃癌有较高的临床缓解率，毒副反应轻。俞进友等给予 36 例不能手术的晚期胃癌患者以多西他赛联合 FP 方案微泵节律化疗。以 5-FU 0.375 g/d 持续 21 d，DDP 10 mg/d 持续 5 d，休息 2 d，每周重复，共 2 次；多西他赛 20 mg 持续 1 h，d1、4、8、11、15、18，3 周后休息 1 周，28 d 为 1 个周期，2 个周期后评价疗效。结果显示 RR 为 55.6%，DCR 为 97.2%，1 年生存率为 88.9%，18 个月生存率为 61.1%，2 年生存率为 13.9%，生活质量明显提高，Ⅲ度不良反应少见，无Ⅳ度不良反应。提示多西他赛联合 FP 方案微量泵节律化疗治疗晚期胃癌具有一定疗效，毒副反应小，依从性高，可作为晚期胃癌的一种有效治疗手段。

## 三、结直肠癌

结直肠癌（包括结肠癌、直肠癌）是常见的消化道恶性肿瘤，我国 2014 年新发结直肠癌 37 万例，死亡 18 万例，发病率和死亡率别为 17.52/10 万和 7.91/10 万，发病和死亡均居癌症的第 5 位。

### （一）单药节律化疗

方伟达等观察低剂量替吉奥胶囊对 90 例晚期结直肠癌放弃全身静脉化疗患者的疗效、安全性及临床意义。治疗组 45 例在接受常规支持对症治疗的同时，口服低剂量替吉奥胶囊化疗（40 mg/m²，bid×4w，q6w 为 1 个疗程），休息 2 周后继续。对照组只接受常规支持对症治疗。治疗组 PR 为 17.8%，SD 为 44.4%，PD 17 为 37.8%，RR（CR+PR）为 17.8%，DCR（CR+PR+SD）为 62.2%，其中 OS（10.2±2.1）个月，药物引起的不良反应大部分为 1～2 级，未因不良反应而停药；对照组 SD 为 26.7%，PD 为 73.3%，RR 为 0，DCR 为 26.7%，其中 OS（5.2±1.9）个月，两组比较除 SD $P>0.05$，其余均 $P<0.05$。说明口服

低剂量替吉奥胶囊对晚期结直肠癌放弃全身静脉化疗患者有一定的疗效,临床获益明显,不良反应较低、安全性好,具有一定的临床意义。闫帅等对比 50 例老年晚期结直肠癌患者采用常规化疗与节律化疗治疗的效果,参照组 24 例给予 FOLFOX4、FOLFIRI 方案常规化疗,干预组 26 例给卡培他滨片口服节律化疗联合奥沙利铂化疗(卡培他滨 1000 mg/m² po bid,d 1—14,奥沙利铂 130 mg/m² 21 d 重复)。干预组有效率(CR+PR)为 46.2%,对照组有效率为 45.8%,两者差异无统计学意义(P>0.05)。但节律化疗不良反应发生情况和毒副反应严重程度优于参照组,且耐受性好。胡佳楠等观察卡培他滨片节律化疗治疗晚期结直肠癌的疗效及安全性,节律化疗组 32 例给予小剂量卡培他滨片 500 mg,2 次/d,28 d 为 1 个周期;常规化疗组 37 例每次给予卡培他滨 1250 mg/m²,2 次/d,连续 14 d,休 7 d,21 d 为 1 个周期。疾病控制率分别为 71.88% 和 70.27%(χ2=0.021,P=0.884),中位 PFS 分别为 8.6 个月和 7.9 个月(χ2=0.367,P=0.554),差异均无统计学意义。但节律化疗组不良反应发生率均低于常规化疗组,且骨髓抑制及手足综合征发生率两组比较差异有统计学意义(P<0.05)。说明卡培他滨片节律化疗较常规化疗在结直肠癌晚期维持治疗中显示出等效低毒的特点,值得进一步推广。

### (二)多药联合节律化疗

朱建平等探讨周小剂量卡铂联合低剂量 5-FU 治疗 29 例大于 65 岁晚期结肠癌的临床疗效和毒副反应,治疗组 15 例给予 CBP 100 mg/m²,5-FU 500 mg/m²,连续 3 周,休 1 周;对照组 14 例给予 CBP 300 mg/m² d1,5-FU 500 mg/(m²·d),d 1—5,28 d 重复。3 个周期后进行临床评价。结果显示治疗组总有效率为 46.7%,其中 CR 0 例,PR 7 例;对照组 14 例总有效率为 42.9%,其中 CR 0 例,PR 6 例(P>0.05)。治疗组毒副反应为 13.3%,对照组为 64.3%(P<0.05)。初步研究结果提示周小剂量 CBP 联合低剂量 5-FU 治疗方法疗效较好,毒副反应较轻,比较适合高龄晚期结肠癌患者。韩永军等探讨 FOLFOX4 方案节律化疗对 81 例老年结肠癌患者临床疗效,对照组 40 例采用常规 FOLFOX4 方案进行化疗(奥沙利铂 100 mg/m² d1,亚叶酸钙 400 mg/m² d1,5-FU 400 mg/m² d1、2,5-FU 600 mg/m² d1,持续 22 h、d1、d2,双周重复),观察组 41 例采用节律化疗,即奥沙利铂 30 mg/m² d1,亚叶酸钙 130 mg/m² d1,5-FU 130 mg/m² d1,5-FU 200 mg/m² d1,隔日重复 1 次。治疗 2 个疗程后结果显示对照组治疗后总有效率 77.5%,观察组总有效率 75.27%,两组比较差异无统计学意义。观察组不良反应发生率显著低于对照组。两组治疗后 CA125、CEA、CA19-9 较治疗前均有显著性下降,表明 FOLFOX4 方案节律化疗是治疗结肠癌的有效方案,相较于常规化疗方案可降低化疗副作用的发生。施连善等探讨卡培他滨联合沙利度胺对 50 例晚期结直肠癌进行节律化疗的临床疗效及其对患者生活质量的影响,分别于节律化疗前及化疗 2 周期后检测外周血清中 CEA、CA19-9 水平,并评估疗效及患者生活质量。结果显示总有效率为 26.0%,临床获益率为 74.0%;外周血中 CEA 及 CA19-9 水平均较化疗前明显降低(P=0.014,P=0.004);社会功能、躯体功能、情绪功能较治疗前明显改善,疲乏、疼痛症状及睡眠障碍较前明显减轻。研究显示采用卡培他滨联合沙利度胺节律化疗治疗晚期结直肠癌具有较高的疾病控制率,不良反应小,患者依从性高,能够提高患者生活质量。因此,节律化疗可能成为提高晚期结直肠癌患者生活质量的另一项重要手段。

## 四、肝癌

原发性肝癌是指原发于肝细胞或肝内胆管细胞的恶性肿瘤,是严重威胁人类健康的消化道恶性肿瘤之一。据 2022 年最新统计结果显示,2020 年,全球估计有 905 700 人被诊断为肝癌,830 200 人死于肝癌。世界上超过一半的肝癌估计病例和死亡人数发生在东亚(分别为 54.3% 和 54.1%),其中,我国病例占世界肝癌病例的 45.3%,肝癌死亡人数的 47.1%。

### (一)单药节律化疗

Brandi 等给予卡培他滨 500 mg 2 次/d 持续治疗晚期 HCC,在之前未治疗的 59 例患者中 RR 为 5%,DCR 为 56%,中位 PFS 是 6 个月,中位 OS 14.5 个月;而 31 例对索拉非尼耐药或无法耐受的患者没有反应,但 32% 的患者疾病稳定,中位 PFS 是 3.3 个月,中位 OS 为 9.8 个月。桑泽杰等评价 53 例巴塞罗那肝癌(BCLC)分期 B 期、C 期的原发性肝癌患者在 TACE 后长期口服低剂量替吉奥的疗效。试验组 28 例 TACE 后联合口服替吉奥治疗(替吉奥胶囊 25 mg bid);对照组 25 例单纯采用 TACE 治疗。结果显示试验组无疾病进展时间为 8.0 ~ 16.3 个月,中位无疾病进展时间为 12.3 个月,95% CI 为 11.8 ~ 13.3 个月。对照组无疾病进展时间为 5.0 ~ 11.2 个月,中位无疾病进展时间为 9.1 个月,95% CI 为 8.6 ~ 9.9 个月。其中 3 例达 PR 者肿瘤缩小后手术切除。试验组患者服用替吉奥后 4 例腹泻,2 例中性粒细胞减少,2 例恶心、呕吐,毒副作用 1 ~ 2 级,发生率分别为 14.3%、7.1% 和 7.1%。试验组无疾病进展时间长于对照组($\chi2 = 35.531, P < 0.05$)。表明 BCLC 分期 B 期、C 期的 HCC 患者 TACE 后联合口服低剂量替吉奥治疗是一种安全、有效的治疗方法。

### (二)多药联合节律化疗

肖文华采用节律化疗(环磷酰胺 50 mg qd,塞来昔布 200 mg bid,希罗达 1000 mg bid,长期服用)治疗 1 例原发性肝癌。服药 2 个月后,复查胸部和上腹部 CT 示双肺转移病灶大多消失,肝肿瘤缩小 75% 以上,残存肿瘤坏死明显。服药 4 个月,CT 示双肺肿瘤消失,肝肿瘤基本消失。随访 1 年无复发征象。治疗期间出现的手足综合征,患者能耐受,中途不用停药和减量,说明节律化疗副作用小,价格便宜,服用方便,对晚期肝癌有一定的疗效。靳小建等观察小剂量动脉栓塞化疗(TACE)对 159 例不能手术单病灶原发性肝癌的临床效果,治疗组 94 例采用顺铂 10 mg,吡柔比星 10 mg,超液化碘油 20 ~ 30 mL 混合后进行栓塞。对照组 65 例采用顺铂 50 mg,吡柔比星 50 mg,等量的吡柔比星与超液化碘油 20 ~ 30 mL 混合后进行栓塞。两组治疗后患者的临床症状缓解率分别为 76.5%、63.0%,两组比较差异无统计学意义($P = 0.065$)。术后 6 个月肿瘤缩小有效率分别为 25.5%、29.2%,两组比较差异无统计学意义($\chi2 = 0.266, P = 0.605$);术前甲胎蛋白阳性例数分别为 68 例、46 例,术后 1 个月甲胎蛋白下降超过 50% 的比例分别为 55.8%、52.2%,两组比较差异无统计学意义($\chi2 = 0.152, P = 0.695$);术后 1 年生存率分别为 82.9%、75.4%,两组比较差异无统计学意义($\chi2 = 1.378, P = 0.240$)。治疗组 ALT、AST 术后第 1、3、5 天明显低于对照组,差异均有统计学意义,术后第 7 天治疗组的 ALT、AST

基本正常,而对照组仍高于正常。说明小剂量 TACE 治疗肝癌的疗效与常规剂量 TACE 无差异,且对肝功能的影响更小。

### (三)节律化疗与抗血管生成联合

Hsu 等应用索拉非尼(400 mg bid)联合节律性 UFT(替加氟 125 mg/m², bid)治疗 53 例 Child-Pugh A 的晚期 HCC 患者,评估其有效性和安全性的 II 期临床研究中,发现中位 PFS 为 3.7 个月,中位总生存为 7.4 个月,其中 4 例患者达到 PR,26 例患者达到 SD。治疗的严重不良反应包括乏力(15%)、肝功能异常(13%)、血清脂肪酶上升(10%)、手足皮肤反应(9%)和出血(8%)。说明 UFT 节律化疗可以安全地联合索拉非尼,可以改善索拉非尼治疗晚期 HCC 患者的有效性,且增强了抗肿瘤疗效而未产生严重不良反应。

### (四)节律化疗与消融联合

康振国回顾性分析肝癌患者射频消融术后口服低剂量替吉奥(替吉奥胶囊 25 mg,bid)的节律化疗的临床疗效。随访观察显示,术后 9 个月 RFA+替吉奥组的肿瘤控制率为 93.3%,RFA 对照组肿瘤控制率为 73.4%,差异有统计学意义($P=0.038$);随访 18 个月内,RFA+替吉奥组无疾病进展时间中位数为 16.25 个月,RFA 对照组无疾病进展时间中位数降低为 12.25 个月($P<0.001$);1 年无疾病进展率在 RFA 对照组为 53.3%,显著低于 RFA+替吉奥组 83.3%($P=0.012$)。两组均无治疗相关性死亡,主要并发症发生率为 13.3%。说明射频消融术后进行替吉奥节律化疗治疗肝癌可以减缓肿瘤进展,延长肝癌患者的无疾病进展时间。王柳飞等研究氩氦刀冷冻消融术联合节律化疗治疗巨块型肝癌的临床疗效。观察组 30 例在氩氦刀冷冻消融术基础上联合沙利度胺及替吉奥节律化疗(沙利度胺初始顿服 100 mg,如无明显毒副反应,1 周后增至 150 mg/晚;替吉奥胶囊 40 mg,bid);对照组 30 例单纯给予氩氦刀冷冻消融术治疗。结果显示观察组患者的临床治疗总有效率(50.0%)高于对照组(23.3%),差异有统计学意义($P<0.05$)。观察组 1、2 年生存率分别为 60.0%、40.0%,高于对照组的 30.0%、10.0%,差异均有统计学意义($P<0.05$)。两组不良反应发生情况比较差异无统计学意义($P>0.05$)。说明氩氦刀冷冻消融术联合节律化疗是治疗巨块型肝癌的一种安全有效方法,可以进一步研究推广。高燕等探讨射频消融术联合替吉奥节律化疗治疗中晚期肝癌的效果,分为化疗组 61 例(替吉奥胶囊 25 mg bid)和非化疗组 49 例,结果表明化疗组病灶坏死率(90.2%)高于非化疗组(71.4%),术后 AFP、CEA、CA19-9 均明显低于非化疗组,中位生存时间(22 个月)长于非化疗组(18 个月),差异有统计学意义($P<0.05$)。化疗组存活率(70.5%)高于非化疗组(57.1%),差异无统计学意义($P>0.05$)。说明射频消融术联合替吉奥节律化疗治疗肝癌效果良好,对患者远期预后有一定作用。

## 第三节　血液系统

近年来血液系统肿瘤发病率呈上升的态势,放化疗、外科手术等传统的治疗方式可给部分患者带来一定的益处,然而高复发、难治愈之类的情况仍广泛存在,血液系统肿瘤治疗上仍面临很大挑战。对于血液系统肿瘤,目前尚无有效的治愈手段,且其并发症多、治疗时间长、不良反应大、手术费用高昂,带来较大的家庭压力、社会负担。虽然目前的治法较多,但疗效不一,尚缺少有效治疗手段。与传统化疗药相比,节律化疗具有其优点,如不良反应小、耐受性好、严重毒性反应少等。

## 一、白血病

白血病是我国十大高发恶性肿瘤之一,一般分急、慢性两种,急性白血病包括急性髓系白血病(AML)和急性淋巴细胞白血病两种,其中以急性髓系白血病最为高发,占急性白血病发病的80%左右。

有学者报道采用小剂量化疗治疗难治性 AML 患者,治疗组采取小剂量 HA 方案或 MA 方案(高三尖杉酯碱 1 mg/d,d 1—7;阿糖胞苷 10 ~ 25 mg/d,d 1—15 或 d 1—21;米托蒽醌 5 mg/d,d 1—3),对照组仅采取支持治疗。治疗组共治疗 92 个疗程,CR 4 例,PR 35 例,有效率(CR+PR)为 40.5%;对照组未见缓解者。治疗组 6、8、12 个月生存分别为 19 例(100%)、17 例(91.2%)、12 例(63.1%);对照组分别为 1 例(6.3%)、0 例、0 例。表明小剂量化疗治疗难治性 AML,提高了患者的生活质量,减少了重度感染的发生率及输血量,粒细胞缺乏期短,患者生存期显著延长。叶兴农等探究地西他滨后接小剂量伊达比星/依他滨治疗骨髓增生异常综合征(MDS)和急性髓系白血病。地西他滨 20 mg/m$^2$ d 1—3,伊达比星 3 mg/(m$^2$·d) 在 DAC 最后一次给药后 24 h 连续给药 5 ~ 7 d,与阿糖胞苷 30 mg/(m$^2$·d) 联合给药 7 ~ 14 d。总体完全缓解率为 66.67%。结果表明,与高危髓系肿瘤的传统化疗相比,地西他滨后接小剂量伊达比星/依他滨具有更高的抗白血病效果。张婷婷观察地西他滨联合小剂量化疗治疗 68 例难治性白血病的临床疗效。对照组 34 例实施小剂量化疗(高三尖杉酯碱 2 mg d 1—8,阿克拉霉素 20 mg d1、3、5、7,阿糖胞苷 25 mg d 1—8,q12 h),观察组实施地西他滨(地西他滨 15 ~ 20 mg/m$^2$/d,d 1—3)联合小剂量化疗治疗,化疗方案剂量相同。结果显示观察组总有效率为 82.35%,高于对照组的 70.59%(P<0.05)。观察组发生血液学毒性反应 4 例(11.76%),对照组发生血液学毒性反应 5 例(14.71%)(P>0.05)。说明对于难治性白血病患者,实施地西他滨联合小剂量化疗有较好的疗效,缓解率高、不良反应少,值得在临床中采纳及应用。胡悦回顾性分析 55 例老年 AML 患者的临床资料,其中接受地西他滨联合减低剂量化疗方案 26 例(地西他滨联合减低剂量化疗方案:地西他滨 15 mg/m$^2$ d 1—5,伊达比星 6 ~ 7 mg/m$^2$ d 6—8,阿糖胞苷 100 mg/m$^2$ d 6—12;地西他滨联合半疗程 CAG 方案:地西他滨 15 mg/m$^2$ d 1—5,阿克拉霉素 10 mg/m$^2$ d 6—9,阿糖胞苷 10 mg/m$^2$ q12 h d 6—12;粒细胞刺激因子 G-CSF 300 μg d 6—12),传统化疗方案 29 例。与传统化疗 IA 方案相比,地西他滨联合低剂量伊达比星方案效果更佳,总反应率 ORR(82.4% *vs* 47.4%,*P* = 0.041)、中位 OS (401 d *vs* 199 d,*P* = 0.025)及中位 PFS(378 d *vs* 185 d,*P* = 0.018)均明显改善;与传统化疗 CAG 方案相比,地西他滨联合半疗程 CAG 方案治疗效果更佳,总反应率 ORR(77.8% *vs* 20.0%,*P* = 0.023)、中位 OS(373 d *vs* 110 d,*P* = 0.017)及中位 PFS(293 d *vs* 110 d,*P* = 0.029)均明显改善。本研究初步表明地西他滨联合减低剂量化疗方案治疗初治老年

AML 安全有效,远期预后好,不良反应可耐受,值得临床上进一步研究及推广。李艳平探究地西他滨联合小剂量化疗在70例中高危 MDS、AML 老年患者中的治疗效果。小剂量化疗加用地西他滨的35例患者归入研究组,单行小剂量化疗的35例患者归入对照组。对照组患者给予 CAG 方案小剂量化疗(阿糖胞苷 10 mg/m² q12 h d 1—14,阿克拉霉素 14 mg/m² d 1—4,粒系集落刺激因子 0.2 mg/m² d 1—14),研究组患者不仅接受小剂量化疗,同时联用地西他滨(地西他滨 20 mg/m² d 1—5)。其中化疗方案、各种药物的用法用量均与对照组相同。就治疗总有效率而言,研究组为85.71%,对照组为62.86%,研究组均要优于对照组,统计学有差异(P<0.05)。就不良反应率而言,研究组为8.57%,对照组为11.43%,两组相近,统计学无差异(P>0.05)。说明联用小剂量化疗方案与地西他滨可以有效提高中高危 MDS/AML 的治疗效果,且不会使血液毒性作用加重。在泰国 7 所大学附属医院进行了一项多中心随机对照试验,评估节律化疗与姑息性羟基脲对不适合急性髓系白血病患者的疗效和安全性。患者被随机分配接受节律化疗或姑息性羟基脲治疗。使用 Cox 比例危险生存分析比较总生存率。共 81 例符合条件的患者被随机分配并纳入 ITT 分析。在 6 个月和 12 个月时,节律化疗组的 OS 率高于姑息治疗组,具有边缘性意义(6 个月 HR 0.60,95% CI 0.36~1.02,P 值为 0.060;12 个月 HR 0.66,95% CI 0.41~1.08,P 值0.097)。并得出结论:节律化疗可延长不适宜传统化疗 AML 患者的生存时间,尤其是在诊断后的前 12 个月,且不增加治疗相关不良事件。

## 二、淋巴瘤

恶性淋巴瘤是原发于淋巴结或淋巴结外组织或器官的一种恶性肿瘤,临床上比较常见,尤其是非霍奇金淋巴瘤。非霍奇金淋巴瘤(non-Hodgkin's lymphoma,NHL)是具有很强异质性的一组淋巴器官和(或)淋巴造血系统恶性肿瘤相关疾病的统称。NHL 主要侵入淋巴结、脾脏、胸腺等免疫器官及淋巴结外的淋巴组织和器官的造血系统,可分为 B 细胞型 NHL、T 细胞型 NHL 和 NK/T 细胞型 NHL,临床上 70%~85% 为 B 细胞型 NHL。长期以来多程化疗或大剂量化疗是恶性淋巴瘤的主要治疗手段,但由于肿瘤细胞多药耐药的形成等多种原因,导致恶性淋巴瘤容易复发转移形成难治性淋巴瘤,大多数复发难治的淋巴瘤患者不能耐受更强烈的冲击化疗或对冲击化疗有抗拒性,节律化疗为其提供了一个新契机。

Coleman 等研究 PEP-C 方案口服治疗 22 名套细胞淋巴瘤(MCL)患者(泼尼松 20 mg、环磷酰胺 50 mg、依托泊苷 50 mg 和普鲁卡因 50 mg)。所有药物每天给药,直到白细胞降至<$3.0×10^9$/L,然后停止治疗,直到从最低点恢复。然后根据患者的耐受性,每天、隔日或分次重新开始治疗。每天给药剂量保持不变。82% 的人获得了客观缓解,46% 的人完全缓解,36% 的人部分缓解。治疗中位时间为 17 个月。这种疗法耐受性良好。以最小的无药间隔连续、长时间联合给药的低剂量口服药物可能是治疗 MCL 的一种新的、有效的、易于耐受的方法,这种治疗方法值得进一步探索。另有研究评估 41 名复发和(或)难治性 DLL 的患者,接受口服环磷酰胺 50 mg、甲氨蝶呤 2.5 mg 4 次/周,塞来昔布 400 mg 2 次/d,直到疾病进展或不可接受。随访 9.1 个月(4~35 个月)。复发时,51.2% 的患者具有较高的国际预后指数。治疗方案耐受性良好,无重大毒性。最常

见的毒性是疲劳(61%)、恶心(22%)、中性粒细胞减少(19.5%)和贫血(22%)。31.7%有部分反应,48.8%有稳定的疾病。无进展生存期为 12 个月。中位反应持续时间为10 个月,小剂量化疗可以用于复发和(或)难治性 DLL 患者,具有合理的疗效和可接受的毒性。王谊等观察采用持续低剂量化疗治疗 27 例难治性复发性恶性淋巴瘤的临床疗效,每天早餐后口服泼尼松 30 mg、中餐后口服环磷酰胺 50 mg、晚餐前口服依托泊苷胶囊50 mg、睡前口服沙利度胺 50 mg,每例患者观察至少 2 个月。结果显示完全缓解 2 例(7.4%),部分缓解 8 例(29.6%),稳定 10 例(37.0%),进展 7 例(25.9%),总有效率为37.0%;临床受益反应率为 81.5%。说明持续低剂量化疗对难治性复发性恶性淋巴瘤行之有效。El Bary 等对 41 例复发难治的 B 细胞淋巴瘤患者进行 CMC 节律化疗方案(CTX50 mg/d,甲氨蝶呤 2.5 mg,4 次/周;塞来昔布 400 mg,bid),结果显示 ORR 达到 32%,中位 PFS 达到 12 个月。潘战和等回顾性分析 PEP-C 节律化疗治疗 3 例复发和难治性非霍奇金淋巴瘤的疗效和不良反应(泼尼松 20 mg/d,环磷酰胺 50 mg/d,足叶乙贰 50 mg/d,甲基苄肼 50 mg/d),其中 CR 30.4%、PR 30.4%、RR 60.8%。低度恶性非霍奇金淋巴瘤与中高度恶性非霍奇金淋巴瘤有效率分别为 81.8%、41.7%,完全缓解率分别为 45.5%、167%(P<0.05)。主要不良反应为骨髓抑制、恶心呕吐及腹泻,经过治疗均可恢复,无治疗相关死亡。说明 PEP-C 节律化疗方案对于复发难治性非霍奇金淋巴瘤疗效肯定,不良反应较低,特别适合不能耐受强烈化疗的患者,值得在更多病例中进一步研究。Morton等对 122 例经过至少 2 次治疗的套细胞淋巴瘤患者使用 PEP-C 节律化疗方案(泼尼松20 mg 早餐后服用,CTX 50 mg 午餐后服用,依托泊苷 50 mg 晚餐后服用,丙卡巴肼 50 mg睡前服用)。结果显示,OR 75%、CR 38%、PR 37%。Cox 等回顾性研究 MCT 口服泼尼松、依托泊苷、长春瑞滨、环磷酰胺联合利妥昔单抗方案,临床获益的主要终点为 PFS。与MLD 比较,MCT 方案具有良好的抗肿瘤活性和口服给药的便利性,对骨髓抑制和消化道的不良反应较小,可能为老年弥漫性大 B 细胞淋巴瘤(diffuse large B cell lymphoma,DLBCL)治疗模式的转变奠定基础。Bocci Guido 等报告了 DLBCL 的高龄和虚弱患者MCT DEVEC[泼尼松龙/达克罗宁、长春瑞滨(VNR)、依托泊苷(ETO)、环磷酰胺]联合利妥昔单抗(R)治疗的结果。该方案在 22 例老年/体弱 DLBCL 患者(中位年龄 84.5 岁)中作为一线治疗。在 17/22(77%)的患者中,老年人的淋巴瘤国际预后评分(Ipi-Score)很高。中位随访 24 个月后,15 例患者死亡:7 例(50%)死于与 DLBCL 或其治疗无关的原因,6 例(40%)进展,2 例(13%)多器官功能衰竭。发生 6 例治疗相关严重不良事件。诱导结束时,14/22(64%)获得完全缓解;24 个月总生存率和无事件生存率均为 54%(95%CI 32% ~72%),而疾病进展时间为 74%(95% CI 48% ~88%)。此外,在 DLBCL/OCI-LY3 细胞系上使用节律性 VNR 和 ETO 及其组合进行抗增殖和促凋亡实验。在 DLBCL细胞中,节律性 VNR 和 ETO 均具有浓度依赖性的抗增殖活性和促凋亡活性。两药联合给药显示了对细胞增殖和存活的强烈协同作用。节律性 VNR+ETO 在体外研究中表现出的高度协同作用,解释了显著的临床反应,并允许显著的剂量减少。Cox Maria Christina等研究节律性 DEVEC 方案治疗 17 例老年外周 T 细胞淋巴瘤(PTCLs)患者。在意大利4 个中心用 MCT 全口方案 DEVEC(泼尼松龙-依托泊苷-长春瑞滨-环磷酰胺)治疗 17 例老年外周 T 细胞淋巴瘤。患者 5/17(29.4%)为未接受过治疗患者(naïve),12/17

（70.6%）为复发-难治性患者（RR）。未接受过治疗患者和复发-难治性患者的中位年龄分别为 83 岁（71~87 岁）和 71.5 岁（56~85 岁）。naïve 和 RR 总有效率分别为 80% 和 58%，而 PFS 分别为 naïve 20 个月（95% CI 0~43）和 RR 11 个月（95% CI 4.2~17.8）。相关不良事件发生率为 23.5%，采用降低 ETO 剂量进行管理。体外实验表明，节律性 VNR 和 ETO 对 HH 细胞均有明显的抑制作用，且协同作用较强，节律性 DEVEC 具有良好的活性和可接受的毒性。这一研究值得在老年 PTCL 中进一步研究，也可用于评估与靶向药物的组合。发现节律化疗在非霍奇金淋巴瘤（NHL）的治疗中，所有口服的 mCHEMO 方案，不论有或没有利妥昔单抗，都可以有效地减少 B 和 T 细胞侵袭性 NHL。这些方案使年老体弱患者获得持续缓解，而毒性被证明是可控的。mCHEMO 是一种积极的、容易开始、耐受性好、价格低廉的治疗方法，值得进一步研究。Han Boram 等通过回顾性分析 36 例小剂量环磷酰胺治疗低级别非霍奇金淋巴瘤的疗效，评价小剂量节律环磷酰胺治疗低度非霍奇金淋巴瘤的疗效和安全性。患者口服环磷酰胺（50 mg/d）和（或）口服甲氨蝶呤（2.5 mg/周），直至疾病进展或不可接受的毒性。36 例患者中，NHL 亚型为黏膜相关淋巴组织淋巴瘤（55.6%）、小淋巴细胞淋巴瘤（13.9%）、滤泡性淋巴瘤（11.1%）、套细胞淋巴瘤（8.3%）、结节边缘区淋巴瘤（4.5%）、脾边缘区淋巴瘤（2.8%）、淋巴浆细胞淋巴瘤（2.8%）。Ⅰ期、Ⅱ期、Ⅲ期、Ⅳ期分别为 38.9%、13.9%、11.1%、36.1%，55.6% 的患者接受该方案作为一线治疗，主要原因是体弱、拒绝规范化疗。总体最佳反应率（ORR）为 73.5%，中位持续时间为 29.1 个月，疾病控制率为 88.2%。中位治疗时间 8.8 个月（0.1~38.4 个月），PFS 为 43.5 个月，OS 尚未达到。特别是以节律性环磷酰胺为一线治疗和超过二线治疗的患者 ORR 分别为 78.9%（10 例 CR，5 例 PR）和 66.6%（2 例 CR，9 例 PR）。一线环磷酰胺治疗组未达到中位 PFS，另一组未达到中位 PFS 26.5 个月（5.7~47.2 个月）（$P=0.110$），中位 OS 分别未达到 64.4 个月（0~135.7 个月）（$P=0.058$）。该方案一般耐受性良好，有少量 3~4 级毒性：中性粒细胞减少（2%）、贫血（3%）、血小板减少（3%）、乏力（4%）、厌食（1%）。证明小剂量节律环磷酰胺治疗低度 NHL 疗效确切，耐受性好。

### 三、多发性骨髓瘤

多发性骨髓瘤（multiple myeloma，MM）是血液系统第二大恶性肿瘤，近年来发病率呈逐年升高的趋势，是一种起源于浆细胞的恶性克隆性疾病，多见于老年人，常合并有骨质破坏、肾功能不全、高钙血症、感染、造血功能损害、神经系统损害等并发症。且其多为老年患者，一般状况较差，并伴有多种严重疾病，平均生存期仅 3~5 年。复发/难治性 MM 患者通常伴有心脏等其他脏器合并症，无法耐受传统化疗方案。

De Weerdt 等报道应用小剂量 CTX 联合泼尼松（CTX 100 mg/d，泼尼松 10~20 mg/d）连续口服治疗进展期 MM，42 例患者均为 VAD 及 MP 方案治疗无效者，有效率达 69%，中位 OS 为 2.2 个月，中位 PFS 为 15 个月，而无效者中位 OS 为 3.5 个月。同样有 Meletios 等研究，53 例多次化疗后难治性 MM 患者，给予 CTD 方案化疗（CTX 150 mg/m² q12 h po d 1—5，反应停 400 mg d 1—5、d 14—18，地塞米松 20 mg/m² d 1—5、d 14—18），28 d 为 1 个疗程。结果 32 名患者（60%）取得部分缓解（中位反应时间 1.5 月）。轻度或中度的毒副反应,累积深静脉血栓形成率和周围神经病变分别是 4% 和 2%。所有患者的中位总生存期为 17.5 个月。Trieu 等报道应用 CP 方案(每周 CTX 500 mg,泼尼松 100 mg 隔日口服)治疗自体干细胞移植后复发的 MM 患者,入组的 66 例患者中位时间在复发后 1.5 个月开始接受 CP 方案治疗,36 例有效,24 例达到 PR。Suvan-nasankha 等报道以 CTP 方案(CTX 50 mg 2 次/d,21 d,28 d 重复;Thd 200 mg/d,泼尼松 50 mg 隔日 1 次),治疗 37 例复发患者(16 例曾接受干细胞移植),结果 7 例 CR,2 例接近完全缓解(nCR),13 例 PR,8 例稳定。表明 CTP 方案长时间低剂量可能是治疗多发性骨髓瘤的一种新的、有效的方法,值得进一步探索。同样有学者报道,采用小剂量 CTX 联合泼尼松治疗(环磷酰胺 50 mg/d,泼尼松 15 mg/d)伴有严重并发症的难治性、复发性 MM 患者 23 例,其中 1 例 CR,14 例 PR,中位起效时间为 90 d。王晓莉等对 8 例初治伴严重并发症老年 MM 患者给予节律化疗:硼替佐米 1 mg/m$^2$,qw;地塞米松 10 mg,qw,4 周为 1 个疗程(VD)。休息 1 个月,重复上述方案,共化疗 6 个疗程。结果 8 例患者中有效率为 100%。1~2 个疗程后完全缓解 6 例,完全缓解率为 75%,另 2 例患者化疗 1~2 个疗程后获得部分缓解。数个中心的研究结果都证实小剂量、持续给药的方法对复发难治性的 MM 是有效的、易耐受的。周帆等回顾性研究 75 例 MM 伴严重心力衰竭患者,给予其环磷酰胺片(50 mg/d)联合泼尼松片(15 mg/d)进行小剂量化疗。结果显示,治疗有效率为 64.4%,中位 OS 为 12 个月(1~70 个月),中位治疗发作时间为 90 d(16~120 d),中位 PFS 为 12 个月(1~60 个月);与无应答患者比较,应答患者中 B 型利尿钠肽水平显著下降[(336.6±30.3) ng/L 与(906.4±104.8)ng/L,$P<0.01$]。表明 MCT 可使 MM 伴严重心力衰竭患者获得更好的生存和安全状况,也可改善患者的心脏功能,具有较高的安全性,可作为此类患者新的治疗方案。Kumar 等对 51 例初治的 MM 患者使用 ICd 方案:伊沙佐米,每次口服 4 mg,每周 1 次,共 3 次;地塞米松,每次口服 40 mg,每周 1 次,共 4 次;CTX,每次口服 300 mg/m$^2$,每周 1 次,共 4 次;28 d 为 1 个周期。治疗 4 个周期后,有效率为 71%,起效时间为 1.9 个月,非常好的部分缓解率为 35%,不良反应包括白细胞减少、疲劳和胃肠道反应。

综上所述,节律化疗在白血病、淋巴瘤、骨髓瘤等领域均取得较好的疗效,有广泛的发展空间。

# 第四节　生殖系统

## 一、乳腺癌

近年来,随着人们生活压力增加、生活环境变化,乳腺癌的发生率显著增高,且发病人群有低龄化、年轻化趋势。据统计,将近 30% 的乳腺癌患者在手术 5 年内仍旧会发生转移或疾病复发。传统化疗方案具有 2~3 周的间歇期,在促进机体器官、组织功能恢复的同时,也会导致肿瘤血管内皮细胞增殖、修复,增加残留肿瘤细胞再生长速度,同时也增加耐药肿瘤细胞发生率。节律化疗是利用小剂量的化疗药物,通过不间断地给药,促使化疗药物特异性地作用在肿瘤细胞中,增强了化疗药物抗血管生成功效,有效抑制癌细胞迁移、增殖,提高了血管内皮性质稳定性,一般不会产生耐药性或变异性。节律化疗主要用于晚期三阴性乳腺癌(triple negative breast cancer,TNBC)、转移性乳腺癌及复发性乳腺癌患者治疗中。

### (一)单药节律化疗

针对晚期乳腺癌患者,单药化疗具有减轻不良反应、提高生存质量、延长生存期等特点。贺艳等把 40 例老年转移性乳腺癌患者随机分为节律化疗组和常规化疗组各 20 例,节律化疗组给予卡培他滨口服治疗(500 mg,bid);常规化疗组给予卡培他滨(1250 mg,bid,口服,14 d,休 7 d,21 d 为 1 个疗程)。2 个疗程后评价,两组有效率(RR)和控制率(DCR)比较差异无统计学意义($P>0.05$),节律化疗组手足综合征、骨髓抑制、消化道反应发生率和严重程度明显低于常规化疗组,节律化疗可显著减轻毒副反应发生,提高患者生存质量。刘星等把经 6~8 程联合化疗后无疾病进展的 64 例复发转移性乳腺癌患者分为节律化疗组 23 例、常规化疗组 21 例和对照组 20 例,节律化疗组亦给予卡培他滨口服治疗(500 mg/m$^2$,bid),常规化疗组给予卡培他滨(1250 mg/m$^2$,po,bid,连续 14 d 后休 7 d,21 d 为 1 个疗程)。4 个疗程后评价节律和常规化疗两组疗效相当,但节律化疗毒副反应低,患者更易耐受。Fedele 等进行的 II 期临床试验纳入 60 例转移性乳腺癌患者,予以卡培他滨节律化疗(1500 mg/d,po,qd)。结果显示,PR 2 例,SD 7 例,ORR为 62.0%,TTP 和 OS 分别为 7 个月和 17 个月,无 3~4 级毒副反应。蒋琳等予以 30 例老年女性晚期乳腺癌卡培他滨(1500 mg,po,qd,服 4 周,休 1 周,5 周为 1 个疗程)进行治疗,无 CR 患者,PR 4 例(13.3%),SD 8 例(26.7%),DCR 为 40.0%。并行扩大对照研究,将 31 例纳入节律化疗组(卡培他滨 1500 mg/m$^2$,po,qd,服 4 周,休 1 周,每 5 周为 1 个疗程),23 例纳入给予卡培他滨单药常规化疗组(卡培他滨 1250 mg/m$^2$,po,bid,服 2 周,休 1 周,每 3 周为 1 个疗程),对至少接受过 2 个化疗周期的患者行疗效评估,两组在疾病控制率(DCR)、中位 TTP、中位 OS 比较差异均无统计学意义($P>0.05$),但节律化疗组不良反应少、程度轻,明显提高患者生存质量。王双月等对晚期 TNBC 患 22 例行小剂量卡培他滨节律化疗(500 mg/次,2 次/d 至疾病进展),与常规剂量组 23 例的 ORR、DCR 比较,差异均无统计学意义($P>0.05$),但毒副反应低。陆斯华等开展一项纳入 160 例非激素依赖型乳腺癌术后患者经卡培他滨节律化疗对预后及复发的影响研究,证明卡培他滨节律化疗的应用可有效改善非激素依赖型乳腺癌术后患者预后转归,降低复发率的同时提高了生存率。非激素依赖型乳腺癌术后患者应用卡培他滨节律化疗的效果显著,尤其是在提高生命质量方面的价值高于常规化疗方案。黄超妹等的一项乳腺癌治疗中节律化疗的应用的临床试验,共纳入 58 例乳腺癌患者。参照组:卡培他滨,1000 mg/m$^2$,2 次/d,连续给药 14 d,15~21 d 停药,1 个周期为 21 d,共计治疗 2 个周期。试验组:给予卡培他滨 500 mg/m$^2$,2 次/d,连续用药,1 个周期为 21 d,共计治疗 2 个周期。试验组患者临床总有效率(89.66%)高于参照组(51.72%),差异有统计学意义($P<0.05$);试验组患者治疗 2 个疗程后血清 CEA、CA15-3、CA-125 因子均低于参照组,差异

有统计学意义($P<0.05$);试验组不良反应发生率(6.90%)低于参照组(34.48%),差异有统计学意义($P<0.05$)。节律化疗可有效控制乳腺癌病灶生长,抑制肿瘤标志物表达,降低不良反应发生率。曾茹等研究发现,针对乳腺癌晚期患者采用节律化疗治疗效果显著,与常规化疗临床疗效无差异,但节律化疗不良反应发生率低,安全性更高,并可有效提高患者生活质量。一项关于卡培他滨节律化疗和传统化疗治疗晚期乳腺癌的治疗效果和安全性的系统评价,共纳入 4 项研究,556 例晚期乳腺癌患者。Meta 分析结果显示,与常规化疗方案相比,卡培他滨(800 和 1000 $mg/m^2$)节律化疗方案可提高晚期乳腺癌的有效率(RR = 0.86,$P<0.01$,95% CI:0.75～0.97),降低疾病进展风险(HR = -4.38,$P<0.01$,95% CI -10.73～1.97)和疾病死亡风险(HR = -2.76,$P<0.01$,95% CI -7.32～1.79)。并得出结论,相比传统化疗,卡培他滨节律化疗方案可提高晚期乳腺癌患者的 CBR、PFS 及 OS。国内中山大学肿瘤防治中心袁中玉的乳腺癌团队开展的开放标签、多中心、随机、Ⅲ期临床研究(SYSUCC-001)评估了低剂量卡培他滨长期维持在早期 TNBC 中的疗效和安全性。入组患者为 $T_{1b}$–3$N_0$–3c$M_0$(排除锁骨上和内乳区淋巴结转移),完成标准的手术和放化疗。共 443 例患者按 1∶1 随机进入卡培他滨组(650 $mg/m^2$,每天 2 次,连续服用 1 年)或观察组,主要终点为 5 年 DFS 率。中位随访 61 个月,5 年 DFS 率在卡培他滨组为 82.8%,显著高于观察组的 73.0%(HR = 0.64,95% CI 0.42～0.95,$P=0.03$),亚组分析发现复发低风险人群反而获益更高,如肿瘤≤2 cm(HR = 0.39,95% CI 0.17～0.89)、病理Ⅰ/Ⅱ级(HR = 0.45,95% CI 0.17～1.16)、淋巴结阴性(HR = 0.37,95% CI 0.17～0.79)、Ki–67<30%(HR = 0.42,95% CI 0.18～1.00)、辅助化疗仅含蒽环或紫杉类(HR = 0.28,95% CI 0.06～1.33)。次要终点分析发现,卡培他滨显著提高无远处转移风险(85.8% *vs* 75.8%;HR = 0.60,95% CI 0.38～0.92,$P=0.02$),而两组的局部复发风险(HR = 0.72,95% CI 0.46～1.13,$P=0.15$)和总生存(HR = 0.75,95% CI 0.47～1.19,$P=0.22$)差异无统计学意义。低剂量卡培他滨维持治疗整体耐受性良好,3 级以上手足综合征的发生率为 7.7%。该研究结果于 2020 年在 ASCO 会议上以口头报告形式发布,同年发表于顶级杂志 *JAMA*。该研究首次为未经新辅助化疗筛选的早期 TNBC 患者进行卡培他滨辅助强化提供了循证依据。姜晗昉等将 23 例晚期转移性乳腺癌患者予以环磷酰胺(50 mg/d po qd)治疗至疾病进展或无法耐受,病情稳定则 1 年后停药,4 周后评价,有 CR 1 例、SD 13 例、PD 9 例,总有效率 4.3%,DCR 为 60.8%,1 年和 2 年生存率分别为 67.9% 和 50.9%,证实小剂量环磷酰胺口服是治疗晚期转移性乳腺癌的一种有效方案,值得扩大样本研究。针对目前恶性程度高的三阴乳腺癌(triple negative breast cancer,TNBC),姚丽鸽等予以用环磷酰胺节律化疗治疗 25 例,用卡培他滨节律化疗治疗 25 例,3 个月后用 ELISA 检测,两组促肿瘤血管生成因子 VEGF 和 PDGF 的水平无统计学意义($P<0.05$),6 和 9 个月后测得节律化疗组的 VECF、PDGF 含量明显低于常规化疗组($P<0.05$),1 年内,节律化疗组复发、转移、死亡人数明显低于常规化疗组,提示环磷酰胺节律化疗可有效抑制 VECF、PDGF 表达,对 TNBC 患者有较好临床疗效。Addeo 等纳入 34 例转移性乳腺癌老年患者,在第 1、3、5 天给予长春瑞滨(VNR)(70 $mg/m^2$,po,连用 3 周后停药 1 周),每 4 周为 1 个疗程,在至少接受 3 个疗程的患者中,CR 2 例,PR 11 例,PFS 和 OS 分别为 7.7 个月和 15.9 个月,提示 VNR 节律化

疗对老年乳腺癌患者有较好的疗效。De Iuliis 等纳入 32 例转移性乳腺癌老年患者,给予 VNR(30 mg,po,qod)治疗,结果得出其 ORR 达 50.0%,无严重不良反应。Munzone 等给予 52 例转移性乳腺癌以多柔比星脂质体(20 mg/m², iv,q14d),结果 PR 18%,SD 39%,且无重度血液或临床不良反应。孙晓莹等的 42 例依托泊苷胶囊节律化疗在晚期乳腺癌中的疗效临床试验中,予依托泊苷胶囊 50 mg/d,连续服用 14 d,21 d 为 1 个周期,每 2 个周期行疗效评价,直至无法耐受不良反应或肿瘤进展。得出结果,42 例中位无进展生存期(PFS)为 4.2(3.6~4.7)个月,临床获益率为 14.3%,部分缓解(PR)4 例(9.5%),疾病稳定(SD)23 例(54.8%),疾病进展(PD)15 例(35.7%),无完全缓解(CR)患者,未出现不可耐受的不良反应。采用口服依托泊苷胶囊节律化疗治疗多线治疗失败的晚期乳腺癌具有一定效果,且经济、方便、耐受性好,笔者认为是治疗晚期乳腺癌的较好选择之一。

综上,目前乳腺癌的单药节律化疗主要选择卡培他滨、环磷酰胺、长春瑞滨、依托泊苷等药物,具有较好疗效、毒副作用小、不易耐药等优势,临床值得进一步推广。

### (二)多药联合节律化疗

乳腺癌具有侵袭性强、易转移复发等特点,部分患者确诊时往往已是中晚期。因此,乳腺癌节律化疗中,可选择多药联合治疗以提高患者临床疗效。KCSG-BR07-02 多中心的一项Ⅲ期研究中,纳入 231 例接受过 6 个疗程紫杉醇+吉西他滨治疗的晚期转移性乳腺癌患者,分为节律化疗组(紫杉醇 175 mg/m² d 1+吉西他滨 1250 mg/m² d 1、8,21 d 为 1 个疗程)116 例和对照组 115 例,节律化疗组较对照组的 PFS 分别为 7.5 和 3.8 个月,OS 分别为 32.3 和 23.5 个月。Yoshimoto 等予以 51 例 HER2 阴性转移性乳腺癌患者卡培他滨(828 mg/m²,po,bid)+CTX(33 mg/m²,po,bid),连服 2 周后停药 1 周,3 周为 1 个疗程,ORR 为 44.4%,CBR 为 57.8%,PFS 是 12.3 个月,1 年和 2 年生存率分别为 86.0% 和 71.0%。El-Arab 等行卡培他滨(500 mg,po,bid)+CTX(50 mg/d,po,qd)治疗 60 例转移性乳腺癌患者,CR 1 例,PR 12 例,SD 21 例,PD 26 例,DCR 为 56.7%,TTP 是(7±2.59)个月,OS 是(16±8.02)个月;2~6 个月后检测,VEGF 降至基线水平。丁江华等对 20 例转移性乳腺癌患者行卡培他滨(500 mg,po,tid,d 1—14)+多西紫杉醇(25 mg/m²,iv,d1、8)治疗,每 21 d 为 1 个疗程,2 个疗程后行疗效评价得出,CR 1 例,PR 11 例,SD 4 例,PD 4 例,RR 为 60%(12/20),DCR 为 80%(16/20),消化道、骨髓抑制等不良反应少。陈俊民等将蒽环类及紫杉类药物治疗失败的 33 例晚期乳腺癌患者随机分成节律化疗组(A 组,17 例)及常规化疗组(B 组,16 例),A 组予以卡培他滨(500 mg/d,po,bid d 1—21)+吉西他滨(1000 mg/m²,iv,d 1、d 8),B 组予以卡培他滨(2500 mg/m²,po,bid,d 1—14,21 d 为 1 个疗程)+吉西他滨(1000 mg/m²,iv,d 1、d 8),至少 2 个疗程后行评价疗效。其中 A 组 CR 0 例,PR 8 例,SD 5 例,PD 4 例,A 组 ORR 为 47.06%,CBR 为 76.47%;B 组 CR 1 例,PR 7 例,SD 4 例,PD 4 例,B 组 ORR 为 50.00%,CBR 为 75%,两组疗效差异无统计学意义(P>0.05),但节律化疗组的毒副反应更轻且具有药物经济学优势。方凤奇等对节律化疗组 45 例转移性乳腺癌患者行小剂量卡培他滨(500 mg,po,bid)+沙利度胺(100 mg/d,po,qd)治疗,6 周后评价得出与常规化疗组比较,有效率分别为 62.2% 和 68.2%(P>0.05),但节律化疗组明显减轻患者化疗毒副反应,可显著提高患者生活质量。Saridaki 等对 36 例转移性乳腺癌患者行卡培他滨(800~

1250 mg/m²，d 1—14)+VNR(30~60 mg)治疗,RR 为 33.0%,TTP 为 5.6 个月。Masuda 等予 33 例 TNBC 患者术前行卡培他滨 1200 mg/(m²·d)+CTX(50 mg/d)+PTX[80 mg/(m²·d),d1、d8、d15]治疗,4 疗程后,ORR 为 93.3%,保乳率达 72.7%,有效降低全乳切除术。Colleoni 等对 171 例晚期乳腺癌患者分为 A 组[MTX(2.5 mg,bid,d 1,2 或 4 次/周)+CTX(50 mg/d)+沙利度胺(200 mg/d)]和 B 组[MTX(2.5 mg,bid,d 1,2 或 4 次/周)+CTX(50 mg/d)]进行治疗,A、B 两组总反应率分别为 20.9% 和 11.8%,CB 为 41.5%。Garcia-Saenz 等报道使用 CTX(50 mg,po,q6 h)+MTX(1 mg/kg,iv,q14 d)治疗转移性乳腺癌患者 24 例,结果 PR 为31.8%,SD 为 31.8%,CB 为 63.6%,PFS 为 7.5 个月,OS 为 13.6 个月。Soriano 等对 21 例转移性乳腺癌患者行 CTX(50 mg/d)+MTX(2.5 mg bid)+抗独特型抗体(1 mg)治疗后,中位缓解时间为 18.43 个月,TTP 为 9.8 个月,OS 为 12.93 个月。Shaked 等采用口服 CTX(20 mg/kg,qd)连续 3 周和静脉滴注 CTX 连续 6 周治疗乳腺癌,发现联合治疗能控制肿瘤生长,延长患者生存时间。研究表明,环氧化酶-2 其在炎症发生时及在一些肿瘤中可见高表达,其具有能导致细胞癌变、促进肿瘤细胞增殖、促进新生血管生成和抑制细胞凋亡的作用,环氧化酶-2 抑制剂对多种肿瘤均有抑制作用,能够显著抑制肿瘤细胞增强和诱导凋亡。塞来昔布——非甾体抗炎药,能特异性抑制环氧化酶-2,从而起到抗肿瘤作用。Young 等对 47 例转移性乳腺癌患者行卡培他滨(1250 mg/m²,po,qd)+多西他赛(15 mg/m²,iv,qd)+塞来昔布(200 mg,po,bid)治疗,CBR 为 42.0%,TTP 是 3.6 个月;Perroud 等对 15 例进展期乳腺癌患者行 CTX(50 mg/d,po,qd)+塞来昔布(400 mg/d,po,qd)治疗,结果 CBR 为 46.7%,PFS 是 24 周,1 年生存率为 46.7%;钱烨等对 19 例晚期乳腺癌患者行 CTX(50 mg/d,po,qd)+塞来昔布(0.2 g,po,bid)治疗,中位给药时间为 6 个月,CR 为 0 例,PR 1 例,SD 10 例,PD 8 例,ORR 为 5.3%,DCR 为 57.9%,中位无病生存期为 5.2 个月,1 年生存率为 47.4%。李玉梅将 30 例晚期乳腺癌患者随机分为节律化疗和常规化疗组,每组 15 例,节律化疗组予以吉西他滨(200 mg/m²,iv,qod,d 1—14)+顺铂(10 mg/m²,iv,qod,d 1—14)治疗,常规化疗组予以吉西他滨(1000 mg/m²,iv,d 1、d 8)+顺铂(30 mg/m²,iv,d 1—3)治疗后评价,两组 RR、DCR 比较无统计学差异(P>0.05),但是血液毒性、胃肠道反应、手足综合征发生率节律化疗组低于常规化疗组,差异有统计学意义(P<0.05)。时沛对 38 例晚期乳腺癌患者行 CTX(100 mg/d,po,d 1—15)+甲氨蝶呤(5 mg/d,po,d 1—10)+优福定(300 mg/d,po,d 1—15),28 d 为 1 疗程,2~4 个疗程疗效评价,CR 1 例,PR 16 例,中位 TTP 为 7.8 个月,无明显不良反应。

田美娟等,回顾性分析 68 例 经含卡培他滨方案两药联合化疗后达临床稳定的晚期三阴性乳腺癌患者,实验组 34 例给予口服环磷酰胺 50 mg/d,d 8—21,每 3 周重复,联合卡培他滨 1000 mg/m²,bid,d 1—14,休息 7 d。对照组 34 例患者仅给予口服卡培他滨单药维持治疗。结果显示,经维持治疗后实验组 ORR 为 29.4%,DCR 为 85.3%;对照组 ORR 为 14.7%,DCR 为 64.7%。实验组中位 TTP 为 12 个月,明显高于对照组中位 TTP 6.9 个月(P<0.05)。两组的主要不良反应为手足综合征,实验组的胃肠道反应及血液学毒性稍高于对照组,均为 Ⅰ~Ⅱ度。两组患者的生活质量评分均较治疗前明显提高,治疗后组间差异无统计学意义(P>0.05)。得出结论,口服小剂量环磷酰胺联合卡培他滨维持治疗晚期三阴性乳腺癌有较好的疗效,不良反应可以耐受,可作为复发转移较快的晚期三阴性乳腺癌患者维持治疗的一种选择,具有一定的临床推广应用价。在 IBCSG 22-00 辅助治疗的Ⅲ期临床试验中,选择 347 个特异性三阴性乳腺癌(TNBC)FFPE 肿瘤样本,采用病例队列样采样,对其进行 RNA 测序。根据基因表达数据计算 TNBC 亚型。采用 Cox 比例-危险交互试验评估 TNBC 亚型与治疗结果之间的关系。结果显示,免疫调节(IM)和基底样/免疫激活(BLIA)分子亚型在低剂量 CMT 治疗时表现出显著的生存获益。此外,调节性 T 细胞免疫信号的高表达与 CMT 组较好的预后相关,这与环磷酰胺潜在的免疫调节作用相一致。相比之下,间充质(M)亚型肿瘤采用低剂量 CM 治疗的结果更差(DFS:HR = 1.9;95% CI 1.2 ~ 3.0;$P$ = 0.0044)。结果显示,在不同的 TNBC 亚型中,低剂量 CMT 治疗有不同的益处。低剂量 CMT 治疗可作为早期疾病中具有 IM 亚型的 TNBC 肿瘤的一种潜在的免疫调节策略。

### (三)节律化疗与靶向治疗联合

Dellapasqua 等运用卡培他滨(500 mg,po,tid)+CTX(50 mg,po,qd)+贝伐珠单抗(10 mg/kg,iv,q2w)治疗 46 例晚期乳腺癌患者,CR 为 1 例,PR 21 例,SD 19 例,PD 5 例,ORR 为 48%,DCR 为 48%,8 例出现血压升高,2 例出现恶心呕吐,但均能耐受,不影响治疗。Montagna 等对 24 例未经治疗的 HER2 阴性、激素受体表达差的转移性乳腺癌患者行卡培他滨(500 mg,po,bid)+CTX(50 mg/d,po,qd)+厄洛替尼(100 mg/d,po,qd)+贝伐珠单抗(15 mg/kg,iv,q3w)治疗,CR 1 例,PR 14 例,SD 5 例,PD 1 例,ORR 为 75.0%,TTP 为 43 周。Orlando 等通过对 22 例转移性乳腺癌患者治疗研究中发现,曲妥珠单抗+CTX(50 mg,po,qd)+MTX(2.5 mg,bid,每周第 1、4 天给药)可提高曲妥珠单抗疗效,PR 为 18%,SD 为 46%,PD 为 36%,临床获益率为 46%,且不良反应发生率低,提示分子靶向治疗配合节律化疗可增加靶向疗效。拉帕替尼联合卡培他滨是曲妥珠单抗治疗失败后的复发转移性乳腺癌治疗的重要方法,Montagna 等报道了 1 例卡培他滨节律化疗联合拉帕替尼治疗晚期乳腺癌案例,取得良好临床疗效。比利时的 Hans Wildiers 招募了 80 名老年人 HER2 扩增的晚期乳腺癌患者,对其进行随机分组,一组 39 人接受了双靶向治疗,另一组 41 人接受了双靶向联合节律化疗,节律用药的具体形式为每天 50 mg 的环磷酰胺口服。研究结果发现双靶联合节律化疗,可以将 HER2 扩增的老年晚期乳腺癌患者的 6 个月无进展生存率从 46.2% 提高到 73.4%;中位无疾病进展生存时间从 5.6 个月提高到 12.7 个月,治疗有效率从 45% 提高到了 53%。而治疗的副作用两组患者基本相当,未见显著性差别。段丽玲等研究的卡培他滨节律化疗联合吉非替尼姑息治疗晚期三阴性乳腺癌的疗效的临床试验,共纳入 62 例晚期三阴性乳腺癌患,对照组口服卡培他滨常规剂量进行治疗,研究组给予卡培他滨节律化疗联合吉非替尼治疗,对比两组患者临床疗效、治疗后生命质量(QLQC30 评分)及治疗过程中的不良反应发生情况。结果显示,研究组患者客观有效率为 70.97%,病情控制率为 90.32%,均高于对照组($P<0.05$)。研究组躯体、情绪、角色、认知、社会功能评分均高于对照组($P<0.05$)。两组不良反应发生率差别无统计学意义($P>0.05$)。研究证明,卡培他滨节律化疗联合吉非替尼治疗晚期三阴性乳腺癌近期疗效显著,有助于提高生命质量,不良反应少。杨南南等的一项纳入 200 人的临床试验再次证实,治疗晚期三阴性乳腺癌患者过程中应用卡培他滨节律化疗联合吉非替尼姑息治疗方法,最终的治疗效果更加显著,并且体现在多个方面,不仅能够提升患者的生命质量、减少不良反应发生次数,也能提升治疗效果,甚至各个方面的 QLQC 评分更高,目前此种治疗方法已经逐步成了三阴性乳腺癌治疗前首选的一种方案。德国 Krajnak 等认为在转移性乳腺癌(MBC)中,*PIK3CA* 突变,激活磷脂酰肌醇 3 激酶(PI3K)信号通路似乎与化疗耐药和不良结果有关。抑制 PI3K 信号通路可能导致细胞毒性药物的增敏和预防耐药性的产生。并研究节律性长春瑞滨(VNR)联合 α-选择性 PI3K 抑制剂和降解剂 Alpelisib 对乳腺癌细胞的抗肿瘤活性。研究证明,低剂量节律长春瑞滨(VNR)与 Alpelisib 联合应用表现出协同抗肿瘤作用,并显著抑制 HR 阳性、HER2 阴性、*PIK3CA* 突变的 BC 细胞的生长,为进一步体内评价该联合用药提供了理论基础。

### (四)节律化疗与内分泌治疗联合

Bottini 等在一项临床 Ⅱ 期试验中证实来曲唑(2.5,mg/d,po,qd)+CTX(50 mg,po,qd),6 个月后临床总有效率明显高于单用来曲唑组(87.7% *vs* 71.9%),且节律化疗组可抑制 Ki-67、VGEF-A 的表达。2006 年圣安东尼奥乳腺癌国际会议上发布了新辅助内分泌治疗药物依西美坦(25 mg)单用联合节律化疗疗效及不良反应比较的多中心 Ⅰ/Ⅱ 期研究,提示在依西美坦+表柔比星组安全性最高,无明显肝功能损害及血液和神经毒性。Aurilio 等回顾性分析 33 例 ER(+)的乳腺癌患者行节律化疗 CTX(50 mg/d)+MTX(2.5 mg,bid,每周一和周四),临床缓解率达 56%,不良反应轻。Schwartzberg 等的一项 Ⅱ 期临床试验观察了内分泌治疗和抗肿瘤药物节律化疗对 HER2 阴性的转移性乳腺癌患者疗效,在每月第 1、15、29 天给予氟维司琼 500、250、250 mg 治疗,后根据患者体质量给予卡培他滨 1500 或 2000 mg/d,11 个月后,PFS 为 14.98 个月,TTP 为 26.94 个月,OS 为 28.65 个月。Licchetta 等的一项临床试验纳入 29 例乳腺癌患者行 CTX(50 mg/d,d 1—23)+醋酸甲地孕酮(80 mg,bid),28 d 为 1 个疗程,ORR 为 31.0%,DCR 为 41.3%,TTP 为 7.4 个月,OS 为 13.4 个月。顾玉兰等研究发现,卡培他滨节律化疗联合依西美坦可协同抑制乳腺癌 MCF-7 细胞增殖,通过影响 PI3K/Akt 信号通路激活细胞凋亡机制。持续的小剂量口服卡培他滨可以添加到依西美坦常规治疗过程中,一方面可以抑制乳腺癌细胞增殖、避免耐药性的发生,同时还可能通过影响癌细胞信号分子调节免疫系统对癌细胞的识别与清除;另一方面还可避免严重不良反应,患者依从性佳,能较长期维持治疗,从而使晚期乳腺癌患者获益。龙成根等一项纳入 60 例 HR 阳性、HER2 阴性晚期乳腺癌患者,探讨卡培他滨节律化疗联合氟维司群治疗 HR 阳性、HER2 阴性晚期乳腺癌的短期预后的临床试验。对照组患者采用氟维司群治疗,观察组患者采用卡培他滨节律化疗联合氟维司群治疗。结果显示,观察组客观缓解率(ORR)63.33%、疾病控制率(DCR)96.67% 均高于对照组的 36.67%、73.33%,差异有统计学意义(*P*<0.05)。治疗前,两组血清糖类抗原 153(CA15-3)水平比较,差异无统计学意义(*P*>0.05);治疗 16 周,两组血清 CA15-3 水平低于本组治疗前,且观察组血清 CA15-3 水平(22.45±5.30)U/mL 低于对照组的(32.31±7.26)U/mL,差异有统计学意义(*P*<0.05)。两组不良反应发生率比较差异无统计学意义(*P*>0.05)。随访 1 年,观察组无进展生存期(PFS)(7.63±1.27)个月、总生存期(OS)(9.87±1.02)个月均长于对照组的(6.25±1.08)个月、(8.26±1.25)个月,差异有统计学意义(*P*<0.05)。得出结论,HR 阳性、HER-2 阴性晚期

乳腺癌患者采用卡培他滨节律化疗联合氟维司群治疗效果显著,可调节肿瘤标志物水平,改善患者短期预后,且有一定的安全性。

### (五)节律化疗与放疗联合

乳腺癌脑转移发生率达 10% ~ 16%,严重危害患者生命。Addeo 等对 36 例乳腺癌晚期合并脑转移患者行替莫唑胺(75 mg/m$^2$)+ 全脑放射治疗+VNR(70 mg/m$^2$ d 1、d 3、d 5)+总甲氧基肾上腺素(75 mg/m$^2$,d 1—21)治疗,ORR 为 52.0%,PFS 为 8 个月,OS 为 11 个月。Montella 等的一项 Ⅱ 期临床试验报道得出,对乳腺癌脑转移患者行替莫唑胺(75 mg/m$^2$)+全脑放疗治疗,疾病控制率达到 73%,总生存率(>1 年)为 59%,且无明显肝肾功能损害。在增加入组人数后研究结果同样提示该方案可提高综合治疗效果,患者耐受性良好。

### (六)节律化疗与免疫治疗联合

免疫治疗使癌症治疗发生了革命性的变化。然而,对免疫治疗的反应是异质性的。因此,迫切需要改善乳腺癌等耐药肿瘤中抗肿瘤免疫反应的策略。Zheng 等研究发现,低剂量 met-GEM 预处理可修复小鼠乳腺癌肿瘤免疫微环境,提高免疫治疗效果。用抗CTLA4 抗体或抗 PD-1 抗体单独或联合吉西他滨节律化疗(met-GEM)治疗已建立的小鼠肿瘤。低剂量 met-GEM(2 mg/ kg)治疗改善肿瘤血管灌注,增加肿瘤浸润 T 细胞。并且低剂量 met-GEM 预处理使耐药肿瘤转化为对免疫治疗的应答。此外,联合治疗降低了肿瘤血管密度,改善了肿瘤血管灌注,增加了 T 细胞肿瘤浸润,并上调了一些抗癌基因的表达。包小云等通过回顾性分析 110 例复发性转移性三阴性乳腺癌(mTNBC)患者的临床资料,探讨卡培他滨节律化疗联合自体细胞因子诱导杀伤(CIK)细胞免疫治疗的维持治疗对 mTNBC 患者的有效性和安全性。其中 55 例采用卡培他滨节律维持化疗联合自体 CIK 细胞免疫治疗(DC-CIK 组),其余 55 例采用简单节律维持化疗(对照组)。结果 DC-CIK 组和对照组患者的 ORR 分别为 29.1% 和 16.4%,DCR 分别为 74.5% 和 63.6%。随访结果和 log-rank 检验显示,DC-CIK 组的 PFS 明显优于对照组。DC-CIK 组治疗后不良反应明显优于对照组,所有病例均无肾毒性或化疗相关死亡。得出结论,卡培他滨节律性化疗联合 DC-CIK 细胞免疫治疗的维持治疗对复发性 mTNBC 有效,且不良反应可耐受,可改善患者的免疫功能,提高患者的生活质量,延长患者的 PFS。

## 二、卵巢癌

卵巢癌(ovarian cancer,OC),在我国女性生殖系统恶性肿瘤中的发病率约 15%,其中以上皮源性卵巢癌为主,占 50% ~ 70%,以盆腔深部为特征、早期隐匿、活动度大、易复发转移及出现继发性多药耐药,导致患者预后不佳,治疗后复发率很高,5 年生存率不足25%。多数患者由于体质差、年龄大、分期晚,无法行常规剂量化疗,因此,节律化疗在卵巢癌的治疗中发挥了重要作用。

### (一)单药节律化疗

袁理将 34 例晚期复发并铂类耐药的卵巢癌患者随机分为 MCT 组和常规化疗组,各17 例,MCT 组采用多西他赛(25 mg/m$^2$,d 1、d 8、d 15,每 28 d 为 1 个周期),常规化疗组采用多西他赛(75 mg/m²,d 1,每21 d 为1个周期)。结果显示,两组治疗有效率比较,差异无统计学意义($P>0.05$);Ⅲ～Ⅳ级不良反应 MCT 组为 11.76%(2/17),低于常规化疗组的 47.06%(12/17),差异有统计学意义($P<0.05$)。表明与多西他赛常规化疗比较,多西他赛 MCT 对铂类耐药的晚期复发性卵巢癌患者毒性低,且耐受性良好。de Boo 等关于 MCT 环磷酰胺长期诱导的研究表明,MCT 可缓解并控制复发性高级别浆液性卵巢癌,有效降低肿瘤活性,且具有方便口服、成本效益低、毒性低等优势。Ferrandina 等对 54 例复发性卵巢癌患者行 CTX(50 mg/kg po)节律化疗,总体有效率为 20.4%,整体生存率和无进展生存期也有明显改善。

### (二)多药联合节律化疗

王德猛等用顺铂(60～90 mg)±5-氟尿嘧啶(750～1000 mg)行腹腔热灌注化疗联合腹腔深部热疗治疗老年晚期卵巢癌 40 例,结果腹水疗效评价总有效率为 95.0%,肿块疗效评价 ORR 为 77.5%,DCR 为 95.0%,1、2、3 年生存率分别为 92.5%、65.0%、25.0%,主要为Ⅰ～Ⅱ度胃肠道反应及骨髓抑制,患者能耐受。Sehouli 等运用紫杉醇(100 mg/m²)+卡铂(AUC=2)治疗 129 例晚期卵巢癌患者,结果 PFS 为 21 个月,OS 为 48 个月。Katsumata 等运用紫杉醇(80 mg/m²,iv,每周 3 次)+卡铂(AUC=6)治疗 631 例患者,得到结果为 PFS 28 个月,3 年总生存率提高 72%。

### (三)节律化疗与靶向治疗联合

Garcia 等对复发性转移性卵巢癌 70 例行节律化疗 CTX(50 mg/d,po)+贝伐珠单抗(10 mg/kg,iv,q2w)治疗的临床Ⅱ期试验,有 56% 患者 PFS 达 6 个月,17% 患者 PR,70 例患者的 MST 为 16.9 个月。Barber 等使用 CTX 节律化疗(50 mg,po,qd)+贝伐珠单抗(10 mg/m²,iv,q2w)治疗铂耐药复发性卵巢癌 66 例,患者 ORR 为 42.2%,中位 PFS 为 5 个月,中位 OS 为 20 个月。在另一Ⅱ期临床试验中,同样采用 CTX(50 mg,po,qd)+贝伐珠单抗(10 mg/m²,iv,q2w)治疗复发性卵巢癌 70 例,PFS 达 6 个月为 56%,PR 为 24%。在一项多中心临床试验(ICON-7)中将 218 例晚期卵巢癌患者随机分为治疗组和对照组,治疗组予以紫杉醇+卡铂+贝伐珠单抗(15 mg/m²,3 周),6 个疗程后再追加贝伐珠单抗维持治疗,治疗组患者 PFS 达 3.8 个月,有效率达 13%～16%,DCR 为 25%～55%,表明一线治疗联合贝伐珠单抗节律化疗能显著延长患者 PFS,值得进一步研究。

## 三、宫颈癌

在复发性宫颈癌患者的疾病进展期或铂类化疗期间的过敏反应后,没有标准的化疗。日本 Isono-Taniguchi 等回顾性分析 11 例接受了节律性化疗 CPA-BEV(口服环磷酰胺 50 mg/d+静脉注射贝伐珠单抗 15 mg/kg,每 3 周 1 次)治疗的疗效和毒性。11 名患者中,病理类型为鳞状细胞癌 7 例、腺癌 3 例、大细胞神经内分泌癌 1 例。9 例患者行同步放化疗(CCRT)。5 例患者既往接受过 1 次以上化疗(不包括 CCRT)。6 例患者在既往铂类药物化疗期间出现疾病进展,4 例患者在最后一次铂类药物治疗后 6 个月内复发,1 例患者出现铂类药物过敏反应。3 级以上血液学毒性和 2 级以上非血液学毒性分别在 1 例 3 级中性粒细胞减少和 1 例 2 级蛋白尿患者中观察到。化疗时长中位数为 2.8 个月

(0.2~30.6个月)。1例患者获得CR,但无PR。中位无进展生存期为2.8个月,中位总生存期为13.6个月。总之,CPA-BEV方案显示出良好的抗肿瘤活性和最小的毒性,是二线化疗的有前途的候选者。

### 四、前列腺癌

前列腺癌是男性肿瘤患者中常见的恶性疾病。近10年来,随着我国人口老龄化趋势的加剧,前列腺特异性抗原(prostate specific antigen,PSA)筛查的普及,前列腺癌发病率呈上升趋势。前列腺癌患者的治疗包括早期手术切除、放化疗、内分泌及局部治疗等综合治疗手段。内分泌治疗是前列腺癌患者的重要治疗方法,但激素非依赖性前列腺癌患者大多经内分泌治疗失败,以多西紫杉醇(docetaxel,DOC)为基础的化疗可作为其标准治疗手段。Dabkara等在一项多中心回顾性研究中对18例激素非依赖性前列腺癌患者进行了MCT环磷酰胺(50~100 mg/d)联合口服泼尼松龙治疗的预处理,评估了MCT后的前列腺癌疗效。结果显示,总体PSA响应率为44%,PSA中位PFS和OS分别为4.7个月和13.5个月,未观察到Ⅲ~Ⅳ级环磷酰胺毒性,表明激素非依赖性前列腺癌患者可以很好地耐受MCT,少数可诱导持久PSA的反应,患者中性粒细胞减少和发热性中性粒细胞减少等不良反应发生率较低。另有报道显示,对非转移性复发性前列腺癌行CTX(50 mg/kg)节律化疗,疗效显著,患者耐受性良好,副作用低。

## 第五节　其他系统

### 一、骨肉瘤

骨肉瘤是临床上最常见的一种原发性恶性骨肿瘤,常见于儿童和年轻人,中位发病年龄为20岁。其治疗包括手术切除原发灶和辅助化疗。辅助化疗可延长早期骨肉瘤的EFS,早期临床试验应用多药联合化疗,使用药物包括阿霉素、顺铂、博来霉素、卡铂等。NCCN推荐骨膜骨肉瘤广泛切除前化疗,高级别骨肉瘤广泛切除后,获得良好的病理学缓解,继续用同样的化疗方案化疗几个周期,而病理学缓解差的,考虑用不同的化疗方案。

随着节律化疗的出现,采用小剂量、长时间连续或高频率给药模式,可以有效抑制血管内皮细胞的增殖,也可避免化疗的毒副作用,如骨髓抑制、肝肾功能损害等。Tsai等报道了一例骨肉瘤肺部转移患者,利用沙利度胺(200 mg,1次/d)和塞来考昔(200 mg,2次/d)对其进行抗血管生成化疗,治疗效果明显。Tomoda等用小剂量甲氨蝶呤(1.2 mg/kg,每周1~2次)作用于Fischer大鼠荷骨肉瘤模型(接种S-SLM细胞2周),4周后肺转移灶的数目减少,且微血管密度降低,此结果为骨肉瘤肺部转移灶的治疗提供了新的思路。但是小剂量的甲氨蝶呤并不能杀灭肿瘤细胞,因此无法阻止大鼠原发肿瘤灶的生长,且目前的研究主要停留在动物实验阶段,对于确定药物抑制血管内皮细胞的最低浓度和给药的频率都是经验性的,只是表明节律性给药的剂量在一定范围内,其具体剂量尚不能完全确定,需临床试验验证,特别是大样本临床随机对照试验。

## 二、儿童孤立性骨嗜酸性肉芽肿

嗜酸性肉芽肿(EG)是朗格汉斯细胞组织细胞增多症(LCH)众多临床表现中有自愈倾向的骨病灶表现,多见于儿童及青少年,年发病率约1/200万~1/150万,其中单发骨病灶为EG的主要表现形式。目前孤立性骨嗜酸性肉芽肿(SBL-EG)的治疗方法多样,文献报道有观察、制动、穿刺活检、病灶内注射醋酸泼尼松龙、手术、化疗或者放疗等。利洪艺等回顾性分析了149例SBL-EG的儿童患者,其中86例接受节律化疗(长春新碱$0.5 \sim 1$ mg/m$^2$,甲氨蝶呤$5 \sim 10$ mg/m$^2$,ivgtt,1次/周×3个月,1次/2周×3个月,剩余3个月改为每月1次静脉输液;每日口服硫唑嘌呤5 mg/m$^2$×9个月,泼尼松龙10 mg/m$^2$×6个月,剩余3个月改为每日5 mg/m$^2$),33例行手术治疗,30例接受手术及术后辅助节律化疗。比较3组患者的住院时间、症状缓解时间、恢复时间、治疗费用、并发症及无复发生存时间(RFS)。结果表明,节律化疗组的住院时间、症状缓解时间、恢复时间及治疗费用均低于手术或手术加化疗组($P<0.05$),而手术组与手术加化疗组在上述4个方面的对比均无明显统计学差异($P>0.05$)。节律化疗组及手术加化疗组中化疗药物相关的副作用包括恶心(8.62%)、转氨酶升高(7.76%)、轻度脱发(4.31%)、抵抗力下降(21.55%)、生长发育迟滞(10.34%)及满月脸(7.76%)。节律化疗组及手术加化疗组的RFS(147月及126个月)明显长于手术组(114个月)($P=0.005$及0.019)。然而,节律化疗组及手术加化疗组的RFS差异无统计学意义($P=0.732$)。该结果提示在SBL-EG的儿童患者治疗上,相对于手术或手术加化疗而言,节律化疗是一种创伤小、恢复快、经济、安全、有效的方法。

## 三、其他

一项C17加拿大I期临床试验,对复发/难治实体肿瘤患儿进行了口服节律拓扑替康+帕唑帕尼联合用药的I期和药代动力学(PK)研究。口服拓扑替康和帕唑帕尼,在5个剂量水平($0.12 \sim 0.3$ mg/m$^2$拓扑替康和$125 \sim 160$ mg/m$^2$帕唑帕尼粉剂口服混悬液)的28 d周期内,每天不间断地给药,剂量按照滚动六设计递增。PK研究在第1天进行,并处于稳定状态。入选患者30例,其中26例可评价剂量限制毒性(DLT),中位年龄12岁($3 \sim 20$岁)。毒性一般比较轻微:与方案治疗相关的$3 \sim 4$级不良事件常见的是中性粒细胞减少(18%)、血小板减少(11%)、淋巴细胞减少(11%)、AST升高(11%)和脂肪酶升高(11%)。研究只观察到2个周期的1型DLTs,均在0.3/160 mg/m$^2$剂量水平,包括持续性3级血小板减少和3级ALT升高。没有超过第1周期的AE需要停止治疗。最佳反应为10/25患者病情稳定(40%),中位病程6.4(1.7 ~ 45.1)个月。口服节律拓扑替康和帕唑帕尼联合治疗小儿实体瘤安全、可耐受,推荐第2期剂量拓扑替康0.22 mg/m$^2$和帕唑帕尼160 mg/m$^2$。尽管40%的患者在6个月的中位数内病情稳定,但在这个经过严格预处理的患者群体中没有观察到客观反应。虽然这种组合对复发疾病的益处可能有限,但它可能在维护设置中发挥作用。腹膜假性黏液瘤(PMP)是一种罕见的、生长缓慢的肿瘤,传统上认为具有化学耐药性。唯一的治疗方法是细胞减少手术(CRS),然后再进行高温腹腔化疗(HIPEC)。在疾病复发或诊断为不可手术疾病的患者中,没有标准的治疗方法,尽管非随机系列显示基于氟尿嘧啶的方案有希望的结果。Ghelardi 等对复发或不可切除的 PMP 患者进行了一项前瞻性研究,患者接受黏菌素-C(MMC)(7 mg/m$^2$,每 6 周 1 次,最多 4 个周期)+节律卡培他滨(625 mg/m$^2$,bid)和贝伐珠单抗(7.5 mg/kg,每 3 周 1 次),直到疾病进展、不可接受的毒性或同意停药。主要终点为无进展生存期(PFS),次要终点为总生存期(OS)、根据 RECIST v1.1 标准的总缓解率、血清标志物缓解率和安全性。结果:15 例患者纳入试验,中位随访 26.1 个月(IQR 17.7～49.6),中位无进展生存期为 17.9 个月(95% CI 11.0～NE),1 年无进展生存率和 OS 率分别为 73% 和 87%。安全性可控,仅有 13% 的 G3/G4 治疗相关不良事件发生。得出结论:节律性卡培他滨、贝伐珠单抗和 MMC 治疗是晚期进展性 PMP 的有效治疗方案。

## 参考文献

[1]张金华,田园,杨晓萍.肿瘤血管新生及中医药抗肿瘤血管新生的研究进展[J].新医学,2022,53(1):18-21.

[2]CAMERINI A,BANNA G L,CINIERI S,et al. Metronomic oral vinorelbine for the treatment of advanced non-small cell lung cancer:a multicenter international retrospective analysis[J]. Clinical & Translational Oncology,2019,21(6):790-795.

[3]GUETZ S,TUFMAN A,VON PAWEL J,et al. Metronomic treatment of advanced non-small-cell lung cancer with daily oral vinorelbine—a Phase I trial[J]. Onco Targets and Therapy,2017,10:1081-1089.

[4]姚舒洋,顾艳斐,张毅.口服长春瑞滨节拍化疗治疗晚期多线治疗失败的非小细胞肺癌的临床观察[J].中国肺癌杂志,2017,20(11):737-740.

[5]GERVAIS R,DUCOLONE A,BRETON J L,et al. Phase Ⅱ randomised trial comparing docetaxel given every 3 weeks with weekly schedule as second-line therapy in patients with advanced non-small-cell lung cancer(NSCLC)[J]. Annals of Oncology,2005,16(1):90-96.

[6]CAMPS C,MASSUTI B,JIMÉNEZ A,et al. Randomized phase Ⅲ study of 3-weekly versus weekly docetaxel in pretreated advanced non-small-cell lung cancer:a Spanish lung cancer group trial[J]. Annals of Oncology,2006,17(3):467-472.

[7]王争君,朱琳燕.小剂量化疗联合艾迪注射综合治疗非小细胞肺癌[J].现代仪器与医疗,2015,21(5):92-94.

[8]CORREALE P,REMONDO C,CARBONE S F,et al. Dose/dense metronomic chemotherapy with fractioned cisplatin and oral daily etoposide enhances the anti-angiogenic effects of bevacizumab and has strong antitumor activity in advanced non-small-cell-lung cancer

patients[J]. Cancer Biology & Therapy,2010,9(9):685-693.

[9]毕大鹏.贝伐单抗联合节拍化疗在晚期非小细胞肺癌治疗中的临床效果观察[J].中国实用医药,2022,17(4):115-117.

[10]孙莉,郭颖,陈卫东.节拍化疗联合放疗治疗局部晚期非小细胞肺癌[J].肿瘤学杂志,2018,24(3):218-220.

[11]HANSEN O,KNAP M M,KHALIL A,et al. A randomized phase Ⅱ trial of concurrent chemoradiation with two doses of radiotherapy,60Gy and 66Gy,concomitant with a fixed dose of oral vinorelbine in locally advanced NSCLC[J]. Radiotherapy and Oncology,2017,123(2):276-281.

[12]李易泽,张立,杨宏平,等.长春瑞滨节拍化疗在晚期非小细胞肺癌患者中的应用[J].现代肿瘤医学,2022,30(18):3400-3403.

[13]覃丽兰.鼻咽癌放疗配合单药顺铂不同给药方案同步化疗的对比研究[D].南宁:广西医科大学,2016.

[14]章伟.顺铂节拍化疗联合放疗治疗Ⅱ~Ⅳ期鼻咽癌的临床研究[D].泸州:泸州医学院,2014.

[15]刘洪明,王明臣.鼻咽癌调强放疗同步节拍化疗的临床研究[J].癌症进展.2012,10(4):381-386.

[16]李白羽,刘建波,朱庆尧,等.根治性同步放化疗后血浆 EB 病毒 DNA 持续升高的局部晚期鼻咽癌患者行卡培他滨节拍化疗的效果[J].中华实用诊断与治疗杂志,2023,37(3):265-268.

[17]陈伟龙,陈锦贤,许奕乔,等.支撑喉镜联合鼻内镜电凝切除病变声带治疗早期声门型喉癌的临床研究[J].中国医药导报,2014,11(29):51-54.

[18]汤晨,王成师,刘收厚,等.手术、放疗和光动力治疗分别联合小剂量化疗治疗早期声门型喉癌的疗效对比[J].现代肿瘤医学,2015,23(24):3580-3582.

[19]国家卫生健康委员会.食管癌诊疗规范(2018 年版)[J].中华消化病与影像杂志(电子版),2019,9(4):158-192.

[20]程刚,蒋祥德,张华鹏,等.卡培他滨节拍化疗联合 SIB-IMRT 治疗高龄食管癌疗效及安全性分析[J].现代肿瘤医学,2018,26(13):2040-2043.

[21]周建伟,单强,张伟,等.节拍化疗联合热疗对老年食管癌调强放疗的应用[J].中文科技期刊数据库(文摘版)医药卫生,2022(1):133-135.

[22]刘宗超,李哲轩,张阳,等.2020 全球癌症统计报告解读[J].肿瘤综合治疗电子杂志,2021,7(2):1-14.

[23]FERLAY J,SOERJOMATARAM I,DIKSHIT R,et al. Cancer incidence and mortality worldwide:sources,methods and major patterns in GLOBOCAN 2012[J]. International Journal of Cancer,2015,136(5):E359-E386.

[24]ALLEMANI C,WEIR H K,CARREIRA H,et al. Global surveillance of cancer survival 1995—2009:analysis of individual data for 25,676,887 patients from 279 population-based registries in 67 countries(CONCORD-2)[J]. Lancet,2015,385(9972):977-

1010.

[25]ISOBE Y,NASHIMOTO A,AKAZAWA K,et al. Gastric cancer treatment in Japan:2008 annual report of the JGCA nationwide registry[J]. Gastric Cancer,2011,14(4):301 - 316.

[26]AJANI J A,BENTREM D J,BESH S,et al. Gastric cancer,version 2. 2013:Featured updates to the NCCN Guidelines[J]. Journal of the National Comprehensive Cancer Network,2013,11(5):531-546.

[27]沈婕,何胜利,孙贤俊,等.老年晚期胃癌患者卡培他滨节律化疗的临床疗效[J].肿瘤,2010,30(9):788-790.

[28]艾工文,孟秀琴.节律性化疗在血液肿瘤治疗应用的研究进展[J].现代肿瘤医学,2015,23(7):1021-1024.

[29]刘立新.5-氟尿嘧啶节律性化疗对晚期胃癌患者的临床疗效观察[J].胃肠病学和肝病学杂志,2012,21(12):1119-1121.

[30]陶家龙,庄志祥,沈丽琴.老年晚期胃癌患者氟尿嘧啶节律化疗临床疗效的观察[J].中国医药指南,2011,9(31):128-129.

[31]万小云.探析小剂量卡培他滨单药治疗老年晚期胃癌患者的效果及其安全性[J].黑龙江医药,2016,29(4):656-658.

[32]欧阳学农,陈碧茵,赵忠全.小剂量化疗治疗高龄晚期胃癌21例[J].中国肿瘤,2007,16(2):134-135.

[33]朱建平,俞利结,陈忆,等.周小剂量化疗治疗高龄晚期胃癌患者的临床研究[J].药学服务与研究,2005,5(4):379-380.

[34]赵增虎,王炳胜,张海,等.低剂量5-FU持续静点加草酸铂化疗对老年胃癌的临床研究(附34例)[J].山西医科大学学报,2005,36(3):327-328.

[35]朱建平,俞利结,陈忆,等.周小剂量化疗治疗高龄晚期胃癌患者的临床研究[J].药学服务与研究,2005,5(4):379-380.

[36]俞进友,朱建军,王兆凤,等.多西他赛联合FP方案微泵节拍化疗治疗晚期胃癌的临床应用[J].中国肿瘤临床与康复,2013,20(1):63-65.

[37]CHEN W Q,SUN K X,ZHENG R S,et al. Cancer incidence and mortality in China,2014[J]. Chinese Journal of Cancer Research,2018,30(1):1-12.

[38]方伟达,陈昌南,张呈,等.低剂量替吉奥口服治疗放弃静脉化疗的晚期结直肠癌[J].现代肿瘤医学,2011,19(9):1823-1825.

[39]闫帅,茅卫东,林峰,等.比较节拍化疗与常规化疗治疗老年晚期结直肠癌的疗效及安全性的差异[J].中外医疗,2017,36(33):117-119.

[40]胡佳楠,徐益元,李廷,等.卡培他滨节拍化疗在晚期结直肠癌维持治疗中的疗效观察[J].肿瘤学杂志,2019,25(6):587-590.

[41]朱建平,俞利结,陈忆,等.周小剂量化疗治疗高龄晚期结肠癌的临床研究[J].肿瘤防治杂志,2005,12(24):1903-1904.

[42]韩永军,高强.FOLFOX4方案节拍化疗对老年结肠癌患者临床疗效分析[J].陕西医

学杂志,2015,44(11):1524-1525.

[43]施朕善,徐珊珊,刘友如,等.卡培他滨联合沙利度胺节拍化疗治疗晚期结直肠癌的疗效观察及其对生活质量的影响[J].现代肿瘤医学,2017,25(13):2089-2091.

[44]RUMGAY H,ARNOLD M,FERLAY J,et al. Global burden of primary liver cancer in 2020 and predictions to 2040[J]. Journal of Hepatology,2022,77(6):1598-1606.

[45]董菁,高沿航,刘嵘,等.HBV/HCV 相关肝细胞癌抗病毒治疗专家共识(2021 年更新版)[J].临床肝胆病杂志,2021,37(10):2292-2302,2499-2506.

[46]BRANDI G,ROSA F D,AGOSTINI V,et al. Metronomic capecitabine in advanced hepatocellular carcinoma patients:a phase Ⅱ study[J]. The Oncologist,2013,18(12):1256-1257.

[47]桑泽杰,王华明,纪卫政,等.巴塞罗那肝癌分期 B 期、C 期原发性肝癌患者肝动脉灌注化疗栓塞术后长期口服低剂量替吉奥的疗效观察[J].中国全科医学,2015,18(27):3324-3327.

[48]肖文华,朱建华,李秋文,等.节拍疗法治疗晚期原发性肝癌 1 例[J].临床肿瘤学杂志,2008,13(10):958-959.

[49]靳小建,卢榜裕,蔡小勇,等.小剂量动脉栓塞化疗治疗肝癌的临床效果观察[J].中国临床新医学,2016,9(9):776-778.

[50]HSU C H,SHEN Y C,LIN Z Z,et al. Phase Ⅱ study of combining sorafenib with metronomic tegafur/uracil for advanced hepatocellular carcinoma [J]. Journal of Hepatology,2010,53(1):126-131.

[51]康振国.肝癌射频消融术后联合替吉奥节拍化疗的疗效评价[D].乌鲁木齐:新疆医科大学,2016.

[52]王柳飞,洪凤娟,毕向军,等.氩氦刀冷冻消融术联合节拍化疗治疗巨块型肝癌的临床研究[J].中国实用医药,2016,11(33):39-41.

[53]高燕,叶峰.射频消融术联合替吉奥节拍化疗治疗中晚期肝癌效果观察[J].中国乡村医药,2017,24(12):18-19,22.

[54]CHEN W,ZHENG R,BAADE P D,et al. Cancer statistics in China,2015[J]. CA Cancer J Clin,2016,66:115-132.

[55]COHEN S M,PETRYK M,VARMA M,et al. Non-Hodgkin's lymphoma of mucosaassociated lymphoid tissue[J]. Oncologist,2006,11(10):1100-1117.

[56]YE X N,ZHOU X P,WEI J Y,et al. Epigenetic priming with decitabine followed by low-dose idarubicin/cytarabine has an increased anti-leukemic effect compared to traditional chemotherapy in high-risk myeloid neoplasms[J]. Leukemia & Lymphoma,2016,57(6):1311-1318.

[57]张婷婷.地西他滨联合小剂量化疗治疗难治性白血病的疗效探讨[J].临床合理用药杂志,2016,9(23):40-41.

[58]胡悦.地西他滨联合减低剂量化疗方案治疗初治老年急性髓系白血病疗效及安全性的临床研究[D].合肥:安徽医科大学,2018.

[59] 李艳平. 地西他滨联合小剂量化疗治疗老年中高危骨髓增生异常综合征及急性髓系白血病的临床观察[J]. 中国医药指南,2018,16(15):147-148.

[60] PONGUDOM S,PHINYO P,CHINTHAMMITR Y,et al. Efficacy and safety of metronomic chemotherapy versus palliative hydroxyurea in unfit acute myeloid leukemia patients: a multicenter,open-label randomized controlled trial[J]. Asian Pacific Journal of Cancer Prevention,2020,21(1):147-155.

[61] ZELENETZ A D,GORDON L I,ABRAMSON J S,et al. NCCN guidelines insights:B-cell lymphomas, version 3. 2019 [J]. Journal of the National Comprehensive Cancer Network,2019,17(6):650-661.

[62] COLEMAN M,MARTIN P,RUAN J,et al. Low-dose metronomic,multidrug therapy with the PEP-C oral combination chemotherapy regimen for mantle cell lymphoma[J]. Leukemia & Lymphoma,2008,49(3):447-450.

[63] EL BARY N A,HASHEM T,METWALLY H,et al. A phase Ⅱ study of high-dose celecoxib and metronomic low-dose cyclophosphamide and methotrexate in patients with relapsed and refractory lymphoma [J]. Hematology/Oncology and Stem Cell Therapy,2010,3(1):13-18.

[64] 王谊,敬小梅,谢颖. 持续低剂量化疗治疗难治性复发性淋巴瘤的疗效分析[J]. 中国肿瘤临床与康复,2010,17(1):52-53,56.

[65] ABDEL-BARY N, HASHEM T, METWALI H, et al. Phase Ⅱ study of 'high-dose' celecoxib and metronomic 'low-dose' cyclophosphamide and methotrexate in patients with relapsed and refractory lymphoma[J]. Ecancer Medical Science,2009,3:144.

[66] 潘战和,苏安,王馨,等. PEP-C 节拍化疗方案治疗复发和难治性非霍奇金淋巴瘤 23 例探讨[J]. 中国肿瘤临床,2011,38(9):529-532.

[67] COLEMAN M,RUAN G,ELSTROM R L,et al. Metronomic therapy for refractory/relapsed lymphoma:The PEP-C low-dose oral combination chemotherapy regimen[J]. Hematology,2012,17(Suppl 1):S90-S92.

[68] COX M C,PELLICCIA S,MARCHESELLI L,et al. The metronomic all-oral DEVEC is an effective schedule in elderly patients with diffuse large b-cell lymphoma[J]. Investigational New Drugs,2019,37(3):548-558.

[69] BOCCI G,PELLICCIA S,ORLANDI P,et al. Remarkable remission rate and long-term efficacy of upfront metronomic chemotherapy in elderly and frail patients, with diffuse large B-cell lymphoma[J]. Journal of Clinical Medicine,2022,11(23):7162.

[70] COX M C,BANCHI M,PELLICCIA S,et al. All-oral metronomic DEVEC schedule in elderly patients with peripheral T cell lymphoma[J]. Cancer Chemotherapy and Pharmacology,2020,86(6):841-846.

[71] COX M C,BOCCI G. Metronomic chemotherapy regimens and targeted therapies in non-Hodgkin lymphoma:the best of two worlds[J]. Cancer Letters,2022,524:144-150.

[72] HAN B, KIM B J, KIM H Y, et al. A retrospective analysis of the efficacy of low-

dose metronomic cyclophosphamide for treatment in patients with low grade non-Hodgkin lymphoma[J]. Blood,2021,138:1361.

[73]LAUBACH J. Initial therapy in older patients with multiple myeloma[J]. The New England Journal of Medicine,2019,380(22):2172-2173.

[74]王晓莉,邱元芝,王爱平,等.硼替佐米节律性化疗对老年多发性骨髓瘤的疗效研究[J].实用癌症杂志,2013,28(6):634-635.

[75]WEERDT O D,VAN DE DONK N W,VETH G,et al. Continuous low-dose cyclophosphamide-prednisone is effective and well tolerated in patients with advanced multiple myeloma[J]. The Netherlands Journal of Medicine,2001,59(2):50-56.

[76]DIMOPOULOS MA,HAMILOS G,ZOMAS A,et al. Pulsed cyclophosphamide,thalidomide and dexame-thasone:an oral regimen for previously treated patients with multiple myeloma[J]. Hematol J,2004,5(2):112-117.

[77]TRIEU Y,TRUDEL S,POND G R,et al. Weekly cyclophosphamide and alternate-day prednisone:an effective,convenient,and well-tolerated oral treatment for relapsed multiple myeloma after autologous stem cell transplantation[J]. Mayo Clinic Proceedings,2005,80(12):1578-1582.

[78]SUVANNASANKHA A,FAUSEL C,JULIAR B E,et al. Final report of toxicity and efficacy of a phase Ⅱ study of oral cyclophosphamide,thalidomide,and prednisone for patients with relapsed or refractory multiple myeloma:a Hoosier oncology group trial,HEM01-21[J]. The Oncologist,2007,12(1):99-106.

[79]ZHOU F,GUO L P,SHI H T,et al. Continuous administration of low-dose cyclophosphamide and prednisone as a salvage treatment for multiple myeloma[J]. Clinical Lymphoma,Myeloma & Leukemia,2010,10(1):51-55.

[80]王晓莉,邱元芝,王爱平,等.硼替佐米节律性化疗对老年多发性骨髓瘤的疗效研究[J].实用癌症杂志,2013,28(6):634-635.

[81]周帆,韦苇,凌晨晖,等.持续口服小剂量环磷酰胺联合泼尼松治疗复发/难治性多发性骨髓瘤伴严重心功能不全患者疗效观察[J].中华血液学杂志,2015,36(3):186-190.

[82]KUMAR S K,BUADI F K,LAPLANT B,et al. Phase 1/2 trial of ixazomib,cyclophosphamide and dexamethasone in patients with previously untreated symptomatic multiple myeloma[J]. Blood Cancer Journal,2018,8(8):70.

[83]黄玉琴.注射用曲妥珠单抗对人表皮生长因子受体 2 阳性晚期乳腺癌化疗患者血清肿瘤标志物及免疫功能的影响[J].中国综合临床,2017,33(8):748-752.

[84]孙启慧,罗东林,田武国,等.他莫昔芬与芳香化酶抑制剂治疗乳腺癌的临床研究进展[J].解放军药学学报,2016,32(1):69-73.

[85]张百红,岳红云.肿瘤的节拍化疗[J].国际肿瘤学杂志,2016,43(7):523-525.

[86]王浩峰,王耀辉,陆劲松.乳腺癌反映炎症状态外周血细胞间比值研究进展[J].中华肿瘤防治杂志,2019,26(8):598-602.

[87]叶绍兵,王家瑞,刘高,等.乳腺癌患者有关辅助诊疗、血管生成、炎症趋化及纤维化作用的表达水平分析[J].湖南师范大学学报(医学版),2019,16(5):25-28.

[88]王黎,付晓敏,杨勇豪,等.益气活血方对乳腺癌患者术后免疫功能、炎症因子及VEGF水平的影响[J].贵州医药,2016,40(7):703-704.

[89]黄山平.乳腺癌根治术患者术后不同镇痛方式对细胞免疫功能及炎症介质的影响[J].临床医学研究与实践,2016,1(14):24-25.

[90]李政,李中玉.消瘤扶正汤在乳腺癌根治术后化疗患者治疗中的应用研究[J].现代医药卫生,2017,33(10):1460-1462.

[91]王双月,崔建东.节拍化疗在晚期乳腺癌患者治疗中的应用研究进展[J].内科,2019,14(2):201-203,207.

[92]贺艳,周泽强,李伟,等.卡培他滨节拍化疗在老年转移性乳腺癌维持治疗中的临床疗效[J].实用老年医学,2018,32(4):327-329,334.

[93]刘星,薛海鸥.卡培他滨节拍化疗在晚期乳腺癌维持治疗中的疗效观察[J].辽宁医学院学报,2015,36(4):81-83.

[94]FEDELE P,MARINO A,ORLANDO L,et al. Efficacy and safety of low-dose metronomic chemotherapy with capecitabine in heavily pretreated patients with metastatic breast cancer[J]. European Journal of Cancer,2012,48(1):24-29.

[95]蒋琳,谭榜宪,赵妍丽,等.老年女性晚期乳腺癌卡培他滨节律化疗的临床疗效[J].中外医学研究,2012,10(1):12-14.

[96]蒋琳,谭榜宪,赵妍丽,等.老年女性晚期乳腺癌卡培他滨节律化疗与常规化疗的临床疗效比较[J].中国医学创新,2015,12(35):13-16.

[97]王双月,崔建东,张羽.卡培他滨节拍化疗在晚期三阴性乳腺癌维持治疗中的效果观察[J].广西医学,2018,40(19):2289-2292.

[98]陆斯华,吴志懂.非激素依赖型乳腺癌术后患者经卡培他滨节拍化疗对预后及复发的影响[J].中文科技期刊数据库(全文版)医药卫生,2023,9(9):59-62.

[99]黄超妹,李杏欢,潘晓平.乳腺癌治疗中节拍化疗的应用[J].中外医学研究,2020,18(21):30-32.

[100]曾茹,陈莉林,叶峰,等.节拍化疗在乳腺癌晚期治疗中对不良反应的影响[J].中外医疗,2021,40(20):57-60.

[101]陈学东,张丰羽,陈全,等.卡培他滨节拍化疗晚期乳腺癌效果的 Meta 分析[J].邵阳学院学报(自然科学版),2021,18(5):32-38.

[102]WANG X,WANG S S,HUANG H,et al. Effect of capecitabine maintenance therapy using lower dosage and higher frequency vs observation on disease-free survival among patients with early-stage triple-negative breast cancer who had received standard treatment:the SYSUCC-001 randomized clinical trial[J]. JAMA,2021,325(1):50-58.

[103]姜晗昉,宋国红,车利,等.口服小剂量环磷酰胺节拍疗法治疗晚期转移性乳腺癌23例临床分析[J].中国肿瘤临床,2011,38(2):104-107.

[104]姚丽鸽,陈露,张克克,等.环磷酰胺节拍化疗治疗三阴性乳腺癌的临床疗效[J].现

代肿瘤医学,2018,26(18):2875-2877.

[105]ADDEO R,SGAMBATO A,CENNAMO G,et al. Low-dose metronomic oral administration of vinorelbine in the first-line treatment of elderly patients with metastatic breast cancer[J]. Clinical Breast Cancer,2010,10(4):301-306.

[106]IULIIS F D,SALERNO G,TAGLIERI L,et al. On and off metronomic oral vinorelbine in elderly women with advanced breast cancer[J].Tumori,2015,101(1):30-35.

[107]MUNZONE E,PIETRO A D,GOLDHIRSCH A,et al. Metronomic administration of pegylated liposomal-doxorubicin in extensively pre-treated metastatic breast cancer patients: a mono-institutional case-series report[J].Breast,2010,19(1):33-37.

[108]孙晓莹,马飞,田朋飞,等.依托泊苷胶囊节拍化疗在晚期乳腺癌中的疗效[J].中外医学研究,2020,18(23):58-60.

[109]PARK Y H,JUNG K H,IM S A,et al. Phase Ⅲ,multicenter,randomized trial of maintenance chemotherapy versus observation in patients with metastatic breast cancer after achieving disease control with six cycles of gemcitabine plus paclitaxel as first-line chemotherapy:KCSG-BR07-02[J]. Journal of Clinical Oncology,2013,31(14):1732-1739.

[110]YOSHIMOTO M,TAKAO S,HIRATA M,et al. Metronomic oral combination chemotherapy with capecitabine and cyclophosphamide:a phase Ⅱ study in patients with HER2-negative metastatic breast cancer[J]. Cancer Chemotherapy and Pharmacology,2012,70(2):331-338.

[111]EL-ARAB L R,SWELLAM M,EL MAHDY M M. Metronomic chemotherapy in metastatic breast cancer:impact on VEGF[J]. Journal of the Egyptian National Cancer Institute,2012,24(1):15-22.

[112]丁江华,龚升平.卡培他滨联合多西紫杉醇节拍化疗治疗转移性乳腺癌临床研究[J].安徽医药,2009,13(11):1393-1395.

[113]陈俊民,谢贤和,刘华,等.希罗达节拍化疗与传统疗法联合吉西他滨治疗蒽环类及紫杉类治疗失败晚期乳腺癌的临床研究[M].海南医学,2011,22(17):12-15.

[114]方凤奇,张洁,张春霞.沙利度胺联合卡培他滨节拍化疗治疗转移性乳腺癌的临床研究[J].山东医药,2012,52(24):63-65.

[115]SARIDAKI Z,MALAMOS N,KOURAKOS P,et al. A phase Ⅰ trial of oral metronomic vinorelbine plus capecitabine in patients with metastatic breast cancer[J]. Cancer Chemotherapy and Pharmacology,2012,69(1):35-42.

[116]MASUDA N,HIGAKI K,TAKANO T,et al. A phase Ⅱ study of metronomic paclitaxel/cyclophosphamide/capecitabine followed by 5-fluorouracil/epirubicin/cyclophosphamide as preoperative chemotherapy for triple-negative or low hormone receptor expressing/HER2-negative primary breast cancer[J]. Cancer Chemotherapy and Pharmacology,2014,74(2):229-238.

[117]COLLEONI M,ORLANDO L,SANNA G,et al. Metronomic low-dose oral cyclophospha-

mide and methotrexate plus or minus thalidomide in metastatic breast cancer: antitumor activity and biological effects[J]. Annals of Oncology,2006,17(2):232-238.

[118] GARCÍA - SÁENZ J A, MARTÍN M, CALLES A, et al. Bevacizumab in combination with metronomic chemotherapy in patients with anthracycline - and taxane - refractory breast cancer[J]. Journal of Chemotherapy,2008,20(5):632-639.

[119] SORIANO J L, BATISTA N, SANTIESTEBAN E, et al. Metronomic cyclophosphamide and methotrexate chemotherapy combined with 1E10 anti-idiotype vaccine in metastatic breast cancer[J]. International Journal of Breast Cancer,2011,2011:710292.

[120] SHAKED Y, EMMENEGGER U, FRANCIA G, et al. Low-dose metronomic combined with intermittent bolus-dose cyclophosph amide is an eff ective long-termchemo therapy treatment strategy[J]. Cancer Res,2005,65(16):7045-7051.

[121] STEINBILD S, ARENDS J, MEDINGER M, et al. Metronomic antiangiogenic therapy with capecitabine and celecoxib in advanced tumor patients—results of a phase II study [J]. Onkologie,2007,30(12):629-635.

[122] YOUNG S D, LAFRENIE R M, CLEMONS M J. Phase II trial of a metronomic schedule of docetaxel and capecitabine with concurrent celecoxib in patients with prior anthracycline exposure for metastatic breast cancer[J]. Current Oncology,2012,19(2):e75-e83.

[123] PERROUD H A, RICO M J, ALASINO C M, et al. Safety and therapeutic effect of metronomic chemotherapy with cyclophosphamide and celecoxib in advanced breast cancer patients[J]. Future Oncology,2013,9(3):451-462.

[124] 钱烨,吉浩明,张燕,等. 环磷酰胺节拍化疗联合塞来昔布治疗晚期乳腺癌临床观察 [J]. 肿瘤基础与临床,2014,27(4):302-303.

[125] 李玉梅. 吉西他滨联合顺铂节拍化疗治疗晚期乳腺癌临床研究[J]. 山西医药杂志,2014,43(23):2775-2777.

[126] 田美娟,王丽,张佳,等. 口服小剂量环磷酰胺联合卡培他滨维持治疗晚期三阴性乳腺癌的疗效[J]. 现代肿瘤医学,2019,27(12):2097-2100.

[127] JOAQUIN GARCIA A, REDITI M, VENET D, et al. Differential benefit of metronomic chemotherapy among triple-negative breast cancer subtypes treated in the IBCSG trial 22-00[J]. Clinical Cancer Research,2023,29(23):4908-4919.

[128] DELLAPASQUA S, BERTOLINI F, BAGNARDI V, et al. Metronomic cyclophosphamide and capecitabine combined with bevacizumab in advanced breast cancer[J]. Journal of Clinical Oncology,2008,26(30):4899-4905.

[129] MONTAGNA E, CANCELLO G, BAGNARDI V, et al. Metronomic chemotherapy combined with bevacizumab and erlotinib in patients with metastatic HER2 - negative breast cancer: clinical and biological activity[J]. Clinical Breast Cancer,2012,12(3):207-214.

[130] ORLANDO L, CARDILLO A, GHISINI R, et al. Trastuzumab in combination with metro-

nomic cyclophosphamide and methotrexate in patients with HER - 2 positive metastatic breast cancer[J]. BMC Cancer,2006,6:225.

[131]MONTAGNA E,CANCELLO G,TORRISI R,et al. Lapatinib and metronomic capecitabine combination in an HER2-positive inflammatory breast cancer patient:a case report [J]. Annals of Oncology,2010,21(3):667-668.

[132]WILDIERS H,TRYFONIDIS K,DAL LAGO L,et al. Pertuzumab and trastuzumab with or without metronomic chemotherapy for older patients with HER2 - positive metastatic breast cancer(EORTC 75111 - 10114):an open-label,randomised,phase 2 trial from the Elderly Task Force/Breast Cancer Group[J]. The Lancet. Oncology,2018,19(3): 323-336.

[133]段丽玲,余国英,朱景凤.卡培他滨节拍化疗联合吉非替尼姑息治疗晚期三阴性乳腺癌的疗效观察[J].基层医学论坛,2022,26(8):8-10.

[134]杨南南,谢倩.卡培他滨节拍化疗联合吉非替尼姑息治疗晚期三阴性乳腺癌的效果分析[J].中文科技期刊数据库(全文版)医药卫生,2023(3):0170-0172.

[135]KRAJNAK S,TRIER J P,HEINZMANN P F,et al. Anti-tumor effects of low-dose metronomic vinorelbine in combination with alpelisib in breast cancer cells[J]. EXCLI Journal,2023,22:114-130.

[136]BOTTINI A,GENERALI D,BRIZZI M P,et al. Randomized phase Ⅱ trial of letrozole and letrozole plus low - dose metronomic oral cyclophosphamide as primary systemic treatment in elderly breast cancer patients[J]. Journal of Clinical Oncology,2006,24 (22):3623-3628.

[137]WOLFC C,BLOHMERJ U,ORTMANN O,et al. Neoadjuvant exemestane alone or combined with metronomic chemotherapy(epirubicin;paclitaxel;docetaxel):efficacy+tolerability. Final results of a multi - center phase Ⅰ／Ⅱ study[J]. Breast Cancer Res Treat,2006,100:151-151.

[138]AURILIO G,MUNZONE E,BOTTERI E,et al. Oral metronomic cyclophosphamide and methotrexate plus fulvestrant in advanced breast cancer patients:a mono-institutional case-cohort report[J]. The Breast Journal,2012,18(5):470-474.

[139]SCHWARTZBERG L S,WANG G,SOMER B G,et al. Phase Ⅱ trial of fulvestrant with metronomic capecitabine for postmenopausal women with hormone receptor - positive,HER2-negative metastatic breast cancer[J]. Clinical Breast Cancer,2014,14 (1):13-19.

[140]LICCHETTA A,CORREALE P,MIGALI C,et al. Oral metronomic chemo-hormonal-therapy of meta-static breast cancer with cyclophosphamide and megestrol acetate[J]. J Chemother,2010,22(3):201-204.

[141]顾玉兰,宛传丹,钱军.节拍化疗模式下卡培他滨强化依西美坦抑制乳腺癌 MCF-7 细胞增殖的实验研究[J].现代肿瘤医学,2022,30(9):1554-1559.

[142]顾玉兰,朱金莲,许晔琼,等.卡培他滨节拍化疗联合依西美坦通过 PI3K-AKT 信号

通路抑制乳腺癌细胞增殖的实验研究[J].肿瘤研究与临床,2021,33(6):401-407.

[143]龙成根,李媛媛,凌华海,等.卡培他滨节拍化疗联合氟维司群治疗 HR 阳性 HER-2 阴性晚期乳腺癌的短期预后研究[J].中国实用医药,2023,18(5):39-43.

[144] ADDEO R, MONTELLA L, LEO G, et al. Metronomic oral vinorelbine and temozolomide,after whole brain radiotherapy,for the treatment of breast cancer patients with brain metastasis. a phase Ⅱ study [J]. European Journal of Cancer Supplements,2008,6(7):173.

[145]ZHENG X C,KUAI J J,SHEN G H. Low-dose metronomic gemcitabine pretreatments overcome the resistance of breast cancer to immune checkpoint therapy[J].Immunotherapy,2023,15(6):429-442.

[146]包小云,吕庄.卡培他滨节律性化疗联合自体 CIK 细胞免疫治疗复发性和转移性三阴性乳腺癌[J].中文科技期刊数据库(全文版)医药卫生,2023,9(7):40-42.

[147]王芦萍,覃桂珍,魏永长.节拍化疗治疗恶性肿瘤患者的研究进展及展望[J].医疗装备,2020,33(9):197-200.

[148]KORKMAZ T,SEBER S,BASARAN G. Review of the current role of targeted therapies as maintenance therapies in first and second line treatment of epithelial ovarian cancer; In the light of completed trials[J]. Critical Reviews in Oncology/Hematology,2016,98:180-188.

[149]李一鑫,路丹.PD-1/PD-L1 抑制剂治疗晚期卵巢癌的研究进展[J].现代肿瘤医学,2021,29(15):2741-2744.

[150]袁理.多西他赛节拍化疗用于铂类耐药晚期复发卵巢癌的观察[J].现代临床医学,2015,41(5):332-333,337.

[151]DE BOO L W,VULINK A J E,BOS M E M M. Metronomic cyclophosphamide-induced long-term remission after recurrent high-grade serous ovarian cancer:a case study[J]. Molecular and Clinical Oncology,2017,7(6):1130-1134.

[152]FERRANDINA G,CORRADO G,MASCILINI F,et al. Metronomic oral cyclophosphamide(MOC)in the salvage therapy of heavily treated recurrent ovarian cancer patients:a retrospective,multicenter study[J]. BMC Cancer,2014,14:947.

[153]王德猛,马平恩,张玮.腹腔低剂量化疗药热灌注联合深部热疗治疗老年晚期卵巢癌的临床分析[J].中华保健医学杂志,2013,15(4):340-341.

[154]SEHOULI J,STENGEL D,MUSTEA A,et al. Weekly paclitaxel and carboplatin(PC-W)for patients with primary advanced ovarian cancer:Results of a multicenter phase-Ⅱ study of the NOGGO[J]. Cancer Chemotherapy and Pharmacology,2008,61(2):243-250.

[155]KATSUMATA N,YASUDA M,TAKAHASHI F,et al. Dose-dense paclitaxel once a week in combination with carboplatin every 3 weeks for advanced ovarian cancer:a phase 3,open-label,randomised controlled trial[J]. Lancet,2009,374(9698):1331-1338.

［156］GARCIA A A，HIRTE H，FLEMING G，et al. Phase Ⅱ clinical trial of bevacizumab and low-dose metronomic oral cyclophosphamide in recurrent ovarian cancer：a trial of the California，Chicago，and Princess Margaret Hospital phase Ⅱ consortia［J］. Journal of Clinical Oncology，2008，26（1）：76-82.

［157］BARBER E L，ZSIROS E，LURAIN J R，et al. The combination of intravenous bevacizumab and metronomic oral cyclophosphamide is an effective regimen for platinum-resistant recurrent ovarian cancer［J］. Journal of Gynecologic Oncology，2013，24（3）：258-264.

［158］吴爽，张阳，李斌，等. 伊立替康节拍式化疗联合索拉非尼对小鼠移植性肝癌的作用［J］. 大连医科大学学报，2012，34（6）：558-561，577.

［159］ORLANDO L，CARDILLO A，GHISINI R，et al. Trastuzumab in combination with metronomic cyclophosphamide and methotrexate in patients with HER-2 positive metastatic breast cancer［J］. BMC Cancer，2006，6（1）：225.

［160］ISONO-TANIGUCHI R，GOTO M，TAKIMOTO Y，et al. Metronomic chemotherapy using oral cyclophosphamide and bevacizumab for recurrent cervical cancer：a multi-institutional retrospective study［J］. Gynecologic Oncology Reports，2022，42：101013.

［161］GROEBEN C，WIRTH M P. Prostate cancer：basics on clinical appearance，diagnostics and treatment［J］. Medizinische Monatsschrift Fur Pharmazeuten，2017，40（5）：192-201.

［162］BARRY M J，SIMMONS L H. Prevention of prostate cancer morbidity and mortality：primary prevention and early detection［J］. The Medical Clinics of North America，2017，101（4）：787-806.

［163］DABKARA D，GANGULY S，BISWAS B，et al. Metronomic therapy in metastatic castrate-resistant prostate cancer：experience from a tertiary cancer care center［J］. Indian Journal of Cancer，2018，55（1）：94-97.

［164］CALCAGNO F，MOUILLET G，ADOTEVI O，et al. Metronomic cyclophosphamide therapy in hormone-naive patients with non-metastatic biochemical recurrent prostate cancer：a phase Ⅱ trial［J］. Medical Oncology，2016，33（8）：89.

［165］TSAI Y C，WU C T，HONG R L. Response of refractory osteosarcoma to thalidomide and celecoxib［J］. Lancet Oncol，2005，6（12）：997-999.

［166］TOMODA R，SETO M，HIOKI Y，et al. Low-dose methotrexate inhibits lung metastasis and lengthens survival in rat osteosarcoma［J］. Clinical & Experimental Metastasis，2005，22（7）：559-564.

［167］俞秀茂，梅炯. 骨肉瘤化疗药物剂量强度与疗效研究进展［J］. 中国肿瘤，2008，17（4）：297-300.

［168］NIELSEN K O，MIRZA A H，KAUR S，et al. Hepatitis B virus suppresses the secretion of insulin-like growth factor binding protein 1 to facilitate anti-apoptotic IGF-1 effects in HepG2 cells［J］. Experimental Cell Research，2018，370（2）：399-408.

［169］利洪艺,温丽丽,谢显彪,等.小剂量化疗与手术治疗儿童孤立性骨嗜酸性肉芽肿的效果比较［J］.中山大学学报(医学科学版),2017,38(5):693-698.

［170］MANJI A,SAMSON Y,DEYELL R J,et al. Low-dose metronomic topotecan and pazopanib(TOPAZ)in children with relapsed or refractory solid tumors:a C17 Canadian phase Ⅰ clinical trial［J］. Cancers,2022,14(12):2985.

［171］GHELARDI F,RAIMONDI A,MORANO F,et al. Mytomicin-C,Metronomic Capecitabine,and Bevacizumab in patients with unresectable or relapsed pseudomyxoma peritonei of appendiceal origin［J］. Clin Colorectal Cancer,2023,22(4):450-456.

# 第五章 靶向药物抗血管生成分子机制研究

肿瘤的生长和存活离不开生成的血管为其提供氧气及营养物质,若缺乏血管,肿瘤很难生长。肿瘤微环境在肿瘤的起源、生长和转移中起关键作用,血管生成的过程比较复杂,是指从已有的毛细血管或毛细血管后静脉发展而形成新的血管,是肿瘤生长和转移的基础。因此,研究肿瘤的血管生成对了解恶性肿瘤的发生、发展、侵袭和转移的机制极为重要,还可以为使用靶向药物对肿瘤进行治疗提供重要的理论依据。研究发现与肿瘤血管生成有关的因子有30多种,其中VEGF及其受体在肿瘤血管生成过程中占据重要地位。

## 一、血管生成方式的发现

血管生长主要包括血管发生和血管生成2种方式。血管发生存在于胚胎阶段,由中胚层来源的成血管细胞分化而来;而血管生成特指在已有的血管上以出芽的方式形成新的毛细血管,是一个动态过程,受到机体的严密控制。研究表明,血管生成对正常胚胎、成人发育和癌症的进展至关重要。

100多年前已经阐述过血液供应与肿瘤之间的关系,直到1939年人们才假设肿瘤细胞释放血管生长刺激因子。1971年Folkman发现血管生成在肿瘤生长过程中具有关键作用,提出肿瘤的生长、转移依赖血管以及抑制肿瘤血管生成作为肿瘤治疗的理念。在接下来的15年中,确定了几种能够诱导血管生长的分子,包括成纤维细胞生长因子1(FGF-1)、bFGF、血管生成素和转化生长因子-α(TGF-α),但它们在血管生成的调节中的作用仍不清楚。1989年,血管内皮生长因子A(VEGF-A)的成功克隆,是了解血管生成机制的重要一步,通过与体外和体内功能研究相结合,证明VEGF-A具有促有丝分裂和血管生成的特性。

1993年,Kim及其同事在临床前研究中发现了可以靶向VEGF-A并使之无效,进而抑制肿瘤生长的单克隆抗体,从而产生了重组人源化VEGF-A特异性单克隆抗体贝伐珠单抗(Avastin;Genentech/Roche),该抗体于2004年被美国食品和药物管理局(FDA)批准用于转移性结直肠癌的一线治疗。受体Tyr激酶抑制剂(RTKIs)舒尼替尼和索拉非尼以及其他药物目前已获批准用于各种癌症的治疗中。

## 二、VEGF-A 基因简介

血管内皮生长因子 A(VEGF-A)是最主要的血管内皮生长因子(VEGF),为了与其他多种血管内皮生长因子相关蛋白相区别,以 VEGF-A 命名。VEGF 家族目前主要包括 VEGF-A、胎盘生长因子、VEGF-B、VEGF-C、VEGF-D 和 VEGF-E,其中 VEGF-A 是诱导肿瘤血管形成作用最强、特异性最高的血管生长因子。*VEGF-A* 基因通过 6 和 7 号外显子的可变剪接,产生多种转录本,如 *VEGF-A$_{121}$*、*VEGF-A$_{165}$*、*VEGF-A$_{189}$* 和 *VEGF-A$_{206}$*。其中,*VEGF-A$_{165}$* 在正常组织和肿瘤中表达最为丰富。*VEGF-A* 基因编码肝素结合蛋白,是 PDGF/ VEGF 生长因子家族的成员,其以二硫键连接的同源二聚体形式存在,主要由内皮细胞、单核巨噬细胞、成纤维细胞产生,普遍存在于中枢神经系统、生殖系统以及肿瘤组织中。该生长因子诱导血管内皮细胞的增殖和迁移,并且对生理和病理血管生成都是必需的。研究表明,在小鼠中该基因的破坏导致胚胎血管形成异常。该基因在许多已知肿瘤中上调,其表达与肿瘤分期和进展相关。还有证据表明从上游非 AUG(CUG)密码子开始替代翻译,导致额外的转录本。最近的一项研究表明,通过终止密码子通读机制使用替代的框内翻译终止密码子产生 C 末端延伸的转录本,并且该转录本是抗血管生成的。

研究表明,*VEGF-A* 基因的表达主要由缺氧刺激引起,由缺氧诱导因子(HIF)介导,其也触发其他缺氧调节基因的表达。在含氧量正常的条件下,HIF 被一类称为 HIF 脯氨酰羟化酶的氧和铁依赖性酶羟基化,导致 von-Hippel Lindau(VHL)肿瘤抑制蛋白识别 HIF。结果,HIF 成为多泛素化和蛋白酶体降解的靶标。VHL 中的失活突变(如 VHL 遗传性癌症综合征或在肾细胞癌中发生的突变),导致 HIF 的低效降解和常氧条件下 VEGF-A 的上调。*VEGF-A* 表达也受其他因素的调节,例如表皮生长因子(EGF)、PDGF9 以及致癌突变,后者包括 *VHL* 突变,以及影响 RAS 途径和 WNT-KRAS 信号传导途径的突变。VEGF-A 蛋白与其受体结合,通过 PKC、NOS、AKT、MAPK 等途径诱导血管生成。

## 三、VEGF 及其受体的信号通路

VEGF-A 是具有高度内皮细胞特异性的有丝分裂原,在血管发生和形成过程中起着主要的调控作用。1992 年,体内试验首次发现 VEGF-A 的结合位点在内皮细胞上,VEGF-A 之所以具有高度的内皮细胞特异性是由于该蛋白有 3 个高亲和性的酪氨酸激酶受体(RTKs),分别为 VEGFR-1/Flt-1、VEGFR-2/KDR/Flk-1 和 VEGFR-3/Flt-4。

### (一)VEGFR-1

VEGFR-1 主要在内皮细胞排列形成管腔时发挥作用。与 VEGFR-2 相比,VEGF-A 与 VEGFR-1 的结合亲和力更高,再加上 VEGFR-1 激活后缺乏一致的促有丝分裂作用,表明 VEGFR-1 可能至少在某些情况下作为诱饵受体,隔离 VEGF-A 从而调节 VEGFR-2 活性。结构功能研究表明 VEGF-A 和 PLGF 结合 VEGFR-1 细胞外部分的 7 个免疫球蛋白(Ig)样结构域的结构域2,这是一个有用的发现,可设计嵌合可溶性受体,如 aflibercept。在多种其他组织中表达的可变剪接的可溶形式的 VEGFR-1 已被证实为眼睛血管生成的负调节因子。VEGFR-1 主要在单核细胞、巨噬细胞、肿瘤细胞中表达。

### (二)VEGFR-2

在细胞增殖、血管生成和血管通透过程中，VEGFR-2 是 VEGF-A 作用的主要调控因子，具有明显的化学趋化和促分裂作用。VEGF-A 与 VEGFR-2 在内皮细胞上的结合导致受体二聚化和自身磷酸化，其激活参与增殖、filopodial 延伸、趋化性和 ECM 降解等多个下游信号级联反应。VEGFR-2 活化后可激活 PLCγ 和 PI3K，仅少数含有 SH2 结构域的分子与 VEGFR-2 直接相互作用。PLCγ 与磷酸化的 Tyr1175（小鼠中的 Tyr1173）结合，并介导激活丝裂原活化蛋白激酶（MAPK）/细胞外信号调节激酶-1/2（ERK1/2）级联反应和内皮细胞增殖。PLCγ 通过产生甘油二酯与增加细胞内钙的浓度来激活 PKC。VGEFR-2 第 1173 位酪氨酸缺失的小鼠因生成血管障碍致死，与缺失整个 VEGFR-2 受体小鼠的表型一致，表明第 1175 位酪氨酸的重要性。除了 PLCγ，SHB 也可以和第 1175 位酪氨酸结合，激活 PI3K 后，丝氨酸苏氨酸蛋白激酶（AKT）被激活以介导内皮细胞的存活。另外，AKT 磷酸化可以激活内皮一氧化氮和酶调控 NO 的生成，从而进一步调控血管通透性。VGEFR2 磷酸化介导的下游 Ras-Raf-Mek-Mark 通路仍不完全清楚，Ras 的激活与内皮细胞的增生相一致。在原发性肝窦内皮细胞中的研究表明，通过 PLCγ 激活的 PKC 刺激 VEGF 后 Raf-MEK-MAPK 途径。

### (三)VEGFR-3

VEGFR-3 主要存在于淋巴管内皮细胞中，对淋巴管内皮细胞的发育和功能非常重要，与 VEGF-C 和 VEGF-D（其促进血管生成和淋巴管的发展）结合，其为唯一一个自然突变的 VEGFR，故推测淋巴管功能障碍是由 VEGFR-3 先天性失活突变引起的。VEGFR-3 的激酶活性可能受激酶结构域中保守残基磷酸化的调节（Tyr1063 和 Tyr1068）。Tyr1337 的磷酸化是 Shc-Grb2 复合物与 VEGFR-3 结合所必需的，而其他磷酸化位点（Tyr1230、Tyr1231、Tyr1265、Tyr1337 和 Tyr1363）在 VEGFR-3 下游的信号转导过程中的作用仍有待鉴定。VEGFR-3 与 VEGFR-2 形成同源二聚体或异源二聚体以响应 VEGF-C。这些异源二聚体受体可能在淋巴管内皮细胞和某些内皮细胞中形成（如在有孔的毛细血管），其表达两种受体类型。重要的是，二聚化伴侣指导使用潜在的磷酸化位点，这反映了激酶的不同底物特异性。因此，在异源二聚体中，VEGFR-3 在两个 C 末端酪氨酸残基 Tyr1337（其为 Shc 结合位点）和 Tyr1363 未被磷酸化。Mäkinen 及其同事报道，VEGFR-3 以 PKC 依赖性方式介导 ERK1/2 的激活，以及 PI3K/Akt/PKB 途径的激活，这些途径在胚胎发育过程中极为重要。

### (四)VEGF-A 和 VEGFRs 在血管生成中的作用

VEGF-A 是血管生成的主要调节剂，与 VEGFR-2 结合通过 RAS-RAF-MAPK-ERK 信号传导途径刺激内皮细胞的增殖。VEGF-A 触发内皮细胞迁移，这是血管生成的组成部分。实际上，VEGF-A$^{+/-}$ 和 VEGFR-2$^{-/-}$ 小鼠胚胎在血管生成中具有严重缺陷，在胚胎期 8.5～10.5 d 在子宫内死亡。最近的研究表明，VEGFR-2 Tyr1175（小鼠中的 Tyr1173）的磷酸化在调节 VEGF-A 依赖性血管生成中起关键作用。需要该氨基酸残基来激活

MAPK,并且还可能激活磷酸酰肌醇 3 激酶(PI3K)信号传导途径。在小鼠中,纯合的 1173 位(Vegfr2 1173Phe/ 1173Phe)氨基酸 Tyr 突变至 Phe,在胚胎期 8.5～9.5 周血管生成缺陷并导致死亡,与 Vegfr2-null 小鼠类似。

## 四、VEGF-A 在肿瘤发生过程中的作用

目前的研究结果表明血管的发生发展对于肿瘤的生长和转移都起重要的作用。由于 VEGF 这种血管内皮细胞特异性生长因子在血管中起重要的调节作用,在肿瘤内外都可以分泌 VEGF,并且肿瘤组织中的血管内皮细胞表达明显高于正常内皮细胞。目前的研究表明,VEGF 在多个肿瘤组织中发现高表达,如肺癌、乳腺癌、大肠癌、食管癌、胃癌等。

肿瘤的生长离不开血管,而诱发的血管进行性聚集和生成,依赖于肿瘤细胞或肿瘤间质细胞本身释放的促血管生成因子,其中 VEGF 的作用是关键环节。VEGF 是很强的促血管生成因子,在肿瘤的生长过程中,癌基因的激活、突变或抑癌基因的失活都可能导致 VEGF 大量分泌。研究表明,缺乏血管生成,则肿瘤的生长和转移的可能性都较小。VEGF 与其特异性受体结合后,引发受体二聚化,胞内激酶区构象改变,产生激酶活性催化底物蛋白磷酸化,最终通过信号传导分子的级联反应,产生一系列生物学效应。首先,VEGF 增加血管通透性,促进血浆纤维蛋白外渗,为血管形成过程中多种细胞迁移提供一个纤维网络;通过超微免疫组化定位发现,VEGF 能与内皮细胞内的囊泡小体结合,在细胞膜上形成一些允许生物大分子通过的"小孔",促进生物分子的跨膜转运,以此增加血管通透性。其次,它通过与血管内皮细胞(VEC)上两个特殊受体 fit 和 KDR 作用,直接刺激内皮细胞分化增殖和迁移,强烈地促进 VEC 增殖及大量新生血管形成,加快基底膜降解,诱导内皮细胞膜成窗,促进内皮细胞移动。这不仅有利于血管生成,还有利于癌细胞脱落进入血管或向邻近前卫蛋白和结缔组织基质扩散,为肿瘤的浸润、转移创造条件。

## 五、VEGF-A 抑制剂在肿瘤学中的进展

血管生成在维持肿瘤持续扩张中起关键作用。由肿瘤细胞和周围基质分泌的 VEGF-A 刺激内皮细胞的增殖和存活,导致新血管的形成,其可能在结构上异常并且易于渗漏。VEGF-A mRNA 在大多数人类肿瘤中过表达,其表达与肿瘤侵袭性、血管密度增加、转移、复发和预后不良相关。因此,人们已经探索了几种抑制 VEGF-A-VEGFR 信号传导途径用于治疗癌症的策略。

### (一)贝伐珠单抗

1993 年,小鼠抗体 A.4.6.1 特异性识别和中和人的所有生物活性同种型,而非小鼠。据报道,VEGF-A 呈剂量依赖性抑制小鼠中的人肿瘤异种移植物的生长。这些研究首次提供了肿瘤生长依赖于血管生成的直接证据,并证实了 VEGF-A 在这一过程中的重要性。随后的研究表明,在使用 A.4.6.1 抗体的研究中,VEGF-A 对小鼠人异种移植物中肿瘤血管生成的贡献被低估,因为 VEGF-A 也可以由宿主基质细胞产生,在这种情况下

这种抗体不会被宿主基质细胞阻断。因此,可溶性 VEGF-A 受体或跨物种 VEGF-A 阻断抗体在这些杂交模型中导致 VEGF-A 被抑制得更彻底和肿瘤生长抑制更明显。随后通过将抗体 A.4.6.1 的 6 个互补决定区转移到正常人 Ig 框架中,从而将其人源化。得到的重组抗体贝伐珠单抗保留了相同的结合特征,并抑制了人肿瘤细胞系在休内的生长,其具有与原始单克隆抗体相似的功效,并被用于临床试验。

2004 年,第一个抗肿瘤血管生成药物问世,Bevacizumab(商品名:Avastin)经 FDA 批准在美国上市,目前可用于非小细胞肺癌、转移性结直肠癌、转移性肾癌等多种实体瘤,且可联合化疗药物使用,是治疗转移性结直肠癌的一线药物。可与人 VEGF-A 的所有亚型结合的 Bevacizumab 是一种鼠 VEGF 单克隆抗体,特点是 93% 人源化,其通过阻断 VEGF/VEGFR 信号途径,抑制肿瘤血管生成,从而抑制肿瘤生长。Bevacizumab 通过将畸形的肿瘤血管正常化,使化疗药物作用于肿瘤组织。

FDA 批准贝伐珠单抗治疗转移性结直肠癌。在 I 期临床试验中,贝伐珠单抗单药治疗通常耐受良好,没有严重(Ⅲ级或Ⅳ级)的不良事件;贝伐珠单抗的典型副作用是高血压和轻度蛋白尿。初步研究结果表明,贝伐珠单抗在大多数常规化疗方案中的应用导致许多类型的肿瘤临床改善。重要的是,当与一系列化疗药物联合使用时,贝伐珠单抗没有显著增加毒性,尽管随后的研究显示罕见的不良事件包括胃肠道穿孔、肾病综合征和动脉血栓栓塞并发症如心肌梗死和脑梗死,尤其是先前血栓栓塞的患者或年龄 65 岁或以上者。联合治疗的基本原理是同时靶向内皮细胞和肿瘤细胞,实际上,临床前研究证实了贝伐珠单抗和细胞毒性治疗之间的协同作用,部分原因是 VEGF-A 阻断作用似乎使内皮细胞对细胞毒性剂的作用更敏感。

在第二阶段转移性结直肠癌随机临床研究中,贝伐珠单抗与标准一线治疗 5-氟尿嘧啶(5-FU)和甲酰四氢叶酸,与单独使用 5-FU+甲酰四氢叶酸相比,能显著提高治疗反应率和无进展生存期(PFS)。此外,在 2004 年关键的Ⅲ期临床试验(AVF2107)中,与单独使用 5-FU+甲酰四氢叶酸和伊立替康进行化疗相比,贝伐珠单抗联合伊立替康和 5-FU+甲酰四氢叶酸化疗方案显著提高了先前未治疗的转移性结直肠癌患者的治疗反应率、PFS 和总生存期(OS)。因此,在 2004 年 2 月,FDA 批准使用贝伐珠单抗作为转移性结直肠癌的一线治疗,随后也获得了欧洲药品管理局(EMA)和许多其他监管机构的批准。

贝伐珠单抗在二线转移性结直肠癌中也有效。在 ECOG E3200 研究中,贝伐珠单抗在肿瘤进展后用 FOLFOX4(5-FU+亚叶酸钙+奥沙利铂)加入二线化疗,提高了反应率、PFS 和 OS,于 2006 年 6 月批准用于二线治疗转移性结肠癌的治疗。此外,一项随机Ⅲ期临床试验(ML18147)显示继续使用贝伐珠单抗与奥沙利铂或基于伊立替康的疗法,与单独化疗相比,显著增加 PFS 和 OS。故 2013 年获得 FDA 额外批准,可将贝伐珠单抗联合奥沙利铂或伊立替康为基础的化疗,用于已在一线贝伐珠单抗治疗方案中进展的转移性结直肠癌患者。

贝伐珠单抗也可用于其他类型的肿瘤。将贝伐珠单抗添加到常规化疗中,无论是作为初治患者的一线治疗还是对难治性患者的二线治疗,已经在转移性结直肠癌之外的各种晚期癌症中产生显著的临床受益。在非鳞非小细胞肺癌(NSCLC)中,ECOG E4599 研究报告了贝伐珠单抗与紫杉醇和卡铂合用的反应率增加,并伴有显著改善的 PFS 和

OS,于 2006 年 10 月获得 FDA 监管批准。在肾细胞癌中, *VHL* 基因的失活突变比较常见,其导致 VEGF-A 上调,提供了靶向该蛋白质用于治疗的基本原理。因此,贝伐珠单抗单药治疗在使用早期安慰剂对照的晚期转移性肾细胞癌 II 期研究中显著增加了 PFS。两项 III 期研究,CALGB 和 AVOREN,发现贝伐珠单抗加入干扰素-α2a(IFN-α2a)显著改善了 PFS,支持这种组合作为转移性肾细胞癌患者的一线治疗。随后,FDA 于 2009 年 7 月批准该联合治疗用于治疗转移性肾细胞癌患者。

贝伐珠单抗单药治疗在复发性多形性胶质母细胞瘤(GBM)中也有效,对患者的反应率为 20% ~ 25%,FDA 于 2009 年批准用于该治疗。在两项 III 期研究中,AVAglio 和 RTOG0825,涉及新诊断的 GBM 患者,与放疗和替莫唑胺相比,贝伐珠单抗联合放疗和替莫唑胺治疗患者的 PFS 均得到改善,但没有改善 OS。

贝伐珠单抗在一些难以治疗的妇科恶性肿瘤中也是有效的。晚期宫颈癌患者的 III 期研究(GOG240)发现当贝伐珠单抗与两种不同的化疗方案相结合时 PFS 和 OS 得到改善,2014 年 8 月获得 FDA 批准用于该治疗。由于 III 期临床试验 AURELIA 中 PFS 显著增加,并且 OS 有改善的趋势,FDA 于 2014 年 11 月批准贝伐珠单抗联合化疗治疗铂类耐药性卵巢癌。此外,在安慰剂对照、随机的 III 期研究(OCEANS)中,与单独化疗相比,贝伐珠单抗加化疗在铂敏感性复发性上皮性卵巢癌、原发性腹膜癌或输卵管癌患者中显著提高了反应率和 PFS,而 OS 没有增加,与其他试验相似,患者与后续治疗(贝伐珠单抗或其他药物)的交叉使贝伐珠单抗的存活效果评估复杂化。

在一项大型随机研究中贝伐珠单抗也显著增加了 PFS,该研究用于接受过切除手术的 III 期或 IV 期卵巢癌患者(GOG0218)。此外,在 2 型神经纤维瘤病相关的前庭神经鞘瘤中,贝伐珠单抗给药显著减少肿瘤大小,与听力改善或稳定相关。然而,并非所有肿瘤类型在贝伐珠单抗或其他抗 VEGF-A 方法中显著受益。例如,FDA 于 2008 年 2 月批准贝伐珠单抗联合紫杉醇用于治疗转移性 HER2 阴性乳腺癌,尽管与单用紫杉醇相比,应答率和 PFS 有所改善,后续研究使用贝伐珠单抗作为一线或二线治疗,结果显示 PFS 的改善较小,故 FDA 在 2011 年撤销贝伐珠单抗在转移性乳腺癌中的批准。此外,在前列腺癌和胰腺癌中观察到在标准治疗中加入贝伐珠单抗(或其他抗 VEGF 剂)的受益也很少或没有。临床试验发现在卵巢癌、恶性胶质瘤、转移性乳腺癌和转移性黑色素瘤等众多实体瘤中,Bevacizumab 只改善某些实体瘤患者的 PFS,不能改善 OS,且偶尔会发生致命的副作用,因此不能用于治疗这些癌症。另外,某些 meta 分析结果证实,与单独化疗相比,Bevacizumab 导致的致死性不良事件概率更大,且会增加眼疾患者的风险。

### (二)小分子 RTKIs 在抗肿瘤药物中的发展

除了使用单克隆抗体,还可以通过抑制 VEGF-A-VEGFR 途径用于治疗癌症。VEGFR-2 的小分子抑制剂在 1996 年首次报道。这些早期生成的分子属于酪氨酸磷酸化抑制剂家族,抑制了依赖于 VEGF-A 的 VEGFR-2 自身磷酸化和 VEGF-A 的几种生物学活性。VEGFR-2 激酶结构域的晶体结构的阐明使得其他家族的小分子 VEGFR RTKIs(包括 4-anilinoquinazolines 和 3-substituted indonilones)的发展成为可能。

除 VEGFR 外,这些分子还抑制其他结构相关的 RTK,通常是 PDGF 受体、c-Kit、FLT-3 和巨噬细胞集落刺激因子 1 受体(CSF1R),对它们具有不同程度的选择性。这些小分子中的一些也可以抑制结构上不相关的 RTK,包括 EGFR、TIE2、cMET、RET 和成纤维细胞生长因子受体。因此,抗肿瘤活性这些分子可能反映了微环境中多种靶标的抑制作用,在某些情况下,还可能直接影响肿瘤细胞的生长。除了上述 VEGF-A 抑制作用(高血压和蛋白尿)外,不良反应包括疲劳、腹泻、血小板减少、皮肤和头发变色以及手足综合征。许多 VEGFR RTKI 在 21 世纪初进入临床试验,其中 Semaxanib 和 Vatalanib 为首批临床开发的药物代表。然而,对于先前未治疗的结直肠癌患者的Ⅲ期试验中,与化疗联合,未能显示存活益处,导致两种药物研究最终中止。其他药物取得了更大的成功,包括索拉非尼、舒尼替尼、帕唑帕尼和阿西替尼。索拉非尼的初步研究,其中最初被定性为RAF 激酶抑制剂,后来发现可抑制 VEGFR-2 自身磷酸化,证明其在转移性肾癌中具有有限的毒性和潜在受益。转移性肾细胞癌患者的Ⅲ期 TARGET 研究报道,索拉非尼增加了PFS 和 OS 的中位数。先前用安慰剂治疗的患者在试验期间被交叉接受索拉非尼,并且该药物在 2005 年获得 FDA 批准用于治疗细胞因子难治性转移性肾细胞癌。2007 年11 月,索拉非尼还被批准用于治疗晚期肝细胞癌,2013 年 11 月批准用于甲状腺癌。另外 3 种 VEGFR RTKIs(Cabozantinib、Vandetanib 和 Lenvantinib)批准用于甲状腺癌,部分基于它们抑制 RTK RET 的能力。

苹果酸舒尼替尼是一种具有吲哚酮结构的小分子多靶点抗肿瘤药物,2006 年 1 月美国 FDA 批准上市,用于甲磺酸伊马替尼治疗失败或不能耐受的胃肠间质瘤及不能手术的晚期肾细胞癌患者。多项临床试验证明,苹果酸舒尼替尼对乳腺癌、结直肠癌、神经内分泌肿瘤、前列腺癌、甲状腺癌具有抗肿瘤活性,临床应用前景广泛。

苹果酸舒尼替尼为受体酪氨酸激酶抑制剂,主要作用靶点包括血管内皮生长因子受体 1、2、3(VEGFR-1、2、3)、血小板衍生生长因子受体 α 和 β(PDGFR-α、β)、碱性成纤维细胞因子(bFGF)、胎肝激酶-3(FLT-3)和干细胞因子受体(c-Kit)等,通过阻止蛋白质中酪氨酸的磷酸化,抑制细胞信号转导,诱导肿瘤细胞凋亡并减少肿瘤的血管生成,使肿瘤细胞缺乏营养物质供应,从而达到更强的抗肿瘤作用。第一阶段对一系列不同的肿瘤显示出显著但可控的毒性和一些临床益处。在先前未治疗的转移性肾细胞癌患者的Ⅲ期研究中,与 IFN-α2a 相比,一线舒尼替尼治疗使 PFS 增加 1 倍以上,并且反应率增加。因此,FDA 和 EMA 分别于 2007 年 2 月和 2007 年 1 月批准舒尼替尼用于治疗转移性肾细胞癌。罕见的胰腺神经内分泌肿瘤(PNET)——在胰腺内分泌细胞中发展的高度血管化的恶性肿瘤患者,可能从抗血管生成疗法中受益。实际上,在Ⅲ期研究中,与最佳支持治疗相比,舒尼替尼单药治疗显著增加 PNET 患者的 PFS,从而在 2011 年 5 月获得 FDA 批准。用 VEGFR RTKI 帕唑帕尼单药治疗已被证明对局部晚期或转移性肾细胞癌有效,与舒尼替尼相比,它表现出改善的安全性。它于 2009 年 10 月由 FDA 批准,并于 2010 年 6 月由 EMA 批准用于晚期肾细胞癌的一线和二线治疗。

研究显示,细胞毒性化疗可增加 VEGFR RTKI 的治疗难度。可以想象,RTKI 的毒性与细胞毒性剂的毒性相加,限制了患者的顺应性并导致治疗不足。此外,测试高剂量VEGFR RTKI 的临床前研究报道提示,肿瘤侵袭性和转移性增加。然而,最近的一项研究发现,没有证据表明用索尼替尼治疗的肾细胞癌患者肿瘤生长加速。一个明显的例外是尼达尼布,一种 VEGFR-PDGFR-FGFR RTKI,在二线治疗中,与 Doxacetal 联合使用的

NSCLC 患者的 OS 比单用 Doxacetal(LUME Lung 1 研究)使患者受益,2014 年 11 月获得 EMA 的批准。尼达尼布(Nindedanib)还导致特发性肺纤维化患者的临床改善,这是一种致命的非肿瘤性肺病,其中涉及 VEGFR、PDGFR 和 FGFR,获得 FDA 和 EMA 批准用于该适应证。

### (三)蛋白抑制剂在抗肿瘤药物中的发展

除贝伐珠单抗和小分子 RTKI 外,VEGF-A 途径的两种蛋白质抑制剂已被批准用于癌症治疗:阿柏西普,一种结合并抑制 VEGF-A、VEGF-B 和 PLGF-21 的重组 VEGFR 融合蛋白;雷莫芦单抗,一种抑制 VEGFR-2 的完全人单克隆抗体。

阿柏西普在二期转移性结直肠癌Ⅲ期 VELOR 试验中与贝伐珠单抗一样有效,但报告的不良事件发生率更高。阿柏西普与 FOLFIRI 联合使用后,与 FOLFIRI 和安慰剂治疗相比,显著改善了中位 PFS 和 OS 时间。2012 年 8 月 FDA 批准该药物用于先前治疗的转移性结直肠癌患者。然而,在先前未治疗的转移性结直肠癌患者的大型随机Ⅱ期研究中(AFFIRM 试验),阿柏西普与 FOLFOX 组合相比单独使用 FOLFOX 没有改善 PFS。此外,在复发性恶性胶质瘤患者的Ⅱ期研究中,阿柏西普单药治疗未达到 6 个月的 PFS 终点,部分原因是毒性引起的患者损耗。此外,与单独使用 Doxacetal 相比,阿柏西普与 Doxacetal 组合并未改善晚期 NSCLC 患者的 OS。这些发现表明,靶向 PLGF 和 VEGF-B 以及 VEGF-A 可能不会带来显著的临床优势。实际上,PLGF 在肿瘤血管生成中的作用及其作为治疗靶点的意义仍然存在争议。

在过去几年中,雷莫芦单抗已在多种肿瘤类型中显示出疗效,因此获得了 3 项 FDA 批准。雷莫芦单抗在 2 项国际多中心Ⅲ期研究 REGARD 和 RAINBOW 中显著增加晚期胃癌或胃食管连接腺癌患者的 OS,并于 2014 年获得 FDA 批准用于该适应证。同年,雷莫芦单抗也获得了批准,在 REVEL Ⅲ期研究中,与 Doxacetal 联合使用与单独使用 Doxacetal 治疗晚期 NSCLC 相比,显示出增加 OS 和 PFS。2015 年 4 月,雷莫芦单抗获得 FDA 批准用于治疗转移性结直肠癌患者,与二线 FOLFIRI 联合使用,代表第 4 种 VEGF-A 途径抑制剂被批准用于此疾病。

### (四)将靶向 VEGF-A 与其他抗血管生成抑制剂联合使用

同时或依次靶向 VEGF-A 和抗血管生成的其他途径理论上应导致更有效的肿瘤生长抑制。一种方法是使用 VEGF-A 抑制剂和哺乳动物雷帕霉素靶蛋白(mTOR)抑制剂的依次治疗,例如依维莫司和替西罗莫司。实际上,依维莫司的使用增加了转移性肾细胞癌患者的 PFS。

最近的研究表明,cMET 的抑制剂,一种与血管生成、上皮-间质转化(EMT)和肿瘤发生有关的 RTK,显著增强 VEGF-A 抑制剂在临床前肿瘤模型中的功效。然而,添加 Onartuzumab(MetMab),一种 cMET 阻断抗体,相对于 GBM 患者的贝伐珠单抗单药治疗没有任何额外受益。这些令人失望的结果原因尚不清楚,但最近在不同临床环境中的研究已经对 cMET 及其配体(肝细胞生长因子)作为人类肿瘤的广泛治疗靶点的重要性提出了一些疑问。根据报告,在一些肿瘤模型中,PLGF 介导血管生成逃逸和对抗 VEGFR-2 抗体治疗的抗性,贝伐珠单抗与人源化抗 PLGF 单克隆抗体 TB403 的组合已经在多种类型肿瘤患者中进行了临床研究。但是,到目前为止只有一项针对 GBM 患者的研究已经发表,这表明相对于单独使用贝伐珠单抗,该组合缺乏额外的受益。结合 TB403 与贝伐珠单抗的临床方案已经停止,但现在正在髓母细胞瘤患者中测试相同的抗 PLGF 抗体。一项研究表明,PLGF 通过非血管生成机制促进肿瘤生长,包括通过 NRP1 依赖性途径直接刺激肿瘤细胞生长。

此外,贝伐珠单抗与靶向 NRP1 或 EGF 样蛋白 7(EGFL7)的抗体相结合的临床试验已经启动,但尚未发表结果,该蛋白与内皮细胞存活和血管形态发生有关。

## 六、在肿瘤学中开发和使用 VEGF-A 抑制剂的挑战

VEGF-A 抑制剂的使用证实了 VEGF-A 可以作为一个重要的临床靶标,并且已经显示出对有限治疗选择的晚期癌症患者具有相当大的受益。尽管这些抑制剂取得了总体成功,但尚不清楚为什么有些患者和某些肿瘤类型的反应有限。一个关键问题是如何识别那些能从抗 VEGF-A 治疗中获益最多的患者。因此,鉴定特定的预测性生物标志物仍然是主要目标。潜在的生物标志物包括肿瘤内和血浆中的 VEGF-A 水平,以及 KRAS 和 BRAF 状态,预测性的抗 VEGF-A 生物标志物的功效可能对不同的组织和肿瘤亚型是特异性的。在此背景下,对于新诊断胶质母细胞瘤患者,基线血浆低 MMP-9 水平者可获益于贝伐珠单抗,但需要前瞻性研究验证这一结果。

尽管进行抗 VEGF-A 治疗后许多患者仍有进展,提示可能存在耐药性。然而,这些机制似乎与通常在用明确定义的致癌途径的抑制剂治疗期间发生的机制有本质的不同,这些体内发生的耐药机制导致 VEGF-A 抑制剂无效。如果继续给予贝伐珠单抗进行治疗虽然肿瘤仍然会进展,但依然会导致转移性结直肠癌中显著的 OS 受益,表明该抗性具有可逆性,并且提高了用相同或替代的 VEGF-A 抑制剂再治疗的可能性。实际上,已经假定这种可塑性可能是由肿瘤微环境的动态性质所介导的。临床前研究表明,造血生长因子(包括粒细胞集落刺激因子、粒细胞-巨噬细胞 CSF 和基质细胞衍生因子、导致骨髓瘤浸润的因子和其他促炎症细胞类型)诱导不依赖于 VEGF-A 的血管生成信号。显然以后还需要做更多的工作来确定这些观察结果是否具有临床意义。

## 参考文献

[1]KHOURY C C, ZIYADEH F N. Angiogenic factors[J]. Contributions to Nephrology, 2011,170:83-92.

[2]FERRARA N. VEGF and the quest for tumour angiogenesis factors[J]. Nature Reviews. Cancer,2002,2(10):795-803.

[3]SATO Y. Regulators of angiogenesis[J]. Nihon Yakurigaku Zasshi Folia Pharmacologica Japonica,1996,107(3):109.

[4]FERRARA N, KEYT B. Vascular endothelial growth factor:basic biology and clinical implications[J]. EXS,1997,79:209-232.

[5]FERRARA N. Vascular endothelial growth factor and age-related macular degeneration:

from basic science to therapy[J]. Nature Medicine,2010,16(10):1107-1111.

[6]KIM K J,LI B,WINER J,et al. Inhibition of vascular endothelial growth factor-induced angiogenesis suppresses tumour growth *in vivo*[J]. Nature,1993,362(6423):841-844.

[7]FYFE G,HURWITZ H,FEHRENBACHER L,et al. Bevacizumab plus irinotecan/5-FU/leucovorin for treatment of metastatic colorectal cancer results in survival benefit in all pre-specified patient subgroups[J]. Journal of Clinical Oncology,2004,22:3617.

[8]FERRARA N,GERBER H P,LECOUTER J. The biology of VEGF and its receptors[J]. Nature Medicine,2003,9:669-676.

[9]SEMENZA G. Angiogenesis in ischemic and neoplastic disorders[J]. Annual Review of Medicine,2003,54(54):17-28.

[10]JR K W G. The von Hippel-Lindau tumour suppressor protein:$O_2$ sensing and cancer [J]. Nature Reviews Cancer,2008,8(11):865-873.

[11]JAKEMAN L B,WINER J,BENNETT G L,et al. Binding sites for vascular endothelial growth factor are localized on endothelial cells in adult rat tissues[J]. The Journal of Clinical Investigation,1992,89(1):244-253.

[12]PARK J E,CHEN H H,WINER J,et al. Placenta growth factor. Potentiation of vascular endothelial growth factor bioactivity,*in vitro* and *in vivo*,and high affinity binding to Flt-1 but not to Flk-1/KDR[J]. Journal of Biological Chemistry,1994,269(41):25646-25654.

[13]DAVIS-SMYTH T,CHEN H,PARK J,et al. The second immunoglobulin-like domain of the VEGF tyrosine kinase receptor Flt-1 determines ligand binding and may initiate a signal transduction cascade[J]. The EMBO Journal,1996,15(18):4919-4927.

[14]AMBATI B K,NOZAKI M,SINGH N,et al. Corneal avascularity is due to soluble VEGF receptor-1[J]. Nature,2006,443(7114):993-997.

[15]OLSSON A K,DIMBERG A,KREUGER J,et al. VEGF receptor signalling? In control of vascular function[J]. Nature Reviews Molecular Cell Biology,2006,7:359-371.

[16]TAKAHASHI T,UENO H,SHIBUYA M. VEGF activates protein kinase C-dependent,but Ras-independent Raf-MEK-MAP kinase pathway for DNA synthesis in primary endothelial cells[J]. Oncogene,1999,18(13):2221-2230.

[17]ADAMIS A P,SHIMA D T,TOLENTINO M J,et al. Inhibition of vascular endothelial growth factor prevents retinal ischemia-associated iris neovascularization in a nonhuman primate[J]. Archives of Ophthalmology,1996,114(1):66-71.

[18]RINI B,HALABI S,ROSENBERG J,et al. Bevacizumab plus interferon Alfa compared with interferon Alfa monotherapy in patients with metastatic renal cell carcinoma:CALGB 90206[J]. Yearbook of Urology,2009,2009(33):90-91.

[19]徐晓辉,霍建民,车春利.非小细胞肺癌中 MMP-9 和 EGFR 的表达及对预后的意义 [J].哈尔滨医科大学学报,2004,38(5):432-434.

[20]田亮,吴琍.EGFR 和 MMP-9 在乳腺癌组织中的表达及临床意义[J].中国现代普通

外科进展,2009,12(4):302-305.

[21]WANG X L,CHEN X M,FANG J P,et al. Overexpression of both VEGF-A and VEGF-C in gastric cancer correlates with prognosis, and silencing of both is effective to inhibit cancer growth[J]. International Journal of Clinical and Experimental Pathology,2013,6 (4):586-597.

[22]KLEESPIES A,BRUNS C J,JAUCH K W. Clinical significance of VEGF-A,-C and-D expression in esophageal malignancies[J]. Onkologie,2005,28(5):281-288.

[23]TERME M,PERNOT S,MARCHETEAU E,et al. VEGF-A-VEGFR pathway blockade inhibits tumor-induced regulatory T-cell proliferation in colorectal cancer[J]. Cancer Research,2013,73(2):539-549.

[24] VASUDEV N S, REYNOLDS A R. Anti - angiogenic therapy for cancer: current progress, unresolved questions and future directions[J]. Angiogenesis, 2014, 17(3): 495-497.

[25]NAGY J A,CHANG S H,DVORAK A M,et al. Why are tumour blood vessels abnormal and why is it important to know? [J]. British Journal of Cancer,2009,100(6):865-869.

[26]KOWANETZ M,FERRARA N. Vascular endothelial growth factor signaling pathways: therapeutic perspective[J]. Clinical Cancer Research,2006,12(17):5018-5022.

[27]ELLIS L M,HICKLIN D J. VEGF-targeted therapy:mechanisms of anti-tumour activity [J]. Nature Reviews Cancer,2008,8(8):579-591.

[28]KIM K J,LI B,HOUCK K,et al. The vascular endothelial growth factor proteins:identification of biologically relevant regions by neutralizing monoclonal antibodies[J]. Growth Factors,1992,7(1):53-64.

[29]GERBER H P,KOWALSKI J,SHERMAN D,et al. Complete inhibition of rhabdomyosarcoma xenograft growth and neovascularization requires blockade of both tumor and host vascular endothelial growth factor[J]. Cancer Research,2000,60(22):6253-6258.

[30]FERRARA N. Commentary on "humanization of an anti-VEGF monoclonal antibody for the therapy of solid tumors and other disorders"[J]. Cancer Research,2016,76(17): 4913-4915.

[31]FERRARA N,HILLAN K J,GERBER H P,et al. Discovery and development of bevacizumab, an anti - VEGF antibody for treating cancer [J]. Nature Reviews Drug Discovery,2004,3(5):391-400.

[32]GORDON M S,MARGOLIN K,TALPAZ M,et al. Phase Ⅰ safety and pharmacokinetic study of recombinant human anti-vascular endothelial growth factor in patients with advanced cancer[J]. Journal of Clinical Oncology,2001,19(3):843-850.

[33]FERRARA N,MASS R D,CAMPA C,et al. Targeting VEGF-A to treat cancer and age-related macular degeneration[J]. Annual Review of Medicine,2007,58:491-504.

[34]MARGOLIN K,GORDON M S,HOLMGREN E,et al. Phase Ⅰ b trial of intravenous re-

combinant humanized monoclonal antibody to vascular endothelial growth factor in combination with chemotherapy in patients with advanced cancer:pharmacologic and long-term safety data[J]. Journal of Clinical Oncology,2001,19(3):851-856.

[35]FERRARA N,KERBEL R S. Angiogenesis as a therapeutic target[J]. Nature,2005,438 (7070):967-974.

[36]SCAPPATICCI F A,SKILLINGS J R,HOLDEN S N,et al. Arterial thromboembolic events in patients with metastatic carcinoma treated with chemotherapy and bevacizumab[J]. Journal of the National Cancer Institute,2007,99(16):1232-1239.

[37]KLEMENT G,BARUCHEL S,RAK J,et al. Continuous low-dose therapy with vinblastine and VEGF receptor-2 antibody induces sustained tumor regression without overt toxicity [J]. The Journal of Clinical Investigation,2000,105(8):R15-R24.

[38]SWEENEY C J,MILLER K D,SISSONS S E,et al. The antiangiogenic property of docetaxel is synergistic with a recombinant humanized monoclonal antibody against vascular endothelial growth factor or 2-methoxyestradiol but antagonized by endothelial growth factors[J]. Cancer Research,2001,61(8):3369-3372.

[39]GERBER H P,FERRARA N. Pharmacology and pharmacodynamics of bevacizumab as monotherapy or in combination with cytotoxic therapy in preclinical studies[J]. Cancer Research,2005,65(3):671-680.

[40]WILLETT C G,BOUCHER Y,DI TOMASO E,et al. Direct evidence that the VEGF-specific antibody bevacizumab has antivascular effects in human rectal cancer[J]. Nature Medicine,2004,10:145-147.

[41]KABBINAVAR F,HURWITZ H I,FEHRENBACHER L,et al. Phase Ⅱ,randomized trial comparing bevacizumab plus fluorouracil(FU)/leucovorin(LV) with FU/LV alone in patients with metastatic colorectal cancer[J]. Journal of Clinical Oncology,2003,21(1): 60-65.

[42]GIANTONIO B J,CATALANO P J,MEROPOL N J,et al. Bevacizumab in combination with oxaliplatin,fluorouracil,and leucovorin(FOLFOX4) for previously treated metastatic colorectal cancer:results from the Eastern Cooperative Oncology Group Study E3200 [J]. Journal of Clinical Oncology,2007,25(12):1539-1544.

[43]ESCUDIER B,BELLMUNT J,NÉGRIER S,et al. Phase Ⅲ trial of bevacizumab plus interferon Alfa-2a in patients with metastatic renal cell carcinoma(AVOREN):final analysis of overall survival[J]. Journal of Clinical Oncology,2010,28(13):2144-2150.

[44]KREISL T N,KIM L,MOORE K,et al. Phase Ⅱ trial of single-agent bevacizumab followed by bevacizumab plus irinotecan at tumor progression in recurrent glioblastoma[J]. Journal of Clinical Oncology,2009,27(5):740-745.

[45]CHINOT O L,WICK W,MASON W,et al. Bevacizumab plus radiotherapy-temozolomide for newly diagnosed glioblastoma[J]. The New England Journal of Medicine,2014,370 (8):709-722.

[46] GILBERT M R, DIGNAM J J, ARMSTRONG T S, et al. A randomized trial of bevacizumab for newly diagnosed glioblastoma[J]. The New England Journal of Medicine, 2014, 370 (8):699-708.

[47] TEWARI K S, SILL M W, LONG H J 3rd, et al. Improved survival with bevacizumab in advanced cervical cancer[J]. The New England Journal of Medicine, 2014, 370(8): 734-743.

[48] PUJADE - LAURAINE E, HILPERT F, WEBER B, et al. Bevacizumab combined with chemotherapy for platinum-resistant recurrent ovarian cancer: the *AURELIA* open-label randomized phase Ⅲ trial[J]. Journal of Clinical Oncology, 2014, 32(13):1302-1308.

[49] BURGER R A, BRADY M F, BOOKMAN M A, et al. Incorporation of bevacizumab in the primary treatment of ovarian cancer[J]. The New England Journal of Medicine, 2011, 365 (26):2473-2483.

[50] PLOTKIN S R, STEMMER-RACHAMIMOV A O, BARKER F G 2nd, et al. Hearing improvement after bevacizumab in patients with neurofibromatosis type 2[J]. The New England Journal of Medicine, 2009, 361(4):358-367.

[51] 徐兵河, 祖健. 贝伐单抗联合紫杉醇与单用紫杉醇对转移性乳腺癌的疗效及安全性比较[J]. 循证医学, 2008, 8(3):135-137.

[52] BRUFSKY A M, HURVITZ S, PEREZ E, et al. RIBBON - 2: a randomized, double-blind, placebo-controlled, phase Ⅲ trial evaluating the efficacy and safety of bevacizumab in combination with chemotherapy for second-line treatment of human epidermal growth factor receptor 2 - negative metastatic breast cancer[J]. Journal of Clinical Oncolog, 2011, 29(32):4286-4293.

[53] ROBERT N J, DIÉRAS V, GLASPY J, et al. RIBBON-1: randomized, double-blind, placebo-controlled, phase Ⅲ trial of chemotherapy with or without bevacizumab for first-line treatment of human epidermal growth factor receptor 2-negative, locally recurrent or metastatic breast cancer[J]. Journal of Clinical Oncology, 2011, 29(10):1252-1260.

[54] MILES D W, CHAN A, DIRIX L Y, et al. Phase Ⅲ study of bevacizumab plus docetaxel compared with placebo plus docetaxel for the first-line treatment of human epidermal growth factor receptor 2-negative metastatic breast cancer[J]. Journal of Clinical Oncology, 2010, 28(20):3239-3247.

[55] GSCHWIND A, FISCHER O M, ULLRICH A. The discovery of receptor tyrosine kinases: targets for cancer therapy[J]. Nature Reviews. Cancer, 2004, 4(5):361-370.

[56] VERHAGEN P C M S. Re: Sunitinib versus interferon Alfa in metastatic renal-cell carcinoma[J]. European Urology, 2007, 51(5):1444.

[57] RAYMOND E, DAHAN L, RAOULJ L. Sunitinib malate for the treatment of pancreatic neuroendocrine tumors[J]. Journal of Digestive Oncology, 2011, 364(6):501-513.

[58] STERNBERG C N, DAVIS I D, MARDIAK J, et al. Pazopanib in locally advanced or me-

tastatic renal cell carcinoma:results of a randomized phase Ⅲ trial[J]. Journal of Clinical Oncology,2010,28(6):1061-1068.

[59]EBOS J M,LEE C R,CRUZ-MUNOZ W,et al. Accelerated metastasis after short-term treatment with a potent inhibitor of tumor angiogenesis[J]. Cancer Cell,2009,15(3): 232-239.

[60]CHARAKIDIS M,BOYER M. Targeting MET and EGFR in NSCLC—what can we learn from the recently reported phase Ⅲ trial of onartuzumab in combination with erlotinib in advanced non-small cell lung cancer? [J]. Translational Lung Cancer Research,2014,3 (6):395-396.

[61]SNUDERL M,BATISTA A,KIRKPATRICK N D,et al. Targeting placental growth factor/ neuropilin 1 pathway inhibits growth and spread of medulloblastoma[J]. Cell,2013,152 (5):1065-1076.

[62]AUGUSTIN H G,KOH G Y,THURSTON G,et al. Control of vascular morphogenesis and homeostasis through the angiopoietin-Tie system[J]. Nature Reviews Molecular Cell Biology,2009,10(3):165-177.

[63]RIGAMONTI N,KADIOGLU E,KEKLIKOGLOU I,et al. Role of angiopoietin-2 in adaptive tumor resistance to VEGF signaling blockade[J]. Cell Reports,2014,8(3):696-706.

[64]LIANG W C,DENNIS M S,STAWICKI S,et al. Function blocking antibodies to neuropilin-1 generated from a designed human synthetic antibody phage library[J]. Journal of Molecular Biology,2007,366(3):815-829.

[65]INCE W L,JUBB A M,HOLDEN S N,et al. Association of k-ras,b-raf,and p53 status with the treatment effect of bevacizumab[J]. Journal of the National Cancer Institute, 2005,97(13):981-989.

[66]HEGDE P S,JUBB A M,CHEN D F,et al. Predictive impact of circulating vascular endothelial growth factor in four phase Ⅲ trials evaluating bevacizumab[J]. Clinical Cancer Research,2013,19(4):929-937.

[67]DELLIAN M,WITWER B P,SALEHI H A,et al. Quantitation and physiological characterization of angiogenic vessels in mice:effect of basic fibroblast growth factor,vascular endothelial growth factor/vascular permeability factor,and host microenvironment[J]. The American Journal of Pathology,1996,149(1):59-71.

[68]SANDMANN T,BOURGON R,GARCIA J,et al. Patients with proneural glioblastoma may derive overall survival benefit from the addition of bevacizumab to first-line radiotherapy and temozolomide:retrospective analysis of the AVAglio trial[J]. Journal of Clinical Oncology,2015,33(25):2735-2744.

[69]SENNINO B,MCDONALD D M. Controlling escape from angiogenesis inhibitors[J]. Nature Reviews Cancer,2012,12(10):699-709.

[70]XU L,DUDA D G,TOMASO E D,et al. Direct evidence that bevacizumab,an anti-VEGF

antibody,up-regulates SDF1alpha,CXCR4,CXCL6,and neuropilin 1 in tumors from patients with rectal cancer[J]. Cancer Research,2009,69(20):7905-7910.

[71]SHOJAEI F,WU X M,ZHONG C L,et al. Bv8 regulates myeloid-cell-dependent tumour angiogenesis[J]. Nature,2007,450(7171):825-831.

[72]FINKE J,KO J,RINI B,et al. MDSC as a mechanism of tumor escape from sunitinib mediated anti-angiogenic therapy[J]. International Immunopharmacology,2011,11(7):856-861.

[73]FERRARA N. Pathways mediating VEGF-independent tumor angiogenesis[J]. Cytokine & Growth Factor Reviews,2010,21(1):21-26.

[74]FOLKMAN J. Tumor angiogenesis:therapeutic implications[J]. The New England Journal of Medicine,1971,285(21):1182-1186.

[75]FUKUMURA D, JAIN R K. Tumor microenvironment abnormalities:causes, consequences,and strategies to normalize[J]. Journal of Cellular Biochemistry,2007,101(4):937-949.

[76]石焕英,陈海飞,李群益,等. VEGF 及其靶向药物的研究进展[J]. 上海医学,2020,41(15):4-7,17.

[77]FERRARA N,HILLAN K J,GERBER H P,et al. Discovery and development of bevacizumab, an anti-VEGF antibody for treating cancer[J]. Nature Reviews Drug Discovery,2004,3(5):391-400.

[78]QU C Y,ZHENG Y,ZHOU M,et al. Value of bevacizumab in treatment of colorectal cancer:a meta-analysis[J]. World Journal of Gastroenterology,2015,21(16):5072-5080.

[79]HAYES D F. Bevacizumab treatment for solid tumors:boon or bust?[J]. JAMA,2011,305(5):506-508.

[80]KÜMLER I,CHRISTIANSEN O G,NIELSEN D L. A systematic review of bevacizumab efficacy in breast cancer[J]. Cancer Treatment Reviews,2014,40(8):960-973.

[81]YE Q,CHEN H L. Bevacizumab in the treatment of ovarian cancer:a meta-analysis from four phase Ⅲ randomized controlled trials[J]. Archives of Gynecology and Obstetrics,2013,288(3):655-666.

[82]AMERATUNGA M,PAVLAKIS N,WHEELER H,et al. Anti-angiogenic therapy for high-grade glioma[J]. The Cochrane Database of Systematic Reviews,2018,11(11):CD008218.

[83]CORRIE P G,MARSHALL A,DUNN J A,et al. Adjuvant bevacizumab in patients with melanoma at high risk of recurrence(AVAST-M):preplanned interim results from a multicentre, open-label, randomised controlled phase 3 study[J]. The Lancet. Oncology,2014,15(6):620-630.

[84]HUANG H X,ZHENG Y Y,ZHU J H,et al. An updated meta-analysis of fatal adverse events caused by bevacizumab therapy in cancer patients[J]. PLoS One,2014,9(3):

e89960.

[ 85 ] WU B, WU H X, LIU X Y, et al. Ranibizumab versus bevacizumab for ophthalmic diseases related to neovascularisation: a meta-analysis of randomised controlled trials[ J ]. PLoS One, 2014, 9( 7 ): e101253.

[ 86 ] FAIVRE S, DELBALDO C, VERA K, et al. Safety, pharmacokinetic, and antitumor activity of SU11248, a novel oral multitarget tyrosine kinase inhibitor, in patients with cancer[ J ]. Journal of Clinical Oncology, 2006, 24( 1 ): 25-35.

[ 87 ] MILLER K D, BURSTEIN H J, ELIAS A D, et al. Phase Ⅱ study of SUI1248, a multitar- geted receptor tyresine kinase inhibitor ( TKI ), in patients ( pts ) with previously trea- ted metastatic breast cancer( MBC )[ J ]. Breast Cancer Res and Treat, 2005, 94 ( Suppl 1 ): 61.

[ 88 ] SOCINSKI M A, NOVELLO S, SANCHEZ J M, et al. Efficacy and safety of continuous daily sunitinib dosing in previously treated advanced non-small cell lung cancer ( NSCLC ): results from a phase Ⅱ study[ J ]. Journal of Clinical Oncology, 2007, 24 ( 18suppl ): a364.

[ 89 ] FAIVRES S J, RAYMOND E, DOUILLARD J, et al. Assessment of safety and drug-in- duced tumor necrosis with sunitinib in patients( pts )with unresectable hepatocellular car- cinoma( HCC )[ J ]. Journal of Clinical Oncology, 2007, 25: 3546.

[ 90 ] ABRAMST J, LEE L B, MURRAY L J, et al. SU11248 inhibits KIT and platelet-de- rived growth factor receptor beta in preclinical models of human small cell lung cancer [ J ]. Molecular Cancer Therapeutics, 2003, 2( 5 ): 471-478.

[ 91 ] MENDEL D B, LAIRD A D, XIN X H, et al. *In vivo* antitumor activity of SU11248, a no- vel tyrosine kinase inhibitor targeting vascular endothelial growth factor and platelet-de- rived growth factor receptors: determination of a pharmacokinetic/pharmacodynamic rela- tionship[ J ]. Clinical Cancer Research, 2003, 9( 1 ): 327-337.

[ 92 ] MURRAY L J, ABRAMS T J, LONG K R, et al. SU11248 inhibits tumor growth and CSF- 1R-dependent osteolysis in an experimental breast cancer bone metastasis model[ J ]. Clinical & Experimental Metastasis, 2003, 20( 8 ): 757-766.

[ 93 ] O' FARRELLA M, ABRAMS T J, YUEN H A, et al. SU11248 is a novel FLT3 tyrosine ki- nase inhibitor with potent activity *in vitro* and *in vivo*[ J ]. Blood, 2003, 101( 9 ): 3597- 3605.

[ 94 ] KIMD W, JO Y S, JUNG H S, et al. An orally administered multitarget tyrosine kinase in- hibitor, SU11248, is a novel potent inhibitor of thyroid oncogenic RET/papillary thy- roid cancer kinases[ J ]. The Journal of Clinical Endocrinology and Metabolism, 2006, 91 ( 10 ): 4070-4076.

# 第六章　靶向药物抗血管生成临床应用

自 1971 年 Folkman 首先提出了肿瘤生长和转移有赖于新生血管形成理论之后,肿瘤的生长与血管生成之间的密切关系逐渐成为研究热点,持续的血管生成对恶性肿瘤的生长、浸润和转移具有关键作用。近年来,抗血管生成治疗成为肿瘤治疗中的一种重要的手段。自 2004 年贝伐珠单抗在结直肠癌获批应用,近年来相关抗血管生成的靶向药物不断应用于临床。

## 一、贝伐珠单抗

### 【作用机制】

作为全球首个获批的抗肿瘤血管生成靶向药物,贝伐珠单抗是一种抗 VEGF 的人源化单克隆抗体,由 93% 的人源和 7% 的鼠源部分组成,分子量大约为 149 kDa,可选择性地与人血管内皮生长因子(VEGF)结合并阻断其生物活性而减少肿瘤血管的形成,从而发挥抗肿瘤作用。同时,贝伐珠单抗可以促进正常血管的形成,和其他化疗药物联用,有利于细胞毒性药物达到肿瘤组织。

### 【适应证】

1. 贝伐珠单抗联合以 5-氟尿嘧啶为基础的化疗适用于转移性结直肠癌患者的治疗。

2. 贝伐珠单抗联合以铂类为基础的化疗用于不可切除的晚期、转移性或复发性非鳞非小细胞肺癌患者的一线治疗。

3. 贝伐珠单抗用于成人复发性胶质母细胞瘤患者的治疗。

4. 本品联合阿替利珠单抗治疗既往未接受过全身系统性治疗的不可切除肝细胞癌患者。

5. 贝伐珠单抗联合卡铂和紫杉醇用于初次手术切除后的Ⅲ期或Ⅳ期上皮性卵巢癌、输卵管癌或原发性腹膜癌患者的一线治疗。

6. 贝伐珠单抗联合紫杉醇和顺铂或紫杉醇和托泊替康用于持续性、复发性或转移性宫颈癌患者的治疗。

### 【用法用量】

总则:贝伐珠单抗应该由专业卫生人员采用无菌技术稀释后才可输注。贝伐珠单抗采用静脉输注的方式给药,首次静脉输注时间需持续 90 min。如果第一次输注耐受性良好,则第二次输注的时间可以缩短到 60 min。如果患者对 60 min 的输注也具有良好的耐受性,那么随后进行的所有输注都可以用 30 min 的时间完成。

1. 转移性结直肠癌(mCRC) 贝伐珠单抗静脉输注的推荐剂量为联合化疗方案时,5 mg/kg,每 2 周给药 1 次,或 7.5 mg/kg,每 3 周给药 1 次。晚期、转移性或复发性非小细胞肺癌(NSCLC),贝伐珠单抗联合以铂类为基础的化疗最多 6 个周期,随后给予贝伐珠单抗单药治疗,直至疾病进展或出现不可耐受的毒性。贝伐珠单抗推荐剂量为 15 mg/kg,每 3 周给药 1 次(15 mg/kg,q3w)。

2. 复发性胶质母细胞瘤(rGBM) 贝伐珠单抗静脉输注的推荐剂量为 10 mg/kg,每 2 周给药 1 次。

3. 肝细胞癌(HCC) 本品与阿替利珠单抗联合用药:推荐剂量为 15 mg/kg,静脉注射,在同一天静脉注射阿替利珠单抗 1200 mg 后进行,每 3 周 1 次,直至出现疾病进展或不可接受的毒性。

4. 复发性上皮性卵巢癌、输卵管癌或原发性腹膜癌(OC) 推荐剂量为 15 mg/kg,每 3 周 1 次静脉注射,与卡铂和紫杉醇联用,最多治疗 6 个周期。之后为贝伐珠单抗 15 mg/kg,每 3 周 1 次作为单药治疗,总共最多治疗 22 个周期或直至疾病进展,以先发生者为准。

5. 宫颈癌(CC) 贝伐珠单抗与下列一种化疗方案联合使用:紫杉醇和顺铂或紫杉醇和托泊替康。贝伐珠单抗的推荐用量为 15 mg/kg,每 3 周 1 次,静脉输注给药。建议持续贝伐珠单抗的治疗直至出现疾病进展或不可耐受的毒性。

**【不良反应】**

贝伐珠单抗在上市后使用过程中报告了以下不良反应:高血压、胃肠道穿孔、胃肠外瘘管形成、出血、蛋白尿、血栓栓塞、充血性心力衰竭、可逆性后部脑白质综合征等。

由于贝伐珠单抗抑制 VEGF 的活性时,还会使血管收缩,从而导致血压升高。临床研究表明,85% 的高血压能得到缓解,而在出现高血压后,89% 的患者仍能持续贝伐珠单抗的治疗,只有 4% 的患者需停药。

接受贝伐珠单抗治疗的患者发生胃肠道穿孔的类型和严重程度各有不同,从腹部 X 平片上观察到的不需要治疗即可缓解的游离气体到腹腔脓肿和致命性的肠道穿孔。根据临床试验报告,在转移性乳腺癌或非鳞非小细胞肺癌患者中,胃肠道穿孔的发生率仅为 1%,而在转移性结直肠癌或者转移性肾细胞癌患者,或在接受一线治疗卵巢癌的患者中最高达 2%。在复发性胶质母细胞瘤患者中也观察到胃肠穿孔的病例。严重胃肠道穿孔病例中大约有 1/3 是致命性的,占所有贝伐珠单抗治疗患者的 0.2% ~1.0%。

瘘发生在治疗过程中的不同时间,从开始贝伐珠单抗治疗后 1 周到超过 1 年,大多数都发生在治疗的前 6 个月。临床试验中,转移性结直肠癌和卵巢癌患者的胃肠瘘发生率为 2%,其他类型癌症患者中胃肠瘘的发生则不常见。胃肠道以外的其他部位发生瘘(如支气管胸膜、泌尿生殖管和胆管瘘)很少报告(≥0.1%,<1%)。

在所有适应证的临床试验中,接受贝伐珠单抗治疗的患者 NCI-CTC 3~5 级出血事件的总发生率为 0.4% ~6.5%,接受化疗的对照组患者中发生率为 0~2.9%。≥3 级略血的发生率为 1.0% ～4.4% 。在贝伐珠单抗临床试验中观察到的出血类型主要是与肿瘤相关的出血,其次是黏膜与皮肤的出血。

## 二、阿柏西普

### 【作用机制】

阿柏西普是一种重组融合蛋白,将 VEGFR-1 和 VEGFR-2 的免疫球蛋白结构域融合至 IgG1 的 Fc 部分,以此诱导 VEGFR-1 和 VEGFR-2 的配体 VEGF-A、VEGF-B、胎盘生长因子(PLGF)与其紧密结合,使之不能与原受体结合,降低血管生成活性而发挥抗肿瘤作用。其与 VEGF-A 结合力约是贝伐珠单抗的 100 倍,对 VEGF 具有更强的抑制作用。

### 【适应证】

基于 Ⅱ 期临床试验 VELOUR 结果,2012 年 8 月 FDA 批准阿柏西普与伊立替康、亚叶酸钙、5-氟尿嘧啶(FOLFIRI 方案)联合治疗含奥沙利铂方案耐药或失败的转移结肠癌(mCRC)。VELOUR 研究对比阿柏西普联合 FOLEIRL 与单用 FOLFTRI 治疗奥沙利铂方案失败的转移性结直肠癌的疗效。共纳入 1236 例患者,结果显示,FOLFIRI 方案单独治疗组,中位无进展生存期为 4.7 个月,联合阿柏西普组延长到 6.9 个月,PFS 提高 2～3 个月,OS 从 12.0 个月延长到 13.5 个月(HR=0.817,95% CI 0.714～0.935, $P$=0.0032)。

### 【用法用量】

4mg/kg,每 2 周 1 次,1 h 静脉输注。持续应用直到疾病进展或出现不可耐受的毒性。

### 【不良反应】

接受阿柏西普联合 FOLFIRI 方案的患者中,最常见的毒副反应为中性粒细胞减少(发生率>20%)、血小板减少、血清肌酐升高、谷丙转氨酶增加,以及腹泻、口腔炎、疲乏、发声困难、高血压、蛋白尿、食欲减退、体重减轻、腹痛和头痛。该药物带有黑框警告,因为具有严重或致命性的出血风险,包括消化道出血、消化道穿孔的危险。此外,此药还对伤口愈合有影响。

## 三、雷莫芦单抗

### 【作用机制】

雷莫芦单抗(Ramucirumab)作为一种新型完全人源化免疫球蛋白 1 单克隆抗体,其以高亲和力特异性结合 VEGFR-2 的细胞外结构域,阻断 VEGFR-2 与其配体 VEGF-A、VEGF-C 和 VEGF-D 的结合,从而抑制 VEGF 诱导的内皮细胞增殖和迁移,抑制肿瘤新生血管生成,最终使肿瘤凋亡。

### 【适应证】

1. 单药或联合紫杉醇(Paclitaxel),用于经含 5-氟尿嘧啶或含铂化疗期间或之后出现疾病进展的晚期胃癌或胃-食管结合部腺癌。

2.联合厄洛替尼,一线治疗 EGFR 19 外显子缺失(19DEL)或 21 外显子突变(L858R)的转移性非小细胞肺癌。

3.联合多西他赛(Docetaxel),用于经含铂化疗期间或之后出现疾病进展的转移性非小细胞肺癌;携带 EGFR 或 ALK 肿瘤基因突变的患者在接受 FDA 批准疗法后仍出现疾病进展的非小细胞肺癌。

4.联合 FOLFIRI,用于经贝伐珠单抗(Bevacizumab)、奥沙利铂(Oxaliplatin)和 5-氟尿嘧啶(5-fluorouracil)治疗期间或之后出现疾病进展的转移性结直肠癌。

5.单药治疗甲胎蛋白≥400 ng/mL 且既往接受过索拉非尼治疗的晚期肝细胞癌。

**【用法用量】**

8 mg/kg,静脉输注,每 2 周 1 次。只可静脉输注。

**【不良反应】**

单药最常见的不良反应为高血压、腹泻;联合紫杉醇最常见的不良反应为疲劳、中性粒细胞减少、腹泻、鼻出血;联合多西他赛最常见的不良反应为中性粒细胞减少、疲劳、虚弱、口腔黏膜炎;联合 FOLFIRI 最常见的不良反应为腹泻、中性粒细胞减少、食欲减退、鼻出血、口腔炎。

## 四、阿帕替尼

**【作用机制】**

高度选择性竞争细胞内 VEGFR-2 的 ATP 结合位点,抑制其自动磷酸化及后续的信号通路,有效抑制肿瘤血管生长、增殖、迁移。

**【适应证】**

1.本品单药用于既往至少接受过 2 种系统化疗后进展或复发的晚期胃腺癌或胃-食管结合部腺癌患者。患者接受治疗时应一般状况良好。

2.本品单药用于既往接受过至少一线系统性治疗后失败或不可耐受的晚期肝细胞癌患者。

**【用法用量】**

1.本品应在有经验的医生指导下使用　晚期胃腺癌或胃-食管结合部腺癌:本品推荐剂量为 850 mg,每日 1 次。阿帕替尼治疗晚期胃癌 Ⅱ 期临床研究显示,阿帕替尼组的中位总生存期显著延长(195 d *vs* 140 d,HR = 0.71,95% CI 0.54 ~ 0.94,*P*<0.016),中位无进展生存期也显著延长(78 d *vs* 53 d,HR = 0.44,95% CI 0.33 ~ 0.61,*P*< 0.0001)。晚期肝细胞癌:本品推荐剂量为 750 mg,0.25 g 每片,每次 3 片,每日 1 次。服用方法:口服,餐后半小时服用(每日服药的时间应尽可能相同),以温开水送服。疗程中漏服阿帕替尼的剂量不能补服。

2.治疗时间　连续服用,直至疾病进展或出现不可耐受的不良反应。

3.肝肾功能不全患者的用药　目前尚无本品对肝肾功能不全患者影响的相关数

据,建议肝肾功能不全患者应根据临床情况和实验室检查指标在医师指导下慎用本品,重度肝肾功能不全患者禁用。

4.剂量调整　在本品使用过程中应密切监测不良反应,并根据需要进行调整以使患者能够耐受治疗。阿帕替尼所致的不良反应可通过对症治疗、停药和调整剂量等方式处理。临床研究中剂量调整多发生在第 2、3 个周期(28 d 为 1 个周期)。当患者出现 3/4 级血液学或非血液学不良反应时,建议暂停用药(不超过 2 周)直至症状缓解或消失,随后继续按原剂量服用。若 2 周后不良反应仍未缓解,在医师指导下调整剂量:①第一次调整剂量为 750 mg,每日 1 次;②第二次调整剂量为 500 mg,每日 1 次。如需要第三次调整剂量,则永久停药。

**【不良反应】**

1.血压升高　在阿帕替尼治疗胃癌的Ⅲ期临床研究中,试验组共 62 例(35.23%)患者出现血压升高,其中 8 例为 3 级血压升高,未发生 4 级血压升高;安慰剂组有 5 例出现血压升高(5.49%),均为 1~2 级,无 3~4 级血压升高发生,两组均未出现高血压危象。发生血压升高的患者大多在服药后 2 周发生,多数患者一般可通过合并使用降压药使血压得到良好控制。

2.蛋白尿　在Ⅲ期临床研究中,试验组共 78 例患者(44.32%)出现蛋白尿,其中 4 例为 3 级,未发生 4 级蛋白尿;安慰剂组共 15 例患者(16.48%)出现蛋白尿,均为 1~2 级,无 3~4 级蛋白尿发生。蛋白尿一般在服药后 3 周发生,可通过暂停给药或剂量下调而缓解。

3.手足综合征　在Ⅲ期临床研究中,试验组共 49 例患者(27.84%)发生手足综合征,其中 15 例为 3 级,未发生 4 级手足综合征。安慰剂组有 1 例患者(1.10%)发生 2 级手足综合征。手足综合征多在服药后 3 周发生,对症治疗可减轻。

4.出血　在Ⅲ期临床研究中,观察到的出血包括消化道出血、呕血、咯血、大便潜血、尿潜血、皮肤出血点、肝转移灶破裂大出血等。试验组与对照组出血的发生率分别为 19.89%、24.18%,中重度出血发生率分别为 3.41%、7.69%。发生大便潜血的患者一般在服药后第 1 周期内发生。

5.心脏毒性　在Ⅲ期临床研究中,试验组和安慰剂组分别发生 5 例(2.84%)和 1 例(1.10%)心电图异常,包括窦性心动过缓、部分 ST-T 改变、心率减慢、QT 间期延长、急性心肌梗死等。

6.肝毒性　在Ⅲ期临床研究中,肝毒性包括服药后转氨酶、胆红素、碱性磷酸酶、γ-谷氨酰转肽酶、乳酸脱氢酶升高等,试验组与安慰剂组发生情况无显著差别。转氨酶异常多数在服药后第 2 周期开始时发生。

## 五、索拉非尼

**【作用机制】**

索拉非尼具有直接抑制肿瘤增殖和阻断肿瘤新生血管形成的双重抗肿瘤作用。在体外索拉非尼是 cRAF、野生型和突变型 bRAF 的强效抑制剂,能抑制 cRAF 和 b-RAF 的丝氨酸/苏氨酸激酶活性。RAF 是刺激肿瘤细胞生长的信号传导通路中的一个重要激酶。大多数生长因子，包括 EGF、PDGF、VEGF 等，与细胞膜表面的受体结合后首先激活 RAS，RAS 可进一步激活 RAF/MEK/ERK 信号传导通路，最终调节基因转录和促进细胞增殖。生长因子受体酪氨酸激酶活性的增加、RAS 过度表达或突变、RAS 下游信号通路蛋白如 bRAF 的突变都可导致 RAS/RAF/MEK/ERK 信号通路的过度激活，从而导致细胞的过度增殖。索拉非尼通过抑制 RAF 激酶的活性来抑制促进细胞增殖的 RAF/MEK/ERK 信号传导通路，因此能直接抑制肿瘤细胞的增殖。索拉非尼同时还是多种受体酪氨酸激酶的抑制剂，包括 VEGFR（小鼠 VEGFR-2、VEGFR-3）和 PDGFR-β、FIT-3 和 c-Kit。而 VEGF 和 PDGF 是促进血管生成的重要调节因子。因此索拉非尼可以通过抑制 VEGFR 和 PDGFR 的活性而抑制肿瘤新生血管的形成，从而切断肿瘤细胞的营养供应。FLT-3 和 c-Kit 受体的活化参与了肿瘤的演变和增殖，索拉非尼对这两种受体酪氨酸激酶活性的抑制从另一方面直接抑制了肿瘤细胞的增殖。

## 【适应证】

1. 治疗无法手术或远处转移的肝肿瘤细胞。

2. 治疗不能手术的肾肿瘤细胞。

3. 治疗对放射性碘治疗不再有效的局部复发或转移性、逐步分化型甲状腺癌。

## 【用法用量】

1. 推荐剂量　推荐服用索拉非尼为每次 0.4 g，每日 2 次，空腹或伴低脂、中脂饮食服用。

2. 服用方法　口服，以一杯温开水吞服。

本品必须在有使用经验的医生指导下服用。目前缺乏在晚期肝细胞癌患者中索拉非尼与介入治疗如 TACE 比较的随机对照临床研究数据，因此尚不能明确本品相对介入治疗的优势，也不能明确既往接受过介入治疗后患者使用索拉非尼是否有益。建议医生根据患者具体情况综合考虑，选择适宜的治疗手段。

## 【不良反应】

索拉非尼引起的常见不良反应包括皮疹、腹泻、血压升高，以及手掌或足底部发红、疼痛、肿胀或出现水疱，脱发，恶心，呕吐，瘙痒和食欲减退。在索拉非尼治疗的患者中，3 级和 4 级不良事件的数目分别占不良事件总数的 31% 和 7%，而安慰剂对照组患者则分别为 22% 和 6%。手足皮肤反应和皮疹是服用索拉非尼最常见的不良反应。皮疹和手足皮肤反应通常多为 NCI CTCAE 1～2 级，且多于开始服用索拉非尼后的 6 周内出现。对皮肤毒性反应的处理包括局部用药以减轻症状、暂时性停药或对索拉非尼进行剂量调整。对于皮肤毒性严重或反应持久的患者需要永久停用索拉非尼。服用索拉非尼的患者高血压的发病率会增加。高血压多为轻到中度，多在开始服药后的早期阶段就出现，用常规的降压药物即可控制。应定期监控血压，如有需要则按照标准治疗方案进行治疗。对应用降压药物后仍严重或持续的高血压或出现高血压危象的患者需考虑永久停用索拉非尼。服用索拉非尼可能增加出血的机会，但严重出血并不常见。在动物实验中已经发现索拉非尼有致畸性和胚胎-胎儿毒性（包括流产危险增加、发育障碍），并且这些危害作用在明显低于临床剂量时即出现。基于索拉非尼对多种激酶抑制的机制和动物实验结果,推测孕妇服用索拉非尼会危害胎儿。哺乳期妇女在索拉非尼的治疗期间应停止哺乳。

## 六、培唑帕尼

### 【作用机制】

培唑帕尼是一种多靶点酪氨酸激酶抑制剂,通过抑制 VEGFR-2、血小板衍生生长因子受体-α(platelet-derived growth factor receptor-α,PDGFR-α)和 PDGFR-β、成纤维细胞生长因子受体-1(fibroblast growth factor receptor-1,FGFR-1)和 FGFR-3 等,抑制肿瘤血管生长,发挥抗肿瘤作用。

### 【适应证】

1. 2017 年,CFDA 批准培唑帕尼用于晚期肾细胞癌的一线治疗和曾接受细胞因子治疗的晚期肾细胞癌。

2. 2021 年,由中国药理学会发布的《超说明书用药专家共识》参考国内外药品说明书、指南、专家共识及临床研究结果,从循证医学角度对培唑帕尼超说明书用药的证据进行分析和评价,推荐培唑帕尼用于既往化疗失败,除脂肪肉瘤和胃肠间质瘤以外的晚期软组织肉瘤,四线治疗不可切除或转移的对伊马替尼、舒尼替尼和瑞戈非尼耐药的晚期胃肠间质瘤,Ⅱ~Ⅳ期上皮性卵巢癌、输卵管癌或原发性腹膜癌,经手术和 5 周期以上紫杉类联合铂类化疗无进展患者的一线维持治疗,联合紫杉醇用于铂耐药或铂难治性的上皮性卵巢癌、输卵管癌或原发性腹膜癌,局部复发或转移性进展性放射性碘难治的晚期分化型甲状腺癌(包括乳头状癌、滤泡癌和 Hürthle 细胞癌),复发或进展性远处转移的甲状腺髓样癌以及晚期和(或)转移性神经内分泌肿瘤。

### 【用法用量】

培唑帕尼空腹口服给药,推荐初始剂量为每次 800 mg,每日 1 次,不和食物一起服用(至少在进餐前 1 h 或后 2 h),切勿压碎或破坏 Votrient 薄膜片。应根据患者的耐受性按 200 mg 的幅度递增或递减剂量,但最大剂量不得>800 mg。基线中度肝损伤者,每次口服 200 mg,每天 1 次。严重肝损伤患者不建议使用。

### 【不良反应】

1. 用于肾细胞癌　常见不良反应(≥20%)包括高血压、腹泻、毛发颜色改变、恶心呕吐和厌食等。

2. 用于软组织肉瘤　常见的不良反应(≥20%)包括疲劳、腹泻、恶心、体重减轻、高血压、食欲降低、毛发颜色改变、呕吐、癌性疼痛、味觉障碍、头痛、骨骼肌疼痛、胃肠道疼痛、呼吸困难。

3. 肝毒性　会出现血清转氨酶及胆红素升高,临床试验曾出现重度及致命肝毒性患者。用药期间需监测肝功能,根据情况暂停用药、减量或永久停药。

## 七、阿昔替尼

### 【作用机制】

阿昔替尼为 VEGFR-1、VEGFR-2、VEGFR-3 在内的多种酪氨酸激酶受体抑制剂。体外和小鼠模型试验证实阿昔替尼能有效抑制 VEGF 介导的内皮细胞的增殖与存活。

### 【适应证】

2021 年 1 月, FDA 批准阿昔替尼用于既往接受过一种酪氨酸激酶抑制剂或细胞因子治疗失败的进展期肾细胞癌的成人患者。

### 【用法用量】

5 mg 口服, 每天 2 次, 间隔 12 h。可与或不与食物一起服用。中度肝功能异常者或与抑制 CYP3A4/5 的药物合用时, 剂量应减半。

### 【不良反应】

常见的不良反应包括腹泻、乏力、高血压、恶心、食欲下降、便秘、发声困难、体重减轻、手足综合征。

## 八、瑞戈非尼

### 【作用机制】

瑞戈非尼(Stivarga)能够抑制多种在肿瘤新生血管形成中起关键作用的血管内皮生长因子受体酪氨酸激酶的活性, 同时还可以抑制与肿瘤形成和肿瘤微环境相关的 KIT 激酶、成纤维生长因子受体(FGFR)、血小板衍生生长因子受体(PDGFR)的活性, 是一个作用靶点广泛的抗肿瘤药。

### 【适应证】

1. 适用于治疗既往接受过以 5-氟尿嘧啶、奥沙利铂和伊立替康为基础的化疗, 以及既往接受过或不适合接受抗 VEGF 治疗、抗 EGFR 治疗(RAS 野生型)的转移性结直肠癌(mCRC)患者。

2. 既往接受过甲磺酸伊马替尼及苹果酸舒尼替尼治疗的局部晚期的、无法手术切除的或转移性的胃肠道间质瘤患者。

3. 既往接受过索拉非尼治疗的肝细胞癌患者。

### 【用法用量】

160 mg 口服, 每天 1 次, 第 1～21 天服用, 每 28 d 为 1 个疗程。与低脂肪食物一起服用。

### 【不良反应】

常见不良反应(≥30%)是乏力、食欲减退、腹泻、感染、手足皮肤反应(HFSR)、掌足红肿(PPE)、口腔黏膜炎、体重减轻、高血压和发音困难。

## 九、凡德他尼

### 【作用机制】

凡德他尼是一种合成的苯胺喹唑啉化合物,为口服的小分子多靶点酪氨酸激酶抑制剂,可同时作用于肿瘤细胞 EGFR、VEGFR 和 RET 酪氨酸激酶,还可选择性地抑制其他酪氨酸激酶,以及丝氨酸/苏氨酸激酶。

### 【适应证】

1. 不能切除、局部晚期或转移的有症状或进展的甲状腺髓样癌　国际多中心Ⅲ期随机、双盲、安慰剂对照研究(ZETA)($n=331$)首次提示,凡德他尼能显著延长患者 PFS(HR$=0.46,P=0.01$)。

2. 晚期 NSCLC　Ⅲ期临床试验比较凡德他尼与标准二线化疗药物在晚期 NSCLC 中的疗效,证实凡德他尼在 NSCLC 中有效,且与标准二线化疗联合应用,有效率更高。如 ZODIAC 研究表明凡德他尼联合多西他赛可显著延长 PFS(4 个月 $vs$ 3.2 个月,$P<0.001$),虽有延长总生存期的趋势,但无统计学显著差异。

3. 晚期乳腺癌　46 例既往接受紫杉醇、蒽环类化疗失败的转移性乳腺癌患者,接受凡德他尼(100 mg 或 300 mg)治疗,44 例可评价的患者中未见客观疗效,2 组患者各有 1 例病情稳定(SD)≥24 周。因此单药凡德他尼治疗复发耐药的乳腺癌疗效有限,但耐受性良好。

4. 晚期多发性骨髓瘤　18 例化疗或造血干细胞移植治疗失败的多发性骨髓瘤患者,口服凡德他尼(100 mg)3.0~29.4 周,球蛋白或尿 M 蛋白未见改善,毒副作用可耐受,常见的毒副作用包括恶心、呕吐、腹泻、皮疹、皮肤瘙痒、感觉障碍等,但未见明确的 QT 间期改变。

### 【用法用量】

单药用量为 300 mg/d,与化疗药物联合应用 100 mg/d,口服,每天 1 次,直至疾病进展。

### 【不良反应】

凡德他尼≤300 mg/d 时耐受性良好,凡德他尼常见的不良反应是腹泻、皮疹、恶心、高血压、厌食、无症状的 QT 间期延长和蛋白尿。随着凡德他尼剂量增加,可能出现低磷酸盐血症、毛囊炎、转氨酶升高、非特异性肠梗阻、血小板减小、充血性心力衰竭、深静脉血栓、肺栓塞等。

## 十、仑伐替尼

### 【作用机制】

仑伐替尼(Lenvatinib)是一种口服的多受体酪氨酸激酶抑制剂,其主要作用靶点为 VEGFR-1、-2、-3,FGFR-1、-2、-3、-4,血小板衍生生长因子受体(PDGFR)α,c-Kit,RET 等。

**【适应证】**

1. 既往未接受过全身系统治疗的不可切除的肝细胞癌。

2. 进展性、局部晚期或转移性放射性碘难治性分化型甲状腺癌。

**【用法用量】**

1. 肝细胞癌　对于体重<60 kg 的患者,本品推荐日剂量为 8 mg(2 粒,每粒 4 mg),每日 1 次;对于体重≥60 kg 的患者,本品推荐日剂量为 12 mg,每日 1 次。应持续治疗至疾病进展或出现不可耐受的毒性反应。

2. 分化型甲状腺癌　本品推荐日剂量为 24 mg(2 粒 10 mg 胶囊和 1 粒 4 mg 胶囊),每日 1 次。应持续治疗至疾病进展或出现不可耐受的毒性反应。本品为口服使用。本品应在每天固定时间服用,空腹或与食物同服均可。本品应整粒吞服,也可以将本品(不能将其打开或压碎)与一汤匙水或苹果汁在玻璃杯中混合,形成混悬剂。胶囊必须在液体中停留至少 10 min,搅拌至少 3 min 以溶解胶囊壳,然后吞服混悬剂。饮用后,必须将相同量的水或苹果汁(一汤匙)加入玻璃杯中,搅拌数次,然后喝完玻璃杯中所有的液体。如果患者遗漏一次用药且无法在 12 h 内服用,无须补服,应按常规用药时间进行下一次服药。

**【不良反应】**

仑伐替尼常见的不良反应(发生率>30%)是高血压、腹泻、易疲劳、食欲减退、肌肉疼痛、体重下降、恶心呕吐、口腔炎、头痛、蛋白尿、手足综合征反应、腹痛、声音嘶哑、咳嗽、口干、味觉改变。

# 十一、重组人血管内皮抑制素

**【作用机制】**

重组人血管内皮抑素(恩度)是一种高效抗肿瘤血管生成新药,能明确阻断 VEGF/VEGFR-2 信号通路,抑制 MMP 的表达和活性,从而有效抑制肿瘤新生血管的生成,以及降低血管通透性,阻断肿瘤细胞的营养供给,从而达到抑制肿瘤增殖或转移目的。

**【适应证】**

重组人血管内皮抑素联合 NP 化疗方案用于治疗初治或复治的Ⅲ/Ⅳ期非小细胞肺癌患者。重组人血管内皮抑制素单药或联合顺铂腔内给药治疗恶性胸腹腔积液,具有较好的近期疗效,能显著提高患者的生活质量,延长疾病进展时间,安全性较好,患者依从性高。

**【用法用量】**

本品为静脉给药,临用时将本品加入 250～500 mL 生理盐水中,匀速静脉滴注,滴注时间为 3～4 h。与 NP 化疗方案联合给药时,本品在治疗周期的第 1～14 天,每天给药 1 次,每次 7.5 mg/m², 连续给药 14 d 后休息 1 周,再继续下一周期治疗。通常可进行 2～4 个周期的治疗。临床推荐医师在患者能够耐受的情况下可适当延长本品的使用时间。

## 【不良反应】

在Ⅰ～Ⅲ期临床研究中,共有 470 例晚期非小细胞肺癌(NSCLC)患者使用了本品,常见的药物不良反应(1%～10%)主要有心脏反应,少见的药物不良反应(0.1%～1.0%)主要有消化系统反应、皮肤及其他过敏反应。

1. 心脏反应　用药初期少数患者可出现轻度疲乏、胸闷、心慌,绝大多数不良反应经对症处理后可以好转,不影响继续用药,极个别病例因上述症状持续存在而停止用药。发生心脏不良反应的患者共有 30 例(6.38%),主要表现为用药后第 2～7 天内发生心肌缺血,心脏不良反应均为Ⅰ、Ⅱ度或轻、中度,未危及患者生命。常见的心脏不良反应症状有窦性心动过速、轻度 ST-T 改变、房室传导阻滞、房性期前收缩、偶发室性期前收缩等,常见于有冠心病、高血压病史患者。为确保患者安全,建议在临床应用过程中定期检测心电图,对有心脏不良反应的患者使用心电监护,对有严重心脏病未控制者应在医嘱指导下使用。

2. 消化系统反应　偶见腹泻、肝功能异常,主要包括无症状性转氨酶升高、黄疸,主要为轻度及中度,罕见重度。此不良反应为可逆,轻度患者无须处理,中、重度经减缓滴注速度或暂停药物使用后适当对症处理可缓解,通常不影响药物的继续使用。

3. 皮肤及其他过敏反应　表现为全身斑丘疹,伴瘙痒。此不良反应可逆,暂停使用药物后可缓解。发热、乏力多为轻中度。在此项多中心的临床研究中,接受本品治疗的470 例患者中,未观察到与药物不良反应相关的死亡病例。

## 十二、苹果酸舒尼替尼

### 【作用机制】

苹果酸舒尼替尼(Sunitinib)胶囊是口服有效的小分子多靶点的酪氨酸激酶抑制剂,可以选择性抑制 VEGF 受体、血小板衍生生长因子受体、胎肝酪氨酸激酶受体 3(FMS-like tyrosine kinase-3)及干细胞因子受体。

### 【适应证】

1. 甲磺酸伊马替尼治疗失败或不能耐受的胃肠间质瘤(GIST)。

2. 不能手术的晚期肾细胞癌(RCC)。

3. 不可切除的,转移性高分化进展期胰腺神经内分泌瘤(pNET)。Bergh 等报道了一个 Sunitinib 联合化疗治疗进展期乳腺癌患者疗效的Ⅲ期临床试验结果,大约 600 例首次接受化疗的进展期乳腺癌患者被随机分为两组,一组接受标准的多西紫杉醇治疗,每3 周为 1 个疗程;另一组在减少多西紫杉醇剂量的基础上联合 Sunitinib 治疗,Sunitinib 在每个疗程的第 2 天开始使用,连续用药 2 周。结果显示多西紫杉醇+Sunitinib 组的 PFS 提高了 50%,但总生存率两组差异无统计学意义。

### 【用法用量】

治疗胃肠间质瘤和晚期肾细胞癌的推荐剂量是 50 mg,每日 1 次,口服,服药 4 周,停药 2 周。对于胰腺神经内分泌瘤,本品推荐剂量为 37.5 mg,口服,每日 1 次,连续服药,无停药期。与食物同服或不同服均可。

**【不良反应】**

胃肠间质瘤、晚期肾细胞癌或胰腺神经内分泌瘤受试者常见的不良反应(≥20%)是疲劳、乏力、发热、腹泻、恶心、黏膜炎/口腔炎、呕吐、消化不良、腹痛、便秘、高血压、外周水肿、皮疹、手足综合征、皮肤褪色、皮肤干燥、毛发颜色改变、味觉改变、头痛、背痛、关节疼痛、肢端疼痛、咳嗽、呼吸困难、厌食和出血。潜在严重的不良反应有肝毒性、左心室功能障碍、QT 间期延长、出血、高血压、甲状腺功能不全。

## 十三、沙利度胺

**【作用机制】**

一些细胞因子如血管内皮生长因子和成纤维细胞因子,均是血管生成的刺激剂,它们和特异性受体结合刺激信号转导,引起内皮细胞的增殖。沙利度胺能够减少它们的分泌,从而抑制血管生成。肿瘤的转移和细胞的恶变与肿瘤细胞和血管内皮细胞的粘连、血管的生成有关。研究发现,沙利度胺不仅抑制血管生成,而且能减少整合素亚基的合成,这也是其抗肿瘤的机制之一。最新研究还表明,沙利度胺可通过环氧化物酶 2 途径,而非抑制血管生成的途径来降低瘤内微血管的密度,从而抗肿瘤增生。

**【适应证】**

1. 血液病 对 MM、CML、AML、MDS、淋巴瘤等疾病有一定疗效。神经胶质瘤、肾细胞癌、肠癌、肝癌、肺癌、恶性黑色素瘤、前列腺癌、乳腺癌、淋巴瘤、肿瘤和 AIDS 相关的恶病质的临终治疗。

2. 肾细胞癌 肾癌对化疗、放疗不敏感,一些临床试验证明沙利度胺对肾癌有一定效果。

3. 转移性结肠癌 沙利度胺与依立替康和 5-FU 合用有一定效果,还减轻了后者最常见的胃肠道不良反应。

4. 肝细胞癌 肝癌是富血管癌,国外报道沙利度胺因其能抑制内皮细胞增生和迁移而用于治疗进展期的患者。

5. 前列腺癌 Figg 等用随机对照试验对比单用泰素帝和泰素帝联合沙利度胺治疗此类患者的疗效,结果 PSA 下降达 50% 者,单用组为 35%,联合组为 53%。两组间有显著的统计学差异。

6. 恶性黑色素瘤 Hwu 等联合应用沙利度胺和 TMZ,38 例患者中有 10 例达部分缓解(PR),另 4 例为微效。

**【用法用量】**

与地塞米松、注射用硼替佐米联合(VTd 方案)治疗多发性骨髓瘤时,沙利度胺100 ~ 200 mg 口服,d 1—21。

**【不良反应】**

沙利度胺在已公开的临床试验中,常见不良反应为嗜睡、困倦、头晕、头痛、便秘、口

干、皮疹、皮肤干燥、四肢水肿等;食欲亢进、恶心、深静脉血栓形成、低血压、心率过慢(<
60 次/min)等少见。大部分均轻微并可以耐受,停药后可以消退。

严重的不良反应有致畸作用。沙利度胺为强致畸药,故孕妇禁用,育龄妇女需采取
有效避孕措施方可应用。停药 6 个月以上方可怀孕。一般发生在妊娠前 3 个月,尤其是
第 45 ~ 55 天。但并非在服药期间均发生畸形。无骨髓抑制,无肝、肾、心、肺、大脑等毒
性报道。至今半死量没有测出,不引起慢性中毒。此药不影响服药者的生殖器官,而是
通过胎盘直接作用于敏感期的胚胎,小剂量即可致畸。因此,育龄妇女要禁用。全球范
围内大约曾有 12 000 名因沙利度胺引起先天性畸形的患者,与妊娠期间服用沙利度胺胶
囊密切相关,尤其是妊娠的第 3 ~ 5 周。患儿有明显的 *Hox* 基因异常。最具有特征性的
是手足的畸形,包括拇指畸形或发育不全、桡骨发育不全、"海豹肢"或上/下肢缺如、无
耳、面瘫、小眼、眼肌瘫痪等。此外,还可能发生神经管畸形、肾畸形、食管瘘、十二指肠狭
窄或闭锁、肛门闭锁、阴道阻塞、中线性血管瘤等。以上这些临床特征需要与其他的先天
性畸形疾病以及桡骨畸形的疾病鉴别,如 Holt-Oram 综合征等。

周围性神经炎,是最主要的剂量限制性毒性。临床表现:主要为感觉改变,先发生于
足部,延及手部,常呈袜套状分布,远端较重,不延至膝、肘以上。常表现为感觉异常,包
括感觉减退、感觉过敏及迟钝、肌肉痛和触痛、麻木、针刺感、灼痛、绷紧、手足发冷、苍白、
腿部瘙痒和红掌等。长期大剂量使用本品(40 g 以上)可出现多发性神经炎、感觉异常等
现象。一旦出现应即停药,约 25% 完全恢复,25% 好转或部分恢复,还有 50% 停药 4 ~
5 年后仍不恢复。发生与总剂量有关,与疗程及每日剂量无关,一般用药达到 40 ~ 50 g
时出现。

# 十四、安罗替尼

## 【作用机制】

盐酸安罗替尼是一种新型小分子多靶点酪氨酸激酶抑制剂,能有效地抑制血管内皮
细胞生长因子受体(VEGFR)、血小板衍生生长因子受体(PDGFR)、成纤维生长因子受体
和干细胞生长因子受体等激酶的活性,进而发挥抗肿瘤血管生成和抑制肿瘤生长的
作用。

## 【适应证】

1. 用于既往至少接受过 2 种系统化疗后出现进展或复发的局部晚期或转移性非小
细胞肺癌(NSCLC)患者的治疗。对于存在 *EGFR* 基因突变或 ALK 阳性的患者,在开始治
疗前应接受相应的标准靶向药物治疗后进展,且至少接受过 2 种系统化疗后出现进展或
复发。

2. 用于腺泡状软组织肉瘤、透明细胞肉瘤以及既往至少接受过含蒽环类化疗方案治
疗后进展或复发的其他晚期软组织肉瘤患者的治疗。

3. 用于既往至少接受过 2 种化疗方案治疗后进展或复发的小细胞肺癌(SCLC)患者
的治疗。

4. 用于具有临床症状或明确疾病进展的、不可切除的局部晚期或转移性甲状腺髓样

癌患者的治疗。

5.用于进展性、局部晚期或转移性放射性碘难治性分化型甲状腺癌患者。

**【用法用量】**

盐酸安罗替尼的推荐剂量为每次 12 mg,每日 1 次,早餐前口服。连续服药 2 周,停药 1 周,即 3 周(21 d)为 1 个疗程。直至疾病进展或出现不可耐受的不良反应。用药期间如出现漏服,确认距下次用药时间短于 12 h,则不再补服。

**【不良反应】**

总结安罗替尼已开展的 23 项临床试验,总计 1888 例晚期肿瘤患者的不良反应数据,覆盖非小细胞肺癌、软组织肉瘤、小细胞肺癌和甲状腺髓样癌等实体瘤患者。这些患者起始口服安罗替尼的剂量为 12 mg,连服 2 周,停药 1 周。发生率≥10% 的不良反应有高血压、疲乏、手足综合征、高甘油三酯血症、蛋白尿、腹泻、食欲下降、血促甲状腺激素水平升高、高胆固醇血症、甲状腺功能减退症等。其中重要不良事件包括出血、高血压、心肌缺血、蛋白尿、手足综合征、胃肠道反应、牙龈口腔肿痛、甲状腺功能异常、高脂血症。此外,安罗替尼批准后的临床使用过程中,除上述提及的不良反应报告外,还各报告了 1 例急性胰腺炎和心脏毒性。

## 十五、呋喹替尼

**【作用机制】**

呋喹替尼是喹唑啉类小分子血管生成抑制剂,主要作用靶点是 VEGFR 激酶家族(VEGFR-1、VEGFR-2 和 VEGFR-3)。通过抑制血管内皮细胞表面的 VEGFR 磷酸化及下游信号转导,抑制血管内皮细胞的增殖、迁移和管腔形成,从而抑制肿瘤新生血管的形成,最终发挥肿瘤生长抑制效应。已经上市的抗 VEGF 药物通常是通过抑制 VEGF-A/VEGFR-2 通路来抑制肿瘤血管生成,而对 VEGFR-3 的激活以及对 VEGF-C 引起的肿瘤淋巴管生成过程的抑制有限。呋喹替尼对 VEGFR 的 3 种异构体 VEGFR-1、VEGFR-2、VEGFR-3 都有强效且高选择性的抑制作用,可以同时抑制肿瘤的血管生成和淋巴管生成作用,为其强效的抗肿瘤作用奠定了基础。

**【适应证】**

本品单药适用于既往接受过 5-氟尿嘧啶类、奥沙利铂和伊立替康为基础的化疗,以及既往接受过或不适合接受抗血管内皮生长因子(VEGF)治疗、抗表皮生长因子受体(EGFR)治疗(RAS 野生型)的转移性结直肠癌(mCRC)患者。

**【用法用量】**

每次 5 mg(1 粒),每日 1 次,连续服药 3 周,随后停药 1 周(每 4 周为 1 个治疗周期)。本品可与食物同服或空腹口服,需整粒吞服。建议每日同一时段服药,如果服药后患者呕吐,无需补服;漏服剂量,不应在次日加服,应按常规服用下一次处方剂量。持续按治疗周期服药,直至疾病进展或出现不可耐受的毒性。

## 【不良反应】

呋喹替尼的安全性总结基于来自 577 名在随机双盲安慰剂对照临床研究中接受研究药物的患者数据,包括一项Ⅲ期转移性结直肠癌的随机双盲安慰剂对照 FRESCO 研究(呋喹替尼组 278 例、安慰剂组 137 例)、一项Ⅱ期转移性结直肠癌的随机双盲安慰剂对照研究(呋喹替尼组 47 例、安慰剂组 24 例)、一项Ⅱ期非小细胞性肺癌的随机双盲安慰剂对照研究(呋喹替尼组 61 例、安慰剂组 30 例)。上述 3 项研究中共有 386 例患者接受呋喹替尼治疗,191 例患者接受安慰剂治疗。

三项安慰剂对照的临床研究中,呋喹替尼组患者的所有级别的药物不良反应发生率为 97.4%,常见(发生率≥20%)的药物不良反应为高血压、蛋白尿、手足皮肤反应、发声困难、出血、转氨酶升高、甲状腺功能检查异常、腹痛/腹部不适、口腔黏膜炎、疲乏/乏力、腹泻、感染、血胆红素升高以及食欲下降。

在接受呋喹替尼治疗的患者中,3 级或以上的药物不良反应发生率为 51.3%,常见(发生率≥2%)的≥3 级的药物不良反应为高血压、手足皮肤反应、蛋白尿、血小板计数降低、肝功能异常、血胆红素升高、腹痛/腹部不适、腹泻、疲乏/乏力、食欲下降以及出血。

## 十六、索凡替尼

### 【作用机制】

索凡替尼(Surufatinib)是一种新型的口服酪氨酸激酶抑制剂,具有抗血管生成和免疫调节双重活性。索凡替尼可通过抑制 VEGFR 和 FGFR 以阻断肿瘤血管生成,并可抑制集落刺激因子 1 受体(CSF-1R),通过调节肿瘤相关巨噬细胞,促进机体对肿瘤细胞的免疫应答。

### 【适应证】

本品单药适用于无法手术切除的局部晚期或转移性、进展期非功能性、分化良好(G1、G2)的胰腺和非胰腺来源的神经内分泌瘤。

### 【用法用量】

每次 300 mg,每日 1 次,连续服药(每 4 周为 1 个治疗周期)。本品可随低脂餐(500 kcal,约 20% 脂肪)同服或空腹口服,需整粒吞服。建议每日同一时段服药,如果服药后患者呕吐,无需补服;漏服剂量,不应在次日加服,应按常规服用下一次处方剂量。按治疗周期持续服药,直至疾病进展或出现不可耐受的毒性。

### 【不良反应】

索凡替尼的安全性数据来自 8 项单药治疗的临床研究,总计 718 例晚期肿瘤患者接受起始剂量≥300 mg,每日 1 次,连续服药的用药方案。其中 357 例患者来自两项在神经内分泌瘤患者中进行的关键性Ⅲ期随机双盲对照研究。一项为非胰腺来源的神经内分泌瘤研究(SANET-ep),含 193 例接受索凡替尼的患者。另一项为胰腺神经内分泌瘤研究(SANET-p),含 164 例接受索凡替尼的患者。在 718 例患者中,发生率≥20% 的不良反应包括蛋白尿、高血压、血胆红素升高、腹泻、血白蛋白降低、血甘油三酯升高、血促甲状腺激素升高、疲乏/乏力、腹痛、外周水肿、血尿酸升高、出血。

## 十七、多纳非尼

### 【作用机制】

2021 年 6 月 9 日获国家药品监督管理局批准上市的多纳非尼,既可通过抑制 VEGFR 和 PDGFR 等多种酪氨酸激酶受体的活性,阻断肿瘤血管生成,又可通过阻断丝氨酸-苏氨酸激酶(Ras/Raf/MEK/ERK)信号传导通路直接抑制肿瘤细胞增殖,从而发挥双重抑制、多靶点阻断的抗肿瘤作用。

### 【适应证】

1. 既往未接受过全身系统性治疗的不可切除肝细胞癌患者。

2. 进展性、局部晚期或转移性放射性碘难治性分化型甲状腺癌患者。

### 【用法用量】

本品推荐剂量为每次 0.2 g,每日 2 次,空腹口服,以温开水吞服。建议每日同一时段服药。如果漏服药物,无需补服,应按常规用药时间进行下一次服药。持续服用直至患者不能获得临床受益或出现不可耐受的毒性。

### 【不良反应】

甲苯磺酸多纳非尼治疗不可手术肝细胞癌的不良反应在一项开放、随机、多中心、阳性药物平行对照的Ⅲ期临床研究(ZGDH3)中与索拉非尼进行了头对头比较,共 668 例患者按 1∶1 随机分组接受多纳非尼 0.2 g 或索拉非尼 0.4 g,每日 2 次口服。共有 333 例服用过多纳非尼,中位治疗时间 110 d。332 例服用过索拉非尼,中位治疗时间 113 d。两组药物不良反应发生率无显著差异,但在≥3 级的不良反应发生率方面,多纳非尼组显著低于索拉非尼组($P$=0.0018)。常见(发生率≥20%)的不良反应有手足皮肤反应、腹泻、血小板计数降低、高血压、天门冬氨酸氨基转移酶升高、脱发、皮疹和蛋白尿。发生率≥5% 的≥3 级不良反应包括高血压和手足皮肤反应。多纳非尼组中导致暂停用药及减量的不良反应发生率为 25.2%,较索拉非尼组 36.1% 显著降低($P$=0.0025)。

## 十八、卡博替尼

### 【作用机制】

卡博替尼是一种酪氨酸激酶抑制剂,它能抑制包括血管内皮生长因子受体(VEGFR)、肝细胞生长因子受体(MET)和微血管相关蛋白受体(RET)等多种受体酪氨酸激酶的活性,阻断它们的信号传导,从而抑制肿瘤细胞的生长和扩散。

### 【适应证】

1. 晚期转移性肾癌(RCC)患者。

2. 联合纳武利尤单抗一线治疗晚期肾细胞癌患者。

3. 既往接受过索拉非尼治疗的晚期肝细胞癌患者。

4.用于治疗 12 岁或以上患有局部晚期或转移性分化型甲状腺癌(DTC)的成人和儿童患者,这些患者在接受 VEGFR 靶向治疗后出现疾病进展,并且其疾病对放射性碘不敏感。

## 【用法用量】

推荐剂量为 60 mg,每日 1 次口服;对于体表面积<1.2 m² 的儿童患者,40 mg,每日 1 次,口服;联合纳武利尤单抗(240 mg,q2w 或 480 mg,q4w)治疗时,40 mg,每日 1 次,口服。进食前至少 1 h 或进食后至少 2 h 服用。

## 【不良反应】

最常见的不良反应(发生率≥20%)如下。单药:腹泻、疲劳、手足综合征、食欲下降、高血压、恶心、呕吐、体重下降、便秘。联合纳武利尤单抗:腹泻、疲劳、肝毒性、手足综合征、口腔炎、皮疹、高血压、甲状腺功能减退、肌肉骨骼疼痛、食欲下降、味觉障碍、腹痛、咳嗽、上呼吸道感染。

## 参考文献

[1]FOLKMAN J. Tumor angiogenesis:therapeutic implications[J]. The New England Journal of Medicine,1971,285(21):1182–1186.

[2]HOTZ H G,HINES O J,MASOOD R,et al. VEGF antisense therapy inhibits tumor growth and improves survival in experimental pancreatic cancer[J]. Surgery,2005,137(2):192–199.

[3]FRANKS M E,MACPHERSON G R,FIGG W D. Thalidomide[J]. Lancet,2004,363(9423):1802–1811.

[4]王金万,孙燕,刘永煜,等.重组人血管内皮抑素联合 NP 方案治疗晚期 NSCLC 随机、双盲、对照、多中心Ⅲ期临床研究[J].中国肺癌杂志,2005,8(4):283–290.

[5]VITAGLIANO D,FALCO V D,TAMBURRINO A,et al. The tyrosine kinase inhibitor ZD6474 blocks proliferation of RET mutant medullary thyroid carcinoma cells[J]. Endocrine-Related Cancer,2011,18(1):1–11.

[6]FUKUMURA D,JAIN R K. Tumor microenvironment abnormalities:Causes,consequences,and strategies to normalize[J]. Journal of Cellular Biochemistry,2007,101(4):937–949.

[7]林桐榆,于世英,焦顺昌.恶性肿瘤靶向治疗[M].北京:人民卫生出版社,2016.

[8]石远凯,孙燕.临床肿瘤内科手册[M].6 版.北京:人民卫生出版社,2015.

[9]何斌,张育,顾健.沙利度胺治疗多发性骨髓瘤的研究进展[J].中国医院药学杂志,2009,29(18):1573–1575.

[10]汤井娇,蒋晓东.抗血管生成药物长期治疗致肿瘤侵袭转移相关机制的研究进展[J].中国肿瘤临床,2016,43(7):310–313.

[11]SANZ-GARCIA E,SAURÍ T,TABERNERO J,et al. Pharmacokinetic and pharmacody-

namic evaluation of aflibercept for the treatment of colorectal cancer[J]. Expert Opinion on Drug Metabolism & Toxicology, 2015, 11(6): 995-1004.

[12] SPRATLIN J L, COHEN R B, EADENS M, et al. Phase I pharmacologic and biologic study of ramucirumab (IMC-1121B), a fully human immunoglobulin G₁ monoclonal antibody targeting the vascular endothelial growth factor receptor-2[J]. Journal of Clinical Oncology, 2010, 28(5): 780-787.

[13] FONTANELLA C, ONGARO E, BOLZONELLO S, et al. Clinical advances in the development of novel VEGFR2 inhibitors[J]. Annals of Translational Medicine, 2014, 2 (12): 123.

[14] CHIOREAN E G, HURWITZ H I, COHEN R B, et al. Phase I study of every 2- or 3-week dosing of ramucirumab, a human immunoglobulin G1 monoclonal antibody targeting the vascular endothelial growth factor receptor-2 in patients with advanced solid tumors [J]. Annals of Oncology, 2015, 26(6): 1230-1237.

[15] 梁瑜,赵俊,倪倍倍,等. 雷莫芦单抗致血管瘤文献分析[J]. 中国医院药学杂志, 2024,44(3):591-592.

[16] HICKLIN D J, ELLIS L M. Role of the vascular endothelial growth factor pathway in tumor growth and angiogenesis[J]. Journal of Clinical Oncology,2005, 23(5): 1011-1027.

[17] TIAN S, QUAN H T, XIE C Y, et al. YN968D1 is a novel and selective inhibitor of vascular endothelial growth factor receptor-2 tyrosine kinase with potent activity *in vitro* and *in vivo*[J]. Cancer Science, 2011, 102(7): 1374-1380.

[18] 秦叔逵, 李进. 阿帕替尼治疗胃癌的临床应用专家共识[J]. 临床肿瘤学杂志, 2015, 20(9):841-847.

[19] 张晓媛, 黄鹏, 李燕京, 等. 晚期原发性肝癌治疗的研究进展[J]. 现代肿瘤医学, 2017, 25(10): 1655-1659.

[20] 楼江. 培唑帕尼超说明书用药专家共识[J]. 中国现代应用药学, 2021, 38(8): 904-911.

[21] 吴霞. 硼替佐米联合沙利度胺及地塞米松治疗多发性骨髓瘤的临床效果[J]. 临床合理用药, 2024, 17(10): 95-97.

# 第七章 抗炎药物抗血管生成分子机制研究

## 一、抗炎药物分类

炎症是反映生物体对各种刺激的反应的多因素过程,并且与许多需要长期或反复治疗的疾病有关,例如关节炎、哮喘和银屑病。抗炎药主要是用来治疗组织损伤后出现的反应性炎症。抗炎药分为两大类:一类是甾体抗炎药;另一类是非甾体抗炎药(nonsteroidal anti-inflammatory drugs, NSAIDs),也就是医学上常说的解热镇痛抗炎药,比如阿司匹林、塞来昔布、吲哚美辛等。非甾体抗炎药,是一种相对于糖皮质激素(glucocorticosteroid, GCS)来说的药物,因为其化学结构中缺乏激素所具有的甾环,故而得名。

GCS 是一类由肾上腺分泌出来的甾体激素,其组织成分较为复杂,皮质醇约占 70.8%,具有调节生长发育、促进新陈代谢、促进细胞凋亡等多种生理功能,同时还具有抗炎、抗休克、免疫抑制等作用。地塞米松属于糖皮质类激素中的一种,临床上比较常见。地塞米松早在二十世纪五六十年代后期就已经用于癌症的治疗。GCS 可以诱导成熟的淋巴瘤细胞、肝癌细胞以及白血病细胞等凋亡,对未成熟的肿瘤细胞也有一定的疗效。根据相关研究表明,GCS 作用于肿瘤细胞主要是通过与体内的 GCS 受体相结合,激活体内与肿瘤细胞凋亡的一系列信号通路,但此部分内容在本章中不进行论述。

NSAIDs 是一类不含皮质激素却具有抗炎、镇痛和解热功效的药物。它通过抑制环氧合酶(cyclooxygenase, COX)发挥作用,COX 介导花生四烯酸(arachidonic acid, AA)产生前列腺素(prostaglandin, PG)、前列环素和血栓素(thromboxane, TX)。目前,它是一类在世界范围内常规使用的药物。该类药物的应用源于古希腊及古罗马人,他们利用柳树皮来治疗炎症、疼痛及发热,后来被证实其中起作用的成分为水杨酸。自从德国 Bayer 药厂在 1899 年首次合成阿司匹林(乙酰水杨酸)并正式应用于临床以来,保泰松、吲哚美辛(消炎痛)、丙酸类药物以及息康类药物等 NSAIDs 相继问世,在过去的一百多年时间里,这些 NSAIDs 已经从单一品种迅速发展到了六大类,将近百十个品种。目前,全球每日使用 NSAIDs 的人数为 3000 万～4000 万人,年销售总额达 20 多亿美元。在我国,NSAIDs 生产量仅次于抗生素类,居第 2 位。

## 二、非甾体抗炎药分类

按照化学结构物,NSAIDs 可以被分为七大类,分别是甲酸类、乙酸类、丙酸类、昔康类、昔布类、吡唑酮类及其他等。还可按照其对 AA 代谢途径的不同作用进行分类:①按其对环氧合酶/脂氧合酶的代谢途径作用强度的差异,可以将其划分为环氧酶抑制剂、环氧酶和脂氧酶抑制剂、脂氧酶抑制剂;②按对不同组织细胞中 COX-1 及 COX-2 作用强度的差异,可分为非选择性 COX 抑制剂、选择性 COX-1 抑制剂、选择性 COX-2 抑制剂等。

### (一)非选择性 COX 抑制剂

萘普生、吲哚美辛、吡罗昔康、双氯芬酸钠、布洛芬等都是常用的代表性药物。其作用机制为抑制 AA 代谢中的 COX-1 和 COX-2,减少 PGs 的合成,从而达到解热、镇痛、抗炎的目的。

### (二)选择性 COX-1 抑制剂

代表药物为低剂量阿司匹林。阿司匹林可在较低的浓度下,通过抑制 COX-1 的活性,降低血小板内血栓素 A2(thromboxane A2,TXA2)的产生,从而发挥抗血小板聚集和抗血栓形成的作用。因此,目前阿司匹林在临床上多以低剂量使用,从而预防心脑血管类疾病。

### (三)选择性 COX-2 抑制剂

代表药物有尼美舒利、美洛昔康、罗非昔布、塞来昔布等。此类药物可以对 COX-2 的活性进行高度选择性的抑制,对 COX-1 的作用微乎其微,不会对胃肠黏膜中 PG 的合成产生任何影响,从而降低并减轻了长期用药对胃肠道黏膜造成的损伤,避免了其他 NSAIDs 的消化道溃疡和胃出血等副作用。

血管生成过程由多种介质维持,如生长因子,主要是血管内皮生长因子(vascular endothelial growth factor,VEGF)和缺氧诱导因子(hypoxia-inducible factor,HIF),以及促炎症细胞因子、各种趋化因子、基质成分、细胞黏附分子、蛋白酶等。要阐明以 NSAIDs 为主的抗炎药物抑制血管生成的分子机制,首先要了解 COX 与肿瘤发生发展之间的联系。想要更好地了解 COX,就必须先了解 AA 的代谢通路。

## 三、花生四烯酸的代谢通路

### (一)组织炎症反应的形成

在发生炎症反应时,细胞膜上的磷脂经磷脂酶 A2(phospholipaseA2,PLA2)的催化释放出 AA。AA 经 COX 作用催化产生 PG 及 TXA2;经脂氧化酶(lipoxygenase,LO)催化产生白三烯(leukotriene,LT)、脂氧素(lipoxin)和羟基环氧素(hepoxilin,HX)。

PG 是炎症反应中一类活性很强的炎症介质,仅仅纳克浓度的前列腺素 $E_2$(prostaglandin $E_2$,$PGE_2$)就能引发炎症反应。它可以扩张小血管,增加微血管通透性,还具有致热、吸引中性粒白细胞以及与其他炎症介质的协同作用。PG 对血管、神经末梢、炎症细胞及其他组织的影响广泛。LT 是花生四烯酸代谢通路中具有生物活性的产物,是一类重要的炎症介质。在多种诱因的影响下,体内 LTC$_4$(白三烯 C$_4$)、LTD$_2$(白三烯 D$_2$)和 LTE$_4$(白三烯 E$_4$)对嗜酸性粒细胞、中性粒细胞、单核细胞产生强烈的趋化作用,导致这些炎症细胞在炎症区域聚集,并释放出炎症介质(包括细胞因子等),诱导免疫系统产生瀑布式连锁反应,从而导致支气管收缩和血管通透性增加。羟基环氧素(hepoxillin,HX)除了能促进炎症细胞的聚集外,还可能发挥类似信号样的作用。细胞膜磷脂代谢中的多种产物均与细胞的炎症反应有关,抗炎药物主要是通过对膜磷脂代谢中各环节的抑制来达到抗炎的效果。

### (二)NSAIDs 抗炎作用机制

大部分的解热镇痛药都有抗炎的功效。其作用机制是抑制 COX 在体内的生物合成。COX 的同工酶有两种,分别是 COX-1 和 COX-2。前者属于结构型,它主要存在于血管、胃、肾等组织器官中,与血管舒缩、血小板聚集、胃黏膜血流、胃黏液分泌以及肾功能等的调节相关,其功能与保护胃肠黏膜、调节血小板聚集、调节外周血管阻力和调节肾血流量分布有关。后者属于诱导型,在多种损伤性化学、物理和生物因子的作用下,可激活磷脂酶 A2 水解细胞膜上的磷脂,生成 AA。后者经 COX-2 催化加氧生成 PG。损伤性因子也诱导多种细胞因子,如白介素(interleukin,IL)-1、IL-6、IL-8、肿瘤坏死因子(tumor necrosis factor,TNF)等的合成,这些因子又能诱导 COX-2 表达,增加 PG 合成。在炎症反应过程中,PG 能引起血管扩张和组织水肿,并与缓激肽等协同致炎。来自循环血液中的血管内皮细胞的黏附分子(E-selectin,P-selectin 和 L-selectin)、细胞间黏附分子(intracellul aradhesion molecule,ICAM)、血管细胞黏附分子-1(vascularcell adhesion molecule,VCAM-1)和白细胞整合素(leukocyte integrin),是炎症反应初期的关键性因素。NSAIDs 的抗炎效应可能与抑制 PG 合成,并在一定程度上抑制某些细胞黏膜分子的活性表达有关。大部分传统的 NSAIDs 对这两类酶均有抑制作业,但在某些情况下,由于使用剂量的不同,其对不同亚型酶的抑制作用也会有所不同。

目前认为,NSAIDs 对 COX-1 的抑制构成了此类药物不良反应的毒理学基础,而对 COX-2 的抑制被认为是其发挥药效的基础。抑制 COX-2 被认为是治疗炎症的新途径。近年来研究发现,还存在其他的 COX 亚型,并猜想有 7 种 COX 同工酶存在。新的 COX 亚型 COX-3 已被发现,其作用有待深入研究。

### (三)花生四烯酸的三条代谢通路

AA,即 5,8,11,14-二十碳四烯酸,是体内的一种必需脂肪酸,属于 n-6 系列的多不饱和脂肪酸,简记为 20:4(n-6)。AA 与磷脂结合成结构脂类,可作为多种生物活性物质的前体。在正常的生理状态下,AA 是存在于细胞膜磷脂中的主要多不饱和脂肪酸,在炎症刺激的作用下,AA 被释放出来并代谢成一系列类花生酸,进而发生 AA 的炎症级联代谢。目前,已知在其代谢过程中,至少有 3 类酶参与:COX、脂氧酶(lipoxygenase,LOX)和细胞色素 P450(cytochrome P450,CYP450)(图 7-1)。3 个代谢途径中的关键酶及主要产物,与炎症的发生、发展及消退密切相关。

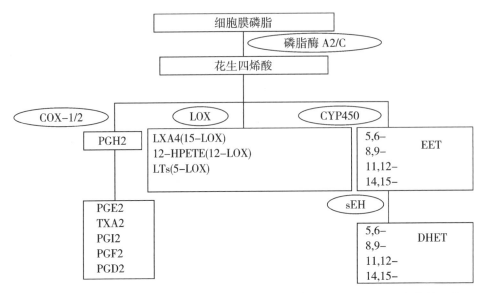

COX: cycloxygenase, 环氧化酶; PG: prostaglandin, 前列腺素; TXA: thromboxane, 血栓素; LOX: lipoxygenase, 脂氧合酶; HPETE, hydroperoxyeicosatetraenoic acid, 过氧羟基二十四碳四烯酸; LX, lipoxin, 脂氧素; LTs: leukotriene, 白三烯; CYP: cytochrome P450, 细胞色素 P450; EET: epoxy eicosatrienoic acid, 环氧二十碳三烯酸; sEH: soluble epoxide hydrolase, 可溶性环氧化物水解酶; DHET: dihydroxy eicosatrienoic acid, 二羟基二十碳三烯酸。

**图 7-1　花生四烯酸代谢通路**

### (四)花生四烯酸代谢的 COX 通路

当组织细胞在多种非特异性(物理、化学、激素及细胞因子)的刺激下,细胞膜上的磷脂在磷脂酶 A(cPLA2 或 sPLA2)的作用下,从细胞膜中释放 AA,AA 随后被 COX-1 或 COX-2 等催化生成前列腺素 H2(PGH2)。细胞特异性的 PG 合成酶将 PGH2 转化成不同的生物活性产物,包括前列腺素 E2(PGE2)、前列腺素 F2α(PGF2α)、前列腺素 D2(PGD2)、前列腺素 I2(PGI2)和 TXA2。在细胞质中合成的 PGE2 既能被 15-羟基前列腺素脱氢酶(15-PGDH)水解,又能通过细胞膜上的多药耐药蛋白 4(MRP4)转运至细胞外(图 7-2)。但由于 PG 类的化学结构及其代谢产物的不稳定性,因此,PG 类只能在它们合成的局部环境通过自分泌或旁分泌的方式在体内发挥生物学作用。PGE2 是一类由 4 种 G 蛋白偶联受体(EP1、EP2、EP3、EP4)构成的信号通路,几乎能够在所有的人体细胞中合成,具有极其复杂的生理功能。虽然这 4 种受体在结构、序列上相似,但是其所转导的信号通路却是不同的。PGE2 与 EP1 结合后,可以激活磷脂酶 C,提高细胞内 Ca$^{2+}$ 浓度;PGE2 与 EP2 或 EP4 结合后,偶联细胞内的蛋白激酶 A/腺苷酸环化酶,提高细胞内 cAMP 的浓度,EP4 也偶联 3 磷酸肌醇激酶信号途径(图 7-3)。细胞外前列腺素 E2 可以通过与 4 种同源的 EP(EP1~EP4)受体结合,激活多种细胞内信号转导途径。

在炎症反应中,PGE2 参与了多种经典的炎症反应过程:红、肿、痛。PGE2 的水平及更新受多种调控机制的影响。第一种调节机制是 PGE2 合成的调控;第二种调节机制是 PGE2 的运输。在细胞内合成的 PGE2 经 MRP4 转运到细胞外,而细胞外的 PGE2 经前列腺素 E2 转运蛋白(PGT)再重新转运至细胞内。此外,细胞内的 PGE2 也可被 15-PGDH 分解,从而降低 PGE2 水平。PGE2 代谢过程中起重要作用的酶有 COX、前列腺素 E 合酶(PGES)和 15-PGDH。

　　血管再生既能为肿瘤细胞提供氧气和营养物质及代谢废物的排出,同时又是肿瘤细胞生长和转移的关键调控因素。PGE2 可以通过 EP2 和 EP4 激活下游的 EGFR,促使多种肿瘤细胞系(卵巢癌、前列腺癌及胃癌)和模型动物(小鼠)释放 VEGF,诱导促血管生成趋化因子 CXCL1 在人结直肠癌细胞的表达。PGE2 可以诱导肿瘤细胞分泌 CXCL1,促进血管内皮细胞迁移,并在体内外诱导血管生成。此外,PGE2 还能刺激免疫细胞分泌 VEGF。例如,在体外,PGE2 可促进肥大细胞分泌 VEGF 和趋化因子,并经 COX-2/PGE2 通路诱导巨噬细胞分泌 VEGF。PGE2 诱导产生的这些生长因子可被 NSAIDs 所抑制,从而抑制内皮细胞的增殖、迁移和血管形成。

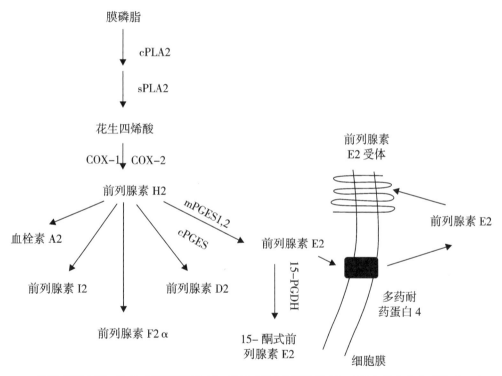

COX:环氧化酶;cPLA2:胞浆磷脂酶 A2;sPLA2:可溶性磷脂酶 A2;mPGES:微粒体前列腺素 E 合酶;cPGES:胞浆前列腺素 E 合酶;15-PGDH:15-羟基前列腺素脱氢酶。

图 7-2　前列腺素 E2 的代谢过程

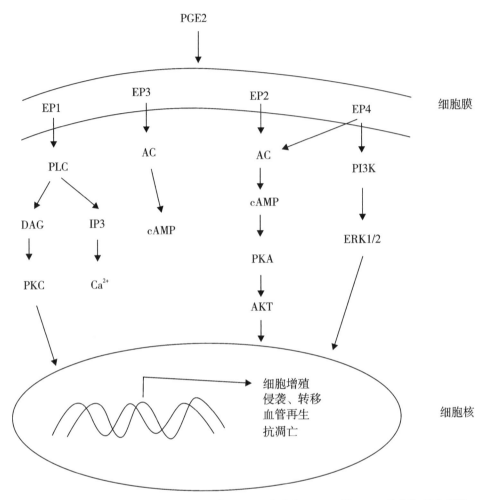

PGE2,前列腺腺素 E2;EP,前列腺素 E 受体;PKA,蛋白激酶 A;DAG,即 1,2-二酰甘油;PLC,磷脂酶 C;IP3,即肌醇 1,4,5-三磷酸;AC,腺苷酸环化酶;PI3K,磷脂酰肌醇 3 激酶;AKT,即 PKB,蛋白激酶 B;cAMP,环磷酸腺苷;ERK,胞外信号调节激酶;NSAIDs:非甾体类抗炎药物。

**图 7-3 前列腺素 E2 的信号转导途径**

## 四、COX 与肿瘤

1972 年,Flouer 和 Vane 提出 COX 可能存在多种形式,不同的组织中含有不同形式的 COX,在许多种属的胃肠道组织中均存在 COX 异构体表达,COX-1 可维持正常胃肠道黏膜的完整性。非选择性 NSAIDs 既抑制 COX-1,又抑制 COX-2 所导致的消化性溃疡。COX-1 对胃黏膜的保护功能及 COX-2 参与炎症机制均通过 AA 转化为 PG 所介导。同时,PG 亦参与介导肿瘤生长。从化学结构上来看,COX-1 与 COX-2 的分子结构在第 523 位氨基酸存在差异,其中,COX-1 是异亮氨酸,而 COX-2 是缬氨酸。由于缬氨酸可以发生甲基化,所以 COX-2 就会形成一个"侧袋(side pocket)"。因此,COX-2 抑制剂的研发就是针对这个"侧袋"，也就是塞来昔布（西乐葆）和罗非昔布（罗非洛啶）。

传统的 NSAIDs 如阿司匹林、吲哚美辛可以抑制 COX 的两个亚型 COX-1 和 COX-2。研究表明，常规使用 NSAIDs 对结直肠癌（colorectal cancer，CRC）有化学预防作用。然而，NSAIDs 在具有明显的镇痛、抗炎作用的同时，也具有一定的胃、肾毒性。为消除 NSAIDs 的毒副作用，提高其抗炎活性，人们发现 NSAIDs 中的小分子抑制剂具有特异性，可选择性地抑制 COX-1 或 COX-2。COX-2 抑制剂，如塞来昔布和罗非昔布等，仅对 COX-2 有抑制作用，却对 COX-1 无明显抑制作用。早期 Tsujii 等研究了结肠癌细胞和血管内皮细胞系统后，发现体内毛细血管上皮细胞形成管道的过程中存在 COX-1 的表达，因此认为 COX-1 是内皮细胞在体内形成血管的必需酶。但是，之后 Jaime 等人进行实验发现，与塞来昔布的效果相比，COX-1 特异性抑制剂并没有对血管生成产生影响，在体内塞来昔布活性异构体或 COX-1 抑制剂均不能阻断大鼠角膜新生血管的生成，他认为塞来昔布独特而有效的抗血管生成作用源于它可抑制 COX-2 催化产生 PG。此外，COX-2 催化血清成纤维细胞生长因子（fibroblast growth factor，FGF-2）生成的 PG 被认为是新生血管系统的基础。塞来昔布可通过抑制 COX-2 在血管上皮细胞及与其关联的支持细胞中的表达，来阻断新生血管的生长。

COX-2 是一种重要的炎症诱导因子，主要分布在细胞核膜上。COX-2 在中枢神经系统中也有表达，与发热及疼痛的神经传导有关。因为 COX-2 对 PG 的生成起了催化作用，因此也会对排卵和分娩过程产生影响。COX-2 有着广泛的功能，除了参与凝血、排卵、分娩、肾功能维持、免疫应答等重要生理过程外，还可在炎性环境中催化产生 PG。因此，COX-2 是介导炎症反应的重要角色。人类 COX-2 基因是一种由 10 个外显子和 9 个内含子构成的、位于 lq25.2-q25.3 的基因，其编码 604 个氨基酸。COX-2 基因 5' 端转录起始点上游的转录调控序列包括：TATAbox 序列、CRE（cAMP responsive element）反应元件、Ets-1 转录因子位点和 C/EBP（CCAAT/enhancer binding protein）反应元件各 1 个；激活蛋白质 2（activator protein，AP-2）位点、核转录因子 NF-κB（nuclear factor-kappa B）位点各 2 个；SPl 位点 3 个。在细胞因子、生长因子、脂多糖、内毒素、肿瘤促进剂、一氧化氮等多种因素的作用下，COX-2 被诱导表达。COX-2 启动子低甲基化、NF-κB 表达上调、p53 突变、RAS 和 MAPK 信号刺激均可促进肿瘤中 COX-2 的表达。

### （一）COX-2 与肿瘤

与其他家族成员不同，COX-2 在正常生理条件下几乎检测不到。COX-2 在肿瘤中的高表达与肿瘤的发生发展密切相关。有研究表明，子宫内膜癌（endometrial cancers，EC）中的 COX-2 水平升高，会导致肿瘤细胞增殖增加、凋亡受抑制、血管内皮生长因子表达增加、微血管密度增加、M2 巨噬细胞浸润以及孕酮受体（progesterone receptor，PR）表达受抑制。同时，在结肠癌肝转移过程中，COX-2 是一个关键调控因子。研究也发现，与对照组相比，前列腺癌患者外周血中的 COX-2 水平更高，因此 COX-2 有望作为前列腺癌患者诊断和预后的生物标志物。此外，在肺癌中也发现 COX-2 表达上调。有研究从乳腺癌患者和健康女性中抽取外周血，经检测发现乳腺癌患者外周血样本中 COX-2 的平均表达量高于对照组。总体而言，COX-2 在 40% ～80% 的肿瘤细胞中可以被检测到中度至强度的表达，而且中、高度分化的肿瘤中其免疫反应性显著高于低分化的肿瘤。除肿瘤细胞本身的生长和细胞凋亡抗性外,COX-2还可以通过调节和增强促炎性肿瘤微环境、血管生成和转移来促进肿瘤进展。除了上面提到的肿瘤外,在头颈部肿瘤、骨肉瘤的血管中均检测到了COX-2的表达。此外,COX-2在结肠癌肝转移患者的新生血管中也被检测到。因此,COX-2很可能在肿瘤诱导的血管生成以及随后发生的转移过程中扮演着重要角色。如此,为了对肿瘤生存所必需的血管起到抑制作用,可以从阻断COX-2入手,也许这样会影响肿瘤的生长。此外,存在于生长因子FGF-2中的COX-2抑制剂还能阻碍肿瘤细胞产生血管生成生长因子以及抑制新生血管细胞本身。

COX-2对血管生成的影响已在活体大鼠角膜化学灼伤模型中被证实。在对Wistar大鼠的角膜进行连续7 d的碱性损伤和胃内处理,随后经西葫芦种子的提取物治疗。经治疗后,炎症和血管生成因子的染色明显减少,这与COX-2、IL-1β和VEGF的表达降低有关。Jaime等应用手术方法,在大鼠正常无血管的角膜中建立了基质内小体,将100 ng FGF-2或安慰剂植入小体内,并饲以COX-2抑制剂——塞来昔布。对角膜血管进行组织学检查,发现种植FGR2组有丰富的新生血管,并有大量的COX-2阳性细胞,同时伴随着角膜变薄,基质扩展;而安慰剂组则没有发现新生的血管。COX-1在原有边缘血管的内皮细胞中表达,而在新生血管内皮中则表达COX-2。由此看来,FGF-2可直接调控血管生成,这与Kenyon的发现相一致。抑制剂塞来昔布对FGF-2诱导的新生血管有明显的抑制作用,引起萌芽毛细血管数量和长度的减少,且其抑制作用呈现浓度依赖关系:80%的最大抑制活性是30 mg/(kg·d)。其对COX-2在体内的选择性比COX-1的作用大300倍。这是一种具有较强抗血管生成作用的药物,其半数有效量约为0.3 mg/(kg·d)。

近年来对COX-2的研究表明,其在多种肿瘤细胞中均呈高表达,如胃癌、结直肠癌、肺癌、胰腺癌、乳腺癌、头颈部肿瘤、皮肤鳞状细胞癌、前列腺癌和神经胶质瘤等。COX-2是一种与炎症、肿瘤发生密切相关的基因。COX-2在肿瘤的发生、发展、转移和预后中发挥着重要作用,涉及的机制可能有4个方面。第一,通过抑制肿瘤细胞凋亡,提高其增殖能力,从而削弱机体对肿瘤的抵抗力,并促进其新生血管的形成,从而提高其侵袭性。第二,COX-2的表达能够促进前列腺素E2(PGE2)的合成。已知PGE2在许多动物和人类肿瘤中是由AA诱导生成的,能够被COX-1或COX-2催化。由COX催化生成的PG与肿瘤的发生发展密切相关。PG促进肿瘤生长的一个重要机制是通过诱导必要的血管(直径>2 mm)生成,从而为肿瘤细胞提供氧气和营养。PGE2可以通过上调Bcl-2蛋白的表达来抑制细胞的凋亡,进而影响细胞的增殖与凋亡,最终导致肿瘤的发生。此外,PGE2还可以抑制肿瘤细胞在体内的局部免疫反应。第三,COX-2蛋白可以促进肿瘤新生血管形成,增强其对血管的侵袭性,还能通过激活基质金属蛋白酶-2(matrix metallo-proteinase-2,MMP-2),降解细胞外基质(extracellular matrix,ECM),生成具有促血小板凝集作用的血栓烷等,从而增强肿瘤的侵袭和转移能力。第四,COX-2在慢性炎症性病变中的过表达,促使癌前微环境(precancerous microenvironment,PCM)在炎症部位的形成,其具有类似肿瘤微环境(cancer microenvironment,CM)的生物特性可以促使慢性炎症向肿瘤转变。

1.COX-2与结直肠癌　CRC是一种严重危害人类健康,并且在全球范围内发病率极高的恶性肿瘤之一。随着中国社会经济的发展,人们的饮食结构逐渐向高蛋白、高脂肪化转变,CRC 的发病率呈现逐年升高的趋势。在众多有关 COX-2 与癌症关系的研究中,CRC 的研究较多,COX-2 在炎性肠病(inflammatory bowel disease,IBD)、大肠息肉中均有高表达,且与息肉类型及大小密切相关,这就表明 COX-2 的高表达与息肉的恶性转化有关,并在 CRC 发生的早期发挥了重要作用。Zhang 等人的研究显示,CRC 癌组织中 COX-2 免疫组化染色阳性率为 69.64%(39/56),显著高于健康组织 28.57%(16/56)。Ayiomamitis 等检测到 CRC 中,COX-2 表达呈阳性,呈细胞质异质性染色,从中等强度到高强度不等,同时阳性染色主要在肿瘤细胞基质和邻近正常组织中检测到。此外,抑制 COX-2 可以通过减少基质细胞反应抑制 CRC 肝转移。

那么,COX-2 在 CRC 的发生与发展中究竟发挥着怎样的作用呢?研究认为,很大程度上归因于 COX-2 的下游产物 PGE2。PGE2 在结直肠腺瘤和 CRC 中的表达升高,并能对 COX-2 的表达产生正反馈调节作用。COX-2/PGE2 通路在 CRC 的生物学特征及肿瘤微环境中发挥着关键的作用,它可以通过激活 Ras-MAPK/ERK 通路,来抑制细胞凋亡,并提高促生长基因 *BCL-2* 的表达。PGE2 能抑制具有抗肿瘤活性的 CD8$^+$T 细胞增殖和对肿瘤细胞的细胞毒性,导致肿瘤细胞逃逸免疫监视,还能通过 EP4-PI3K-Akt-NF-κB-PD-1 信号通路损害巨噬细胞对癌细胞的吞噬作用。同时,PGE2 能够诱导 miR675-5p 调节 *p53* 表达促进 CRC 转移。此外,COX-2 能上调促血管生成因子如 VEGF 等的表达,促进 CRC 肿瘤血管的生成,调节 ICAM、MMPs 的表达,从而促进肿瘤细胞的侵袭和转移。

COX 显然已成为 CRC 化学防治的重要靶点,在 NSAIDs 与肿瘤防治之间关系的研究中,消化道肿瘤是研究最早的。传统的 NSAIDs 通过抑制 COX-2 对 CRC 具有显著的预防效果,选择性 COX-2 抑制剂已被批准广泛用于临床治疗。双盲安慰剂对照研究显示,选择性 COX-2 抑制剂塞来昔布可显著降低结直肠腺瘤的发病率,以人群为基础的病例对照研究显示 COX 抑制剂能减少至少 10% 的 CRC 发生,其通过抑制异种移植 CRC 小鼠体内 PGE2 的生成,以及微血管密度、细胞凋亡和 VEGF 蛋白的表达,以剂量依赖性抑制淋巴结转移及肿瘤生长。COX-2 是 CRC 发生与发展过程中的关键信号分子,COX-2 抑制剂可有效抑制 CRC 的形成、复发及转移。

2. COX-2 与胃癌　COX-2 被认为是影响胃癌预后的一个独立因素,缩短了患者的生存期。高表达 COX-2 的早期胃癌患者的死亡风险明显高于低表达 COX-2 的早期胃癌患者。在 1998 年,Correa 提出胃癌的发展模式"正常胃黏膜—浅表性胃炎—萎缩性胃炎—小肠型肠上皮化生—大肠型上皮化生—异型增生(中度)—胃癌(肠型)",在这个过程中,COX-2 阳性率呈上升趋势。在正常胃黏膜中,COX-2 表达很低,甚至不能被检出,而在胃癌及癌前病变中,COX-2 的表达明显升高,胃癌中的表达要比正常胃黏膜高得多,这表明 COX-2 在胃癌早期形成及胃癌发展中均有重要的影响。在胃癌中,COX-2 的高表达与肿瘤的发展、转移和浸润有关,在有淋巴结转移、远处转移、浸润较深的患者中,其表达显著升高。在高分化型胃癌组织中,COX-2 的表达要比低分化型的高,而 COX-2 在胃癌中的表达与年龄、性别、肿瘤部位及组织学分型之间没有任何关系。这就表明,COX-2 的表达与胃癌的生物学行为有一定的关系。可以通过检测 COX-2 的表达来了解胃癌细胞的浸润能力及判断预后。动物实验及人群研究均证实 Hp 是胃癌重要的危险因素,此外,Hp 感染与 COX-2 密切相关,且 COX-2 在 Hp 阳性的胃癌组织中的表达显著升高。一项国内研究发现,在 Hp 感染人胃癌 MKN45 细胞后,VEGF 的表达水平明显升高,并且在 Hp 感染 MKN45 细胞 24 h 后,COX-2 蛋白的表达亦显著增加,而采用 COX-2 特异性抑制剂 NS398 对 COX-2 的表达进行抑制后,VEGF 的表达水平也明显降低。这就说明,Hp 感染可以通过诱导 COX-2 和 VEGF 的表达来促进胃癌的发生与发展。肿瘤生长依赖于血管及淋巴管的形成,而 COX-2、VEGF 和 PGE 等都参与了该过程。有研究证实,降低 COX-2 的表达可以显著抑制体内外胃癌细胞的生长和迁移,还可以抑制 VEGF、MMP-2 等的表达,这就提示 COX-2 能调节肿瘤血管生成和细胞生长。在胃癌组织中,COX-2 和 VEGF-C 的阳性率分别为 69.64% 和 55.36%,两者之间存在明显的相关性。在癌旁组织中,淋巴管密度显著高于正常组织及瘤内组织,VEGF-C 与瘤内淋巴管密度之间存在着明显的相关性,COX-2 的高表达可以通过上调 VEGF-C 的表达促进肿瘤淋巴管的形成。COX-2 的表达与胃癌的侵袭和转移有一定的关系。有研究表明,在胃癌中,如果钙黏合素表达下降,或者是 COX-2 的表达升高,都会导致上皮细胞失去正常细胞周期调节,从而过度增殖,进而发生恶变,最终导致肿瘤的侵袭和转移。同时,COX-2 和 mTOR 的联合表达可作为有效的预后指标,COX-2 可通过调节 mTOR 抑制胃癌转移。生物信息学分析表明,COX-2 参与胃癌进展,并与免疫细胞浸润和免疫治疗相关。此外,实验已证实,在胃癌中 COX-2 的表达与免疫抑制有一定的关系。在胃腺上皮、非典型增生及腺癌组织中,COX-2 的表达逐渐增高,而 CD4、CD8 的表达则逐渐降低,COX-2 的表达与 CD4、CD8 的表达呈负相关。因此,COX-2 是通过抑制 CD4、CD8 的细胞毒反应来抑制机体的免疫反应。p16 抑癌基因(CDKN2A)是细胞周期抑制剂 INK4 类的成员,位于 9p21 号染色体上。它能抑制 cyclinD1/CDK4 和 CDK6 复合物的功能,并通过 pR 的磷酸化导致 p53 依赖性 G1 停滞。在人类胃癌中,该基因通常因不同原因而失活。其他机制,如突变和同源染色体缺失,也是导致 p16 失活,从而导致肿瘤发生和发展的原因。研究人员探讨了胃癌黏膜中 COX-2 蛋白和 p16 蛋白的表达,发现 COX-2 蛋白的表达与 p16 蛋白的表达呈负相关。COX-2 与 p16 的表达可能存在一定的关系。

3. COX-2 与肝细胞癌 肝细胞癌(hepatic cell carcinoma,HCC)是一种炎性反应相关性肿瘤的典型代表,其发病机制与病毒性肝炎有着密切的关系。一项研究表明,肝脏肿瘤组织中观察到 COX-2 过表达,且与组织学分化程度低呈正相关。敲除 COX-2 能明显减少细胞增殖,增加 HepG2 细胞凋亡。此外,COX-2 在 HCC 细胞中过表达,并在细胞凋亡抵抗中发挥重要作用。据报道,COX-2 过表达可抑制肿瘤细胞凋亡。Leng 等人发现,用 COX-2 转染 HCC 细胞可促进细胞生长并抵抗丁酸盐诱导的细胞凋亡。此外,COX-2 抑制剂塞来昔布可抑制诱导 HCC 生长的致癌物质亚硝胺二乙酯。COX-2 在丙型肝炎患者体内的表达也明显升高,丙型肝炎病毒相关性 HCC 附近正常肝组织中 COX-2 表达亦升高。这就提示,COX-2 可能与肝炎及 HCC 的发生发展有关。应用 RT-PCR 技术对 HCC 患者的 COX-2 mRNA 水平进行了分析,发现 COX-2 mRNA 在低、中分化 HCC 组织中的表达量高于高分化 HCC 组织,提示 COX-2 mRNA 可能与 HCC 分化程度的决定因素有关;COX-2 在高分化 HCC 中表达显著升高,但在低分化 HCC 中表达升高不明显,因此在 HCC 中,COX-2 的表达在基因及蛋白层次均存在有差异,该结果仍然需要进一步扩大样本量来进行研究。

COX-2 抑制剂能够抑制人 HCC 细胞系 SMMC-7721 及 HepG2 的增殖并诱导其凋亡。分子靶向治疗作为 HCC 的治疗方法已显示出显著的优势。索菲拉尼是已被 FDA 批准用于 HCC 治疗的药物，而 COX-2 抑制剂与索菲拉尼联用来治疗 HCC 具有更好的抗肿瘤效果。COX-2 抑制剂在 HCC 中的作用机制尚不十分明确，目前已被广泛研究的是特异性 COX-2 抑制剂塞来昔布，有以下几方面：抑制 COX-2 和 NF-κB 蛋白的表达；激活过氧化物酶体增殖物激活受体（peroxisome proliferator-activated receptor，PPAR）/磷酸酶基因，减少 HCC 患者 $CD34^+/CD133^+$ 干细胞，从而促进 HCC 细胞的凋亡和抑制其增殖；使增殖细胞核抗原（progeneratedcell nuclear antigen，PCNA）的表达下降，并减少原癌基因的表达；降低患者外周血及肿瘤浸润淋巴细胞中调节性 T 细胞（Treg）的水平等。

4. COX-2 与食管癌及胰腺癌　COX-2 在食管癌中的表达与肿瘤的发生发展密切相关，它可能是食管癌变过程中的早期事件，它在食管正常鳞状上皮、非典型增生组织和鳞状细胞癌中的表达逐渐升高，且后两者所表达的 COX-2 明显高于正常鳞状上皮。COX-2 在食管癌中的表达与肿瘤的分化程度、淋巴结转移相关，分化程度越低、肿瘤浸润越严重，COX-2 表达越高，而 COX-2 表达与患者的年龄、性别、肿瘤生长部位等无明显关系。但关于 COX-2 在食管癌中的表达与淋巴结转移之间的关系，不同的研究有不同的看法。有研究认为，在无淋巴结转移的食管癌患者中，COX-2 的表达明显低于有淋巴结转移及远处转移者。相反，也有研究认为，COX-2 的表达与有无远处及区域淋巴结转移无关。COX-2 基因多态性与食管癌的发生发展也有关系，其-765C 等位基因在亚洲人群中与食管鳞状细胞癌和食管腺癌有显著关联，而-8473C 等位基因在高加索人群中与食管腺癌的易感性显著相关。COX-2 在食管癌中高表达，与化学治疗、放射治疗抵抗有关，用 siRNA 干扰 COX-2 基因能明显增加食管癌 EC9706 细胞的放疗敏感性。NS398 对人食管癌细胞裸鼠移植瘤具有放射治疗增敏效应，其机制可能是抑制 AKT 和诱导细胞凋亡。近年来，食管癌的发病率呈逐年上升的趋势，早发现、早诊断、早治疗是预防和治疗食管癌最有效的手段之一。COX-2 在食管癌的早期及发生发展过程中发挥着关键的作用，通过抑制 COX-2 的表达可以减缓肿瘤的进展，因此深入探讨 COX-2 与食管癌之间的关系，将会极大地推动食管癌患者的早期诊断及靶向治疗。

胰腺癌是一种恶性程度较高的肿瘤，具有病程短、进展快、侵袭性强等特点，预后极差。COX-2 在胰腺癌中也有高表达。在胰腺癌中，COX-2 的阳性率为 70%，COX-2 在胰腺癌组织中的表达高于癌旁组织及正常胰腺组织，并与肿瘤的分化程度、淋巴转移和 TNM 分期相关。胰腺癌中 COX-2 蛋白的高表达与肿瘤晚期、预后不良相关，胰腺癌中 COX-2 阳性者的总体生存率比 COX-2 阴性者要低。COX-2 抑制剂可通过 COX-2 依赖性和非依赖性两种途径抑制胰腺癌细胞的生长。COX-2 抑制剂与顺铂联用可有效抑制胰腺癌细胞的增殖，并诱导其凋亡，该疗效优于单药治疗。

**（二）COX-2 与血管生成**

流行病学证据表明，定期使用 NSAIDs 对癌症的发展有保护作用。COX-2 是 NSAIDs 的一个靶点，在许多癌症中表达上调，并与 VEGF 的产生和血管生成的增加有关。血管生成是由现有的血管系统形成新的血管，作为肿瘤发展的一个必要过程，是一个重要的治疗靶点。

白细胞激活后,释放出多种细胞因子和生物酶,以级联瀑布式反应促进新生血管的形成。炎症所致的血管生成可促进恶性肿瘤的发展,针对其靶向性的药物也是恶性肿瘤治疗的重要方向。COX 抑制剂通过下调其代谢产物 PG 及多种促血管生成因子的水平,如 VEGF、bFGF 和趋化因子 CXC 家族,发挥抗炎、抗肿瘤等功效。布洛芬(ibuprofen)作为一种新型抗肿瘤药物,在临床上可降低肿瘤的发病率和死亡率,但由于其不良反应(如胃肠道反应等)限制了其临床应用;修饰后的磷酸丁醇(修饰)布洛芬[p-布洛芬,phospho-butanol(-modified)ibuprofen]可保留其抗炎及抗肿瘤活性,同时减少不良反应的发生。

实体瘤的生长和转移离不开充足的血液供应,而肿瘤直径大于 2 mm 时,则需要新生血管的滋养。此外,新血管的形成对肿瘤细胞的转移也有一定的促进作用。VEGF 和碱性成纤维细胞生长因子(basic fibroblast growth factor,bFGF)是促进血管形成中最重要的两个因子。其主要作用是刺激内皮细胞分泌降解细胞基质成分,从而促进细胞间质的血管生成。肿瘤细胞可以分泌 VEGF 等生长因子来促进血管的生成。最近的研究表明,COX-2 具有促进血管生成的作用。Stoppoloni 等的研究发现,COX-2 可以通过激活 MMP-1 和 MMP-2 的表达,提高对基底膜胶原基质的消化,从而提高了肿瘤的侵袭能力。这进一步说明,COX-2 在肿瘤的发生、发展中发挥着重要作用。在体外条件下,选择性 COX-2 抑制剂(NS-398)能显著抑制血管的形成。血管内皮细胞来源的 COX-2 可通过其分泌的 PG,以旁分泌方式促进血管生长因子分泌,这些因子包括 VEGF、bFGF、血小板衍生生长因子(platelet-derived growth factor,PDGF)和内皮素-1。而经 NS-398 处理高表达 COX-2 的 CRC 细胞,这些因子的分泌明显降低。在 CRC 动物模型中,塞来昔布对 bFGF 促血管生成有明显的抑制作用,而选择性 COX-1 抑制剂(Sc-560)则无此作用。COX 催化 AA 产生的一系列产物,如 PGE2、PGF2、PGD2、PGI2 和 TXA2 等也可介导了肿瘤细胞的血管生成,其中对 PGI2 和 TXA2 的研究较多。Zachary 等发现当用 VEGF 干预内皮细胞后,其分泌的 PGI2 明显增多,而 PGI2 的释放是 VEGF 诱导血管通透性改变的重要调节因素。Daniel 等发现,COX-2 选择性抑制剂可以抑制内皮细胞迁移,而 TXA2 类似物则能促进内皮细胞迁移。这就提示,COX-2 选择性抑制剂可能是通过下调内皮细胞内 TXA2 的表达来实现抑制肿瘤的生长。在小鼠角膜新生血管的研究中发现,局部加入 TXA2 激动剂可以逆转该效应。此外还发现,抑制 TXA2 的合成能够显著降低 bFGF 和 VEGF 对人血管内皮细胞的作用。

## 五、PGE2 与肿瘤

### (一)PGE2 的生理功能与代谢

在生理状态下,PGE2 在体内的含量非常少,但其生理活性却很强:PGE2 可以使局部血管扩张,增加毛细血管通透性,诱发炎症反应,引起红、肿、痛、热等症状;能使动脉平滑肌舒张,发挥降压作用;还能起到抑制胃酸分泌、促进胃肠平滑肌蠕动等作用。肺是 PGE2 的重要代谢场所,可主动摄取并降解循环中的 PGE2,15-羟基前列腺素脱氢酶(15-

PGDH)的降解酶能促进 PGE2 的 15-羟基氧化成 15-酮基,从而失去活性。

### (二)PGE2 促进肿瘤血管生成

大多数肿瘤微环境中均含有大量的炎症细胞及其分泌的炎症因子,这些细胞和炎症因子的存在与多种肿瘤患者的预后相关。在各种炎症介质中,PGE2 及其相关代谢酶类在多种肿瘤微环境中的升高,提示 PGE2 与这些肿瘤的发生、发展密切相关。

肿瘤血管的生成是肿瘤生长的前提,PGE2 促进肿瘤血管生长的具体机制目前尚不清楚,其作用机制可能有以下几种。

1. 参与诱导 VEGF　Pai 等在 CRC 细胞中的研究发现,PGE2 可激活表皮生长因子受体(epidermal growth factor receptor,EGFR),而 EGFR 又通过激活丝裂原活化蛋白激酶(mitogen-activated protein kinases,PK)途径促进 VEGF 的表达。Ding 等在胃癌 MKN28 细胞株的研究中发现,PGE2 可以通过 EGFR/MAPK 信号通路促进 VEGF 的表达。

2. 参与促进血管生成的相关基因的表达　Uefuji 等研究发现,PGE2 的含量和胃癌血管密度存在高度的相关性,这表明在胃癌细胞中,PGE2 可促进多种血管生成相关基因的表达。Chang 等研究表明,PGE2 通过与其受体结合,上调血管生成调节基因,从而促进乳腺癌血管的生成。

3. 参与低氧诱导　肿瘤组织内存在低氧区,低氧诱导的 VEGF 高表达是促进肿瘤新生血管的重要因素。在人 CRC 细胞株 HCT116 中,PGE2 可通过激活 HIFs21,上调 VEGF 的表达,从而促进 CRC 的血管新生。COX-2 是 PGE2 合成的限速酶,其催化 PGE2 的合成是促进肿瘤发生、发展的关键。因此可服用 NSAIDs,通过抑制 COX,进而抑制 PG 的合成来达到防治肿瘤的目的。

## 六、COX-2 抑制剂抗血管生成机制

肿瘤淋巴管的生长指的是肿瘤细胞引起的毛细血管生长及肿瘤血液循环建立的过程,此过程中涉及多种促血管生成因子、抑制因子、酶类和细胞黏附因子。其中,VEGF 是第一个被发现的,并且是目前为止发现的最具特异性的一种促进淋巴管内皮细胞长的因子。VEGF 在正常组织中含量很少,但在一些疾病如炎症、肿瘤等中会出现高表达。VEGF 是一种重要的肿瘤血管生成因子,与肿瘤的浸润、转移及预后显著相关。已有文献报道,COX-2 可与 VEGF 协同调控肿瘤新生血管的形成和肿瘤转移。因此,COX-2 是一种与肿瘤发生发展、浸润转移以及新生血管生成密切相关的蛋白,已成为肿瘤预防和治疗的新靶点。目前,以 NSAIDs 为代表的 COX 抑制剂具有显著的抗肿瘤作用。NSAIDs 在肿瘤治疗中的作用以 CRC 为代表,在动物、体外药理实验、治疗试验和流行病学调查中均证实 NSAIDs 对 CRC 有明显的抑制作用。NSAIDs 是一种重要的抗肿瘤药物,其作用于多个靶点,COX-2 就是其中之一。COX-2 在卵巢癌、前列腺癌和乳腺癌等肿瘤中稳定表达,但在正常组织中却没有。目前认为 NASIDs 能通过多条信号传导通路抑制 COX-2 活性、抑制肿瘤血管形成、促进肿瘤细胞凋亡等,从而发挥抗肿瘤作用。近来研究发现,COX-2 催化产生的 PG 不仅参与炎症和疼痛等多种疾病的发生,而且与多种肿瘤特别是消化道肿瘤的发生发展关系密切。NSAIDs 的抗肿瘤作用机制主要与其下调 COX-2 表

达有关。周蕾与于东红研究表明,NSAIDs 中舒林酸的抗胃癌活性,其机制可能与其下调 COX-2 的表达有关。Yuko Takami 等研究表明,在无病毒性肝炎的 HCC 患者中,初次治疗后,服用美洛昔康可能会抑制 HCC 复发。Sheng 等研究表明,将 HCA-7 细胞株(表达 COX-2 蛋白和 mRNA)和 HCT-116(不表达 COX-2 蛋白和 mRNA)的 CRC 细胞株接种于裸鼠中,待裸鼠成模后,注射 COX-2 抑制剂 SC-58125 7d 后,HCA-7 小鼠肿瘤抑制率达 90%,而 HCT-116 小鼠肿瘤细胞克隆数不受影响。因此,COX-2 可能是 NSAIDs 抗肿瘤的一个重要靶点。而 COX-2 衍生出的 PG 可以促进肿瘤新生血管的生成,从而为肿瘤细胞的生存和增殖提供营养。

选择性 COX-2 抑制剂包括塞来昔布、罗非昔布、NS398、SC58125、尼美舒利等。近年研究发现,其具有防治多种恶性肿瘤的功效,并且可以避免 COX-1 抑制剂引起的胃肠道、肾和血小板的不良反应,长期服用安全性高,是目前临床应用前景最高的抗肿瘤药物。COX-2 抑制剂具有多层次、多途径的抗肿瘤作用,可以通过多个角度对肿瘤细胞的增生进行抑制,对肿瘤血管生成有抑制作用,对肿瘤细胞的凋亡也有一定的影响。恶性肿瘤的发生发展和转移都离不开血管的生成,而 VEGF 在这一过程中发挥关键的作用。Fu 等通过将反义 COX-2 mRNA 转染到胃癌细胞株后,发现下调 COX-2 基因的表达可以部分逆转癌细胞增殖和迁移,这是 COX-2 抑制剂在胃癌肿瘤新生血管生成中发挥的重要作用。COX-2 能促进 VEGF 的表达,而抑制 COX-2 后,VEGF 的表达也被抑制。转染 COX-2 基因的 CaCo-2 细胞株,其 VEGF 生成量比未转染细胞株增加了 4~8 倍,使用 COX-2 抑制剂后,VEGF 生成量又恢复到基础水平。朱瑞平等人在体外培养的小鼠胚胎成纤维细胞中研究发现,COX-2 可促进 VEGF 的表达,而塞来昔布能通过抑制 COX-2 来影响 VEGF 的表达。以上结果提示,COX-2 抑制剂可能是通过 VEGF 作用于肿瘤血管形成。COX-2 选择性抑制剂的抗肿瘤效应主要来自对肿瘤新生血管的抑制。COX-2 抑制剂对肿瘤血管的抑制作用主要通过以下途径。

**(一)前列腺素依赖途径**

COX 是一种重要的生物活性物质,它可以催化 AA 产生 PG、TXA2 等,而 PGE2 具有促进毛细血管生成的作用。朱瑞平探讨了 COX-2 与 VEGF 之间的关系,并从 mRNA 和蛋白水平进行了分析,发现 COX-2 可以促进 VEGF 的表达,而塞来昔布可以通过抑制 COX-2 来影响 VEGF 的表达。在不同的组织中 VEGF 的异构体有不同表达。研究显示 COX-2 可以调控 VEGF 3 种异构体的表达,即 VEGF120、VEGF164 及 VEGF188。其中,VEGF164 是体内主要的存在形式,对肿瘤血管的生成具有重要作用。Sales 研究结果表明,COX-2 的高表达会促进 PGE2 的产生,然后又会作用于 PGE2 受体(EP2)、EP4 受体,或者是过氧化物酶体增殖物活化受体 $\gamma$(PPAR$\gamma$),再通过 EP/cAMP 通路,激活多种细胞内激酶,或者是通过核受体,直接激活 VEGF 等促血管生成因子,从而促进血管生成。所以,COX-2 抑制剂对血管生成的影响是早期的。

**(二)血栓素 A2 途径**

Daniel 等的试验表明,COX-2 抑制剂可以阻止内皮细胞的迁移运动,但是在添加 TXA2 模拟物后,可以重新出现内皮细胞迁移的现象,这就意味着,COX-2 抑制剂是通过降低内皮细胞 TXA2 的表达而阻止内皮细胞的迁移的。随后的研究表明,抑制 TXA2 的合成可以显著降低 VEGF 和 bFGF 等对内皮细胞的影响,而且 TX 合成酶的抑制能够阻止实验性肿瘤的转移,而肿瘤的转移离不开血管的生成过程。实验研究也表明,应用 COX-2 抑制剂塞来昔布可明显减轻 bFGF 所致大鼠角膜新生血管的形成,并且伴随着 PGE2 和 TX 水平的下降。

### (三)整合素 αvβ3 途径

肿瘤新生血管整合素 αvβ3 作为整合素家族中的重要成员,是一类与肿瘤新生血管的生成和肿瘤的生长、侵袭、转移等过程密切相关的物质。肿瘤新生血管的生成是由生长因子、细胞受体、黏附因子及细胞活动等多种因素共同调控的。其中,肿瘤新生血管的生成、内皮细胞的迁移及血管腔结构的形成均伴随整合素 αvβ3 表达的升高。整合素 αvβ3 可以促进肿瘤细胞的分泌,并可以诱导释放 MMPs 降解 ECM,释放出 VEGF,进而促进血管生成因子的分泌、特异性因子的活化及内皮细胞的迁移等。Dormond 等研究发现,COX-2 抑制剂可显著抑制整合素 αvβ3 激活 Rac 依赖的内皮细胞扩散迁移和血管生成。应用 NSAIDs 抑制 COX 后,整合素 αvβ3 和小 GTP 酶(Cdc42 和 Rac)依赖的内皮细胞的迁移能力明显减弱。进一步研究表明,PGE2 可增强依赖于整合素 αvβ3 人脐静脉内皮细胞(human umbilical vein endothelial cells,HUVEC)的黏附及迁移能力,其机制可能是通过依赖于 cAMP 的蛋白激酶 A(PKA)激活途径促进细胞黏附,通过依赖 cAMP 和 PKA 的 Rac 激活诱导细胞的游走扩散。因此,应用 NSAIDs 通过抑制 COX 进而抑制 PCE$_2$ 的合成,来达到防治肿瘤的目的。

### (四)金属蛋白酶途径

在转染 COX-2 基因的 CRC Caco 细胞株中,COX-2 的高表达会引起 MMPs 家族中 MMP-2 蛋白增多,细胞迁移和浸润能力增强,并可分泌高水平的血管生成因子,当与 HUVEC 共培养,可促进其管腔形成。COX-2 抑制剂的应用会引起 MMP-2 和 MMP-9 的分泌降低。通过对 131 例肾细胞癌的组织标本的分析发现,COX-2 与 MMP-2 的表达之间存在着很强的相关性。将 COX-2 的表达载体转染进入移行癌细胞,可见 COX-2 高表达的同时,引起 MMP-2、VEGF、尿激酶型纤溶酶原激活物(uPA)等的活化,并可被 NS-398 阻断。此外,将鼠结肠癌 MC-26 细胞接种于抗免疫球蛋白 c 血清羊抗鼠(BALB/e)小鼠的脾包膜下,再给予 COX-2 抑制剂罗非昔布。MMP-2 和 MMP-9 的表达明显下降。

## 七、COX-2 抑制剂的安全性评价

### (一)消化道安全性

NSAIDs 的消化道损害主要表现为胃十二指肠糜烂、溃疡及胃肠道穿孔和出血,消化道溃疡的发生率约为 15%~30%。传统观点认为,NSAIDs 引起消化道不良反应的重要原因为其抑制 COX-1,使具有保护胃肠道黏膜和抑制胃酸分泌作用的 PGE2 和 PGI2 的生物合成减少。但选择性 COX-2 抑制剂 NS-398 也可加重大鼠胃缺血-再灌注损伤和延迟乙酸诱导的溃疡愈合,临床也有使用特异性 COX-2 抑制剂塞来昔布出现胃肠道穿孔的报道。研究发现,COX-2 在溃疡边缘上皮细胞上高度表达并参与上皮再生,提示其可

能与溃疡愈合有关。可以推测,在已存在胃肠道损伤和损伤因素时,COX-2 的抑制也可能引起或加重胃肠道副作用。不同的 NSAIDs 因结构不同,对黏膜的损伤作用大小不同。研究证实,非乙酰化的水杨酸如双水杨酸的胃肠道副作用要小于有乙酰基的肠溶阿司匹林。适当的剂量及质子泵抑制剂和胃黏膜保护剂的使用可减少胃肠道副作用的发生。同时,使用抗凝剂及甾体类激素的患者以及具有高龄、饮酒、用药时间长、吸烟、健康状况不佳等相关因素的人群,更易出现胃肠溃疡及出血。

### (二)肾安全性

传统 NSAIDs 和新型选择性 COX-2 抑制剂均存在肾毒性,其发生率在 3% ~5% 。其主要症状有血清肌酐、尿素氮和血钾增高,体重增加。在体重增加的同时,还伴随着尿量减少导致的末梢水肿、高钾血症。这是 NSAIDs 引发的急性肾功能不全的基本特征。临床最常见的是非无尿性肾衰竭、肾病综合征、肾功能不全、肾乳头坏死及间质性肾炎等。症状较轻的患者可以在停药后恢复,而少数患者可致死。NSAIDs 的肾毒性作用机制:抑制 PG 的合成,降低肾脏灌注和肾小球滤过率;排钠利水减少,导致钠潴留;减少对肾素-血管紧张素-醛固酮系统的活性,造成肾素-醛固酮水平降低,以致高血钾。

新型选择性 NSAIDs 比传统 NSAIDs 具有更强的抗 COX-2 活性。另外,通过影响肾和全身性 COX-2 活性引起前列腺素减少,也会对肾产生不良反应。有研究表明,塞来昔布和罗非昔布可引起非无尿性急性肾功能衰竭。在诸多的传统 NSAIDs 中,舒林酸和双水杨酸被公认为肾不良反应较小,而非诺洛芬的肾毒性更大。舒林酸和双水杨酸等抗炎药更适用于肾功能有轻度损害或正在进行高血压治疗的患者。

### (三)心血管安全性

长期使用非选择性 NSAIDs 也可能导致心血管病的风险,主要表现为心悸、高血压、下肢水肿等。罗非昔布 25 mg,连续使用 18 个月后,患者出现心肌梗死和脑卒中等严重心脑血管事件的危险度明显升高,其发病率是 3.5% 。塞来昔布可能导致心血管疾病、出血、非致命性心肌梗死及非致命性休克。伐地昔布还可能会增加患者在心脏手术后出现循环系统并发症的风险。

选择性 COX-2 抑制剂可通过以下几个方面来提高其心血管事件风险:①显著降低 PGI 的生成,提高 TXA 与 PGI 比值,从而增加心血管事件的危险性;②COX-2 的活性被抑制,从而使心肌缺血预适受到抑制。因此,新型 NSAIDs 不应该被广泛或长期大剂量地使用,除非有长期的临床研究。

### (四)肝不良反应

保泰松可引起黄疸、胆汁淤积和肝细胞损害,严重时可导致死亡。对乙酰氨基酚长期大量服用或服用期间饮酒,可导致严重肝毒性,尤以肝坏死为常见。总病死率为 1% ~2% 。此外,过量服用对乙酰氨基酚会导致剂量依赖性肝毒性。对乙酰氨基酚经肝微粒体混合功能氧化酶代谢,产生一种叫作乙酰苯醌胺的有毒代谢中间体,这些毒性中间体与肝中重要的酶和蛋白形成不可逆的共价结合,引起肝细胞坏死。尼美舒利可导致肝损害,临床症状按先后顺序为皮疹、恶心、呕吐、皮肤黄染。一系列的生化指标检查结果均显示轻度转氨酶升高、肝功能异常等。但是对于这些症状,大部分都是一过性的,一般在停药后就会恢复,但对于老年人、肾功能减退及慢性肝病者来说,就可能会出现肝损害。在急性肝炎、胆汁淤积性肝炎及罕见自身免疫特征的慢性肝炎中,双氯芬酸有参与。布洛芬可引起肝毒性症状,主要表现为急性肝炎和混合性肝损害,并可引起胆汁淤积、胆管消失综合征和亚急性暴发性肝炎。使用舒林酸的患者,出现的肝损害以胆汁淤积性肝炎为主,也有少部分表现为混合型肝损害或未定性肝炎。少数 NSAIDs 引起的肝损害表现为直接和间接两种作用方式,具有高发生率、剂量依赖性、潜伏期较短(数天或数周)、其发生可以预测等特点。多数 NSAIDs 所致肝损害大多数是由药物代谢异常引起的特异体质反应,其特征点是发生率低,与剂量无关,潜伏期较长(数周至数月),其发生不可预测。

### (五)中枢神经系统的不良反应

NSAIDs 常见的中枢神经不良反应有嗜睡、神情恍惚、头痛、头晕、耳鸣和视力减退等。如阿司匹林可引起耳鸣、听力减退,超剂量服用还可造成昏迷。老年患者使用吲哚美辛、布洛芬、萘普生等药物时,会出现神情恍惚的情况。一旦出现视力障碍,应立即停药。

### (六)对骨组织愈合的影响

已有文献报道,包括吲哚美辛、帕瑞昔布和 NS398 在内的 3 种选择性或非选择性 COX-2 抑制剂均可显著地抑制破骨细胞(osteoclast,OC)的分化,即骨组织受到损伤后再造的第一步,并能抑制 OC 的吸收,包括成熟的破骨细胞和部分处于分化阶段的 OC。在骨组织愈合的初期,成骨细胞通过再吸收的骨组织以分子形式释放得到补充,成骨细胞的前体从普通的间充质干细胞(mesenchymal stem cell,MSC)分化而来。然而,COX-2 抑制剂可显著降低成骨细胞标记分子的表达,即降低 MSC 向成骨细胞分化的能力,并可显著提高 MSC 向成脂细胞分化的能力,且构成 MSC 分化的主要形式,由此导致成骨细胞的数量下降。因此,COX-2 抑制剂在骨组织愈合期应当慎重使用。

### (七)影响神经的可塑性

动物实验表明,当组织受到伤害时,由活性因子激活 COX-2,COX-2 催化生成 PGE2,PGE2 可透过血脑屏障进入中枢神经并进行痛感的传递,PGE2 与中枢神经敏感度密切相关。使用 COX-2 抑制剂后阻断了 PGE2 的生成环路,虽然 COX-2 抑制剂在缓解炎症过程中的疼痛感的同时,也会引起中枢和外周神经敏感度的下降,从而影响神经的可塑性。然而,特异性 COX-1 抑制剂对中枢神经炎症过程中所产生的 PGE2 无明显抑制作用,不能影响神经可塑性。

### (八)不良反应防治对策

针对 NSAIDs 的不良反应,研究和开发新产品与新剂型是解决这些问题的对策之一。如果能开发出一种控释制剂,它不仅可以减轻普通制剂因短时间内大量释放所造成的胃肠道刺激症状,还可以为患者服药提供方便。目前,布洛芬缓释剂、双氯芬酸钠缓释剂、萘普生缓释剂等是临床上比较常用的药物。然而,该剂型对减少胃肠道出血和穿孔等严重不良反应方面的作用并不明显。或者是研制一种外用剂型,以减少药物对胃肠道的直接刺激。由于该药物集中作用于患处,血液中的浓度较低,故极少造成内脏损害。常见的有扶他林乳胶剂、优迈霜、吡罗昔康凝胶等。这种剂型仅适用于局部抗炎镇痛,且疗效并不理想。此外,针对这一问题目前提出了若干种解决方案。

1. 开发新的无活性的前体药物  无活性的 NSAIDs 前体药物,对胃肠黏膜的生理性 PG 的合成影响较小,其不良反应发生率较低。萘丁美酮即是一种无活性的前体药,据报道该药的不良反应较双氯芬酸钠、吡罗昔康等明显减少。

2. 研制复方制剂  基于 NSAIDs 不良反应的发生机制,将具有预防 NSAIDs 不良反应的药物与其配伍,制成复方制剂,从而减少停药的不良反应。如奥湿克(Arthrotec)每片中含有 50 mg 双氯芬酸钠和 200 μg 米索前列醇,对风湿性关节炎具有与单独使用双氯芬酸钠相当的效果,但其胃肠道不良反应的发生率却明显降低。

3. 开发新的 NSAIDs  根据 COX 理论,设计合成具有较高选择性的 COX。抑制剂是当前新型 NSAIDs 研究的热点。高选择性 COX-2 抑制剂对血小板功能无显著的影响,也没有出现明显胃肠道等不良反应。能够释放一氧化氮(nitric oxide,NO)的 NSAIDs 是另一个研究的热点。目前认为,NO 是与 PG 类似的一种胃肠黏膜防御的重要介质,两者在消化道发挥着协同作用。因此,在 NSAIDs 中引入一种能释放 NO 的化学结构基团,有望减少 NSAIDs 的毒副作用。研究表明,可以释放 NO 的氟吡洛芬、酮洛芬、萘普生、双氯芬酸等(统称为 NO-NSAIDs),即使反复服用数周,也不会造成明显的胃肠道损伤。

## 参考文献

[1]TRATRAT C,HAROUN M,TSOLAKI E,et al. Thiazole-based *Chalcone* derivatives as potential anti-inflammatory agents:biological evaluation and molecular modelling[J]. Current Topics in Medicinal Chemistry,2021,21(4):257-268.

[2]凌慧娟,吴阁格,李爽,等.基于金属有机骨架复合气凝胶的分散固相萃取-超高效液相色谱-串联质谱法测定水中 5 种非甾体类抗炎药[J].色谱,2022,40(4):323-332.

[3]MOORE R A,TRAMÈR M R,CARROLL D,et al. Quantitative systematic review of topically applied non-steroidal anti-inflammatory drugs[J]. BMJ,1998,316(7128):333-338.

[4]MACDONALD I J,LIU S C,SU C M,et al. Implications of angiogenesis involvement in arthritis[J]. International Journal of Molecular Sciences,2018,19(7):2012.

[5]SANTOS C M M,RIBEIRO D,SILVA A M S,et al. 2,3-diarylxanthones as potential inhibitors of arachidonic acid metabolic pathways[J]. Inflammation,2017,40(3):956-964.

[6]WANG B,WU L J,CHEN J,et al. Metabolism pathways of arachidonic acids:Mechanisms and potential therapeutic targets[J]. Signal Transduction and Targeted Therapy,2021,6(1):94.

[7]陶迎秋,梁统,周克元.花生四烯酸三条代谢通路在炎症反应中的作用[J].国际免疫学杂志,2010,33(4):303-306,314.

[8]WANG D,DUBOIS R N. Eicosanoids and cancer[J]. Nat Rev Cancer,2010,10(3):181-193.

[9]HARIZI H,CORCUFF J B,GUALDE N. Arachidonic-acid-derived eicosanoids:roles in

biology and immunopathology[J]. Trends in Molecular Medicine,2008,14(10):461–469.

［10］KOCHEL T J,GOLOUBEVA O G,FULTON A M. Upregulation of cyclooxygenase–2/ prostaglandin E2(COX–2/PGE2)pathway member multiple drug resistance–associated protein 4(MRP4)and downregulation of prostaglandin transporter(PGT)and 15–prosta-glandin dehydrogenase(15–PGDH)in triple–negative breast cancer［J］. Breast Cancer,2016,10:61–70.

［11］CUI F B,HUANG D F,ZHANG F L,et al. Investigation on the regulatory effect of PGE2 on ESCC cells through the trans–activation of EGFR by EP2 and the relevant mechanism ［J］. European Review for Medical and Pharmacological Sciences,2017,21(24):5668–5676.

［12］WANG D Z,WANG H B,BROWN J,et al. CXCL1 induced by prostaglandin E2 promotes angiogenesis in colorectal cancer［J］. The Journal of Experimental Medicine,2006,203 (4):941–951.

［13］TOMI T,DOMÍNGUEZ–LÓPEZ S,BARRIOS–RODRÍGUEZ R. Non–aspirin non–steroid-al anti–inflammatory drugs in prevention of colorectal cancer in people aged 40 or older: a systematic review and meta–analysis［J］. Cancer Epidemiology,2019,58:52–62.

［14］TSUJII M,DUBOIS R N. Alterations in cellular adhesion and apoptosis in epithelial cells overexpressing prostaglandin endoperoxide synthase 2［J］. Cell,1995,83(3):493–501.

［15］MASFERRER J L,LEAHY K M,KOKI A T,et al. Antiangiogenic and antitumor activities of cyclooxygenase–2 inhibitors［J］. Cancer Research,2000,60(5):1306–1311.

［16］HLA T,NEILSON K. Human cyclooxygenase–2 cDNA［J］. Proc Natl Acad Sci USA, 1992,89(16):7384–7388.

［17］TSAI Y T,CHANG C M,WANG J Y,et al. Function of DNA methyltransferase 3a in lead (Pb(2+))–Induced Cyclooxygenase–2 gene［J］. Environmental Toxicology,2015,30 (9):1024–1032.

［18］KOURELIS K,SOTIROPOULOU–BONIKOU G,VANDOROS G,et al. Coordinated upreg-ulation of COX–2 and NF–kappaB is a steady feature of laryngeal carcinogenesis［J］. ORL,2007,69(3):181–189.

［19］HAN H,LIM J W,KIM H. Lycopene inhibits activation of epidermal growth factor recep-tor and expression of cyclooxygenase–2 in gastric cancer cells［J］. Nutrients,2019,11 (9):2113.

［20］CUI J H,JIA J P. Natural COX–2 inhibitors as promising anti–inflammatory agents:an update［J］. Current Medicinal Chemistry,2021,28(18):3622–3646.

［21］LYNDIN M,KRAVTSOVA O,SIKORA K,et al. COX2 Effects on endometrial carcinomas progression［J］. Pathology,Research and Practice,2022,238:154082.

［22］HERRERO A,BENEDICTO A,ROMAYOR I,et al. Inhibition of COX–2 impairs co-lon cancer liver metastasis through reduced stromal cell reaction［J］. Biomolecules & Therapeutics,2021,29(3):342–351.

[23] PEREIRA V S, ALVES B D C A, WAISBERG J, et al. Detection of COX-2 in liquid biopsy of patients with prostate cancer[J]. J Clin Pathol, 2023, 76(3): 189-193.

[24] WANG Z M, WANG T T, CHEN X, et al. Pterostilbene regulates cell proliferation and apoptosis in non-small-cell lung cancer via targeting COX-2[J]. Biotechnology and Applied Biochemistry, 2023, 70(1): 106-119.

[25] DE SOUZA C P, ALVES B, WAISBERG J, et al. Detection of COX-2 in liquid biopsy in patients with breast cancer[J]. Journal of Clinical Pathology, 2020, 73(12): 826-829.

[26] HAASE-KOHN C, LAUBE M, DONAT C K, et al. CRISPR/Cas9 mediated knockout of cyclooxygenase-2 gene inhibits invasiveness in A2058 melanoma cells[J]. Cells, 2022, 11(4): 749.

[27] FREJBORG E, SALO T, SALEM A. Role of cyclooxygenase-2 in head and neck tumorigenesis[J]. International Journal of Molecular Sciences, 2020, 21(23): 9246.

[28] WANG B, DU J, ZHANG Z M, et al. Geiparvarin inhibits the progression of osteosarcoma by down-regulating COX2 expression[J]. Current Cancer Drug Targets, 2023, 23(5): 379-387.

[29] ESTRELLA-MENDOZA M F, JIMÉNEZ-GÓMEZ F, LÓPEZ-ORNELAS A, et al. *Cucurbita argyrosperma* seed extracts attenuate angiogenesis in a corneal chemical burn model [J]. Nutrients, 2019, 11(5): 1184.

[30] MASFERRER J L, ISAKSON P C, SEIBERT K. Cyclooxygenase-2 inhibitors: a new class of anti-inflammatory agents that spare the gastrointestinal tract[J]. Gastroenterology Clinics of North America, 1996, 25(2): 363-372.

[31] YE Y W, LIU M, YUAN H, et al. COX-2 regulates Snail expression in gastric cancer via the Notch1 signaling pathway[J]. International Journal of Molecular Medicine, 2017, 40(2): 512-522.

[32] ROELOFS H M, TE MORSCHE R H, VAN HEUMEN B W, et al. Over-expression of COX-2 mRNA in colorectal cancer[J]. BMC Gastroenterology, 2014, 14: 1.

[33] XIN P F, WANG S R, XU X, et al. Natural fulvic acids inhibit non-small-cell lung cancer through the COX-2/PGE2/EP4 axis: in silico and *in vivo* assessments [J]. Heliyon, 2023, 9(6): e17080.

[34] YE Z H, YANG Y Y, WEI Y, et al. Long noncoding RNA FOXD2-AS1 promotes pancreas adenocarcinoma cell invasion and migration by sponging miR-30a-3p to upregulate COX-2[J]. Critical Reviews in Eukaryotic Gene Expression, 2022, 32(1): 25-33.

[35] CHIANG K H, SHIEH J M, SHEN C J, et al. Epidermal growth factor-induced COX-2 regulates metastasis of head and neck squamous cell carcinoma through upregulation of angiopoietin-like 4[J]. Cancer Science, 2020, 111(6): 2004-2015.

[36] JANG T J. Epithelial to mesenchymal transition in cutaneous squamous cell carcinoma is correlated with COX-2 expression but not with the presence of stromal macrophages or CD10-expressing cells[J]. Virchows Archiv, 2012, 460(5): 481-487.

［37］FENG X,ZHU F,DAI L H,et al. Caspase-3 in glioma indicates an unfavorable prognosis by involving surrounding angiogenesis and tumor cell repopulation［J］. Journal of Neuro-Oncology,2023,163（2）:313-325.

［38］EZENKWA U S,OKOLO C A,OGUN G O,et al. Cyclooxygenase-2 expression in colorectal carcinoma,adenomatous polyps and non-tumour bearing margins of resection tissues in a cohort of black Africans［J］. PLoS One,2021,16（7）:e0255235.

［39］EKMAN H,PETTERSSON A,JAKOBSSON L,et al. A cross-sectional study of distress: a cancer response［J］. Nursing Open,2020,7（3）:850-856.

［40］AYIOMAMITIS G D,NOTAS G,VASILAKAKI T,et al. Understanding the interplay between COX-2 and hTERT in colorectal cancer using a multi-omics analysis［J］. Cancers,2019,11（10）:1536.

［41］SHENG H,SHAO J,MORROW J D,et al. Modulation of apoptosis and Bcl-2 expression by prostaglandin E2 in human colon cancer cells［J］. Cancer Research,1998,58（2）: 362-366.

［42］WEI J,ZHANG J Y,WANG D Z,et al. The COX-2-PGE2 pathway promotes tumor evasion in colorectal adenomas［J］. Cancer Prevention Research,2022,15（5）:285-296.

［43］CEN B,LANG J D,DU Y C,et al. Prostaglandin $E_2$ induces miR675-5p to promote colorectal tumor metastasis via modulation of *p53* expression［J］. Gastroenterology,2020,158 （4）:971-984. e10.

［44］NINOMIYA I,NAGAI N,OYAMA K,et al. Antitumor and anti-metastatic effects of cyclooxygenase-2 inhibition by celecoxib on human colorectal carcinoma xenografts in nude mouse rectum［J］. Oncology Reports,2012,28（3）:777-784.

［45］李伟,赵卫东,张威庆,等. COX-2 和 CK20 在胃癌前病变、胃癌黏膜组织中的表达及临床意义［J］. 山东医药,2012,52（7）:69-71.

［46］HAN S L,TANG H J,HUA Y W,et al. Expression of COX-2 in stomach cancers and its relation to their biological features［J］. Digestive Surgery,2003,20（2）:107-114.

［47］LIU N N,WU Q,WANG Y,et al. *Helicobacter pylori* promotes VEGF expression via the p38 MAPK-mediated COX-2-PGE2 pathway in MKN45 cells［J］. Molecular Medicine Reports,2014,10（4）:2123-2129.

［48］YAO L P,LIU F,HONG L,et al. The function and mechanism of COX-2 in angiogenesis of gastric cancer cells［J］. Journal of Experimental & Clinical Cancer Research,2011,30 （1）:13.

［49］GOU H F,CHEN X C,ZHU J,et al. Expressions of COX-2 and VEGF-C in gastric cancer:correlations with lymphangiogenesis and prognostic implications［J］. Journal of Experimental & Clinical Cancer Research,2011,30（1）:14.

［50］刘贵秋,张传山,张勤. COX-2 及 E-cadherin 在胃癌发生发展中的作用研究进展 ［J］. 山东医药,2014,54（3）:98-100.

［51］XIANG L L,WANG W M,ZHOU Z,et al. COX-2 promotes metastasis and predicts prognosis in gastric cancer via regulating mTOR[J]. Biomarkers in Medicine,2020,14(6):421-432.

[52]ZHANG A G,ZOU X M,YANG S F,et al. Effect of NETs/COX-2 pathway on immune microenvironment and metastasis in gastric cancer [J]. Frontiers in Immunology,2023,14:1177604.

[53]周玮,魏海云,牛佳木.COX-2、CD4及CD8在胃癌组织中的表达及其意义[J].实用癌症杂志,2012,27(3):250-252.

[54]MAHAJAN A. Practical issues in the application of p16 immunohistochemistry in diagnostic pathology[J]. Human Pathology,2016,51:64-74.

[55]WANG Z Y,WANG Y,WANG S H,et al. Coxsackievirus A6 induces cell cycle arrest in G0/G1 phase for viral production [J]. Frontiers in Cellular and Infection Microbiology,2018,8:279.

[56]CHENG J,FAN X M. Role of cyclooxygenase-2 in gastric cancer development and progression[J]. World Journal of Gastroenterology,2013,19(42):7361-7368.

[57]WANG Q,LU D H,FAN L L,et al. COX-2 induces apoptosis-resistance in hepatocellular carcinoma cells via the HIF-1$\alpha$/PKM2 pathway[J]. International Journal of Molecular Medicine,2019,43(1):475-488.

[58]CHEN G D,LI X Y,YANG J,et al. Prognostic significance of cyclooxygenase-2 expression in patients with hepatocellular carcinoma:a meta-analysis[J]. Archives of Medical Science,2016,12(5):1110-1117.

[59]LENG J,HAN C,DEMETRIS A J,et al. Cyclooxygenase-2 promotes hepatocellular carcinoma cell growth through Akt activation:evidence for Akt inhibition in celecoxib-induced apoptosis[J]. Hepatology,2003,38(3):756-768.

[60]GALANT L W,DE MATTOS A A,MENTI E,et al. The effect of celecoxib on the development of diethylnitrosamine-induced liver tumors in rats [J]. Annals of Hepatology,2013,12(3):425-433.

[61]YANG H J,JIANG J H,YANG Y T,et al. Cyclooxygenase-2 expression is associated with initiation of hepatocellular carcinoma,while prostaglandin receptor-1 expression predicts survival[J]. World Journal of Gastroenterology,2016,22(39):8798-8805.

[62]LI L H,LI J,YI J,et al. Dose-effect of irbesartan on cyclooxygenase-2 and matrix metalloproteinase-9 expression in rabbit atherosclerosis[J]. Journal of Cardiovascular Pharmacology,2018,71(2):82-94.

[63]YIN J B,LIU B R,LI B X,et al. The cyclooxygenase-2 inhibitor celecoxib attenuates hepatocellular carcinoma growth and c-Met expression in an orthotopic mouse model[J]. Oncology Research,2011,19(3/4):131-139.

[64]晏豪,朱延波,蒋虹伟,等.食管癌COX-2和VEGF的表达及其与临床病理特征的关系[J].局解手术学杂志,2011,20(2):157-159.

[65]于钟,袁宇红,詹俊,等.食管癌中COX-2表达与其临床病理特征及预后的关系[J].

中国病理生理杂志,2006,22(11):2212-2217.

[66]LIANG Y,LIU J L,WU Y,et al. Cyclooxygenase-2 polymorphisms and susceptibility to esophageal cancer:a meta-analysis[J]. The Tohoku Journal of Experimental Medicine,2011,223(2):137-144.

[67]WANG X F,HUANG M Z,ZHANG X W,et al.COX-2-765G>C polymorphism increases the risk of cancer:a meta-analysis[J]. PLoS One,2013,8(9):e73213.

[68]LI Q P,MA C,ZHANG Z H,et al. Association between cyclooxygenase-2(COX-2) 8473T>C polymorphism and cancer risk:a meta-analysis and trial sequential analysis [J]. BMC Cancer,2018,18(1):847.

[69]CHE S M,ZHANG X Z,LIU X L,et al. The radiosensitization effect of NS398 on esophageal cancer stem cell-like radioresistant cells[J]. Diseases of the Esophagus,2011,24 (4):265-273.

[70]CHE S M,ZHANG X Z,HOU L,et al. Cyclooxygenase-2 inhibitor NS398 enhances radiosensitivity of radioresistant esophageal cancer cells by inhibiting AKT activation and inducing apoptosis[J]. Cancer Investigation,2010,28(7):679-688.

[71]WANG H,WANG J L,WANG J,et al. Relationships of pain in pancreatic cancer patients with pathological stage and expressions of NF-κB and COX-2[J]. Journal of B. U. ON. ,2020,25(1):448-453.

[72]WANG D,GUO X Z,LI H Y,et al. Prognostic significance of cyclooxygenase-2 protein in pancreatic cancer:a meta-analysis[J]. Tumour Biology,2014,35(10):10301-10307.

[73]刘华,万荣,周莹群,等. 选择性环氧合酶-2 抑制剂 NS-398 依赖和不依赖环氧合酶-2 途径抑制胰腺癌细胞作用机制的研究[J]. 胃肠病学和肝病学杂志,2010,19 (10):931-935.

[74]刘江伟,李开宗,窦科峰,等. COX-2 抑制剂联合顺铂对胰腺癌细胞增生和凋亡的影响[J]. 世界华人消化杂志,2004,12(5):1139-1143.

[75]CAIRAT M,FOURNIER A,MURPHY N,et al. Nonsteroidal anti-inflammatory drug use and breast cancer risk in a European prospective cohort study[J]. International Journal of Cancer,2018,143(7):1688-1695.

[76]OUYANG N T,JI P,WILLIAMS J L. A novel NSAIDs derivative,phospho-ibuprofen,prevents AOM-induced colon cancer in rats[J]. International Journal of Oncology,2013,42 (2):643-650.

[77]XIE C G,XU X F,WANG X P,et al. Cyclooxygenase-2 induces angiogenesis in pancreatic cancer mediated by prostaglandin E₂[J]. Oncology Letters,2018,16(1):940-948.

[78]STOPPOLONI D,CARDILLO I,VERDINA A,et al. Expression of the embryonic lethal abnormal vision-like protein HuR in human mesothelioma:association with cyclooxygenase-2 and prognosis[J]. Cancer,2008,113(10):2761-2769.

[79]RAMALINGAM S,BELANI C P. Cyclooxygenase-2 inhibitors in lung cancer[J]. Clinical Lung Cancer,2004,5(4):245-253.

［80］ZACHARY I. Signaling mechanisms mediating vascular protective actions of vascular endothelial growth factor［J］. American Journal of Physiology Cell Physiology,2001,280 (6):C1375-C1386.

［81］ NIE D, LAMBERTI M, ZACHAREK A, et al. Thromboxane a(2) regulation of endothelial cell migration, angiogenesis, and tumor metastasis［J］. Biochemical and Biophysical Research Communications,2000,267(1):245-251.

［82］PAI R,SOREGHAN B,SZABO I L,et al. Prostaglandin E2 transactivates EGF receptor:a novel mechanism for promoting colon cancer growth and gastrointestinal hypertrophy［J］. Nature Medicine,2002,8(3):289-293.

［83］DING Y B,SHI R H,TONG J D,et al. PGE2 up-regulates vascular endothelial growth factor expression in MKN28 gastric cancer cells via epidermal growth factor receptor signaling system［J］. Experimental Oncology,2005,27(2):108-113.

［84］ UEFUJI K, ICHIKURA T, MOCHIZUKI H. Expression of cyclooxygenase-2 in human gastric adenomas and adenocarcinomas［J］. Journal of Surgical Oncology,2001,76 (1):26-30.

［85］CHANG S H,LIU C H,CONWAY R,et al. Role of prostaglandin E2-dependent angiogenic switch in cyclooxygenase 2-induced breast cancer progression［J］. Proceedings of the National Academy of Sciences of the United States of America,2004,101(2):591-596.

［86］TOOMEY D P,MURPHY J F,CONLON K C. COX-2,VEGF and tumour angiogenesis ［J］. The Surgeon,2009,7(3):174-180.

［87］BONHIN R G,DE CARVALHO G M,GUIMARÃES A C,et al. Histologic correlation of VEGF and COX-2 expression with tumor size in squamous cell carcinoma of the larynx and hypopharynx［J］. Ear,Nose & Throat Journal,2017,96(4/5):176-182.

［88］LIM S J,LEE S H,JOO S H,et al. Cytoplasmic expression of HuR is related to cyclooxygenase-2 expression in colon cancer［J］. Cancer Research and Treatment,2009,41(2): 87-92.

［89］周蕾,于东红. 环氧化酶、舒林酸对胃癌防治作用机制的研究近况［J］. 蚌埠医学院学报,2007,32(1):119-122.

［90］ TAKAMI Y, EGUCHI S, TATEISHI M, et al. A randomised controlled trial of meloxicam,a Cox-2 inhibitor,to prevent hepatocellular carcinoma recurrence after initial curative treatment［J］. Hepatology International,2016,10(5):799-806.

［91］SHENG H,SHAO J,KIRKLAND S C,et al. Inhibition of human colon cancer cell growth by selective inhibition of cyclooxygenase-2［J］. The Journal of Clinical Investigation, 1997,99(9):2254-2259.

［92］HOSSEINI F, MAHDIAN-SHAKIB A, JADIDI-NIARAGH F, et al. Anti-inflammatory and anti-tumor effects of α-l-guluronic acid(G2013) on cancer-related inflammation in a murine breast cancer model［J］. Biomedecine & Pharmacotherapie,2018,98:793-800.

[93]FU Y G,SUNG J J,WU K C,et al. Inhibition of gastric cancer-associated angiogenesis by antisense COX-2 transfectants[J]. Cancer Letters,2005,224(2):243-252.

[94]TSUJII M,KAWANO S,TSUJI S,et al. Cyclooxygenase regulates angiogenesis induced by colon cancer cells[J]. Cell,1998,93(5):705-716.

[95]朱瑞平,邓长生,朱尤庆,等.环氧合酶-2调控血管内皮生长因子表达的研究[J].中华消化杂志,2003,23(8):470-472.

[96]SALES K J,KATZ A A,DAVIS M,et al. Cyclooxygenase-2 expression and prostaglandin E(2)synthesis are up-regulated in carcinomas of the cervix:a possible autocrine/paracrine regulation of neoplastic cell function via EP2/EP4 receptors[J]. The Journal of Clinical Endocrinology and Metabolism,2001,86(5):2243-2249.

[97]DANIEL T O,LIU H,MORROW J D,et al. Thromboxane A2 is a mediator of cyclooxygenase-2-dependent endothelial migration and angiogenesis[J]. Cancer Research,1999,59(18):4574-4577.

[98]LEAHY K M,ORNBERG R L,WANG Y,et al. Cyclooxygenase-2 inhibition by celecoxib reduces proliferation and induces apoptosis in angiogenic endothelial cells *in vivo*[J]. Cancer Research,2002,62(3):625-631.

[99]WATSON E C,GRANT Z L,COULTAS L. Endothelial cell apoptosis in angiogenesis and vessel regression[J]. Cellular and Molecular Life Sciences,2017,74(24):4387-4403.

[100] DORMOND O, FOLETTI A, PAROZ C, et al. NSAIDs inhibit alpha V beta 3 integrin-mediated and Cdc42/Rac-dependent endothelial-cell spreading, migration and angiogenesis[J]. Nature Medicine,2001,7(9):1041-1047.

[101]DORMOND O,BEZZI M,MARIOTTI A,et al. Prostaglandin E2 promotes integrin alpha V beta 3 - dependent endothelial cell adhesion, rac - activation, and spreading through cAMP/PKA-dependent signaling[J]. The Journal of Biological Chemistry,2002,277(48):45838-45846.

[102]TSUJII M, KAWANO S, DUBOIS R N. Cyclooxygenase-2 expression in human colon cancer cells increases metastatic potential[J]. Proceedings of the National Academy of Sciences of the United States of America,1997,94(7):3336-3340.

[103] DINICOLA S, MASIELLO M G, PROIETTI S, et al. Nicotine increases colon cancer cell migration and invasion through epithelial to mesenchymal transition(EMT): COX-2 involvement[J]. Journal of Cellular Physiology,2018,233(6):4935-4948.

[104]LI G P,YANG T,YAN J. Cyclooxygenase-2 increased the angiogenic and metastatic potential of tumor cells[J]. Biochemical and Biophysical Research Communications,2002,299(5):886-890.

[105]YAO M,KARGMAN S,LAM E C,et al. Inhibition of cyclooxygenase-2 by rofecoxib attenuates the growth and metastatic potential of colorectal carcinoma in mice[J]. Cancer Research,2003,63(3):586-592.

[106]施桂英.非甾体抗炎药的肾毒性[J].药物不良反应杂志,2004,6(4):240-243.

[107]ALKHUJA S,MENKEL R A,ALWARSHETTY M,et al. Celecoxib-induced nonoliguric acute renal failure[J]. The Annals of Pharmacotherapy,2002,36(1):52-54.

[108]黄震华.非甾体类抗炎药物与心血管疾病危险性[J]. 中国新药与临床杂志,2007,26(4):315-318.

[109]CHIDIAC A S,BUCKLEY N A,NOGHREHCHI F,et al. Paracetamol(acetaminophen) overdose and hepatotoxicity:mechanism,treatment,prevention measures,and estimates of burden of disease[J]. Expert Opinion on Drug Metabolism & Toxicology,2023,19 (5):297-317.

[110]崔银珠.几类常用药物的肝毒性[J].世界临床药物,2004,25(1):44-50.

[111]贾继东,崔儒涛.非甾体类抗炎药的肝脏毒性[J].肝脏,2001,6(1):50-51.

[112]KELLINSALMI M,PARIKKA V,RISTELI J,et al. Inhibition of cyclooxygenase-2 down-regulates osteoclast and osteoblast differentiation and favours adipocyte formation in vitro[J]. European Journal of Pharmacology,2007,572(2/3):102-110.

[113]WHITE A E,HENRY J K,DZIADOSZ D. The effect of nonsteroidal anti-inflammatory drugs and selective COX-2 inhibitors on bone healing[J]. HSS Journal,2021,17(2): 231-234.

[114]SAMAD T A,MOORE K A,SAPIRSTEIN A,et al. Interleukin-1beta-mediated induction of Cox-2 in the CNS contributes to inflammatory pain hypersensitivity [J]. Nature,2001,410(6827):471-475.

[115]BORHADE N,PATHAN A R,HALDER S,et al. NO-NSAIDs. Part 3:nitric oxide-releasing prodrugs of non-steroidal anti-inflammatory drugs[J]. Chemical & Pharmaceutical Bulletin,2012,60(4):465-481.

# 第八章　抗炎药物抗血管生成临床应用

抗炎药是用于治疗机体炎症反应的药物,目前广泛应用于临床。抗炎药有两大类:一类是甾体抗炎药,另一类是非甾体抗炎药。

甾体抗炎药一般是指肾上腺糖皮质激素,这类药物包括可的松、泼尼松、甲强龙、泼尼松、倍他米松、地塞米松等,该类药物具有抑制免疫应答、抗炎、抗休克等作用,临床上用于抗炎、抗过敏等治疗。

非甾体抗炎药是一类不含有甾体结构的抗炎药,这类药物包括阿司匹林、对乙酰氨基酚、吲哚美辛、双氯芬酸、布洛芬、塞来昔布等,该类药物具有抗炎、抗风湿、止痛、退热和抗凝等作用,在临床上广泛用于骨关节炎、类风湿关节炎、多种发热和各种疼痛症状的治疗。

## 第一节　甾体抗炎药

甾体抗炎药按作用时间可分为短效、中效、长效 3 类,短效药物如可的松,作用时间为 8～12 h,中效药物如泼尼松,作用时间为 12～36 h,长效药物如地塞米松,作用时间为 36～54 h。

甾体抗炎药抗血管生成的机制可能如下:糖皮质激素(GS)经糖皮质激素受体(GR)介导抑制肿瘤细胞血管内皮生长因子(VEGF)的合成及分泌,从而抑制肿瘤血管的生成。

下面选取可的松、泼尼松、地塞米松 3 个代表药物就其抗血管生成的临床应用及相关临床试验研究做详细阐述。

### 一、可的松

可的松于 1948 年由默克制药公司从动物肾上腺提纯而得,临床上主要用于肾上腺皮质功能减退症、垂体功能减退症的替代治疗,亦可用于过敏性和炎症性疾病。

肿瘤的生长和转移依赖血管生成,新生毛细血管系统的发展可供应迅速增长的肿瘤组织。倘若这种血管新生能及时被制止,则可终止肿瘤的发展和转移。有研究证明,在肝素和可的松的共同作用下,可使瘤块消退并且能防止其转移。单独应用肝素通常是促进而不是抑制肿瘤血管的发生,而单用可的松仅有轻度或无作用,若二者合用则能有效地抑制新生血管生成。目前已知肝素分子中影响肿瘤生长的主要成分是一种己糖片段,当其被纯化后,就不再有肝素的抗凝或促进血管生成作用,但却有充分的抗血管发生效能。将一种含有肝素、可的松或两药合并的缓释药片置于动物体内的肿瘤与正常血管之间,可释出少量而有效的肝素达 14 d 及可的松 30 余天,而副作用则减到最低限度;醋酸可的松和氢化可的松均同样有效,但甲泼尼龙、甲地孕酮和地塞米松则无效。由此证实,肿瘤的消退既不是由于两药的直接细胞毒性作用,亦不是简单的免疫促进作用,若在肿瘤完全消退前停药则肿瘤重新生长。两药联合治疗已试用于多种实验性肿瘤,有些实验中肿瘤已发生转移或扩散,其结果令人备受鼓舞。Folkman 等在小鼠实验中,采用口服肝素和注射可的松,可使 100% 的网状细胞肉瘤、80% 的黑色素瘤、肺癌、膀胱癌和大肠癌完全消退,被治疗的动物均无转移发生。但对某些瘤株或由化学物质诱发的肿瘤,联合治疗是无效的,可能是由于它们的生长或生存并不依赖新生血管生成。

国内动物实验中也得到了相同的结果。研究者选取 20 只 Bald-c 裸小鼠,接种肿瘤细胞后,随机分作实验组及对照组,实验组中,应用肝素与氢化可的松进行治疗,接种肿瘤细胞后第 10 ~ 30 天、第 40 ~ 68 天,饮水内加入肝素 500 U/mL,氢化可的松 0.45 mg/mL。对照组中不给予任何治疗。结果显示,所有接种肿瘤细胞的裸鼠在 10 d 内均能成瘤,成瘤率达 100%,对照组肿瘤快速生长,随瘤龄延长肿瘤体积明显增大。实验组在用药后,肿瘤呈缓慢生长,7 周后肿瘤生长出现一个平台期。实验结束时瘤体与对照组存在显著性差异($P<0.05$)。使用 CD31 作为标记的微血管密度(MVD)计数,显示治疗组药物具有抗血管生成作用,使肿瘤组织中 MVD 降低,与对照组相比具显著性差异。经过对实验观察和标本检测,发现治疗组瘤体生长较对照组明显受抑制,且肿瘤组织微血管生成减少、凋亡增多、增殖降低。结果表明肝素和氢化可的松联合应用具有抗血管生成和抑瘤作用。

进一步研究表明,肝素的抗血管生成作用与其抗凝活性无关,其发挥作用的是肝素的非抗凝片段的一个己糖,而不具有抗凝活性的低分子量肝素和类固醇联合应用,可有更强的抑制血管生成的作用。肝素可在肝素酶的作用下分解成己糖,因为对凝血功能的影响,皮下注射肝素以获取足够的己糖是不可能的。给动物口服肝素可维持其凝血功能正常,且有抑制肿瘤生长的作用。

可的松具有免疫抑制作用,肝素和可的松联合应用对某些肿瘤刺激的血管生成无抑制作用,临床联合应用肝素和可的松抗血管生成,辅助肿瘤治疗,在治疗肿瘤类型、药物选择、最佳剂量、给药方式等方面都需进一步研究。

## 二、泼尼松

泼尼松亦称强的松,于 1955 年由 Arthur Nobile 分离制备,可用于急性严重细菌感染、严重过敏性疾病、各种血小板减少性紫癜、粒细胞减少症、严重皮肤病、器官移植的免疫排斥反应、肿瘤治疗及对糖皮质激素敏感的眼部炎症。

泼尼松因可以抑制肿瘤细胞的有丝分裂,且对淋巴细胞具有溶解作用,故广泛用于肿瘤的治疗。可用于急性和慢性淋巴细胞白血病、霍奇金淋巴瘤和非霍奇金淋巴瘤、多发性骨髓瘤、乳腺癌及前列腺癌的治疗。目前常用的治疗方案有急性淋巴细胞白血病诱导缓解后的 VICLP 或 VDCLP 治疗方案,晚期采用的 COATD 强化方案;慢性淋巴细胞白血病的 FCP 方案;淋巴瘤治疗的 CHOP 方案,MOPP 方案、R-CHOP 方案,其中,R-CHOP方案已成为弥漫大 B 细胞淋巴瘤的金标准;晚期中重度淋巴瘤的 MACOP-B 方案;复杂难治性非霍奇金淋巴瘤的 EPOCH 方案、DHAP 方案;多发性骨髓瘤的 VBMCP 一线方案,以及 MP 方案等;乳腺癌的内分泌治疗中,泼尼松适用于各种年龄阶段;在转移性激素抵抗前列腺癌治疗中,选用多西他赛+泼尼松的 3 周治疗方案是一线的标准方案,比米托蒽醌+泼尼松的方案可以延长 25% 的生存时间;阿比特龙+泼尼松治疗多西他赛治疗失败的激素抵抗前列腺癌。除此之外,泼尼松可用于治疗肿瘤治疗的并发症,如放射性肺炎、放射性脑损伤等治疗。但翻阅相关资料,其抗血管生成的作用鲜有报道,还待有关实验来进一步评估。

## 三、地塞米松

地塞米松于 1957 年首次合成,用于治疗多种症状,包含风湿性疾病、某些皮肤病、严重过敏、哮喘、慢性阻塞性肺疾病、假膜性喉炎、脑水肿,也可与抗生素合并用于结核病患者。

地塞米松可用于减少及预防化疗的毒副反应,目前地塞米松与 5-羟色胺 3 受体抑制剂的联用是预防化疗恶心、呕吐最常用及有效的方法。紫杉醇化疗前 12 h 和 6 h 口服 20 mg 地塞米松,或者治疗前 30 min 静脉注射地塞米松 40 mg,是 FDA 推荐的可以预防紫杉醇引起的重度过敏反应的方案。应用多西紫杉醇前 1 d 开始口服地塞米松 8 mg,每天 2 次,间隔 12 h,连用 5 d;培美曲塞治疗前 1 d、当天和治疗后次日应口服地塞米松 4 mg,每天 2 次,以减少皮疹的发生。长春瑞滨局部刺激性很强,注射部位静脉炎的发生率较高,故在静滴长春瑞滨前后给予地塞米松 2.5 mg 静脉注射,可减轻对局部血管的刺激性,从而降低静脉炎的发生。当肿瘤患者出现颅脑转移时,可有头痛、喷射性呕吐等颅内压升高的症状,大剂量地塞米松可明显减轻脑水肿,降低颅内压,地塞米松 16 ~ 40 mg 静脉注射,随后每天 40 ~ 100 mg,可在短时间内起效,维持数日,配合甘露醇应用,疗效更佳。治疗上腔静脉综合征,激素能抑制正常组织内的炎症反应从而减轻压迫,内科治疗通常是大剂量地塞米松配合利尿剂应用,首次用 10 mg 地塞米松静脉注射,然后每 6 h 静脉内再给 4 mg,可以迅速改善症状。

在抗血管生成方面,目前仅限于临床研究。有文献指出病理性的血管生成是肿瘤的特征之一。肿瘤组织同正常组织一样,需要营养成分和氧气维持生存,以及代谢废物和二氧化碳的排出,这种需求是由血管生成过程产生的肿瘤新血管系统实现的。现在广为接受的观点是,在肿瘤组织中存在"血管生成开关",这一开关基本上一直处于激活和开放的状态,因而使得静止的脉管系统可以持续产生新血管,来维持新生肿瘤的生长。血管生成最常见的诱导剂和抑制剂分别为表皮生长因子-A(VEGF-A)和血小板反应蛋白-1(TSP-1)。糖皮质激素可以抑制血管生成,从而间接减缓肿瘤的发生发展,并非作用于肿瘤细胞生长因子或直接杀死细胞。

较早有研究发现,可的松、泼尼松和糖皮质激素等药物与肝素联用可以抑制肿瘤血管生成,这种抗血管生成作用与肝素的抗凝作用无关,其作用机制是地塞米松这类皮质醇可以作用于血管生成有关的肝素酶,从而特异性改变毛细血管上的基底膜更新率,造成毛细血管的退化。另外,地塞米松可显著下调 DU145 细胞中 VEGF 和 IL-8 在基因和蛋白水平上的表达。在 DU145 移植瘤模型中,地塞米松可降低肿瘤体积和肿瘤微脉管密度,减少 VEGF 和 IL-8 基因水平表达量,而地塞米松在体外对细胞增殖无显著影响,说明地塞米松通过下调糖皮质激素受体介导的 VEGF 和 IL-8 表达,抑制肿瘤相关的血管生成与其发挥抗肿瘤作用密切相关。低氧诱导因子(HIF)是细胞在低氧环境时主要的调节因子,可以调节众多下游基因,如 VEGF 的转录和表达。VEGF 是促进肿瘤血管生成最关键的生长因子,它的高表达与肿瘤的血管生成关系密切,会造成肿瘤脉管系统的无限扩增,继而导致肿瘤的恶化和转移。肿瘤微脉管密度(MVD)是血管生成的重要衡量标准。MVD 较高往往与肿瘤的恶性程度、复发情况和转移密切相关。在 Lewis 肺癌裸鼠移植瘤模型中,地塞米松可以抑制肿瘤的生长且肿瘤组织中 HIF-$\alpha$、VEGF 和 MVD 显著降低,因此地塞米松下调 HIF-$\alpha$ 和 VEGF 的表达从而抑制血管生成。在膀胱癌细胞中,地塞米松促进 GR 介导的受体活性和细胞增殖,促进其凋亡,而侵袭/转移相关的分子,包括金属蛋白酶 2(MMP-2)、MMP-9、IL-6、VEGF 以及 MVD 都被下调,还可诱导间质上皮细胞转化。此外,地塞米松会增加 I$\kappa$B$\alpha$ 蛋白的表达和 NF-$\kappa$B 在细胞质中的蓄积。在裸鼠移植瘤模型中,地塞米松虽然增大了肿瘤体积,但是抑制了肿瘤的侵袭和转移。Villeneuve 等的研究发现,虽然地塞米松会使有抗肿瘤作用的浸润性 T 细胞大大减少,但仍可以抑制裸鼠恶性胶质瘤的生长并延长其生存期。地塞米松体外并不能显著影响胶质瘤细胞的生长,所以其抗肿瘤疗效应该是一种间接的作用。地塞米松可以使肿瘤血管密度略有下降,但对血管直径和 VEGF-A 的表达并无影响,而主要是通过下调血管生成因子血管生成素 2(ANGPT2)的表达发挥抗肿瘤血管生成的药效,这种对肿瘤内皮细胞的作用可能是地塞米松减缓神经胶质瘤生长的机制。

综上所述,甾体类药物在联合化疗方案抗肿瘤及肿瘤内分泌治疗上已广泛应用于临床,其在抗肿瘤血管生成方面有待进一步研究。

# 第二节　非甾体抗炎药

根据非甾体类药物作用靶点选择性的不同,将环氧化酶(COX)抑制剂分两大类:第一类为非选择性 COX 抑制剂,主要指传统意义上的 NSAIDs,典型代表药物为阿司匹林;第二类为选择性 COX-2 抑制剂,代表药物为塞来昔布。

非甾体类药物抗血管生成的机制如下:通过抑制 COX-2 的活性,进而阻断 VEGF 蛋白等的释放。

下面选取阿司匹林、塞来昔布两个代表药物就其抗血管生成的实验研究及临床应用做详细阐述。

## 一、阿司匹林

阿司匹林是一种历史悠久的解热镇痛药,诞生于 1898 年。用于治疗感冒、发热、头痛、牙痛、关节痛、风湿病,还能抑制血小板聚集,用于预防和治疗缺血性心脏病、心绞痛、心肺梗死、脑血栓形成等。

研究发现 NSAIDs 降低了消化道恶性肿瘤的发病风险,包括结直肠癌、胃癌、食管癌、胰腺癌、肝癌等。其中对结直肠癌的研究是最广泛,也是最深入的。结直肠癌肿瘤组织中 COX-2 表达增加,在细胞系研究中也发现通过 COX-2 途径调节 PGE(前列腺素 E),表达增加而使肿瘤细胞凋亡抑制。结直肠癌患者肿瘤细胞 COX-2 高表达与肿瘤的侵袭性、新生血管以及远处转移能力呈正相关。研究显示,长期服用阿司匹林能显著降低患结直肠癌的风险,阿司匹林对结直肠癌的预防作用逐渐受到重视。然而随后开展的多项随机、对照、临床研究观察不同剂量的阿司匹林对结直肠癌的预防作用的结果并不一致。有国外专家系统评价了 5 项大型临床研究结果,认为每天低剂量阿司匹林(81 mg/d)能显著降低结直肠癌的发病风险,而常规剂量(325 mg/d)则没有显示相似的作用。临床研究也评估了 COX-2 抑制剂对结直肠癌患者生存期的作用。前瞻性研究显示,肿瘤组织 COX-2 高表达的患者规律服用阿司匹林,能显著减少肿瘤特异性死亡率及总死亡率,尤其是存在 *P13KCA* 基因突变的患者。总之,临床研究结果显示,规律服用非甾体类药物,特别是低剂量阿司匹林(80 ~ 100 mg/d),持续 4 年以上能显著降低结直肠癌的患病风险。但是,获益的人群、最佳剂量及剂量暴露的最佳时间有待进一步研究。

近年来,越来越多的研究显示长期服用一定剂量的阿司匹林可以明显降低多种癌症的发病率,如鼻咽癌、乳腺癌、肺癌、皮肤鳞癌。

对于阿司匹林抗肿瘤活性的传统理念认为阿司匹林通过抑制 COX 的活性,尤其是 COX-2 的活性,从而发挥其抗癌的作用。COX-2 是前列腺素合成过程中的限速酶,正常生理状态下是难以检测的,但在炎性条件下可由 IL-1β、IL-6、TNF-α 等细胞因子诱导表达。COX-2 催化产物前列腺素 E2 在抑制细胞凋亡过程中起到重要作用。由于多种恶性肿瘤具有高表达 COX-2 的特征,COX-2 也被认为在慢性炎症与肿瘤形成之间起着重要的桥梁作用。同时,COX-2 与肿瘤新生血管形成关系十分密切,其过度表达可导致 VEGF、bFGF 等促血管生长因子产生,VEGF 特异性的作用于血管内皮细胞,促进血管内皮细胞通过胶原基质和管状癌巢的形成,有利于癌细胞的浸润和转移。体外实验也证实了阿司匹林在无细胞毒浓度下即显著抑制血管的管腔形成,浓度为 4 mmol/L 时抑制效果最显著,网状结构几乎完全消失,抑制率达 60.8%。有报道指出,阿司匹林可下调了 *bcl-2* 的表达,阻断了 WNT/bcatenin 的途径,同时也阻断了 VEGF 的生血管作用,阿司匹林可通过诱导抑制某些特异性蛋白的生成及相关基因的表达,这些基因包括 *bcl-2*、*cyclinD1*、*survivin*、*C-MET*、*VEGF* 和 *VEGFR-1*,从而可能参与 *VEGFR* 基因的上游调控并抑制了 VEGF。除此之外,阿司匹林还通过抑制血小板 COX,减少了 TXA2(血栓素 A2)的分泌。有研究表明,TXA2 在血小板中可促进内皮抑素的分泌,而内皮抑素作为较强的肿瘤血管生成抑制剂,可对血管内皮及新生血管同时起作用,通过诱导内皮细胞凋亡、抑制新生血管生成,从而达到抑制血管生成的目的。

目前,阿司匹林抗肿瘤血管生成仅限于实验研究阶段,其能否作为抗血管生成的药物或辅助药物还需进一步的深入研究。

## 二、塞来昔布

1998 年 12 月,塞来昔布通过美国国家食品与药品监督管理局(FDA)的批准正式上市,标志着全球首个选择性非甾体抗炎镇痛药诞生,用于骨关节炎、成人类风湿关节炎、成人急性疼痛、强直性脊柱炎。

肿瘤组织血管生成是恶性肿瘤发生与发展的重要因素,抑制其增殖是抗肿瘤治疗的一种有效途径。由于 COX-2 促进肿瘤血管生成作用可能是由 VEGF 介导,多数研究认为塞来昔布通过降低 VEGF 的表达而抑制肿瘤新生血管生成。有研究表明,使用塞来昔布能减少裸鼠移植瘤的微血管密度(MVD),并且能抑制两种血管内皮抑制因子 VEGF 与 FGF-1 的表达,且 MVD 与 SGC-7901 细胞移植瘤的体积之间呈正相关,故塞来昔布可抑制肿瘤新生血管的生成。在一项塞来昔布联合化疗的临床试验中,37 例各种晚期癌症患者,用持续高剂量塞来昔布(400 mg,po,bid)联合低剂量卡培他滨(500 mg,po,bid)治疗,动态增强磁共振成像(DCE-MRI)监测其抗血管生成作用,直到疾病进展(根据 RECIST 标准),11 例患者在治疗 4 个周期后病情稳定,6 例患者在治疗 10 个周期时病情仍然稳定,DCE-MRI 显示在达到病情稳定或好转的患者中的肿瘤血管通透性和血流量减少。从本研究可以看出塞来昔布联合卡培他滨治疗对晚期肿瘤患者产生了抗血管生成的作用,并具有抗肿瘤活性。

国内肖义涛等通过建立人子宫内膜癌 HEC-1B 细胞裸鼠荷瘤模型,待成瘤后将裸鼠随机分为对照组与实验组,对照组给予生理盐水口服 2 周,实验组分别给予塞来昔布 2 mg/d 和 4 mg/d 口服 2 周。结果显示,裸鼠皮下移植瘤的生长明显受到塞来昔布的抑制,并且抑制效果与药物浓度呈剂量正相关;RT-PCR 结果显示,COX-2 mRNA 在移植瘤组织中的表达呈负性依赖关系;免疫组化结果显示,移植瘤组织 COX-2 蛋白的表达逐渐增强且 MVD 逐渐降低;实验组与对照组之间及各实验组之间的差异均有统计学意义,COX-2 蛋白的表达与 MVD 数量及密度呈正相关。结果表明塞来昔布抑制肿瘤的生长可能与降低 COX-2 的表达、抑制肿瘤微血管的生成有关,为其在抗肿瘤血管生成的临床应用上提供又一理论基础。

塞来昔布同阿司匹林一样,其抗血管生成的报道仅限于临床试验,其临床疗效还有待进一步的临床研究。

抗炎药物目前广泛运用于临床,在缓解疼痛、抗炎等方面已取得很好的口碑,在治疗肿瘤方面,其可作为抗肿瘤药物,亦可作为辅助药物,也可以用于治疗肿瘤的并发症,还可用于预防治疗肿瘤的毒副反应。在抗血管生成方面,虽然不断有临床试验报道证实其在抗肿瘤血管生成上的疗效,但是仅限于动物实验、临床试验,至于能否运用在临床上,还有待更多的临床试验来证实。

# 参考文献

［1］FOLKMAN J，LANGER R，LINHARDT R J，et al. Angiogenesis inhibition and tumor regression caused by heparin or a heparin fragment in the presence of cortisone［J］. Science，1983，221（4612）：719-725.

［2］张鹏. 肝素和氢化可的松对人肺癌抑瘤作用的体内实验研究［J］. 中国肿瘤临床，2002，29（7）：507-510.

［3］NAUCK M，KARAKIULAKIS G，PERRUCHOUD A P，et al. Corticosteroids inhibit the expression of the vascular endothelial growth factor gene in human vascular smooth muscle cells［J］. European Journal of Pharmacology，1998，341（2/3）：309-315.

［4］RUTZ H P. Effects of corticosteroid use on treatment of solid tumours［J］. Lancet，2002，360（9349）：1969-1970.

［5］ZHENG Y C，IZUMI K，LI Y，et al. Contrary regulation of bladder cancer cell proliferation and invasion by dexamethasone-mediated glucocorticoid receptor signals［J］. Molecular Cancer Therapeutics，2012，11（12）：2621-2632.

［6］LIAO X，LOCHHEAD P，NISHIHARA R，et al. Aspirin use，tumor PIk3CA mutation and colorectal—cancer survival［J］. New Engl J Med，2012，367（17）：1596-1606.

［7］HARRIS R E. Cyclooxygenase-2（cox-2）and the inflammogenesis of cancer［J］. Sub-Cellular Biochemistry，2007，42：93-126.

［8］BORTHWICK G M，JOHNSON A S，PARTINGTON M，et al. Therapeutic levels of aspirin and salicylate directly inhibit a model of angiogenesis through a Cox-independent mechanism［J］. FASEB Journal，2006，20（12）：2009-2016.

［9］BATTINELLI E M，MARKENS B A，ITALIANO J E Jr. Release of angiogenesis regulatory proteins from platelet alpha granules：modulation of physiologic and pathologic angiogenesis［J］. Blood，2011，118（5）：1359-1369.

［10］STEINBILD S，ARENDS J，MEDINGER M，et al. Metronomic antiangiogenic therapy with capecitabine and celecoxib in advanced tumor patients—results of a phase Ⅱ study［J］. Onkologie，2007，30（12）：629-635.

［11］肖义涛，罗来敏，张睿. COX-2 选择性抑制剂塞来昔布对裸鼠荷人子宫内膜腺癌的抑制作用［J］. 肿瘤防治研究，2010，37（1）：26-29.

# 第九章 微创介入抗肿瘤血管生成治疗机制与临床应用

## 第一节 概 论

### 一、肿瘤微创介入治疗的发展和现状

"介入放射学"一词由美国放射学家 Margulis 首次提出,他撰写的题为《介入放射学:一个新的专业》的述评在 1967 年 3 月国际著名的学术刊物 *AJR* 上发表,在这篇述评中,他把介入放射学定义为在透视引导下进行诊断和治疗的操作技术。但是介入放射学(interventional radiology)一词被学术界广泛认可是在 1976 年,Wallace 在《癌症》(*Cancer*)杂志上,以"Interventional Radiology"为题系统地阐述了介入放射学的概念,并于 1979 年在葡萄牙召开的欧洲放射学会第一次介入放射学学术会议上作了专题介绍,此命名才被国际学术界正式认可。其后我国介入放射学家对这一名称也作了具体的定义,介入放射学是以影像诊断为基础,在医学影像诊断设备(DSA、US、CT、MRI 等)的引导下,对疾病作出独立的诊断和治疗;在临床治疗属性上是微创的腔内手术治疗。

微创介入治疗属于介入放射学的范畴,是指在医学影像诊断设备(DSA、US、CT、MRI等)导引下进行的,以最小的创伤(不用切皮,仅有穿刺针眼)将医用器械或药物置入病变组织,对其进行物理、机械或化学治疗的微创技术。与肿瘤治疗相关的微创介入治疗手段,统称为肿瘤微创介入治疗。

紧跟高新科技发展的步伐,肿瘤微创治疗走过了 50 多年的历程。1953 年,瑞典放射学家 Seldinger 创立了经皮血管穿刺技术,被称为 Seldinger 技术,开创了肿瘤微创技术的先河。20 世纪 70 年代微创介入技术的迅猛发展,初步奠定了微创治疗在肿瘤医学发展进程中的地位。20 世纪 80 年代腔镜和内镜技术相继诞生、微创介入技术纵深发展,进一步推动了肿瘤微创治疗的发展。1985 年,英国医生 Payne 和 Wickham 首次使用"minimaly invasive therapy"一词,微创治疗的范畴逐渐明确起来,并且正式确立了其在医

学中的重要位置。

随着 21 世纪的到来,肿瘤微创治疗在设备、材料、技术、方法等各方面均焕然一新,其依赖高新科技迅速发展,显示出广阔的前景与十足的动力。

具体而言,它是在医学影像学的基础上,以影像技术为导向,集先进的医学影像技术、药物治疗、生物技术、基因技术和高新科技(如射频消融、激光、超声聚焦、内镜、腔镜等)为一体,具有精确定位、精确治疗、创伤小、痛苦轻、疗效确切等优点的现代肿瘤治疗方法。

21 世纪的肿瘤微创治疗已由传统的肿瘤介入放射学发展为 MRI 微创治疗、CT 微创治疗、DSA 微创治疗、内镜及腔镜微创治疗,涵盖了药物治疗(如溶栓、化疗栓塞)、消融治疗、生物基因治疗的微创导入等多种治疗方法。随着现代影像技术发展和人们的健康概念、卫生保健意识的变化以及对生活质量要求的不断提高,微创治疗已成为肿瘤治疗领域最为活跃、具有广阔发展前景的一个新兴专业。

纵观肿瘤微创治疗发展的现状和特点,21 世纪肿瘤微创治疗迈步于当今医学发展的前沿,取得了令人瞩目的进展。该治疗方法能在清除肿瘤的同时,把保护患者机体功能作为选择治疗方法的重要考虑因素之一。在治疗方法的选择上,也更加遵循个体化、人性化和理性化的治疗原则。例如,肿瘤生长需要大量攫取人体营养,但如果没有血供,肿瘤也就无法生长,而介入治疗就可以通过导管,将栓塞剂直接注入供血动脉,将其阻断,从而达到"饿死"肿瘤的目的。也可以将高浓度药物直接灌注于肿瘤供血动脉局部,将肿瘤"毒死",这样一来,对全身的毒副作用就小了很多;还可以利用射频消融,将电极针刺入肿瘤,之后释放电流,产生高温,肿瘤就能被"烤死"。这些微创介入的新方法,使一些难治之症、不治之症有了新的治愈可能,一些操作复杂、危险性大、并发症多、效果差的传统诊疗措施,也变得简洁、安全、有效,且患者并发症少、痛苦小、恢复快。

当前我国正在快速步入老龄化社会,出现大量高龄肿瘤患者及中晚期肿瘤患者,亟须得到更加精准、规范、安全、有效和经济的治疗,而微创介入的方式,更适合因高龄等原因失去最佳手术机会,或者担心外科手术导致身体无法耐受或生活质量变差的患者。

当然,虽然肿瘤介入治疗的优势很多,但了解的人却并不多。相信随着医学知识的普及,会有更多人明晰肿瘤介入治疗的意义,最大限度杀灭肿瘤的同时,最大限度保护患者的生理功能,最大限度保证患者的生活质量,这三个"最大限度",是进行肿瘤微创介入治疗的根本要求。肿瘤的介入治疗是继肿瘤切除、放疗、化疗之后的第四大技术,与传统手术相比,介入治疗具有微创性、高效、并发症少等优点,目前正广泛应用于肺癌、肝癌、胰腺癌、胆管癌、宫颈癌、子宫肌瘤、骨与软组织肿瘤等多种良恶性肿瘤的治疗方面。

目前,肿瘤微创治疗大体分为血管性微创治疗与非血管性微创治疗两大类。前者包括血管内药物灌注术、血管内栓塞术、血管扩张成形术、血管内支架植入术、腔静脉内过滤器置入术等,主要是针对肿瘤的供血动脉,或将抗癌药物注射到肿瘤区,直接杀灭;或栓塞肿瘤供血动脉,阻断肿瘤的营养供应,使瘤体体积缩小;或施行双介入,将抗癌药物和栓塞剂有机结合在一起注入靶动脉,既阻断供血,同时药物停留于肿瘤区起到局部化疗,杀死肿瘤组织的作用。以上适用于肺癌、食管癌、肝癌、肝癌转移灶、胃癌、肾癌、结肠癌、胰及十二指肠肿瘤、宫颈癌、卵巢癌、膀胱癌、肢体肿瘤等。后者包括消融治疗(物理消融,如射频、冷冻、激光、微波、高强度聚焦超声等;化学消融,主要制剂有无水乙醇、乙酸、细胞毒性化疗药物等);以及放射性粒子组织间植入治疗、腔镜治疗(包括胸腔镜、腹腔镜技术)、内镜治疗、腔道扩张成形及内支架置入术等。肿瘤介入治疗是在医学影像设备如 X 射线、CT、B 超、MRI 的导引下,利用各种器械,对肿瘤浸润器官进行诊断和治疗,主要包括经皮穿刺活检、管腔扩张和内支架成形术、经皮穿刺瘤内注药术、经皮多电极射频消融术等,适用于实体瘤经皮活检,肺癌、肝癌瘤体内注药,食管癌食管内支架置入及胆管癌胆道支架置入等。

影像引导下的介入治疗具有"靶向、微创、安全、高效"的特点,正日益得到广大患者和临床医师的认可和欢迎,在肿瘤的综合治疗中正发挥着越来越重要的作用。现将目前肿瘤介入治疗技术的主要进展综述如下。

### (一)载药微球

经导管肝动脉化疗栓塞(transcatheter arterial chemoembolization,TACE)是治疗富血供肿瘤尤其是中晚期肝癌的主要手段之一,其疗效已经得到国内外专家公认。经典的 TACE 治疗采用的栓塞剂是超液态态碘油(lipiodol)与各种化疗药物的混合乳剂,碘油携带化疗药物进入肿瘤内部发挥局部杀伤作用,但此混合乳剂是不稳定的,化疗药物在数小时至数天内就会释放进入全身血液循环,难以真正达到稳定缓释的目的。TACE 常用的其他栓塞剂还包括明胶海绵颗粒、PVA 微粒、三丙烯明胶微粒(embosphere microspheres)等,但这些微粒均不能负载化疗药物,只能起到机械栓塞肿瘤供血动脉的作用。如果能够将化疗药物和微球结合起来,通过选择性动脉插管,将其输送到肿瘤局部,将会发挥高浓度局部化疗和肿瘤供血动脉机械栓塞的双重作用,理论上疗效会得到提高,这也是载药微球的研究初衷。

载药微球又称药物洗脱微球(drug-eluting bead,DEB),目前进行研究的微球基质和负载药物种类很多,但真正形成产品并成功用于临床的很少,近几年研究和应用比较深入的是 2004 年底在欧洲上市的 DC bead(国内商品名"达仙球")。

1. 国际研究进展　DC bead 通过离子交换作用吸附结合蒽环类抗肿瘤盐酸盐药物(如阿霉素、表柔比星和柔红霉素)或喜树碱类衍生物(如伊立替康和拓扑替康),药物负载效率极高(>99%),1 mL 微球可携带 37.5 mg 的阿霉素和 50 mg 伊立替康,常用量的微球能够携带足够治疗剂量的化疗药物。

体外实验、药代动力学和动脉模型研究均证实了 DC bead 能够足量携带和缓慢释放化疗药物,肿瘤组织内药物浓度能够达到并保持致死剂量数天至数周,而全身血液循环内的药物浓度很低,这样肿瘤坏死率高而全身化疗副反应轻微。

目前已经完成或正在进行多项使用负载阿霉素的 DC bead(DEB-DOX)治疗不可切除原发性肝癌的临床试验,以评价其安全性和有效性,其中包括一项比较 DEB-TACE 与常规 TACE(c-TACE)的前瞻性随机对照研究,即 PRECISION V 研究。该研究表明使用 DEB-DOX 栓塞组患者的肝毒性和全身副反应均低于 c-TACE 组,而在 6 个月时肿瘤的客观反应率(OR)DEB-DOX 组略高于 c-TACE 组(52% vs 44%)。其他关于 DEB-DOX 在等待肝移植的患者中应用、DEB-DOX 联合射频消融、DEB-DOX 联合索拉非尼治疗的临床研究正在进行中。对于神经内分泌癌肝转移和肝内胆管细胞癌,DEB-DOX 栓塞也初步显示了较好的疗效。DC bead 负载化疗药物需要由介入医师在术前数小时内人工完成,药物洗脱微球的进一步研究热点是预装化疗药物的微球和可负载多种化疗药物的微球,目前已经研制出预装药物微球 DEB – DOX（Precision Bead）和 DEBIRI（Paragon Bead）,但尚未进入市场。临床研究方面,下一步的研究内容主要是 DEB 栓塞与其他治疗手段如全身化疗、局部消融治疗、分子靶向药物治疗的联合应用以及肝以外其他肿瘤的治疗。

2. 国内研究及应用现状　目前 DC bead 尚未批准进入中国市场,但对载药微球的研究一直是国内制药和介入放射领域的热点之一,已经研制的种类很多,包括 5–氟尿嘧啶聚乳酸微球、阿霉素海藻酸钠微球、载平阳霉素的离子交换型微球、顺铂微球以及含有中药成分的复方莪术油微球等,在动物实验中初步显示了一定的疗效,但均处于临床前研究阶段,距离真正临床应用还有很大差距。

### (二)放疗栓塞

放疗栓塞为一种近距离放疗,经动脉内注入 90Y 微球,主要用于治疗肝癌和肝转移癌。其主要适应证包括:因肿瘤巨大或多发而不适于行 TACE 者;肿瘤侵犯叶段分支者;治疗后可降低肿瘤分期,有可能获得手术切除、消融或肝移植机会者;TACE 或索拉非尼治疗后疾病进展者。

与 TACE 不同,放疗栓塞的主要作用是近距离放射治疗,而非肿瘤供血动脉栓塞导致的肿瘤缺血性坏死。目前市场上有 2 种商品化放射性微球:树脂微球 SIR–Spheres 和玻璃微球 TheraSphere。90Y 发射纯粹的 β 射线,半衰期短(2.67 d),穿透距离短(平均 2.5 mm,最大 11 mm)。

1. 耐受性与安全性　放疗栓塞后的副反应轻微,一般不会出现像 TACE 一样的栓塞后综合征,主要包括乏力(54% ~61%)、腹痛(23% ~ 56%)、恶心呕吐(20% ~32%)和低热(3% ~12%),仅持续数小时;轻中度淋巴细胞减少常见,但并不增加感染机会。放疗栓塞对伴有门静脉阻塞或存在叶段胆道梗阻但胆红素正常的患者也是安全的;由非靶器官放射导致的副反应包括胆囊炎、胃肠道溃疡、肺炎和肝毒性。

2. 治疗结果与潜在作用　目前支持使用放疗栓塞治疗肝癌的所有证据均为回顾性研究或非对照的前瞻性研究(Ⅱ–2 或Ⅱ–3 类证据),并无关于放疗栓塞与其他治疗手段的随机对照试验研究。但是根据近期发表的 3 个大宗病例研究(近 700 例)仍能得到阳性结论。对于早中期肝癌,多项研究均表明放疗栓塞的效果与 TACE 近似。对早期患者,放疗栓塞主要用于肝移植等待期间的治疗或不能手术或消融病变的姑息治疗;对中期患者,放疗栓塞主要用于不适合进行 TACE 治疗者。放疗栓塞后,大多数治疗病灶会缩小,而残余肝脏体积会增大,因此有可能使原来不能切除的病变变为可根治切除,此作用比 TACE 要明显。

3. 治疗地位与展望　放疗栓塞在肝癌治疗中的地位介于 TACE 与索拉非尼之间。目前,多项关于放疗栓塞的随机对照研究正在进行中,例如索拉非尼联合放疗栓塞用于等待肝移植的肝癌患者治疗研究(NCT00846131)、放疗栓塞与射频消融或 TACE 用于不可切除肝癌治疗的比较研究(NCT00956930)以及在欧洲进行的比较 TACE 和放疗栓塞治疗后生活质量的 SIRTACE 研究(NCT00867750)等。

由于放疗栓塞耐受性良好,因此也适用于替代索拉非尼或与其联合应用。目前,两项 RCT 研究正在进行中:亚太 SIRveNIB 临床试验(NCT01135056)旨在比较放疗栓塞与索拉非尼对无肝外转移病灶患者的治疗作用,而欧洲 SORAMIC 试验(NCT01126645)则比较了二者联合应用与索拉非尼单用对不能行 TACE 患者的治疗作用。对于神经内分泌肿瘤肝转移、结肠癌肝转移,放疗栓塞也能收到良好效果。

4. 国内应用情况 国内关于放射性微球栓塞治疗肝癌的研究不多,仅有 10 余篇使用 90Y 玻璃微球和 32P 玻璃微球栓塞治疗肝癌的小量临床病例报道,且多为 5～10 年前的研究,这可能与放射性微球制备和使用比较困难和复杂有关。

### (三)肿瘤消融

肿瘤消融包括化学消融和物理消融。化学消融是指经穿刺针直接向肿瘤内注射无水乙醇或乙酸,从而使肿瘤坏死的技术,操作简单、价廉、疗效肯定,但消融体积较小,主要用于小肝癌的治疗和部分因部位特殊行物理消融困难病例的补充治疗。以射频和微波消融为主体的温热消融在多种肿瘤的治疗方面取得了满意的疗效,成为肿瘤消融技术的主流,而激光消融、冷冻消融和高能聚焦超声(HIFU)治疗也得到了日益广泛的应用,新的消融技术如不可逆电打孔技术克服了常规温热消融技术的缺点,具有广阔的潜在应用前景。

1. 射频消融 射频消融(radiofrequency ablation)是目前研究最为深入、应用最广泛的肿瘤消融治疗方法,有多种治疗模式和电极类型。根据是否外接电极板可将 RF 电极分为单电极(monopolar electrodes)和双电极(bipolar electrodes)两种类型,前者又包括直的杆状电极和带有子针的伞状或锚状电极,双电极主要指 O-lympus 公司生产的 Celon RF 电极,是近年研发出来的新产品。双电极的主要优点是穿刺简单、无须负极板及可以多针组合消融,从而可以一次性消融直径达 7 cm 的大肿瘤。射频消融对肝、肺、肾、肾上腺、骨转移癌等实体肿瘤均取得了很好的治疗效果,对早期肝癌和 I 期非小细胞肺癌可与外科手术切除相媲美,也是中晚期肿瘤姑息治疗的重要手段。

2. 微波消融 微波消融主要在中国和日本应用,在欧美应用较少。与射频消融比较,具有消融速度快、效率高、范围大等优点,但也存在消融范围不稳定的缺点。我国市场上应用的微波消融治疗仪很多,在基础研究和临床应用方面均处于世界领先水平。

3. 冷冻消融 冷冻消融(cryoablation)是利用 Joule-Thomson 效应,向插入肿瘤内的冷冻探针内先后充入氩气和氦气,从而形成冻融循环,使肿瘤组织产生冻融和凋亡。在前列腺癌、肝癌、肺癌的治疗中得到了广泛应用。我国在冷冻消融治疗肿瘤的种类和数量方面处于国际先进水平。

4. HIFU HIFU 治疗肿瘤的技术比较成熟,我国研制了具有自主知识产权的 HIFU 治疗系统,称为"海扶刀",在肝、胰腺和骨肿瘤的治疗方面取得了一定成绩。为更好地解决肿瘤定位和治疗过程中监测的问题,以色列 Insightec 公司与美国 GE 公司合作开发了磁共振引导下聚焦超声(MRgFUS)肿瘤治疗系统 Insightec Exablate 2000,已被美国 FDA 批准用于子宫肌瘤的消融治疗,在肝癌、乳腺癌、脑肿瘤和骨转移癌的治疗方面也得到了初步应用。目前该系统正在中国进行临床验证。

5. 不可逆电穿孔技术(irreversible electroporation,IRE) 对细胞施加一定剂量的脉冲电场,其脂质双层细胞膜会出现许多微孔和短暂渗透性增加,这种生物电磁学现象称为电穿孔(electroporation)。如果外加脉冲电场撤销后细胞膜不能恢复到正常生理状态,即称为IRE(又称不可逆电击穿),不可逆的细胞膜损伤会导致细胞凋亡,这是IRE治疗肿瘤的主要机制。

与射频消融等不同,IRE治疗肿瘤不会产生热量,因此更加适用于大血管周围肿瘤的消融治疗,而且对于含胶原较多的组织和神经,IRE不易产生损伤,因此更适合传统温热消融危险病灶的治疗。IRE治疗时间短,仅需数秒,但由于千伏级的高电压脉冲会诱发肌肉收缩和心律失常,因此需要全身麻醉和肌肉松弛。目前IRE治疗肿瘤处于临床前研究阶段,但在动物实验中已经取得了良好的效果。

6.国内应用情况　在肿瘤消融的基础研究和临床应用方面,国内情况与国际先进水平差距不大,某些方面甚至还处于国际领先水平,如微波消融和冷冻消融的临床应用方面、HIFU和微波治疗设备的自主研发方面及IRE的基础研究方面均取得了令人瞩目的成绩。不足之处是国内各地区肿瘤消融治疗的水平不一,缺乏规范化,存在盲目扩大适应证的倾向。另外,尚缺乏与其他治疗方法比较的多中心前瞻性对照研究。

**(四)肿瘤介入治疗后影像学评价**

由于TACE或肿瘤消融后并不会迅速引起肿瘤体积的缩小,甚至短期内肿瘤体积还会增加,因此传统的RECIST标准并不完全适用于肿瘤介入治疗后评价,主要显示形态学改变的影像学检查如普通超声、CT和MRI不能迅速准确地显示肿瘤的治疗效果。能够显示肿瘤内部血流、组织灌注和代谢变化的功能成像和分子成像方法日益用于肿瘤介入治疗后疗效评估,初步显示了良好的效果。国内外学者对此做了许多卓有成效的工作。

射频、微波、激光和HIFU都是通过高温使肿瘤产生凝固性坏死,因此其治疗后影像学表现类似。一般认为对肿瘤成功进行热消融后,肿瘤凝固性坏死区域在对比增强超声、增强CT或MRI上均不强化,在PET上表现为低代谢区域;早期消融区域周围可出现一圈明显强化的"晕环",代表反应性充血和炎性组织,但此"晕环"应是大小均匀的,如果在肿瘤消融范围内仍存在或重新出现结节状强化,一般提示肿瘤残存或复发。由于并发症的出现,可能会使消融术后的影像表现复杂多样,正确认识不同的影像表现有助于及时处理并发症、及时治疗肿瘤残存和复发,从而提高肿瘤消融的治疗效果。

Kim等对10年间超过4000例的肝肿瘤射频消融后患者的影像学表现进行了总结,常见的影像表现为消融区在CT上为圆形或椭圆形低密度区,其中可有代表针道的高密度区和组织间液汽化出现的小气泡,增强扫描消融区不强化,周围充血"晕环"常在1个月内消失;MRI上,消融区早期在$T_1$上呈高低混杂信号、$T_2$上为均匀低信号,随着时间延长,$T_1$信号逐渐升高且变得均匀、$T_2$仍为均匀低信号,增强扫描无强化。

与射频消融等热消融不同,冷冻消融不会使肿瘤产生凝固性坏死,因此其消融后的影像学表现也有所不同。Shyn等发现,对肝肿瘤成功进行冷冻消融后24 h,51%的肿瘤在磁共振增强扫描上仍会出现强化,此后随着时间延长,肿瘤强化的数量和程度逐渐下降。此现象值得重视,不要误认为肿瘤残留。

**(五)肿瘤介入治疗展望**

肿瘤介入是介入放射学中非常重要和活跃的领域之一,近年来,随着肿瘤发病率的不断上升和微创治疗理念的深入人心,肿瘤介入治疗的理论、技术方法和临床研究也不断深入,取得了长足的进步。基础研究方面,新材料、新技术和新设备如药物洗脱微球、放疗微球、IRE、新型射频和微波消融设备等不断涌现,进一步提升了肿瘤局部治疗的安全性和有效性。临床研究方面,一方面是重视采用循证医学的方法开展一些大规模、多中心的 RCT 研究,从而验证不同肿瘤治疗方法的效果;另一方面是深入开展了以微创治疗为中心的肿瘤综合治疗,如不同消融技术的联合、肿瘤消融与 TACE 的联合、TACE 与放化疗的联合、肿瘤消融与放化疗的联合、介入治疗与分子靶向治疗药物间的联合等。再有,在肿瘤介入治疗的引导手段和影像随访方面,也出现了多种影像检查手段联合应用的趋势,提高了介入治疗的安全性和准确性。我国学者应跟踪国际发展前沿,充分发挥我国病例资源丰富的优势,积极参加国际协作,运用循证医学的方法,开展一些大规模多中心的 RCT 研究。同时,积极开展基础研究和转化医学研究,研发具有自主知识产权的介入治疗药物、器材和设备。

## 二、肿瘤与血管生成

血管生长主要包括血管发生和血管生成(angiogenesis)2 种方式。血管发生存在于胚胎阶段,由中胚层来源的成血管细胞分化而来;血管生成特指在已有的血管上以出芽的方式形成新的毛细血管,是一个动态过程,受机体的严密调控。病理情况下,如在恶性肿瘤和视网膜病变等多种疾病中,血管生成可被异常激活,而抗血管治疗则对于上述疾病具有重要意义。

1971 年,Folkman 教授提出了"肿瘤生长和转移依赖于新生血管生成"的理论,该理论的出现为抗肿瘤血管生成药物提供了新的研究方向和理论基础。众所周知,肿瘤在发生、发展的过程中会形成大量的新生血管,这些新生的血管为肿瘤的生长提供其所需要的营养和水分,同时向远处扩散肿瘤细胞,在体内不同部位形成新的转移灶。Hanahan 等研究发现,在肿瘤血管生成的过程中会受到"血管生成开关"的调节血管生成的增强因子或抑制因子会发生相应的变化,当"开关"处于开放状态时,形成大量的新生血管。近年来,抗肿瘤血管生成研究已从早期的非特异性栓塞、切断肿瘤血管发展到对肿瘤血管进行特异性、靶向性阻断的新高度。

### (一)肿瘤血管生成的机制

在肿瘤持续生长的过程中,当肿瘤体积达到一定程度后,肿瘤持续生长所需要的营养成分来源于新生的肿瘤血管。血管新生主要包括以下几个方面:①缺氧、缺血等刺激性因子扩张毛细血管,使毛细血管的通透性大大增加。②进而纤维蛋白渗出,抑制血管生长等基质发生相应变化。③同时胶原酶被激活,细胞基底膜破坏,细胞外的基质进行重新塑形。④血管生成因子使血管内皮细胞增生。⑤新生成的血管内皮细胞排列成管状结构,最后形成新的肿瘤血管。目前发现肿瘤新生血管主要有芽生式血管、套叠式血管、马赛克血管、充塞式血管以及血管生成拟态等几种不同生成方式,其生成机制也各不相同。

1. 芽生式血管　最早发现的肿瘤血管新生方式是芽生式血管生成。在血管生成因子(angiogenic factor)作用下,处于静息状态的血管内皮细胞(vascular endothelial cell)降解细胞基底膜,然后侵入细胞外基质中,逐渐形成管腔状结构,最后形成血管。上述血管新生的过程中起最重要作用的因子为 VEGF。研究表明,VEGF 可以扩张毛细血管,增大细胞膜的通透性,进而使纤维蛋白原从血管中渗出,内皮细胞发生迁移,最后形成管状样结构。近些年研究发现 VEGF 家族由 VEGF-A、VEGF-B、VEGF-C、VEGF-D 及 PLGF 等构成,VEGF-A 是 VEGF 家族中重要组成部分,通过 VEGFR-2 信号传导作用于内皮细胞,然后刺激血管内皮细胞的生成,当 VEGFR-2 缺乏时,因 VEGF 信号传导受影响,使血管生成受到一定的限制。同时,VEGF 还可诱导内皮细胞的增殖,增强纤溶酶原和金属蛋白酶的活性,加速细胞外基质及其他物质的降解,内皮细胞发生迁移。

2. 套叠式血管　血管壁向毛细管腔内凹陷,然后逐步靠近、接触,进而融合。血管融合处管壁细胞膜逐渐变薄,演变成小孔,孔状结构逐渐增大、融合,形成管腔样通道,该血管新生的方式为套叠式生长。套叠式血管生成的特点是在已有的血管管腔内形成大量的跨血管组织微柱,该过程形成迅速,在几分钟内就可完成。

3. 马赛克血管　显微镜下观察肿瘤血管壁上排列着血管内皮细胞和肿瘤细胞,两者构成肿瘤的血管管腔,在生成的肿瘤边缘部位,肿瘤细胞群被一团密布的血管网包围,称为马赛克血管。肿瘤细胞侵入血管管腔并暂时停留在血管壁上,激活促肿瘤血管生成因子,使肿瘤血管基底膜降解加速,以利于肿瘤细胞穿入,增加马赛克血管的数量。

4. 充塞式血管　在肿瘤形成的早期阶段,肿瘤血管保持正常的形态。但随着肿瘤的持续生长,肿瘤内部的血管组织被肿瘤细胞逐步地包围进而填充,该处血管逐渐退化,由于肿瘤血管的退化,肿瘤内部发生缺氧,促进 VEGF 的表达,在肿瘤边缘部位形成新的血管,此血管生成方式称为充塞式血管。VEGF、血管紧张素等都在该血管生成方式的过程中起了重要作用。研究证实肿瘤边缘新生血管很难被抗血管生成药物清除。

5. 血管生成拟态　侵袭性生长的恶性肿瘤,在没有内皮细胞的参与下,肿瘤细胞发生相应变化,并进一步通过自身的变形形成管腔状结构,该血管生成方式与传统肿瘤血管生成方式完全不同,它本身并不依附于血管内皮细胞,肿瘤与血液可直接接触,是一种全新的肿瘤血管生成方式,称之为"血管生成拟态"。

### (二)抗肿瘤血管生成治疗与肿瘤微环境的变化

血管生成是肿瘤发展、转移的重要条件,也是所有恶性实体瘤的共性。以往曾认为抗血管生成可抑制肿瘤生长并减少肿瘤的远处转移,从而改善患者预后。然而抗血管生成疗效和预期相差甚远,大都只能略微地改善临床症状和延长缓解期,总体生存获益不明显。与其他抗肿瘤药物一样,抗血管生成治疗也存在耐药的现象,短期应用反而会增加肿瘤转移和复发风险。有研究显示,针对 VEGF 通路的血管生成抑制剂,如抗 VEGF 的单克隆抗体贝伐珠单抗在治疗胰腺神经内分泌癌和胶质母细胞瘤小鼠模型中表现出一定抗肿瘤作用,但却增加淋巴和远处转移,增加了肿瘤复发和进展。另有学者发现,小分子多靶点的肿瘤血管生成抑制剂抗 VEGFR、PDGFR 等靶点的索拉非尼和舒尼替尼,短期治疗恶性黑色素瘤荷瘤小鼠,与未给药组相比,治疗组远处转移增加,小鼠生存期缩短。

实际上,抗肿瘤血管生成治疗耐药及致肿瘤进展的现象,与肿瘤微环境发生的系列反应性改变密不可分。肿瘤微环境是由细胞外基质、肿瘤细胞、内皮细胞、免疫细胞、成纤维细胞等及其细胞因子共同构成的局部病理环境,在这个微环境中细胞相互接触、细胞因子相互作用,各成分之间发生了极其精细而复杂的"对话"。抗肿瘤血管治疗后,主要通过以下肿瘤微环境反应性改变介导抗血管生成耐药,增加肿瘤转移和复发风险。

1. 加重缺氧  抗血管生成治疗主要是通过减少肿瘤血管数目、破坏血管功能,减少肿瘤的氧和营养物质供应而抑制肿瘤生长,所以不可避免地加重瘤内缺氧。Keunena 等研究发现,贝伐珠单抗治疗异体移植入神经胶质瘤小鼠,肿瘤内部血管和血流量明显减少,肿瘤体积也有所缩小,但肿瘤缺氧加重,增加了局部浸润和远处转移。Liang 等研究也指出,索拉非尼治疗肝癌皮下移植瘤小鼠模型,瘤内缺氧较给药前明显加重,其可能通过缺氧诱导因子 $1\alpha$(HIF-$1\alpha$)及核因子 $\kappa B$(NF-$\kappa B$)等通路激活介导索拉非尼耐药,而联合应用 EF24(姜黄素类似物)使 HIF-$1\alpha$ 降解或失活,可显著改善索拉非尼耐药。HIF-$1\alpha$ 是调节肿瘤细胞缺氧反应的重要转录因子,其在许多肿瘤中大量表达。首先,缺氧条件下 HIF-$1\alpha$ 表达增加,可激活系列基因,重新调整肿瘤细胞代谢,如氧气消耗减少、糖酵解加强,出现更多的耐低氧细胞和高转移细胞,细胞表型转化,恶性程度增高。其次,HIF-$1\alpha$ 导致血管生成因子的代偿分泌增加,促进新生血管生成,改善自身供氧。另外,HIF-$1\alpha$ 诱导转移相关基因的转录,可降低 E-钙黏合素的表达,促进上皮-间质转化,促进肿瘤浸润和转移。可以说,缺氧及 HIF-$1\alpha$ 的表达增加是抗肿瘤血管生成治疗后微环境各种变化的始动因子,通过多种机制和途径参与肿瘤发生、发展和转移,是目前抗血管治疗失败的重要原因。

2. 增加促血管因子表达  肿瘤的新生血管形成是多因素共同作用的复杂过程,涉及许许多多的生长因子和信号通路。从理论上讲,任何一种血管生成抑制剂都不可能完全阻断血管生成的所有信号传导,相反还将会导致多种促血管生成因子,如 VEGF、胎盘生长因子和碱性成纤维细胞生长因子等补偿性增加,促使肿瘤血管更加快速生长。Crawford 等研究发现,肿瘤微环境中的间质细胞(主要是肿瘤相关成纤维细胞)可通过分泌 PDGF-C 支持肿瘤细胞生长及血管生成而导致抗 VEGF 耐药。Sennino 等报道,在 RIP-Tag2 小鼠肿瘤模型中,联合阻断 VEGFR-1 及 PDGFR-$\beta$ 的抑瘤率达 63%,而单独阻断 VEGFR-1 的抑瘤率仅为 37%。同样,Lieu 等研究发现抗 VEGF-2 在胰腺肿瘤治疗短期有效后,因成纤维细胞生长因子(FGF)-1、FGF-2 及血管生成素-1(Ang-1)等表达上调导致肿瘤复发,而同时应用 FGF 相关蛋白阻断 FGF-1/FGF-2 信号通路,则可明显降低肿瘤的复发率。因此,多靶点抑制及联合用药是我们未来抗血管治疗的重要研究方向。

3. 增加髓样抑制细胞募集  髓样抑制细胞(MDSC)是存在于荷瘤小鼠及肿瘤患者体内、具有免疫抑制功能的一群异质性骨髓来源的细胞,其中包括未成熟树突状细胞、巨噬细胞、粒细胞和其他早期分化阶段的髓系细胞等。MDSC 是肿瘤和多种病理条件下免疫抑制网络的主要成员之一,还可以通过产生基质金属蛋白酶-9 等来诱导肿瘤血管生成,在肿瘤的发生、发展及肿瘤逃逸过程中发挥重要作用。

近年研究表明,MDSC 在抗血管治疗耐药中发挥着重要作用。Shojaei 等研究发现,抗 VEGF 治疗耐药肿瘤模型外周血及肿瘤组织中的 MDSC 募集较敏感肿瘤明显增加,联合应用抗 Gr1+抗体可以抑制 MDSC 的募集,从而能改善肿瘤耐药。另外,在舒尼替尼抗血管治疗中也存在类似的报道,治疗可以减少敏感肿瘤模型中 MDSC 的水平,而耐药肿瘤中 MDSC 持续存在。深入研究发现,MDSC 的募集与肿瘤微环境发生的一系列变化密不可分。持续抗血管生成导致的肿瘤微环境缺氧,使机体内许多肿瘤相关炎症细胞、免疫抑制细胞,如 MDSC、肿瘤相关巨噬细胞、调节性 T 细胞等被招募到肿瘤微环境,分泌白细胞介素-10、TGF-β、白细胞介素-6、VEGF 等众多的细胞因子,营造免疫抑制炎性微环境,而上述因子又进一步招募大量的 MDSC 到肿瘤微环境中,造成免疫抑制微环境的恶性循环,从而导致肿瘤免疫逃逸并促进血管生成,促进肿瘤的生长和转移。

4. 增加周细胞的覆盖　肿瘤血管由内皮细胞、周细胞、平滑肌细胞及基底膜组成。周细胞能够稳定血管结构,维持内皮细胞的生存,并且能单独启动血管生成,在肿瘤血管发展、稳定、成熟及重塑过程中发挥着重要作用。

抗血管治疗后 HIF-1α 的增加,可上调 PDGF,纤溶酶原激活物抑制剂-1(PAI-1),Ang-1 和血管生成素受体(tie-2)基因的表达,参与募集周细胞,诱导新生血管成熟。Winkler 等的研究发现,抗 VEGF 治疗后增加肿瘤 Ang-1 的表达,而 Ang-1 能够募集更多的周细胞到肿瘤微环境,一定程度上影响了抗血管治疗的效果。另外,抗血管生成药物作用于肿瘤血管后,内皮细胞凋亡,周细胞丧失了与肿瘤血管的接触,而停用血管生成抑制剂后,周细胞可通过合成IV型胶原和层黏连蛋白,促使基底膜形成,给血管再生提供一个支架,从而导致肿瘤新生血管的形成。已有研究表明,联合靶向治疗周细胞和内皮细胞,可更好地抑制肿瘤血管形成,减少成熟血管比例,从而增加抗血管生成治疗的疗效。

5. 血管生成拟态　目前抗血管生成的主要靶点是血管内皮细胞,然而 Maniotis 等发现了一种无内皮细胞参与,肿瘤细胞沿着管道壁排列的管道状结构,称之为血管生成拟态(VM)。与经典的血管生成途径完全不同,VM 是高侵袭性肿瘤为满足自身的血供,通过自身表型和细胞外基质重塑而围成的一种类血管样的管道,是不依赖血管内皮细胞的一种肿瘤微循环模式。VM 的发现部分解释了以抗肿瘤血管生成为主要作用靶点的抗肿瘤治疗效果不佳的原因。

近年研究发现,肿瘤微环境的改变在 VM 形成过程中起着重要作用。Hendrix 等的研究表明,缺氧环境使包括高侵袭性黑色素瘤细胞在内的恶性肿瘤细胞基因型发生改变,塑形性明显提高,并选择性地表达某些血管内皮相关细胞基因,使其能够作为血管内皮样细胞参与 VM 形成。Sun 等也发现黑色素瘤细胞在缺氧微环境中 HIF-1α 表达增加,并诱导 VM 形成以获得足够供氧。另外,在卵巢上皮癌细胞中也有类似发现,而同时抑制 HIF-1α 表达,则可明显阻断 VM 的形成。

6. 促进肿瘤干细胞形成　肿瘤/癌干细胞(CSC)是存在于肿瘤组织或肿瘤细胞群中具有干细胞特性的亚群,具有自我更新和分化能力,可分化为特性各异的细胞。随着 CSC 研究的不断深入,有学者发现,CSC 是一种"状态",并非是一个固定的、一成不变的细胞群体。非 CSC 之所以形成肿瘤,是因为非 CSC 群中部分细胞经过重编程后获得了 CSC 的性能,这种动态变化受微环境所调控。在低氧环境下,非 CSC 会启动 HIF 的转录,而 HIF 可以激活 Notch 和 Wnt 等信号通路,并促进 Oct4 和 Sox2 等干细胞分子及 TGF-β1 等因子的转录。最近的研究表明,低氧可促进体细胞的重编程,使体细胞获得干细胞的特性,多种 CSC 的标志性分子标记物,如 CD133、CD44 等也会因 HIF-1α 的表达而显著上调,对 CSC 的自我更新能力起到调控作用。

在 Amaravadi 等的实验中,贝伐珠单抗和舒尼替尼治疗人乳腺癌移植瘤模型,由于肿瘤内部缺氧加重,HIF-1α 表达增加,激活了 Akt/β-catenin CSC 调节通路,从而导致乳腺癌 CSC 增加。所以,缺氧诱导的 CSC 生成限制了抗血管生成药物的疗效,这些药物可能需要与靶向干细胞药物联用以改善患者预后。

7. 增加肿瘤细胞自噬　自噬曾被广泛认为是放射化学疗法的一种适应性的反应,它是真核细胞通过溶酶体对其自身结构进行降解的一个生物学过程,在细胞的生存、生长、分化及维持内环境稳定等多个方面发挥着极其重要的作用。肿瘤的发生和发展过程中,自噬的调控机制比较复杂,且具有两面性:早期,自噬可通过清除受损细胞器、促进蛋白分解代谢而发挥抑制肿瘤的作用;然而,在肿瘤进展中,在缺氧或营养受限的状态下,肿瘤细胞可通过自噬的作用降解、循环再利用细胞内物质,促进自身存活。

近来,Hu 等的研究扩展了之前的理论,发现在抗血管治疗后,肿瘤微环境缺氧加剧,AMPK(AMP 依赖的蛋白激酶)和 HIF-1α 的表达上调,增加了细胞自噬,从而导致对抗血管治疗的抵抗。因此,抑制自噬可能有助于提高抗血管生成治疗效果。

综上所述,抗血管生成治疗后,肿瘤微环境中各种细胞、因子的复杂联系有助于促进肿瘤生长和侵袭性,它们通过不同的机制和途径参与肿瘤耐药和进展转移。目前,抗血管生成治疗产生耐药及增加肿瘤转移和复发风险的机制并不完全明确,关于抗血管治疗后肿瘤微环境变化的研究仍然处于初期阶段。如何进一步明确抗血管生成后肿瘤微环境反应性改变在抗血管生成治疗耐药、肿瘤复发转移中的作用,寻找抗肿瘤治疗的新靶点,从而改善抗肿瘤血管生成治疗的效果是我们今后必须面对和亟待解决的课题。

# 第二节　微创介入抗肿瘤血管生成治疗机制

抗肿瘤血管生成治疗的原理是抑制和破坏肿瘤血管生成,阻止肿瘤生长和转移。抗血管生成治疗策略包括直接靶向内皮细胞,间接干预肿瘤或基质细胞释放血管生成因子等。贝伐珠单抗是一种针对 VEGF 的重组人源化单克隆抗体。贝伐珠单抗的Ⅲ期临床试验中,与 5-氟尿嘧啶为基础的常规化疗联合使用,使结直肠癌患者中位生存期延长了 4.7 个月。FDA 批准的另外两种抗血管生成药物索拉非尼(Sorafenib)和舒尼替尼(Sunitinib),都是口服的多靶点酪氨酸激酶受体抑制剂,单用治疗肾癌都能延长患者生存。

1996 年,Teicher 提出抗血管生成治疗联合细胞毒性治疗有协同作用。联合治疗最初的原理是同时破坏两个不同的细胞群,即肿瘤细胞和内皮细胞。细胞毒性药物直接杀伤肿瘤细胞,抗血管生成药物使肿瘤细胞失去营养间接杀伤肿瘤细胞。大量研究发现,单用单靶点的抗血管生成药物并没有带来长期生存获益,而抗血管生成治疗与化疗和放疗联合应用常能产生相加或协同的抗肿瘤效果。贝伐珠单抗的Ⅲ期临床试验提示抗血管生成治疗必须与细胞毒性治疗联合应用于实体瘤的治疗,这具有里程碑意义。我国恩度Ⅲ期试验结果也显示,恩度与 NP 方案(长春瑞滨和顺铂)联合能明显提高晚期 NSCLC 的有效率及中位肿瘤进展时间(TTP),且安全性较好。

理想的肿瘤血管生成抑制剂必须具备生物半衰期长,能持续地抑制肿瘤生长;应用范围广,能广泛地适用于不同类型的肿瘤;毒副作用小,对正常生理性血管生成干扰小的特点。基于上述考虑,除了选择适合的治疗分子外,如何将足量的抗血管生成药物输送到肿瘤细胞周围是至关重要的。但目前进入临床试验的血管生成抑制剂大多是通过基因工程重组表达的蛋白质分子、单克隆抗体或合成的小分子物质,并且都采用全身系统性给药的治疗方式,不仅制备困难,而且不可避免地对人体正常的生理性血管生成产生不良影响。抗血管生成的基因治疗的优势:①能在局部区域产生并维持高浓度的治疗药物,避免了系统性应用抗血管生成药物对机体正常生理性血管生成带来的不良影响;②降低制备大量重组蛋白的成本,减少了给药次数;③具有旁观者效应的优势,近年来备受青睐。尤其随着血管抑素和内皮抑素等 30 余种内源性血管生成抑制剂不断地被发现,人们逐渐认识到内源性血管生成抑制因子的重要性,并推测人体内可能存在着与凝血/纤溶系统类似的血管生成/抑制系统。生理状态下正常的血管生成负性调控机制维持血管系统处于静止状态,而肿瘤等无控性病理性血管生成可能正是由于人体自身血管生成调控机制紊乱的结果。癌基因的激活和抑癌基因的失活与肿瘤新生血管表型的启动之间密切联系进一步证实了上述推测。因此,应用内源性抑制因子开展基因治疗被认为是最有希望将抗血管生成疗法应用到临床的途径。

# 第三节　微创介入抗肿瘤血管生成治疗的临床应用

近来研究集中在 3 个方面。

1. 通过普通途径给予外源性血管生成抑制剂　目前应用的抑制剂超过 40 种,包括提纯或合成的小分子物质、重组蛋白、单克隆抗体等,作用于血管生成的各个环节:①抑制血管生成促进因子活性,如 SU5416(VEGF 受体酪氨酸激酶抑制物)、抗 VEGF 抗体等。②抑制内皮细胞的增殖迁移,如 TNP-470(合成的烟曲霉素衍生物)、内皮抑素等。③抑制基质降解,如 Ne-ovasatt(天然的基质金属蛋白酶抑制剂)等。④抑制整合蛋白的识别,如 iVtaxin(整合蛋白抗体)等。⑤干扰血管生成因子间的信号转导及其他机制,如白细胞介素-12、反应停等。

2. 基因治疗途径　①抑制血管生成促进因子的基因表达。②增强血管生成抑制因子的基因表达。③抑制内皮细胞的受体表达,主要技术包括基因失活与基因修饰。

3. 抗肿瘤血管生成与传统化疗、放射治疗、免疫治疗相结合　目前进行的各期抗肿瘤血管生成临床试验初步结果显示,外源性抑制剂的疗效并未取得如动物试验阶段那样的成功。但在长期抗血管生成治疗中,肿瘤细胞是否会突变而产生耐药以及对人体生理性血管生成的影响是否会加重老年病人的缺血性心血管疾病尚难估计。此外,肿瘤新生血管的结构特点亦影响疗效。①肿瘤血管的结构杂乱与血流不稳直接影响基于静脉给药途径的疗效。②肿瘤及其间质细胞分泌的血管生成促进因子可以调整内皮细胞表面黏附分子的表达,使内皮细胞不具备一致的标志物,给抗血管生成药物的靶向性设计带来困难。③肿瘤内部缺少淋巴组织,而其边缘的淋巴管又明显扩张,淋巴系统的结构异常导致淋巴回流障碍,肿瘤组织间质压力增高,阻碍治疗性小分子物质扩散入瘤体内部。④最近的研究表明,肿瘤血管壁并不都由内皮细胞组成,研究已证实有瘤细胞与内皮细胞的嵌合体,甚至是全部瘤细胞组成的管道。这对以肿瘤内皮细胞为靶目标的抗血管生成治疗提出了新的挑战。

介入治疗具有微创、有效、安全等优点,已成为治疗肿瘤的主要方法之一。栓塞剂在介入治疗中发挥着重要作用,通过阻断肿瘤的血供,达到缩小肿瘤、控制肿瘤进展的目的。但是,栓塞后肿瘤内部缺血缺氧,可诱导新生血管形成,间接促进了肿瘤复发、转移。因此,携带抗血管生成药物逐渐成为研究热点。

## 一、携带抗血管生成药物栓塞剂

### (一)温敏栓塞剂

温敏栓塞剂是一种新型栓塞剂,具有以下特性:①安全无毒,无刺激性。②对温度敏感,常温下为液态凝胶,体温状态下(36～37 ℃)则转化为固态凝胶发挥栓塞血管作用。③可用作药物载体,常温下溶于 PBS 液、生理盐水,形成凝胶后即可组合包载各种药物,避免了常规加入有机溶剂后形成的毒性。顾文权等人利用温敏栓塞剂这一特性,使用血管内皮抑素-温敏栓塞剂治疗兔 VX2 肝癌,肿瘤生长明显得到抑制,VEGF 的表达及 MVD 的计数也较单独温敏栓塞剂组低。温敏栓塞剂目前尚未广泛应用于临床,但其独特的理化性质俨然已成研究热点,在药物载体方面的应用也会越来越广泛。

### (二)载药的颗粒性栓塞剂

有学者在张琳 TACE 联合诺帝初步应用研究的基础上,将抗血管生成药物诺帝携带于 PVA 颗粒中,用于治疗兔 VX2 肝癌,并设立 TACE 组,术后 7、14 d 实验组的血清 VEGF 明显低于 TACE 组,肿瘤体积增长、肿瘤转移均较 TACE 组低,表明携带诺帝的 PVA 颗粒不但抑制了肿瘤生长,还能减少肿瘤血管生成,延缓转移;同时实验组肿瘤转移例次和部位数明显低于 TACE 组,不同于张琳在 TACE 联合诺帝初步应用中发现抑制肿瘤转移不明显的现象,说明携带诺帝的 PVA 颗粒因释放诺帝的作用更持久,发挥抑制肿瘤生长、抗肿瘤血管生成的作用更强,继而减少了肿瘤的转移。

### (三)微球

微球是另一个研究较热的载药栓塞剂。微球分类众多,KMG 也属其中一种,可携带的药物比较广泛,包括化疗药物、抗菌药物、抗血管生成药物、中药及一些临床经典药物。研究者曾以兔 VX2 肝癌为实验模型,将诺帝包载于 KMG 中,对诺帝-KMG 行兔 VX2 肝癌供血动脉栓塞后,观察实验兔的一般情况、检测其肝肾功能、对比 CT 图像上肿瘤体积增长情况,并对病理标本行免疫组化染色观测 VEGF 表达及 MVD 计数情况。结果显示,与单纯 KMG 栓塞实验兔组比较,实验组兔不良反应更少,肿瘤体积增长更慢,VEGF 及 MVD 表达更少,证明诺帝-KMG 能较好抑制肿瘤生长及肿瘤血管的生成,是一种安全、有效的载药栓塞剂。分子靶向药物索拉非尼不但能抑制 VEGF 受体活性表达,还具有广泛的抗肿瘤活性。王志军在研究携带索拉非尼的载药微球时发现小颗粒的载药微球携带药物性能更好,且优于碘化油的携带作用,但在用于犬肝动脉栓塞时可导致胆管损伤。王奇用乳液溶剂挥发法制备了粒径为 $(85 \pm 37)\mu m$ 的包载羟喜树碱的聚乳酸羟基乙酸微球,微球表面光整,羟喜树碱在其内分布均匀,体外释放时缓释作用良好,用于栓塞兔 VX2 肝癌后抑制了残留组织新生血管的形成。

携抗血管生成药物的栓塞剂种类较多,特性不一,在各种动物实验、临床试验中均展现了优越的栓塞特性和抗血管生成作用,为肿瘤介入治疗开创了新方向。但仍存在一些不足,如栓塞剂载药量小,不能大剂量药物包载;因不透 X 射线或粒径不均导致的意外栓塞;缺乏大样本量的临床研究;远期效果监测不足等。相信随着研究的不断深入,上述不足将被克服,携带抗血管生成药物的栓塞剂在肿瘤治疗中将发挥越来越重要的作用。

## 二、介入在抗肿瘤血管生成基因治疗中的应用

### (一)基因治疗途径的优点

基于基因治疗途径的抗肿瘤血管生成试验尚处于临床前期,其诸多优点却备受关注。

1. 基因治疗能持续产生在局部发挥作用的血管生成抑制因子。目前认为抗血管生成的作用主要在于"抑瘤"而非"杀瘤",因而成功的治疗要求血管生成抑制剂具有较长的生物半衰期,同反复注入外源性抑制剂的普通途径相比,基因治疗效率更高。而且,通过"旁观者效应",不需要转基因到所有的靶细胞,即可在局部维持有效的表达产物浓度。

2. 针对特定靶器官的基因治疗能避免全身性副反应,如药物毒性、影响生理性血管生成。

3. 一次治疗就可同时抑制多个血管生成环节。通过构建编码有多种抑制因子基因的载体,一次运送到治疗部位即可同时表达多种抑制因子,发挥协同作用。

4. 设计完全的基因治疗还将包括对目的基因表达的调控。通过对目的基因序列中启动子激活状态的影响,上调或下调产物的表达来适应患者具体的临床状态。基于以上原因,基因治疗途径更为经济可行。为实现这些优点,抗肿瘤血管生成的基因治疗还须解决下列的难题才有望进入临床试验:如何提高转染效率、如何靶向运送目的基因、如何降低宿主对载体的免疫反应及如何调控基因表达等。而且,抗血管生成通过抑制潜在的微小转移而延缓肿瘤进展,对于低肿瘤负荷状态更为有效。因此,基因治疗或许可以替代给予外源性抑制物的治疗,但应该联合传统疗法降低肿瘤负荷后才能发挥更好的疗效。

### (二)基因治疗途径的几个关键

基因治疗在放射学中的应用已有详细介绍,这里列出与抗肿瘤血管生成有关的几个问题。

1.目的基因的确定 血管生成抑制因子种类众多,其编码基因已应用于基因治疗研究的有可溶性 VEGF 受体(flt-1)、纤维蛋白溶酶原激活剂、内皮抑素等,以内皮抑素的应用最多。但近来也有研究者指出,编码 $flt-1$ 基因的产物抗瘤活性最高。

2.选用何种载体 目前的基因治疗载体没有"金标准",其选择应视目的基因片段大小、靶组织结构特点及载体性能综合考虑。由于非病毒载体转染效率低、表达时间短,实际应用中以病毒载体为主,最常用的 3 种如下。①腺病毒载体:允许目的基因插入的最大容量是 7.5 kb,几乎能在所有类型的细胞(无论增殖期或非增殖期细胞)表达高活性的产物。由于不能整合入靶细胞基因组,其表达维持时间较短(几周),且免疫原性较强,影响后继治疗。②逆转录病毒载体:转导能力为 skb,整合入靶细胞基因组,可以长期稳定的表达产物,但只作用于增殖期细胞。③腺病毒相关病毒载体:可以转导 4.4 kb 以内的片段,更适用于肌肉组织与脑组织,也能整合入靶细胞基因组,而且其整合具有位点特异性,不易插入激活原癌基因,安全性高。近来,肿瘤增殖病毒(ONYX-015)的研制为基因治疗提供了更有力的选择。ONYX-015 系 Elb 区 $p55$ 基因失活的腺病毒,能特异性地在肿瘤细胞中大量复制增殖并导致瘤细胞的溶解。已有研究者对其改进,装上多克隆位点以插入抗癌目的基因,若用此病毒作为载体,则载体本身就具有抗癌活性,无疑会增强基因治疗的效果。

3.局部治疗还是全身治疗 将转基因载体直接转移至靶器官的局部治疗显然可以减少全身毒性及避免影响生理性血管生成,但以下情况也可以考虑通过静脉注射转基因载体的全身治疗:外科切除或放射治疗后预防远处转移;与全身化疗、免疫治疗等疗法联合应用;腺病毒载体对肝细胞有良好的天然靶向性,针对肝肿瘤或转移瘤的基因治疗可以采用静脉注射途径。

**(三)介入放射技术在抗肿瘤血管生成基因治疗中的作用**

不论使用何种载体,目的基因最终必须高效地运送到特定靶位,其产物的局部表达量才能达到治疗要求。除静脉注入外,其他常用的运送方法包括影像引导下的定位针穿刺、腔内注射以及基于导管技术的动脉内运送。导管技术的独特作用在于血管造影可精确地导向以将转基因载体运送至靶器官血管;用动脉栓塞技术延长载体与靶细胞接触的时间。而且局部运送也避免了静脉注入途径中载体在肝、肺吞噬系统的损失及全身副反应。因此,随着基因治疗的广泛开展,介入技术将发挥更重要的作用。

目前,介入放射技术在抗肿瘤血管生成基因治疗方面的应用尚未开展,但针对缺血性心脏疾病的促血管生成基因治疗的成功,却从另一个角度说明了这一技术在基因运送中的应用价值。通过基因治疗途径表达 VEGF 与 bFGF 来促血管生成的临床试验已经进入 II 期,经改进专门用于基因治疗的导管也相继出现,如多孔球囊导管、双球囊导管及螺旋形的 Dispatch 导管。介入技术在促进与抑制血管生成这两个领域中的应用差距在增大,一方面由于明确了促血管生成的治疗靶器官(如心脏),而肿瘤被认为是一种系统性的疾病,更适于局部基因治疗;另一方面也与心血管介入放射学更注重基础研究有关。基于前文所述,介入放射技术至少能在解决以下问题方面起到积极作用:肿瘤血管内皮缺乏一致性表面标志所带来的靶向性困难;肿瘤血管结构混杂所致的低效率的抗血管生成治疗;肝以外器官的局部基因治疗;针对高肿瘤负荷的局部化疗与抗血管生成治疗的联合应用等。

### （四）抗肿瘤血管生成在介入治疗中的应用前景

介入性栓塞治疗（化疗）在抗肿瘤方面的应用越来越广，但肿瘤侧支血供的形成常导致复发和转移，成为影响疗效的主要因素。由于介入栓塞术后肿瘤供血动脉狭窄、闭塞所造成的缺氧环境也能激活血管生成开关，只要有残余瘤细胞，就会诱发血管生成。Kim等证实，经导管动脉栓塞术后，残余肝癌中肿瘤细胞、内皮细胞的增殖活性增强，这种效应以邻近血管狭窄处最为明显。这项基于人原发性肝癌的组织学分析提示，肿瘤的介入栓塞治疗有必要与抗血管生成联用，以获得更佳疗效。Mugitani 等基于肝动脉结扎的一项研究则更早地支持了联合策略：肝动脉结扎（类似于肝动脉栓塞）的抗肿瘤效应常为暂时性的，主要因为肿瘤的侧支血管生成；而 TNP-470 只具有"抑瘤"作用，不能使肿瘤缩小。两者的联合应用则互为补充，显著增强疗效。该研究中，TNP-470 只应用了 7 d，若代之以基因治疗途径持续抑制肿瘤血管生成可望取得更理想的效果。另外，近来研究发现，外科切除原发瘤能促进转移瘤的生长，针对原发瘤的放射疗法也能产生类似的效应，其共同的机制可能在于原发瘤组织所产生的血管生成抑制因子不利于远隔转移灶的生长，随着原发瘤的去除，这种不利作用亦消失。此机制同样可以作用于介入栓塞治疗后的肿瘤转移。因此，为了增强针对原发瘤的疗效以及抑制术后可能发生的微小转移，介入栓塞治疗与抗肿瘤血管生成的联合应用具有广阔前景。

## 三、肝癌的介入治疗

肝癌作为一种富血供的实体肿瘤，生长快、易转移，与其强大的血管生成能力密切相关。虽然外科技术的改善，使患者的手术根治率明显提高，但仍有 2/3 左右的患者确诊时已失去了手术机会，只能依赖其他非手术疗法。介入治疗作为非手术疗法中最为常用的方法，其近、中期疗效明显，但远期效果仍不够理想。抗肿瘤血管生成治疗结合介入疗法具有强大的潜在抗癌优势。

介入治疗是目前临床上除手术以外治疗肝癌的最主要方法，并且具有创伤小、适应证宽的特点。采用经皮穿刺酒精注射（PEI）治疗小肝癌已被临床广泛采用和肯定，其疗效完全可与手术治疗相媲美。

对大多数患者来说，由于确诊时已不属小肝癌范畴，病灶巨大或多发，TACE 是主要的介入治疗手段，明胶海绵和碘油是 TACE 术中最常应用的栓塞材料。碘油在肿瘤灶内易滞留，并且具有末梢小血管栓塞作用。明胶海绵更多地被用来栓塞肿瘤灶近端较大的血管，以加强碘油的栓塞作用。也可用药物微球等其他栓塞材料。临床治疗结果表明经 TACE 治疗肿瘤病灶缩小明显，患者症状改善，尤其以节段性 TACE 术疗效最好。Nishimine 报道 TACE 治疗术后患者 1、3、5 年生存率分别为 89%、59% 和 30%。而对于 TACE 术的远期疗效，也即 TACE 术是否能真正延长患者的长期生存率，目前仍然存在争议。

## 四、抗肿瘤血管生成治疗结合介入治疗的抗癌优势

从理论上讲，抗肿瘤血管形成治疗与介入治疗相结合具有强大的抗癌优势，一方面

利用化学药物直接杀死肿瘤细胞,另一方面大大增强了切断肿瘤灶血供的作用。同时,可利用介入插管和栓塞技术,将抗肿瘤血管生成药物直接送入瘤灶或通过栓塞局部血管减缓药物的清除以最大效能地发挥抗肿瘤血管生成药物的作用。Mugitani 等人的实验结果显示采用肝动脉结扎(HAL)加 TNP-470 注射治疗 VX2 瘤细胞兔转移性肝癌,其疗效明显优于单纯 HAL 和单纯 TNP-470 注射,瘤灶周围的侧支血管数量也大大减少。总之,在肝癌的治疗中抗肿瘤血管生成结合介入治疗有可能成为一种较好的方法,值得研究。

## 参考文献

[1]刘玉清.医学影像学展望及发展战略[M].杭州:浙江科学技术出版社,2001.

[2]LEWIS A L,HOLDEN R R. DC Bead embolic drug-eluting bead:clinical application in the locoregional treatment of tumours[J]. Expert Opinion on Drug Delivery,2011,8(2):153-169.

[3]LAMMER J,MALAGARI K,VOGL T,et al. Prospective randomized study of doxorubicin-eluting-bead embolization in the treatment of hepatocellular carcinoma:results of the PRECISION V study[J]. Cardiovascular and Interventional Radiology,2010,33(1):41-52.

[4]VOGL T J,GRUBER T,BALZER J O,et al. Repeated transarterial chemoembolization in the treatment of liver metastases of colorectal cancer:prospective study[J]. Radiology,2009,250(1):281-289.

[5]马菲菲,王涛,张庆瑜,等.5-氟尿嘧啶聚乳酸载药微球用于胃癌治疗的研究[J].天津医药,2008,36(2):130-132.

[6]许开元,邹英华,齐宪荣,等.阿霉素海藻酸钠微球栓塞对兔肝 VX2 移植瘤血管生成的影响[J].中国医学影像技术,2010,26(2):217-220.

[7]袁惠燕,张苑,范田园.离子交换型栓塞微球及其载平阳霉素的制备与性质研究[J].北京大学学报(医学版),2009,41(2):217-220.

[8]周玲玲,袁冬平,张良,等.复方莪术油微球肝动脉栓塞对大鼠移植性肝癌的增效减毒作用[J].南京中医药大学学报,2010,26(6):447-449.

[9]SANGRO B,IÑARRAIRAEGUI M,BILBAO J I. Radioembolization for hepatocellular carcinoma[J].Journal of Hepatology,2012,56(2):464-473.

[10]PAPROTTKA P M,HOFFMANN R T,HAUG A,et al. Radioembolization of symptomatic,unresectable neuroendocrine hepatic metastases using yttrium-90 microspheres[J]. Cardiovascular and Interventional Radiology,2012,35(2):334-342.

[11]王任飞,谭建,董峰,等.放射性微球内照射联合化疗栓塞介入治疗肝癌的临床研究[J].中国肺癌杂志,2009,12(6):635-636.

[12]罗荣光,黄金华.肿瘤射频消融:电极的类型和消融灶的特点[J].介入放射学杂志,2011,20(2):159-162.

[13]PARK M H,RHIM H,KIM Y S,et al. Spectrum of CT findings after radiofrequency abla-

tion of hepatic tumors[J]. Radiographics,2008,28(2):379-390;discussion 390-392.

[14]ZHU J C,YAN T D,MORRIS D L. A systematic review of radiofrequency ablation for lung tumors[J]. Annals of Surgical Oncology,2008,15(6):1765-1774.

[15]WANG Y,SUN Y Y,FENG L,et al. Internally cooled antenna for microwave ablation:results in *ex vivo* and *in vivo* porcine livers[J]. European Journal of Radiology,2008,67 (2):357-361.

[16]SUN Y Y,WANG Y,NI X X,et al. Comparison of ablation zone between 915-and 2, 450-MHz cooled-shaft microwave antenna:results in *in vivo* porcine livers[J]. American Journal of Roentgenology,2009,192(2):511-514.

[17]LIANG P,WANG Y,YU X L,et al. Malignant liver tumors:treatment with percutaneous microwave ablation—complications among cohort of 1136 patients[J]. Radiology, 2009,251(3):933-940.

[18]AHMED M,BRACE C L,LEE F T Jr,et al. Principles of and advances in percutaneous ablation[J]. Radiology,2011,258(2):351-369.

[19]CHEN W Z,ZHU H,ZHANG L,et al. Primary bone malignancy:effective treatment with high-intensity focused ultrasound ablation[J]. Radiology,2010,255(3):967-978.

[20]JR B W G. MR-guided focused ultrasound:a potentially disruptive technology[J]. Journal of the American College of Radiology,2009,6(7):510-513.

[21]FENNESSY F M,TEMPANY C M,MCDANNOLD N J,et al. Uterine leiomyomas:MR imaging-guided focused ultrasound surgery—results of different treatment protocols[J]. Radiology,2007,243(3):885-893.

[22]LEE E W,CHEN C,PRIETO V E,et al. Advanced hepatic ablation technique for creating complete cell death:irreversible electroporation[J]. Radiology,2010,255(2):426-433.

[23]KIM Y S,RHIM H,LIM H K,et al. Coagulation necrosis induced by radiofrequency ablation in the liver:histopathologic and radiologic review of usual to extremely rare changes [J]. Radiographics,2011,31(2):377-390.

[24]SHYN P B,OLIVA M R,SHAH S H,et al. MRI contrast enhancement of malignant liver tumours following successful cryoablation[J]. European Radiology,2012,22(2):398-403.

[25]EL-KENAWI A E,EL-REMESSY A B. Angiogenesis inhibitors in cancer therapy:mechanistic perspective on classification and treatment rationales[J]. British Journal of Pharmacology,2013,170(4):712-729.

[26]HANAHAN D. Rethinking the war on cancer[J]. Lancet,2014,383(9916):558-563.

[27]孙文早,王亮,黄晶,等.血管内皮生长因子 VEGF 和转录因子 YY1 在垂体瘤中表达的意义[J].安徽医药,2015,19(9):1776-1777.

[28]WANG N N,WU Y P,ZENG N,et al. E2F1 hinders skin wound healing by repressing vascular endothelial growth factor(VEGF)expression,neovascularization,and macrophage

recruitment[J]. PLoS One,2016,11(8):e0160411.

[29]KANDARAKOV O F,KALASHNIKOVA M V,VARTANIAN A A,et al. Homogeneous and heterogeneous 3D melanoma models *in vitro*[J]. Molekuliarnaia Biologiia,2015,49 (6):998-1001.

[30]FOLKMAN J. Tumor angiogenesis:therapeutic implications[J]. The New England Journal of Medicine,1971,285(21):1182-1186.

[31]VERHEUL H M,HAMMERS H,VAN ERP K,et al. Vascular endothelial growth factor trap blocks tumor growth,metastasis formation,and vascular leakage in an orthotopic murine renal cell cancer model[J]. Clinical Cancer Research,2007,13(14):4201-4208.

[32]SHOJAEI F. Anti-angiogenesis therapy in cancer:current challenges and future perspectives[J]. Cancer Letters,2012,320(2):130-137.

[33]PÀEZ-RIBES M,ALLEN E,HUDOCK J,et al. Antiangiogenic therapy elicits malignant progression of tumors to increased local invasion and distant metastasis[J]. Cancer Cell,2009,15(3):220-231.

[34]EBOS J M L,LEE C R,CRUZ-MUNOZ W,et al. Accelerated metastasis after short-term treatment with a potent inhibitor of tumor angiogenesis[J]. Cancer Cell,2009,15(3):232-239.

[35]FRANCO M,MAN S,CHEN L,et al. Targeted anti-vascular endothelial growth factor receptor-2 therapy leads to short-term and long-term impairment of vascular function and increase in tumor hypoxia[J]. Cancer Research,2006,66(7):3639-3648.

[36]KEUNEN O,JOHANSSON M,OUDIN A,et al. Anti-VEGF treatment reduces blood supply and increases tumor cell invasion in glioblastoma[J]. Proceedings of the National Academy of Sciences of the United States of America,2011,108(9):3749-3754.

[37]RAPISARDA A,MELILLO G. Role of the hypoxic tumor microenvironment in the resistance to anti-angiogenic therapies[J]. Drug Resistance Updates,2009,12(3):74-80.

[38]LIANG Y J,ZHENG T S,SONG R P,et al. Hypoxia-mediated sorafenib resistance can be overcome by EF24 through Von Hippel-Lindau tumor suppressor-dependent HIF-1α inhibition in hepatocellular carcinoma[J]. Hepatology(Baltimore,Md.),2013,57(5):1847-1857.

[39]BRAHIMI-HORN MC,CHICHE J,POUYSSEGUR J. Hypoxia and cancer[J]. J Mol Med (Berl),2007,85(12):1301-1307.

[40]HIROTA K,SEMENZA G L. Regulation of angiogenesis by hypoxia-inducible factor 1 [J]. Critical Reviews in Oncology/Hematology,2006,59(1):15-26.

[41]KRISHNAMACHARY B,ZAGZAG D,NAGASAWA H,et al. Hypoxia-inducible factor-1-dependent repression of E-cadherin in von Hippel-Lindau tumor suppressor-null renal cell carcinoma mediated by TCF3,ZFHX1A,and ZFHX1B[J]. Cancer Research,2006,66(5):2725-2731.

[42]BERGERS G,HANAHAN D. Modes of resistance to anti-angiogenic therapy[J]. Nature

Reviews Cancer,2008,8(8):592-603.

[43]CRAWFORD Y,KASMAN I,YU L L,et al. PDGF-C mediates the angiogenic and tumori-genic properties of fibroblasts associated with tumors refractory to anti-VEGF treatment [J]. Cancer Cell,2009,15(1):21-34.

[44]SENNINO B,KUHNERT F,TABRUYN S P,et al. Cellular source and amount of vascular endothelial growth factor and platelet-derived growth factor in tumors determine response to angiogenesis inhibitors[J]. Cancer Research,2009,69(10):4527-4536.

[45]LIEU C, HEYMACH J, OVERMAN M, et al. Beyond VEGF:inhibition of the fibro-blast growth factor pathway and antiangiogenesis[J]. Clinical Cancer Research,2011,17 (19):6130-6139.

[46]POSCHKE I,KIESSLING R. On the armament and appearances of human myeloid-de-rived suppressor cells[J]. Clinical Immunology,2012,144(3):250-268.

[47]SHOJAEI F,WU X M,MALIK A K,et al. Tumor refractoriness to anti-VEGF treatment is mediated by CD11b+Gr1+ myeloid cells[J]. Nature Biotechnology,2007,25(8):911-920.

[48]FINKE J,KO J,RINI B,et al. MDSC as a mechanism of tumor escape from sunitinib me-diated anti-angiogenic therapy[J]. International Immunopharmacology,2011,11(7):856-861.

[49]WINKLER F,KOZIN S V,TONG R T,et al. Kinetics of vascular normalization by VEG-FR-2 blockade governs brain tumor response to radiation:Role of oxygenation,angiopoie-tin-1,and matrix metalloproteinases[J]. Cancer Cell,2004,6(6):553-563.

[50]INAI T,MANCUSO M,HASHIZUME H,et al. Inhibition of vascular endothelial growth factor(VEGF)signaling in cancer causes loss of endothelial fenestrations, regression of tumor vessels,and appearance of basement membrane ghosts[J]. The American Journal of Pathology,2004,165(1):35-52.

[51]LU C H,THAKER P H,LIN Y G,et al. Impact of vessel maturation on antiangiogenic therapy in ovarian cancer[J]. American Journal of Obstetrics and Gynecology,2008,198 (4):477. e1-9;discussion 477. e9-10.

[52]MANIOTIS A J,FOLBERG R,HESS A,et al. Vascular channel formation by human mela-noma cells *in vivo* and *in vitro*:vasculogenic mimicry[J]. The American Journal of Pathol-ogy,1999,155(3):739-752.

[53]HENDRIX M J,SEFTOR R E,SEFTOR E A,et al. Transendothelial function of hu-man metastatic melanoma cells:role of the microenvironment in cell-fate determination [J]. Cancer Research,2002,62(3):665-668.

[54]SUN B C,ZHANG D F,ZHANG S W,et al. Hypoxia influences vasculogenic mimic-ry channel formation and tumor invasion-related protein expression in melanoma[J]. Cancer Letters,2007,249(2):188-197.

[55]尧良清,丰有吉,丁景新,等. 缺氧诱导卵巢上皮性癌细胞形成拟态血管的前期研究

[J]. 中华妇产科杂志,2005,40(10):662-665.

[56] CHAFFER C L, BRUECKMANN I, SCHEEL C, et al. Normal and neoplastic nonstem cells can spontaneously convert to a stem-like state[J]. Proceedings of the National Academy of Sciences of the United States of America,2011,108(19):7950-7955.

[57] LI Z Z, BAO S D, WU Q L, et al. Hypoxia-inducible factors regulate tumorigenic capacity of glioma stem cells[J]. Cancer Cell,2009,15(6):501-513.

[58] KRISHNAMACHARY B, PENET M F, NIMMAGADDA S, et al. Hypoxia regulates CD44 and its variant isoforms through HIF $-1\alpha$ in triple negative breast cancer[J]. PLoS One,2012,7(8):e44078.

[59] AMARAVADI R K, THOMPSON C B. The roles of therapy-induced autophagy and necrosis in cancer treatment[J]. Clinical Cancer Research,2007,13(24):7271-7279.

[60] HU Y L, DELAY M, JAHANGIRI A, et al. Hypoxia-induced autophagy promotes tumor cell survival and adaptation to antiangiogenic treatment in glioblastoma[J]. Cancer Research,2012,72(7):1773-1783.

[61] JAIN R K. Normalization of tumor vasculature: an emerging concept in antiangiogenic therapy[J]. Science,2005,307(5706):58-62.

[62] KERBEL R S. Tumour angiogenesis[J]. N Engl J Med,2008,358(19):2039-2049.

[63] JAIN R K, DUDA D G, CLARK J W, et al. Lessons from phase Ⅲ clinical trials on anti-VEGF therapy for cancer[J]. Nature Clinical Practice Oncology,2006,3(1):24-40.

[64] CARMELIET P. Angiogenesis in life, disease and medicine[J]. Nature, 2005, 438 (7070):932-936.

[65] HURWITZ H, FEHRENBACHER L, NOVOTNY W, et al. Bevacizumab plus irinotecan, fluorouracil, and leucovorin for metastatic colorectal cancer[J]. The New England Journal of Medicine,2004,350(23):2335-2342.

[66] WANG J W, SUN Y, LIU Y Y, et al. Results of randomized, multicenter, doubleblindphase Ⅲ trial of rh-endostatin(YH-16) in treatment of advanced nonsmall cell lung cancer patients[J]. Chin J Lung Cancer,2005,8(4):283-290.

[67] CAO Y H. Endogenous angiogenesis inhibitor and their therapeutic implications[J]. Int J Biochem Cell Biol,2001,33(4):357-359.

[68] KERBEL R S, VILORIA-PETIT A, OKADA F, et al. Establishing a link between oncogenes and tumor angiogenesis[J]. Molecular Medicine,1998,4(5):286-295.

[69] LIAU G, SU E J, DIXON K D. Clinical efforts to modulate angiogenesis in the adult: gene therapy versus conventional approaches[J]. Drug Discovery Today,2001,6(13):689-697.

[70] CHANG Y S, DI TOMASO E, MCDONALD D M, et al. Mosaic blood vessels in tumors: frequency of cancer cells in contact with flowing blood[J]. Proceedings of the National Academy of Sciences of the United States of America,2000,97(26):14608-14613.

[71] FOLBERG R, HENDRIX M J, MANIOTIS A J. Vasculogenic mimicry and tumor angiogen-

esis[J]. The American Journal of Pathology, 2000, 156(2): 361-381.

[72] LEWANDOWSKI R J, GESCHWIND J F, LIAPI E, et al. Transcatheter intraarterial therapies: rationale and overview[J]. Radiology, 2011, 259(3): 641-657.

[73] 张琳. 兔 VXⅡ肝移植肿瘤模型的建立及诺帝在 TACE 治疗该模型中的初步应用 [D]. 重庆: 第三军医大学, 2000: 28.

[74] 王奇. 载羟基喜树碱聚乳酸羟基乙酸微球的制备及抑制肝癌栓塞后血管生成的实验研究[D]. 武汉: 华中科技大学, 2013: 1-99.

[75] 万智勇, 张磊, 卢子瑄, 等. 温敏药物缓释栓塞剂行兔肝动脉栓塞的实验研究[J]. 介入放射学杂志, 2011, 20(7): 559-562.

[76] LIU P F, WANG H B, WANG Q, et al. cRGD conjugated mPEG-PLGA-PLL nanoparticles for SGC-7901 gastric cancer cells-targeted Delivery of fluorouracil[J]. Journal of Nanoscience and Nanotechnology, 2012, 12(6): 4467-4471.

[77] 顾文权, 张磊, 王彬, 等. "血管内皮抑素"温敏栓塞剂治疗 VX2 兔肝癌的实验研究[J]. 中华高血压杂志, 2015, 23: 1-3.

[78] 何学红. 携带诺帝的 PVA 颗粒治疗兔 VX2 肝移植肿瘤的实验研究[D]. 四川: 川北医学院, 2013: 1-39.

[79] 石拯拯, 敖国昆. 带药微球缓释栓塞制剂的研究现状[J]. 中华临床医师杂志(电子版), 2012, 6(13): 3675-3678.

[80] 杨巧丽. 诺帝-褐藻酸钠微球治疗兔 VX2 肝癌的实验研究[D]. 泸州: 四川医科大学, 2015: 1-43.

[81] LIU F, DONG X, LV H, et al. Targeting hypoxia-inducible factor-$2\alpha$ enhances sorafenibantitumoractivity via $\beta$-catenin/C-Myc-dependent pathways in hepatocellular carcinoma[J]. Oncol Lett, 2018, 10(2): 778-784.

[82] 王志军. 联合经导管动脉栓塞术和分子靶向制剂治疗肝癌的基础研究[D]. 北京: 中国人民解放军军医进修学院, 2011: 1-67.

[83] KONG H L, CRYSTAL R G. Gene therapy strategies for tumor antiangiogenesis[J]. Journal of the National Cancer Institute, 1998, 90(4): 273-286.

[84] KLEINMAN H K, LIAU G. Gene therapy for antiangiogenesis[J]. J Natl Cancer Inst, 2001, 93(13): 965-967.

[85] XU M, KUMAR D, SRINIVAS S, et al. Parenteral gene therapy with *p53* inhibits human breast tumors *in vivo* through a bystander mechanism without evidence of toxicity[J]. Human Gene Therapy, 1997, 8(2): 177-185.

[86] VOSS S D, KRUSKAL J B. Gene therapy: a primer for radiologists[J]. Radiographics, 1998, 18(6): 1343-1372.

[87] KUO C J, FARNEBO F, YU E Y, et al. Comparative evaluation of the antitumor activity of antiangiogenic proteins delivered by gene transfer[J]. Proc Natl Acad Sci USA, 2001, 98(8): 4605-4610.

[88] KHURI F R, NEMUNAITIS J, GANLY L, et al. A controlled trial of intratumoral ONYX-

015, a selectively-replicating adenovirus, in combination with cisplatin and 5-fluorouracil in patients with recurrent head and neck cancer[J]. Nat Med,2000,6(8):879-885.

[89] FOLKMAN J. Antiangiogenic gene therapy[J]. Proc Natl Acad Sci USA,1998,95(16): 9064-9066.

[90] CHEN C T, LIN J, LI Q, et al. Antiangiogenic gene therapy for cancer via systemic administration of adenoviral vectors expressing secretable endostatin [J]. Human Gene Therapy,2000,11(14):1983-1996.

[91] THOMAS J W, KUO M D, CHAWLA M, et al. Vascular gene therapy [J]. Radiographics,1998,18(6):1373-1394.

[92] WUNDERBALDINGER P, BOGDANOV A, WEISSLEDER R. New approaches for imaging in gene therapy[J]. European Journal of Radiology,2000,34(3):156-165.

[93] SIMONS M, BONOW R O, CHRONOS N A, et al. Clinical trials in coronary angiogenesis: issues, problems, consensus: an expert panel summary[J]. Circulation,2000,102(11): E73-E86.

[94] BECKER G J. The future of interventional radiology[J]. Radiology,2001,220(2):281-292.

[95] MUGITANI T, TANIGUCHI H, TAKADA A, et al. TNP-470 inhibits collateralization to complement the anti-tumour effect of hepatic artery ligation [J]. British Journal of Cancer,1998,77(4):638-642.

[96] CAMPHAUSEN K, MOSES M A, BEECKEN W D, et al. Radiation therapy to a primary tumor accelerates metastatic growth in mice [J]. Cancer Research, 2001, 61 (5): 2207-2211.

# 第十章 放射治疗联合抗肿瘤血管生成治疗机制与临床应用

## 第一节 概 论

### 一、放射治疗

肿瘤放射治疗是利用放射线治疗肿瘤的一种局部治疗方法。放射线包括放射性同位素产生的 α、β、γ 射线和各类 X 射线治疗机或加速器产生的 X 射线、电子线、质子束及其他粒子束等。放射治疗是恶性肿瘤的主要治疗手段之一,在肿瘤的综合治疗中占有举足轻重的地位。据统计,大约70%的癌症患者在治疗癌症的过程中需要用放射治疗,约有40%的癌症可以用放疗根治。放射治疗在肿瘤治疗中的作用和地位日益突出。

放射疗法虽仅有几十年的历史,但发展较快。在 CT 影像技术和计算机技术发展帮助下,现在的放疗技术由二维放疗发展到三维放疗、四维放疗技术,放疗剂量分配也由点剂量发展到体积剂量分配,以及体积剂量分配中的剂量调强。现在的放疗技术主流包括立体定向放射治疗(SRT)和立体定向放射外科(SRS)。立体定向放射治疗(SRT)包括三维适形放疗(3DCRT)、三维适形调强放疗(IMRT);立体定向放射外科(SRS)包括 X 刀(X-knife)、伽玛刀(Y 刀)和射波刀(Cyber Knife),X 刀、伽玛刀和射波刀等设备均属于立体定向放射治疗的范畴,其特征是三维、小野、集束、分次、大剂量照射,它要求定位的精度更高和靶区之外剂量衰减得更快。

放射治疗的疗效取决于放射敏感性,不同组织器官以及各种肿瘤组织在受到照射后出现变化的反应程度各不相同。放射敏感性与肿瘤细胞的增殖周期和病理分级有关,即增殖活跃的细胞比不增殖的细胞敏感,细胞分化程度越高放射敏感性越低,反之愈高。此外,肿瘤细胞的氧含量直接影响放射敏感性,例如早期肿瘤体积小,血运好,乏氧细胞少时疗效好,晚期肿瘤体积大,瘤内血运差,甚至中心有坏死,则放射敏感性低;生长在局部的鳞癌,较在臀部和四肢的肿瘤血运好,敏感性高;肿瘤局部合并感染,血运差(乏氧细胞多),放射敏感性下降。因此,保持照射部位清洁,预防感染、坏死,是提高放疗敏感性的重要条件。临床上根据对不同剂量的反应,将肿瘤对放射线的敏感性分为以下 4 种。

1. 放射高度敏感肿瘤　指照射 20~40 Gy 肿瘤消失,如淋巴类肿瘤、精原细胞瘤、肾母细胞瘤等。

2. 放射中度敏感肿瘤　指照射 60~65 Gy 肿瘤消失,如大多数鳞癌、脑瘤、乳腺癌等。

3. 放射低度敏感肿瘤　指照射 70 Gy 以上肿瘤才消失,如大多数腺癌。肿瘤的放射敏感性与细胞的分化程度有关,分化程度越高,放射敏感性越低。

4. 放射不敏感(抗拒)的肿瘤　如纤维肉瘤、骨肉瘤、黑色素瘤等。但一些低(差)分化肿瘤如骨的网状细胞肉瘤、尤因肉瘤、纤维肉瘤腹膜后和腘窝脂肪肉瘤等,仍可考虑放射治疗。

## 二、抗肿瘤血管生成治疗

1971 年,Folkman 首次提出肿瘤生长和转移是血管依赖性的,阻断肿瘤血管生成是遏制肿瘤生长的有效策略。抗血管生成治疗策略包括针对血管生长因子、血管内皮细胞、金属蛋白酶、整合素等。抗血管生成治疗与传统治疗相比有以下潜在优势。①独特性:抗肿瘤机制独特,可协同其他疗法。②稳定性:血管内皮细胞基因稳定,不易耐药。③低毒性:只针对新生血管,对正常组织影响小。④直接性:靶点是肿瘤血管,药物易于到达并在局部形成较高浓度。⑤广谱性:肿瘤生长的血管依赖性为所有肿瘤的共性,抗血管生成治疗具有广谱性。

## 三、放射治疗联合抗肿瘤血管生成治疗的现状

实体肿瘤的生存、生长和转移有赖于肿瘤的血管。近年来不断有研究提示放射治疗联合抗血管生成药物能够提高抗肿瘤效果。有学者认为索拉非尼与放射治疗联合有协同增效的潜在可能。他通过设计两种人肝癌细胞株(SMMC-7721,SK-HEP-1)来观察索拉非尼与放射治疗联合是否对肝癌有协同抗肿瘤效应,以及可能产生协同效应的联合方式。结果证实索拉非尼与放射治疗联合应用于肝癌细胞,可以抑制放射后细胞增殖,增加放射引起的 DNA 损伤并抑制两种关键途径的 DNA 修复能力,同时促进放射诱导的凋亡。

明确这些机制有助于指导临床制订放射治疗与抗血管生成联合应用的方案。然而,这种联合作用的机制很复杂,涉及肿瘤细胞本身和肿瘤微环境(包括氧供状态、基质和血管)等。

# 第二节　放射治疗联合抗肿瘤血管生成治疗的可能机制

抗血管生成治疗的主要靶是肿瘤血管,放射治疗的主要靶是肿瘤细胞,两者之间存在协同机制,从而提高放射治疗的效应。其可能的机制包括:①促进肿瘤血管正常化,降低肿瘤内乏氧细胞的比例,提高肿瘤氧合;②间接通过血管生长因子和内皮受体抑制肿瘤血管生成;③直接提高肿瘤细胞的放射敏感性,如肿瘤细胞凋亡;④直接增加内皮细胞对放射治疗的敏感性,如内皮细胞凋亡。

这些机制中最受关注的是 Jain 提出的肿瘤血管正常化理论。这个理论指出,合理地运用抗血管生成药物,能在血管消退之前修复异常的肿瘤血管系统,使肿瘤血管趋于正常,更有效地运输氧和药物到肿瘤细胞,从而提高放化疗的敏感性。抗血管生成治疗后能产生一个特定的"时间窗",这时肿瘤血管出现短暂的正常化现象,表现为肿瘤内血管和微环境的结构和功能正常化。肿瘤血管结构由杂乱变得有序,分布更均匀,直径趋于一致,周细胞覆盖率增加,基底膜更均匀。肿瘤血管正常化的潜在作用是使肿瘤内组织液压下降,乏氧得到暂时改善,药物更易进入肿瘤内部,增加肿瘤细胞对放化疗的敏感性,从而改善疗效。在多种动物模型中发现,多种抗血管生成药物如贝伐珠单抗、恩度、Cediranib(AZD2171)、TNP-470、伊马替尼、西妥昔单抗、舒尼替尼(Sunitinib)、TSU-68、KRN951 等,都能使肿瘤血管正常化。在肿瘤血管正常化的时间窗内,肿瘤组织灌注和乏氧的改善、对放射治疗敏感性的提高、血管形态学的动态改变三者相吻合。

## 一、VEGF 与肿瘤的关系

VEGF 与肿瘤密切相关,VEGF 在肿瘤患者中表达的阳性率高于其他非肿瘤患者。胸部、胃肠道、肾、膀胱、卵巢等部位的肿瘤 VEGF 表达明显上调,在有坏死的肿瘤中,邻近坏死区的肿瘤细胞 VEGF 尤为高。在非小细胞肺癌(non-small cell lung cancer, NSCLC)的肿瘤组织中 VEGF 表达阳性率约为 64%。Shi 等研究证实 VEGF-C 高表达时鼻咽癌细胞增殖与转移的发生率明显升高,后者是鼻咽癌患者无瘤生存期的预测指标之一。

## 二、辐射对 VEGF 表达的影响

辐射可短暂提高组织中 VEGF 的表达。放射生物学基础实验证实,机体皮肤受辐射损伤后局部 VEGF 表达水平升高,并形成高峰,之后随伤口逐渐愈合而减弱。Solberg 等研究了肿瘤细胞 VEGF 的表达与放射治疗的关系,结论是不同剂量、不同分割的辐射均有促使肿瘤细胞分泌 VEGF 正向调节的作用。

辐射引起 VEGF 表达升高与以下因素有关:①乏氧、坏死是 VEGF 上调的最重要刺激因子。辐射在引起肿瘤细胞坏死的同时也引起血管内皮、内皮外基质损伤，降低肿瘤内血管密度而引起肿瘤低氧状态。低氧诱导因子-1(hypoxia-inducible factor 1, HIF-1)结合位点位于 VEGF 上游作为增强子，乏氧时通过 HIF-1 激活 VEGF mRNA 转录，增强其稳定性，促进 VEGF 的表达，从而促进新生血管形成。Barr 等研究证实了肿瘤细胞在低氧环境下比正常氧环境更能促进 VEGF 的表达，这表明乏氧是促进 VEGF 分泌的因素之一。②辐射对肿瘤作用还可以通过引起许多细胞因子、激素和生长因子的变化，从而上调 VEGF mRNA 或诱导 VEGF 的释放，如肿瘤坏死因子 α(tumor growth factor-α, TNF-α)、白细胞介素(包括 inter leukin-1α, inter leukin-1β, inter leukin-6)等。此外，放疗期间或放疗后正常组织分泌 VEGF 增加可能与正常组织的自我修复功能有关。

### 三、VEGF 作为肿瘤放射治疗预后的指标

VEGF 是促进肿瘤放疗拮抗、放疗后复发与转移的重要因素，是肿瘤放疗的预后指标。Rades 等对食管癌放疗疗效与肿瘤细胞 VEGF 表达水平关系的研究中发现，高表达 VEGF 的肿瘤对放疗不敏感且预后不佳。Xueguan 等在鼻咽癌施行放射治疗时发现肿瘤细胞分泌 VEGF 的水平与治疗疗效呈相反关系。赵国期等在鼻咽癌放疗方面的研究表明，若按健康体检者 VEGF 水平的平均值加 2 倍标准差，即 267.3 ng/L 作为 VEGF 异常升高的标准，将鼻咽癌患者分为低 VEGF 组和高 VEGF 组，结果显示 VEGF 水平对无远处转移患者生存期的影响达显著性水平，表明 VEGF 水平是鼻咽癌治疗后远处转移的独立预后因素。放疗前 VEGF 水平明显升高提示预后不良。Schneider 等对直肠癌放化疗疗效的研究表明，肿瘤组织及周围组织的 VEGF 水平升高是放化疗失败的主要原因。Green 等在前列腺癌的研究中表明，VEGF 是局部晚期前列腺癌放疗的预后指标。VEGF 的表达水平是评价肿瘤预后的重要指标，也是预测肿瘤放疗疗效的重要指标。江丰收等在非小细胞肺癌患者血清表达水平及其临床意义的研究中表明，VEGF 在 NSCLC 的发生、生长和转移过程中起着极其重要的作用，有可能成为一种新的肿瘤标志物。VEGF 联合癌胚抗原和细胞角蛋白 19 片段检测有助于 NSCLC 的临床疗效评价、预后评估和病情随访监测。

### 四、抗 VEGF 治疗协同放射治疗能提高疗效

肿瘤生长依赖于血管生成，为了提高肿瘤控制率，联合抗血管生成治疗已成为抗肿瘤治疗的研究热点。抗 VEGF 治疗协同化学治疗已取得明显疗效。同样，许多临床前期试验已经证实，抗 VEGF 治疗有益于放射治疗。目前考虑可能与抗 VEGF 治疗能减少放疗后肿瘤的血供及减少肿瘤血管内皮放疗后亚损伤的修复等因素有关。高分化胶质瘤单纯放疗效果欠佳，Narayana 等利用贝伐珠单抗联合放疗治疗脑部高分化胶质瘤取得较好的疗效，1 年的总体生存率达 86.7%。Bozec 等研究表明，贝伐珠单抗与 Erlotinib 联合放疗在头颈部肿瘤治疗中有重要的临床地位。

### 五、阿帕替尼联合放射治疗的可能机制

近来很多证据表明抗肿瘤血管生成药物与放射治疗联用可增加其疗效。据此，有学

者将阿帕替尼联合放射治疗在改变微环境、提高放疗疗效中可能发生的机制分析如下。

1. 使血管正常化　通常肿瘤产生放射抵抗性的重要原因是通过放射治疗诱导肿瘤新生血管生成，进而影响放射的顺应性，限制放疗在临床上的进一步应用。研究发现抗血管治疗与放疗在诱导肿瘤血管内皮细胞凋亡中起协同作用。抗血管治疗对肿瘤新生血管功能有所改善，使其至少在某一时段血管正常化，这样即可对肿瘤中血液的灌注能力有效增加，从而增强瘤细胞的放射敏感性。肿瘤组织需依赖新生血管提供的氧气和营养物质来满足肿瘤细胞不断扩增的需要，血管生成是细胞生长特别是肿瘤形成重要的过程。VEGF 通过激活 VEGFR 来启动下游通路导致血管内皮增殖、迁移，诱导新生血管生成，并为肿瘤细胞提供营养从而促进肿瘤生长。VEGF 及 VEGFR 在多种肿瘤组织的表达相较于正常组织明显增高，且与肿瘤组织血管密度正相关。目前可认为，"VEGF-VEGFR"轴在抗血管生成治疗中起主要靶点作用。Jain 提出"肿瘤血管正常化的概念"。这种肿瘤血管的正常化，可以暂时改善肿瘤血管系统功能，降低组织间液压力，使放疗的抗肿瘤效果显著提高。这将是抗血管生成药物与放疗联合作用于肿瘤中提高其疗效的最有力的理论证据。Schodel 等在相关实验研究中证实了抗 VEGFR-2 可以诱导肿瘤血管出现一个"血管正常化的时间窗口期"。在此窗口期内，血管通透性降低，氧分压升高，进而改善其乏氧状态，提高肿瘤细胞对放疗的敏感性，因而可以起到协同抗肿瘤作用。不仅如此，还能够通过血管的正常化对肿瘤微环境的免疫抑制作用起到减弱作用。

2. 缓解肿瘤内乏氧　放射治疗是治疗肿瘤的重要手段之一，然而放疗在杀灭肿瘤细胞的同时也能破坏血管的结构和功能，使未被放射线杀灭的肿瘤细胞得不到血供，呈乏氧状态。乏氧是产生放射抵抗的重要原因。乏氧在实体瘤中常见，组织乏氧会诱导血管生成。肺癌细胞缺氧时会分泌大量的 VEGF，其对于细胞增殖、侵袭、迁徙以及新血管芽生起到促进作用，使肿瘤血管的新生加快，肿瘤微血管密度增加，渗透性高。由于此时肿瘤血管呈现出"疏漏"状态，大分子可溢出，其较差的淋巴和血液回流导致肿瘤组织间隙压增高，肿瘤灌注下降。上述因素使肿瘤内部乏氧加重，使放疗产生抵抗，形成恶性循环，往往成为放疗失败的原因。

相关研究证实抗血管生成药物与放疗联合应用后可以对该恶性循环起到有力的打断作用，使得杂乱无章的肿瘤血管出现短暂的"正常化"。在这个时间窗内，降低了肿瘤内乏氧细胞的比例，提高肿瘤的氧合，使肿瘤内部乏氧有所改善，进而增强了放射线的杀伤效率。

3. 下调促血管生长因子水平　放疗可诱导多种促血管生长因子的增加，其中以HIF-1 和 VEGF 最为显著。HIF-1 是由受氧浓度调节的 HIF-1α 和在细胞核中持续表达的 HIF-B 两个亚基组成的异源二聚体，是一种氧依赖性转录激活因子。其在机体低氧应答中起重要介导作用，HIF-1α 的升高依赖于组织中氧浓度的降低。HIF-1 通过与低氧反应基因（hypoxia responsive gene，HRG）上的低氧反应元件结合，引发下游低氧应激基因（包括 VEGF）的转录，启动微血管生成，调节基因表达，引起一系列机体缺氧反应，这在肺癌中起重要作用。

这些血管生成因子的水平与肿瘤的侵袭性、对治疗的敏感性及预后密切相关。Hsu 等和 Meijer 等证实通过对 HIF-1 和 VEGF 的表达抑制可以提高肿瘤放疗的疗效。而与此同时,血管生成药物的使用可改善肿瘤微环境乏氧状态,下调肿瘤微环境中 HIF-1α 分子的表达。另相关抗体治疗的应用也已取得突破。

肺癌组织中 HIF-1α、VEGF 及受体均有表达,下调促血管生长因子水平,肺癌治疗新的分子靶点将以缺氧相关肺癌血管生成为基础。

4. 联合诱导肿瘤细胞凋亡 放射线通过其生物学效应作用于受照射细胞的遗传物质,引起 DNA 损伤。DNA 损伤后引起细胞周期停滞,凋亡指数(apoptotic index,AI)大大提高,众多实验证实放射治疗在诱发肿瘤细胞凋亡中起重要作用。

同时,阿帕替尼可以抑制 Akt、ERK1/2 的磷酸化,并可上调引起细胞周期的抑制蛋白 p21、p27 以及下调细胞素 Cyclin B1、cdc2,使细胞周期阻滞于 G2 期/M 期。另外,当阿帕替尼为半数抑制浓度时还可通过线粒体途径诱导肿瘤细胞凋亡。

# 第三节　放射治疗联合抗肿瘤血管生成治疗的临床应用

## 一、肺癌

1. 重组人血管内皮生成素联合放射治疗 国内学者研究证实,在恩度"时间窗"选择的临床研究中,肺癌患者使用恩度后第 1、5、10 天行乏氧显像,在 1 ~ 10 d 中,肺癌组织乏氧值(T/N 值)呈现一个先下降后升高的趋势,在第 5 天左右呈现一个最低点。同一患者使用恩度后第 1、5、10 天行灌注成像,在 1 ~ 10 d 中,毛细血管表面通透性值(PS 值)呈现一个先下降后升高的趋势,在第 5 天左右呈现一个最低点,而血流量(BF 值)呈现一个先升高后下降的趋势,在第 5 天左右呈现一个最高点,然后呈下降趋势,表现为倒 U 形曲线。肺癌患者使用恩度后其改善乏氧的"时间窗"大约在开始使用后的 1 周左右。在临床研究中,"时间窗"内使用恩度联合放疗治疗乏氧性非小细胞肺癌,具有良好的近期疗效和局部控制率,无明显毒性反应,但 1 年、2 年总生存率没有明显提高。

2. 放射治疗联合阿帕替尼 国内学者蔡鹏为了探讨放疗同步联合化疗与放疗同步联合阿帕替尼治疗Ⅲ期不能手术非小细胞肺癌的临床疗效比较。将 60 例Ⅲ期不能手术的非小细胞肺癌患者随机分为治疗组($n = 30$)和对照组($n = 30$)。对照组采用放疗同步联合化疗治疗,治疗组采用放疗同步联合阿帕替尼治疗。观察比较两组 CEA、CYFRA21-1、VEGF 及 MMP-9 水平变化,近期疗效,生活质量改善情况及不良反应发生情况。治疗后,两组 VEGF、MMP-9、CEA 和 CYFRA21-1 水平均显著低于治疗前($P<0.05$),但两组间比较无差异($P>0.05$)。两组生活质量及近期疗效有效率比较无差异($P> 0.05$)。治疗组副作用率为 13.33%,显著低于对照组 40.00%($\chi2 = 5.455$,$P = 0.039$)。结论显示放疗同步联合化疗与放疗同步联合阿帕替尼治疗Ⅲ期不能手术 NSCLC 疗效相当,但放疗同步联合阿帕替尼治疗的不良反应较小,患者耐受性更好,值得推广。

潘振华等探讨阿帕替尼联合调强适形放疗治疗Ⅲ ~ Ⅳ期 NSCLC 的疗效及安全性。

选取 70 例Ⅲ～Ⅳ期 NSCLC 患者为研究对象,依据随机数字表法将患者分为观察组和对照组,每组 35 例。观察组患者给予阿帕替尼联合调强适形放疗,对照组患者给予调强适形放疗。结果显示观察组患者的治疗有效率为 82.86%,高于对照组的 60.00%,差异有统计学意义($P<0.05$)。治疗后,两组患者的血清 CEA、CYFRA21-1、VEGF、MMP9 水平均较本组治疗前降低($P<0.05$);治疗后,观察组患者的血清 CEA、CYFRA21-1、VEGF、MMP9 水平均明显低于对照组($P<0.01$)。治疗后,观察组患者的生活质量改善率为 82.86%,高于对照组的 57.14%,差异有统计学意义($P<0.05$)。治疗期间,观察组患者的不良反应发生率为 17.14%,低于对照组的 40.00%,差异有统计学意义($P<0.05$)。从而得出结论:阿帕替尼联合调强适形放疗治疗Ⅲ～Ⅳ期 NSCLC 具有协同作用,可提高临床疗效,且安全性较高,不良反应发生率较低,建议在临床推广应用。

## 二、肝癌

国内学者通过体内实验研究证实,索拉非尼与放射联合在肝癌移植瘤中可产生显著的放射增敏效应。索拉非尼拮抗肿瘤血管及抑制新生血管形成很可能在其增加体内放射效应中发挥重要作用,但临床有待进一步研究证实。

## 三、胃癌

国内学者张振坤等探讨阿帕替尼靶向治疗联合调强放疗在胃癌患者中的应用及对治疗依从性的影响。选取 2011 年 3 月—2012 年 3 月收治的胃癌患者 120 例,随机分为 2 组,对照组为不能耐受化疗的患者,研究组为胃癌二线化疗失败的患者。对比两组患者近期、远期疗效及急性期、后期毒副反应。结果显示治疗后研究组患者的毒副反应明显低于对照组($P<0.05$),治疗后研究组治疗依从性明显优于对照组($P<0.05$),治疗后研究组患者的生活质量明显优于对照组($P<0.05$),治疗后研究组患者的近、远期疗效明显优于对照组($P<0.05$)。从而得出结论:与无法耐受化疗的胃癌患者相比,二线化疗失败的胃癌患者应用阿帕替尼靶向治疗联合调强放疗的患者病情有明显的改善,值得临床进一步推广。

## 四、直肠癌

国内学者王东霞等探讨局部进展期直肠癌患者术前应用贝伐珠单抗联合卡培他滨化疗以及标准剂量放疗的效果和安全性。选择局部进展直肠癌患者应用卡培他滨 825 mg/m²、2 次/d,第 1～14 天和第 22～35 天;贝伐珠单抗 5 mg/kg,放疗前第 14 天,放疗后第 1、15、29 天;放疗 50.4 Gy 分 28 次。放化疗 7～9 周后实施 TME 手术。结果显示,纳入 42 例可评估患者,其中 38 例手术,18 例(43%)临床 T4 和(或)N2,平均相对强度>90%,97% 照射。术前组 10 例(24%)发生 3/4 级腹泻,4 例(10%)出现疼痛,而术后组的 5 例(13%)患者均出现 3/4 级疼痛、乏力和感染,4 例(11%)因出现并发症再次手术。术后 38 例中肿瘤完全消退达 $T_0$ 的有 9 例(9/38,23.7%);其中达 $T_0N_0$ 7 例(7/38,18.4%)、$T_0N_1$ 2 例(5.3%)。结论提示:术前贝伐珠单抗联合卡培他滨和放疗在期望肿瘤衰退率方面是安全和有效的。

## 五、宫颈癌

1. 阿帕替尼联合同步放化疗　国内学者饶林丽等探讨阿帕替尼联合同步放化疗治疗中晚期宫颈癌的临床疗效和不良反应。选择 2016 年 7 月—2017 年 7 月收治的 40 例中晚期宫颈癌患者为研究对象,按随机数字表法分为试验组和对照组,各 20 例。对照组接受同步放化疗治疗,试验组在同步放化疗基础上联合阿帕替尼治疗。观察并分析两组患者的治疗效果和不良反应。结果显示对照组患者治疗总有效率为 40%,试验组为 75%,差异有统计学意义($P<0.05$)。试验组中位总生存期为 19.88 个月,对照组为 10.68 个月,组间生存状况分布差异有统计学意义($P<0.05$)。两组患者治疗过程中的主要不良反应包括乏力、高血压、蛋白尿、手足综合征、骨髓抑制、腹泻、头痛、皮疹等,多为 0～Ⅱ度,不良反应总发生率组间比较异无统计学意义($P>0.05$)。结论提示,阿帕替尼联合同步放化疗可提高中晚期宫颈癌患者的治疗效果,且不良反应可耐受,值得临床推广。

2. 重组人血管内皮抑制素联合同步放化疗　国内学者选取 53 例中晚期宫颈癌(Ⅱb～Ⅳa 期)患者。将其分为两组,分别接受 1 个、2 个疗程的恩度治疗。其中恩度 1 个疗程组(甲组)27 例,恩度 2 个疗程组(乙组)26 例。两组均接受恩度加盆腔三维适形调强放疗和同步顺铂化疗,体外放疗结束后行腔内后装治疗,仅恩度应用疗程有区别。治疗结束后 3 个月复查患者的妇科查体情况、肿瘤标记物水平及盆腔 CT/MRI。复查结果作为近期疗效对比依据。依据实体瘤治疗疗效评价 RECIST 标准。记录治疗中及治疗后 3 个月内患者的造血功能影响、消化系统反应及泌尿生殖系统反应等早期并发症情况。不良反应分级按急性放射损伤分级 RTOG 标准进行评价。结果显示:治疗 3 个月后,甲组完全缓解(CR)14 例(51.85%);部分缓解(PR)10 例(37.04%);病情稳定(SD)3 例(11.11%);有效率(CR+PR)是 88.89%。乙组完全缓解(CR)16 例(61.54%);部分缓解(PR)8 例(30.77%);病情稳定(SD)2 例(7.69%);有效率(CR+PR)是 92.31%。乙组比甲组完全缓解率高,但差异无统计学意义($\chi2=0.506$,$P>0.05$)。乙组较甲组有效率高,差别仍无统计学意义($\chi2=0.000$,$P>0.05$)。两组鳞癌的疗效对比结果提示乙组比甲组要有优势,但是统计结果无差异($P>0.05$)。两组腺癌相关统计结果相同。两组患者 1 年生存率均为 100%,统计学上也无差异。毒副反应方面恩度应用 1 个疗程和 2 个疗程组别相比,髓内抑制发生率分别为 51.85%(14/27)和 61.54%(16/26);直肠反应发生率分别为 37.04%(10/27)和 30.77%(8/26),统计学无明显差别($P>0.05$)。上消化道反应分别为 51.85%(14/27)和 61.54%(16/26);泌尿生殖系统不良反应发生率分别是 22.22%(6/27)和 19.23%(5/26),差别都没有统计学意义($P>0.05$)。结论提示接受同步放化疗的中晚期宫颈癌患者,联合应用 2 个疗程恩度比单用 1 个疗程疗效有所提升,尤其鳞癌患者获益更大。两组均无明显不良反应。所以联合恩度靶向治疗的方式有望作为治疗中晚期宫颈癌的新方案。

### 六、颅内恶性肿瘤

1. 伽玛刀联合贝伐珠单抗　国内学者马亮等分析颅内恶性胶质瘤术后残留或复发患者接受伽玛刀联合贝伐珠单抗治疗与只接受伽玛刀治疗患者的近期肿瘤控制率、临床症状改善以及患者生存率的差别。总结2012—2015年83例脑恶性胶质瘤术后复发患者的临床资料。其中接受伽玛刀联合贝伐珠单抗治疗40例(联合组),接受伽玛刀治疗43例(伽玛刀组),对两组患者治疗后定期复查比较近期疾病控制、临床症状改善及生存率的差别。结果:所有患者随访4～42个月,随访率100%,联合组和伽玛刀组治疗中的患者6个月疾病控制率、1年生存率及2年生存率分别为92.5%和74.4%($P<0.05$)、74.2%和32.1%($P<0.05$)、56.4%和12.4%($P<0.05$)。结论提示伽玛刀联合小剂量贝伐珠单抗治疗颅内恶性胶质瘤是安全、有效的治疗方法,对患者治疗后近期肿瘤控制、生存质量的提高以及延长患者生存期有重要的作用。

何吉洪等研究贝伐珠单抗治疗脑转移放疗后坏死(RN)的效果。回顾性分析脑转移放疗后坏死患者14例的临床资料,所有患者均接受贝伐珠单抗治疗10～15 mg/(kg·2周)。比较治疗前后RN的MRI图像改变情况和临床症状的观察。结果:贝伐珠单抗治疗后第1次随访相对于治疗前的RN平均体积在MRI钆增强$T_1$加权图像和磁共振成像液体抑制反转恢复序列(FLAIR)图像中缩小分别为67.8%和63.3%;第2次随访为66.8%和67.3%;远期随访缩小52.2%和增加56.7%。第1次随访和第2次随访与治疗前比较差异有统计学意义($P<0.05$)。所有患者在接受贝伐珠单抗治疗后均开始皮质醇减量治疗,其中13例患者RN相关症状均有改善并较为稳定,均未出现颅内出血或其他副作用。结论:贝伐珠单抗用于治疗脑转移RN临床效果明显,并能减少皮质醇用量。

2. 替莫唑胺联合贝伐珠单抗同步放疗　国内学者陈婵娟等观察替莫唑胺联合贝伐珠单抗同步放疗对高级别脑胶质瘤术后患者的临床效果及安全性。将2010年10月—2011年3月确诊的脑恶性胶质瘤患者84例随机分为治疗组和对照组,每组42例,两组患者均在手术后接受放射治疗,治疗组接受放疗的同时采用替莫唑胺与贝伐珠单抗联合治疗,对照组接受替尼泊苷联合洛莫司汀治疗。观察和比较两组患者的临床总有效率、疾病控制率、中位生存时间、3年生存率及不良反应的发生情况。结果治疗组和对照组的临床总有效率分别为88.1%、66.7%,疾病控制率分别为95.2%、81.0%,治疗组均显著高于对照组,差异均具有显著性($P<0.05$)。治疗组的肝肾功能异常、消化道反应、骨髓抑制、疲乏的发生率均明显低于对照组($P<0.05$)。治疗组的中位生存时间为30个月,3年生存率为37.2%;对照组的中位生存时间21个月,3年生存率为13.0%,治疗组均显著优于对照组($P<0.05$)。结论显示,替莫唑胺联合贝伐珠单抗同步放疗治疗高级别脑胶质瘤的疗效优于替尼泊苷联合洛莫司汀,且不良反应更少,值得临床推广。

上述研究证实,放射治疗联合抗肿瘤血管生成治疗在恶性肿瘤的治疗中对提高肿瘤控制、提高患者生存质量、改善患者的耐受性以及延长患者生存期有重要的作用。然而缺乏大样本、多中心的临床研究,其方案的可行性仍需进一步的验证。

## 参考文献

[1] VAUPEL P, MAYER A. Hypoxia in cancer: significance and impact on clinical outcome [J]. Cancer Metastasis Reviews, 2007, 26(2): 225-239.

[2] CARMELIET P, JAIN R K. Angiogenesis in cancer and other diseases [J]. Nature, 2000, 407(6801): 249-257.

[3] JAIN R K, DAN G D D, CLARK J W, et al. Lessons from phase Ⅲ clinical trials on anti-VEGF therapy for cancer [J]. Nature Clinical Practice Oncology, 2006, 3: 24-40.

[4] GREENBERG J I, SHIELDS D J, BARILLAS S G, et al. A role for VEGF as a negative regulator of pericyte function and vessel maturation [J]. Nature, 2008, 456(7223): 809-813.

[5] SONG C W, LEVITT S H. Effect of X irradiation on vascularity of normal tissues and experimental tumor [J]. Radiology, 1970, 94(2): 445-447.

[6] SONVEAUX P, BROUET A, HAVAUX X, et al. Irradiation-induced angiogenesis through the up-regulation of the nitric oxide pathway: Implications for tumor radiotherapy [J]. Cancer Research, 2003, 63(5): 1012-1019.

[7] GORSKI D H, BECKETT M A, JASKOWIAK N T, et al. Blockage of the vascular endothelial growth factor stress response increases the antitumor effects of ionizing radiation [J]. Cancer Research, 1999, 59(14): 3374-3378.

[8] 蔡鹏. 同步放化疗与放疗同步联合阿帕替尼治疗Ⅲ期不能手术非小细胞肺癌的临床疗效比较 [J]. 实用癌症杂志, 2018, 33(3): 454-457.

[9] 潘振华, 单娟, 郭小奇, 等. 阿帕替尼联合调强适形放疗治疗Ⅲ~Ⅳ期非小细胞肺癌的疗效及安全性研究 [J]. 癌症进展, 2018, 16(15): 1868-1871.

[10] 饶林丽, 夏常青, 谢兆光, 等. 阿帕替尼联合同步放化疗治疗中晚期宫颈癌的研究 [J]. 肿瘤药学, 2018, 8(5): 767-771.

[11] 马亮, 傅相平, 赵明, 等. 伽玛刀联合贝伐单抗治疗颅内恶性胶质瘤的疗效分析 [J]. 临床神经外科杂志, 2016, 13(5): 328-331.

[12] 何吉洪, 龙江. 贝伐单抗治疗脑转移放疗后坏死的临床观察 [J]. 中国医学创新, 2014, 11(30): 101-103.

[13] 陈婵娟, 王家祺, 梁永, 等. 替莫唑胺联合贝伐单抗同步放疗对高级别脑胶质瘤术后患者的疗效分析 [J]. 肿瘤药学, 2015, 5(2): 126-129.

# 第十一章 中医药抗肿瘤血管生成治疗机制与临床应用

## 第一节 中医药抗肿瘤血管生成机制

### 一、中医药抗肿瘤血管生成理论基础

在肿瘤的生长、复发及转移过程中,肿瘤新生血管的生成起着非常重要的作用,同时其也是一个复杂的生理病理过程。肿瘤血管生成属于中医学"络病"的范畴。所谓络病,就是发生于经络系统终末段、深入脏腑四肢百骸的疾病。

**(一)络脉理论的历史沿革**

中医学中"络"的概念首先由《黄帝内经》明确提出,其中有"经脉为里,支而横者为络,络之别为孙"的记录。《灵枢·终始》载有久病邪气入深有在经和入络之别。东汉时期张仲景所著《伤寒杂病论》奠定了络病理论的证治基础,首创活血化瘀通络法和虫蚁搜剔通络法。元代医家朱丹溪《丹溪心法》中云"痰挟瘀血,遂成窠囊",创"辛味通络"法。至清代医家叶天士医案中对"久病入络"有比较完善的理论体系与临床运用准则。《临证指南医案》有"初病在经,久病入络""在经多气病,在络多血病"等理论。至今王永炎院士等正式提出络病理论。

**(二)络脉的生理功能**

络脉是从经脉别出后越分越细,网络全身,无处不到,是经络系统中和内在脏腑与外在肌腠直接相连的部分。络脉包括大络、孙络、浮络、血络等内容。络又分阴阳,循行于皮肤和体表黏膜的络脉为阳络;循行于体内,布散于脏腑区域的络脉为阴络。

络脉的生理功能概括为卫外抗邪、沟通表里、互渗津液、贯通营卫、保证经气环流,在人体气血津液的输布环流中起着重要的枢纽和桥梁作用。

### （三）"络病理论"与肿瘤血管生成

1. 中医络脉"络病理论"与西医肿瘤新生血管存在一定的相似性　在结构上,内外病邪侵袭络脉会表现为络体迂曲、扩张、络脉分布异常等,概括为"络道亢变"。而肿瘤新生血管多为不成熟血管,表现为血管膨胀、迂曲且分布不均,血管内皮细胞排列无序,细胞连接松散,基底膜厚薄不均。在功能上,中医络病理论认为恶性肿瘤病邪较重,损伤络脉,在其发展过程中,肿瘤生长迅速,络脉自身的修复功能不足以适应其增长速度,络脉失去对肿瘤的约束力,使其向周围组织浸润与扩散。现代医学认为肿瘤细胞生长刺激血管生成、促进肿瘤增殖迅速,具有向周围组织浸润、扩散,向远处组织转移。

2. 病络　病络是一种病机,具体体现为各种病理因素以络脉为幕布的病理投影的移变;同时为络脉的病理过程、病机环节、病证产生的根源;络脉有常有变,常则通,变则病,病则必有"病络"产生,"病络"生则"络病"形成。络病病机特点:易滞易瘀、易入难出、易积成形。

## 二、抗肿瘤血管生成机制概述

### （一）肿瘤血管生成理论

20 世纪 70 年代,Folkman 博士提出"肿瘤抗血管生成治疗"的理念。理论基础是肿瘤生长到$>1 \text{ mm}^3$启动血管生成,刺激周围成熟的血管通过出芽的方式形成新的血管并进入肿瘤提供养分和带走代谢废物,同时向远处扩散肿瘤细胞,在体内不同部位形成新的转移灶。

### （二）肿瘤血管生成状态主要由刺激因子和抑制因子的平衡来决定

1. 血管内皮生长因子　VEGF 是最强的血管生成刺激因子之一。VEGF 家族有 6 个成员,即 VEGF-A、VEGF-B、VEGF-C、VEGF-D、VEGF-E、胎盘生长因子(PLGF);其受体为 VEGFR-1(Flk-1)、VEGFR-2(Flt-1/KDK)、VEGFR-3(Flk-4)等,都是跨膜的酪氨酸激酶受体。VEGF 表达最重要的刺激信号是细胞缺氧状态,缺氧诱导因子-1α(HIF-1α)诱导 VEGF 表达上调,从而启动 VEGF 的转录。

VEGF 及其同源受体血管内皮生长因子受体 2(VEGFR-2)研究最为广泛。研究显示,VEGF 可与 VEGFR-2 结合,后者作为肿瘤血管生成的主要信号传递者,可介导下游 PI3K/AKT/mTOR 信号通路激活促进内皮细胞募集和增殖。

2. 成纤维细胞生长因子　FGF 是一类通过与细胞膜特异性受体结合发挥作用、调节细胞生长的肽类分子。从血管生成涉及的信号分子来看,转化生长因子 β(TGF-β)与 VEGF-3 都具有促血管生成和抗血管生成双重功能,而 FGF 还具有浓度依赖性效应,在体内存在不同的浓度梯度。在血管生成过程中起重要作用的内皮 Eph B4/Ephrin B2 则具有独特的双向信号。Eph 是已知受体酪氨酸激酶家族中最大的亚家族,Eph 通过细胞接触的形式同跨膜配体 Ephrin 特异性结合;Eph/Ephrin 之间互为配-受体,形成双向信号,参与体内多种生理过程的调节。以 Ephrin B2 为配体激活 Eph B4,引起受体自身磷酸化,进而激活下游不同途径的信号转导级联反应,此为正向信号通路,激活后介导抑制血管新生;以 Eph B4 为配体结合 Ephrin B2 后,快速募集 SFKs(src-family kinase)到 Ephrin

B2 附近,将 Ephrin B2 酪氨酸残基磷酸化,然后与接头蛋白 Grb4 的 SH2 结构域相结合激活下游信号通路,此为反向信号通路,通过促进细胞尖端丝状伪足延伸而控制血管。

3. 血小板衍生生长因子　PDGF 家族是由 4 个基因产物形成的 5 个二聚体。许多证明表明成人 PDGF 与多种疾病(包括动脉粥样硬化、纤维硬化病和恶性肿瘤)有关。

4. 内皮抑素　1994 年和1997 年美国哈佛大学 Judah Folkman 实验室先后发现了2 种内源性血管生成抑制物血管抑素和内皮抑素。经多个临床研究发现,血清内皮抑素的浓度与肿瘤发生、发展有关。

### (三)抗血管生成药物筛选标准

Miller 等人于 2001 年提出了抗血管生成药物筛选标准。①差异细胞毒性:抗血管生成药物应该是其杀伤或抑制内皮细胞的药物剂量低于对肿瘤细胞的毒性剂量。②干扰内皮细胞功能:抗血管生成药物应该是在尚未引起内皮细胞死亡的情况下能够干扰内皮细胞的功能。③明确的作用机理:迄今血管生成的基本过程已较明确,药物被认为具有抗血管生成效应之前,尚需确定该药是通过抑制血管生成的哪一个具体环节而发挥作用的。④在体内抑制血管生成。

## 三、中医药抗肿瘤血管生成通路

### (一) 下调 VEGF 及受体 VEGFR 系统

血管内皮生长因子为由定位于 6p21.3 的基因编码的同源二聚体结构的糖蛋白,是生理性血管新生(如子宫内膜周期性变化)与病理性血管新生(如慢性炎症、恶性肿瘤等)过程中最重要的调节因子。VEGF 是一种具有高度生物活性的功能性糖蛋白,它具有较强的促进血管内皮细胞分裂增生的能力,并能增强毛细血管的通透性。

VEGF 分泌主要受缺氧、癌基因和其他细胞因子的调控,主要作用为刺激血管内皮细胞的增殖与迁移,促进血管生成,使血管的通透性增加,改变细胞外基质等。研究发现,下调 VEGF 及受体 VEGFR 系统能够消除血管生成促进因子,抑制血管内皮细胞的生成和转移,减缓基底膜降解。

董海鹰等通过采用人乳腺癌细胞 MCF-7 建立裸鼠移植瘤模型,证实青蒿琥酯能抑制 VEGF 蛋白和 HIF-1α 蛋白的表达,使 HIF-1α 阳性表达降低,VEGF 的阳性表达也降低,其表达存在一致性。它能明显地抑制移植瘤血管增生,下调肿瘤的 VEGF 表达及肿瘤细胞和血管内皮细胞 KDR Flk-1 受体的表达。徐晓玉等研究发现川芎嗪能降低小鼠肺癌肿瘤微血管密度,抑制肿瘤细胞 VEGF 蛋白表达。张志峰等研究榄香烯注射液联合紫杉醇注射液对 Lewis 肺癌小鼠肿瘤血管生成的影响,研究证实榄香烯通过抑制 VEGFR-1、VEGFR-2 在 Lewis 肺癌小鼠移植瘤中肿瘤细胞、血管内皮细胞的表达,进而阻断或降低 VEGF 与其受体相互作用,达到抑制 Lewis 肺癌小鼠移植瘤血管生成及肿瘤生长的目的。

### (二)下调碱性成纤维细胞生长因子蛋白通道

bFGF 是另一种重要的促肿瘤血管生成因子。人参皂苷 Rg3 是人参根浸出液中的一种有效活性成分,具有抗肿瘤转移作用。高勇等发现人参皂苷 Rg3 可以通过下调肿瘤细胞产生的 bFGF,抑制肿瘤新生血管形成,抑制肿瘤生长。陶磊等研究发现榄香烯注射液可直接引起 bFGF 和 VEGF 表达的降低,引起肿瘤血管生成减少和血管密度降低。

### (三)调控 PI3K/Akt/mTOR 通路

血管内皮生长因子表达和生成受到多条信号通路的调控,其中就包括磷脂酰肌醇 3 激酶(PI3K/Akt)信号通路。磷脂酰肌醇 3 激酶(phospoinositide 3-kinase,PI3K)信号通路是调控肿瘤血管生成的重要通路。PI3K/Akt/mTOR 信号通路位于 Akt 的中下游,在多种细胞中存在,参与细胞的增殖、分化、凋亡等生理过程,控制着蛋白质的合成、血管新生和细胞周期的进程。磷脂酰肌醇 3 激酶具有丝/苏氨酸蛋白激酶活性与磷脂酰肌醇激酶活性,可被酪氨酸激酶受体等细胞因子受体激活。Akt 是 PI3K 的下游信号分子,也具有丝/苏氨酸蛋白激酶活性。当细胞内环境改变时,PI3K 激酶被激活,进而活化下游 AKT,AKT 通过残基 Thr308 和 Ser473 的磷酸化进而被激活,并作用于下游的许多底物,发挥促进细胞增殖、血管生成、抑制凋亡等多种生物学活性。

章尤权等建立肝癌裸鼠皮下移植瘤模型,结果提示白花蛇舌草能显著抑制荷瘤小鼠的瘤体生长,给药干预 4 周抑瘤率达61.29%。免疫组化染色显示模型组 PI3K、Akt 和 p-Akt 广泛表达于肝癌细胞的细胞质中,呈现棕黄色,而药物组的灰度值明显升高,提示表达强度明显减弱,可见白花蛇舌草能显著抑制 PI3K、Akt 和 p-Akt 的蛋白表达水平,可能通过调控 PI3K/Akt 信号通路的转导,抑制血管内皮生长因子表达水平,达到抗肝癌血管新生的作用。刘宁宁等采用生黄芪、炒白术、八月札、野葡萄藤、石见穿等组成健脾解毒方,通过 Western-blot 检测 PTEN、p-PTEN、AKT 及 p-AKT 蛋白表达,发现健脾解毒方可通过调控、抑制 PTEN/PI3K/Akt 信号通路,从而抑制 HP 感染诱导的人胃癌 VEGF 的表达和血管新生。

### (四)对多种血管生成促进因子抑制作用

常欣峰在其研究中通过实验发现,不同剂量鳖甲煎丸含药血清组中 VEGF 的表达均不同程度降低,且高剂量组 VEGF 表达较其他组降低更为明显,差异具有统计学意义($P <$ 0.01)。另外在鳖甲煎丸含药血清对 Bel-7402 细胞中 NICD 表达的影响的实验中,结果同样证实了鳖甲煎丸可以通过降低 NICD 的表达,抑制肿瘤血管生成,从而发挥抗肿瘤的作用。陈亚男等的研究将 51 例晚期肺癌患者分成气虚痰湿证组和气阴两虚证组,分别给予 2 个疗程的参麦注射液治疗后,用 ELISA 法检测两组治疗前后血清 VEGF 和 bFGF 的水平。实验结果显示,气阴两虚证组在治疗后血清 VEGF 和 bFGF 的水平下降的最明显,差异具有显著性($P < 0.01$)。因此,参麦注射液可以有效地降低晚期肺癌血清 VEGF 和 bFGF 的水平,从而抑制肿瘤血管生成,发挥抗肿瘤作用。雷公藤内酯和雷公藤红素都是中药雷公藤的提取物,雷公藤内酯能降低 VEGF 的表达,诱导肿瘤细胞的凋亡,抑制前列腺癌细胞 PC-3 的生长。雷公藤红素可明显抑制血管生成,机制可能是 MMP-3 和 bFGF 的表达。贾英杰等以解毒祛瘀为法采用白花蛇舌草、大黄、儿茶诸药配伍,以鸡胚绒毛尿囊膜(CAM)为模型观察到诸药能明显抑制家兔角膜移植瘤所诱发的血管生成,不仅可以明显延长肿瘤血管生长的潜伏期,也可以减慢血管的生长速度,统计学具有显著性差异。

## 四、中医药抑制肿瘤血管生成效应的主要研究模型

### (一)鸡胚绒毛尿囊膜

鸡胚绒毛尿囊膜(chick chorioallantoic membrane,CAM)是研究血管生成的经典方法,通过药物是否产生无血管区域来判断药物是否有血管生成抑制作用。鸡胚本身血管生长的特点是:孵育的第3~5天、第7~10天血管生长最活跃,12 d以后CAM血管逐渐萎缩;5~6 d左右,绒毛膜与尿囊膜发生融合,故选取8~12 d为药物刺激最佳时间。由于中药的起效相对缓慢持久,所以多次连续加药以加强中药对局部的作用。固态待测物可直接加入,液态物质需要适宜载体,使药物在局部缓释起效及定位。

### (二)人脐静脉内皮细胞模型

人脐静脉内皮细胞(HUVEC)模型是观察血管形成影响的经典研究方法:利用其在胶原组织上的爬行、融合形成小管样结构来观察研究药物。在进行血管内皮细胞实验时不直接采用静脉血管内皮细胞或动脉血管内皮细胞,原因是脐静脉内皮细胞具有干细胞的潜能,理论上可以传代50~60次。

### (三)转基因斑马鱼模型

斑马鱼是目前生命科学研究中重要的模式脊椎动物之一,作为一种新的模式生物,既有与哺乳动物类似的生理、生化特征,又具有高效、快速、大规模的特点,目前已经被广泛用于研究人类疾病和高通量药物的筛选,成为血管新生研究的重要模型。其特点为斑马鱼的血管系统内皮细胞上有绿色荧光蛋白的表达,可直接观察到药物对血管的效应。

# 第二节　中医药抗肿瘤血管生成的临床应用研究

祖国医学认为肿瘤的微血管形成过程,即中医"久病入络"而形成络脉病变的过程。其病机始动因素为正气本虚,癌毒内蕴,日久则正不胜邪,引起脏腑、阴阳、气血功能失调,机体内稳态结构破坏,所以中医药防治肿瘤原则涉及扶正培本、解毒散结及活血化瘀等方面。下文将综合文献报道,根据不同的治则治法分别叙述列举中医药抗肿瘤血管生成治疗中常见的单药、复方制剂以及中成药,归纳总结它们的动物实验研究、现代药理作用、临床运用以及已有临床疗效,以期对临床运用有所参考。

## 一、常见几种抗肿瘤中医治法及方药

### (一)扶正抑瘤法

扶正抑瘤法的立论依据首见于《黄帝内经》"正气存内,邪不可干"。李斯文教授认

为扶正抑癌是扶正祛邪在肿瘤治疗方面的现代延伸。"扶正"属于"扶正祛邪"这个治则,即是"扶正培元""扶正固本"。肿瘤是一种全身性疾病,在外邪作用下机体形成气郁、痰滞、湿聚、血瘀、蓄毒等病理状态,正气虚促使邪毒久聚成块而产生肿瘤。针对"正虚"的病机,要根据患者气虚、血虚、阴虚、阳虚、脾虚、肾虚、肺虚、心虚等不同而相应选择补气、补血、补阴、补阳、健脾、补肾、补肺、补心等有抗肿瘤活性的中药;"抑瘤"即是"抑瘤抗癌",针对"邪实"的病机,要根据患者气滞血瘀、痰湿凝聚、热毒内蕴等不同而相应选择理气行滞、活血化瘀、化痰祛湿、软坚散结、清热解毒、以毒攻毒等有抗肿瘤活性的中药。临床上以"扶正抑癌法""扶正抗癌法""扶正抑瘤法"类治法称之,但"扶正抑瘤法"似更确切,因为肿瘤分良恶性,抑瘤范围更广。"抑癌""抗癌""抑瘤"不属于中医的治则范畴,可以用不同的抑瘤抗癌具体治疗方法,是随着医学发展而出现的新的治疗大法。临床不用"扶正祛邪"治则称之,而用"扶正抑瘤法"治法称之,因后者更强调肿瘤的治疗。而针对肿瘤病理状态,临床上又将祛邪抗癌法归纳为清热解毒法、活血化瘀法、以毒攻毒法、化痰散结法、外治抗癌法等。但肿瘤患者的病理机制、发生发展情况较复杂,是一个动态变化的过程,临床中根据实际情况多几种治法联合应用治疗。而扶正抑瘤法是较高层次的治疗恶性肿瘤的治疗大法,需要结合各种具体的治疗方法灵活应用。

1. 益气扶正类抗肿瘤常用单药　益气扶正类抗肿瘤活性的中药:人参、党参、黄芪、白术、甘草、五味子、山药、当归、熟地、何首乌、天冬、麦冬、石斛、玉竹、沙参、女贞子、黄精、天花粉、枸杞、桑寄生、续断、补骨脂、巴戟天、仙茅、菟丝子等。

(1)人参:出自《神农本草经》,性甘、微苦,性微温,具有大补元气、扶正固脱、补脾益肺、生津养血等功效。人参(红参)主要活性成分是人参皂苷Rg3,近10年研究表明人参的单体成分人参皂苷Rg3具有选择性地抑制肿瘤细胞生长和转移的药理作用。耿怀成等用人参皂苷Rg3处理肺癌细胞条件培养液(CM),发现CM对内皮细胞的管状结构生长作用减弱,认为Rg3能下调肿瘤细胞血管形成因子的表达。高勇等采用CAM法发现,人参皂苷Rg3可明显抑制Lewis肺癌的生长,其抑瘤机制可能与抑制肿瘤新生血管形成有关。陈明伟等研究表明人参皂苷Rg3作用后,人肺癌新生血管的形成能够被显著地抑制,明显减少了肺癌组织新生血管的数目。研究人员通过酶联免疫法、免疫组织化学法等多种研究手段,证明人参皂苷Rg3可降低肿瘤组织中微血管密度(MVD)和血管内皮生长因子(VEGF)表达。体内血管生成实验结果表明,人参皂苷Rg3可降低MMP-2、MMP-9的表达,而MMP-2和MMP-9是降解细胞外基质促进肿瘤转移重要水解酶。郑斯文的试验研究表明,人参皂苷Rg5、(S)-Rg3、(R)-Rg3、CK和PPD均抑制CAM血管生成,提示上述PPD型人参皂苷在抗肿瘤及血管新生方面具有良好应用前景。

(2)黄芪:出自《神农本草经》,味甘,性微温,具有补气升阳、固表止汗、利水消肿、生津养血等功效。研究表明,黄芪的主要有效成分黄芪多糖具有抗肿瘤的作用。谷俊朝等在复制津白二号小鼠乳腺癌模型的基础上,应用黄芪多糖干预。结果:鼠淋巴细胞活性显著提高,肿瘤组织中热休克蛋白(heat-shock protein,HSP)70(HSP 70)、VEGF表达均有显著降低,提示黄芪多糖可以提高荷瘤小鼠淋巴细胞免疫活性,并抑制肿瘤血管生成及细胞凋亡相关因子的表达。沈洪等研究表明,黄芪能抑制人胃癌细胞生长,并能抑制人胃癌细胞COX-2、VEGF和前列腺素E2(PGE2)的表达,其机制可能是抑制COX-2,进而抑制其下游产物、PEG2 的表达及使 VEGF 表达下调,从而抑制肿瘤的生长。臧文化等通过黄芪、莪术及联合顺铂对肝癌裸鼠原位移植瘤的抑制作用实验,证明黄芪通过降低肿瘤组织中血管内皮生长因子显著地抑制肿瘤血管生成。

(3)枸杞子:出自《神农本草经》,性味甘平,具有滋补肝肾、益精明目的功效。作为药食两用的传统中药,现代药理学研究表明其具有提高机体免疫功能、抗氧化、抗肿瘤等多种功效。其中,枸杞多糖(LBP)是枸杞子的主要活性成分。研究表明,LBP 干预培养后可使肿瘤细胞密度有所下降,并降低荷瘤小鼠肿瘤细胞中 VEGF 的表达,也可明显下调其血清中的水平。说明 LBP 的抗肿瘤作用可能与 VEGF 水平下调、肿瘤间质血管生成减少有关。李媛媛等以 MMTV-PyMT 小鼠为乳腺癌模型探讨 LBP 对乳腺癌生长和转移的影响,研究发现 LBP 可抑制小鼠乳腺癌的生长,肺表面结节数量减少,免疫组化染色结果还显示 LBP 组肿瘤组织中细胞增殖数目及微血管密度明显比对照组少。尹逊天等发现枸杞多糖能够抑制人脐静脉细胞的迁移和增殖,并能够抑制血管生成。

2. 复方制剂及中成药

(1)十全大补汤:十全大补汤是我们临床的常用方剂,记载来源于《太平惠民和局方》,主要组成是“四君子汤”和“四物汤”,再加黄芪和肉桂。总共 10 味药组成。本方主治气血两虚证,临床运用治疗肿瘤取得良好疗效。郜明等通过体外动物实验研究十全大补汤对肿瘤血管生成的影响,其结果表明,十全大补汤组与对照组比较,十全大补汤对细胞的影响作用可能导致内皮细胞迁移和管腔形成被抑制,进一步说明抑制内皮细胞的迁移和管腔形成可能是十全大补汤抗肿瘤血管生成的机制之一。有学者通过研究发现,该方剂在治疗肿瘤方面,能够显著地抑制结肠癌肝转移。此外,还具有一定的抗肿瘤血管生成的作用。欧阳观峰等通过建立小鼠肝肿瘤模型,对小鼠采用十全大补汤治疗,观察其治疗效果发现,十全大补汤能够显著抑制肝肿瘤的生长,其主要机制是通过降低 VEGF 水平,并且大大提升 ES 水平,从而有效地抑制肿瘤中新生血管的生成。

(2)参麦注射液:参麦注射液是人参、麦冬提取物的注射液,具有益气固脱、养阴生津、生脉等功效。现临床也广泛应用肿瘤患者的治疗。陈妮坡等对参麦注射液的研究,将总多糖、总皂苷这两种从参麦注射液中所提取出来的成分进行试验,研究结果发现其中的总皂苷不仅能抑制血管内皮细胞的增殖,还能对其迁移起到抑制作用,由此推论出总皂苷在抗肿瘤血管生成方面是参麦注射液的有效成分。徐莉等通过对参麦注射液的进一步研究,发现胃癌中参麦注射液能够减少其 bFGF 基因和核增殖抗原(PCNA)的表达水平,对肿瘤组织的血管密度进行抑制,从而通过这三方面的作用来抑制肿瘤的生长。钱晓萍等通过对参麦注射液联用化疗药物的研究,发现小剂量的参麦注射液(40 μL/mL)与羟喜树碱合用时,一方面在体内具有抗血管新生的作用,另一方面在体外能够抑制血管的增殖与迁移。

(3)复方守宫散:复方守宫散是安徽中医药大学第一附属医院的特色中药制剂,由守宫、何首乌、生硒参、三七、梅花、没药 6 味药组成,具有补虚解毒、消肿止痛的功效。祝永福等将裸鼠皮下胃癌组织进行免疫组织化学检查,结果显示,复方守宫散和 5-FU 能够下调胃癌组织中 VEGF 和 bFGF 的表达,复方守宫散各组随着用药剂量的增大,抑制效果愈加明显,说明存在剂量依赖关系。复方守宫散具有明显抑制裸鼠皮下移植性胃癌生长的作用,它对移植瘤的血管生成产生阻断效应,其作用机理可能与影响 VEGF、bFGF 等血管生成因子的表达,借此抑制血管内皮细胞的增殖、迁移和小管形成,最终起到抗血管生成和抑制肿瘤的作用。可见,复方守宫散具有抗血管生成和抑制肿瘤生长的作用,它在提高胃癌治疗效果方面具有良好的应用前景。

### (二)活血化瘀法

活血化瘀属于中医的祛邪治疗方法之一。恶性肿瘤患者存在血液高凝状态,其与肿瘤造成血管内皮细胞损伤、凝血系统激活、血小板激活与聚集、抗凝活性降低等因素有关。恶性肿瘤导致的血液黏度增高、血小板凝聚、微循环障碍等与中医的"血瘀证"相似,浓、黏、凝、聚的动态变化过程是二者共同的病理基础,贯穿于肿瘤发生、进展的始终。《灵枢·百病始生》说"温气不行,凝血蕴而不散,津液渗涩,著而不去,而积接成矣",又说"汁与沫相搏,则合并凝聚不得散而积成矣"。中医认为血液高凝状态有利于癌细胞着床,促进癌细胞种植与转移。因此,降低血液黏度、增加血流速度、保证器官血供,则有可能对抗癌细胞转移。相关研究证实应用活血化瘀药通过改善肿瘤患者微循环障碍和血液高凝状态,抑制肿瘤血管形成,在放化疗增敏及增强机体免疫力等方面发挥作用。长期的临床实践也证明,运用活血化瘀药治疗各种肿瘤效果显著。尤昭玲、王若光等对血瘀证与微循环的关系方面有着较深刻的认识,认为经脉(血管)与血液之间动态平衡的失调是导致血瘀的根本原因,血瘀证不光表现为微循环功能受到抑制,还可能表现为功能亢进。他们在运用活血化瘀药治疗妇科血瘀证的一系列实验中也证明,许多活血药因剂量不同,而具有止血和行血的不同作用,即其效应的双向性。根据活血化瘀药作用的双重性以及血瘀证的微循环表现,这类药物对肿瘤微血管生成因子/抑制因子应该有不同的调控效应。这一作用特性,有可能为筛选抗肿瘤药物提供新的思路。另外,在治疗肿瘤过程中许多活血化瘀药表现出一种非常有意义的现象,它们对肿瘤细胞生长具有抑制作用,而对正常细胞却不然,即具有细胞特异性。这是否表明活血化瘀药可选择性地抑制肿瘤微血管生成的启动,还需进一步证明。总之,肿瘤的持续生长有赖于微血管生成的各种正调控因子的作用,活血化瘀药有可能通过影响这些因子,从而抑制肿瘤细胞的生长。所以,针对肿瘤组织的血管内皮细胞、基底膜、基质水解酶、胞外基质分子、生长因子及其受体等,利用活血化瘀中药的丰富资源及其特殊药理效应,或将寻找到一类新的有效抗肿瘤药物。

1. 常用活血化瘀类抗肿瘤单药　姜黄、川芎、红花、丹参、莪术、水蛭、虻虫、三棱、川楝子、归尾、乌药、大黄、降香、五灵脂、鸡血藤、桉树、喜树、紫杉、穿山甲、苏木等。

(1)姜黄:出自《新修本草》,味辛、苦,性温,具有破血行气、通络止痛的功效。姜黄素提取自中药姜黄,具有抗炎、抗氧化、抗肿瘤等作用。黄东生等研究表明姜黄素能通过降低 VEGF 和 bFGF 的表达水平,抑制 S180 肉瘤肿瘤血管形成。有研究表明姜黄素可通过降低基质金属蛋白酶-9(MMP-9)的活性、抑制 VEGF 的表达、促进血管生成抑制因子糖化蛋白 G 的表达等多种途径抑制肿瘤血管生成。Aggarwal 等筛选 20 种不同的姜黄类似物,显示姜黄素抑制肿瘤坏死因子诱导的 NF-κB 活性作用最强。通过抑制 IKK 和 TNF 诱导的 Akt 活性来抑制 NF-κB 活性和 NF-κB 调节基因表达,以抑制肿瘤血管生成基因(VEGF、MMP-9 和细胞黏附分子)。姜黄素还可通过阻断促分裂素原活化蛋白激酶

(mitogen-activated protein kinase,MAPK)途径下调 COX-2 的表达,从而抑制人肠内皮细胞的血管生成。

(2)红花:出自《新修本草》,味辛,性温,具有活血通经、散瘀止痛的功效。王文杰实验证明一定浓度的红花水煎剂可以使肿瘤组织中血管分布减少,从而抑制癌细胞分裂增殖。中剂量(每只老鼠 0.3 g/d 灌胃)的红花水煎剂可以明显减少肿瘤组织微血管生成,这可能是其抑制肿瘤生长的重要机制。羟基红花黄色素 A(HSYA)是从红花中提取分离的,张前等利用鸡胚绒毛尿囊膜(CAM)实验观察羟基红花黄色素 A 能显著抑制 CAM 新生血管生成,其作用机制之一是通过抑制 bFGF、VEGF 及血管内皮因子受体(vascular endothelial growth factor receptor,VEGFR)(Flt-1)的 mRNA 表达来实现的,提示羟基红花黄色素 A 可能是很有潜力的血管生成抑制剂。另外,张前等实验结果显示 0.66 mg/L、0.33 mg/L HSYA 对 VEGF 及 KDR mRNA 和蛋白的表达均有抑制作用,且与浓度成反比,表明 HSYA 对肿瘤细胞上清液刺激下人脐静脉血管内皮细胞异常增殖的抑制作用可能是由于 HSYA 抑制了 ECV304 中 VEGF 及其受体 KDR mRNA 和蛋白的表达,从而阻滞了 VEGF 的促血管生成作用。VEGF 在实体瘤中主要是以旁分泌的方式起作用的,进而引起内皮细胞增殖、迁移,形成新生血管。

(3)丹参:出自《神农本草经》,味苦,性寒,具有活血祛瘀、通经止痛、凉血消痈等功效。丹参酮ⅡA(TSⅡA)为丹参有效成分之一,最早用于心脑血管疾病,近年来研究发现,TSⅡA 对多种肿瘤细胞具有显著杀伤作用。研究显示,丹参酮ⅡA 可从不同环节阻断肿瘤血管新生。郑兰东等研究结果显示,丹参可以降低肝癌及癌周组织的 VEGF 水平。经丹参治疗后的肿瘤细胞生长不良,细胞形态趋向良性分化,部分恢复正常细胞的形态。由此证明,丹参对肿瘤细胞有较强的诱导分化作用,同时降低 VEGF 水平,抑制肿瘤血管的生成。高丽等发现丹参酮ⅡA 能抑制乳腺癌细胞株 MDA-MB-231 细胞的体外血管生成拟态的形成和细胞增殖,并抑制体外管道形成和肿瘤细胞 VEGF 的 mRNA 表达。Li 等研究发现,在 MDA-MB-231 和 MCF-7 细胞中,丹参酮ⅡA 不仅可以抑制 HIF-1α 与 VEGF 启动子的结合,还可以降低 Glutl、EPO mRNA 的表达水平,通过下调 VEGF、Glutl 和 EPO 来达到抑制 HIF-1α 活性和血管新生。周利红研究表明,丹参酮ⅡA 能够抑制人肠癌细胞增殖,丹参酮ⅡA 对小鼠血清 VEGF 表达、MVD 和坏死面积的影响呈剂量依赖关系。推测丹参酮ⅡA 抑制肠癌血管生成的作用机制可能是通过调控肠癌细胞 COX-2 基因水平,下调 VEGF 的表达,抑制肠癌微血管生成。

(4)川芎:出自《神农本草经》,味辛,性温,具有活血祛瘀、行气止痛、走而不守,既能行散、又入血分的功效。川芎嗪(TMP)为川芎主要有效成分之一。徐晓玉等建立 Lewis 肺癌移植瘤模型证实 TMP 不仅减少移植瘤体积、重量和肺转移灶数,还能降低肿瘤血管密度,抑制 VEGF 表达。李雷宇等实验表明,与生理盐水组相比,川芎嗪中、高剂量组大肠癌 sw620 移植瘤的体积和质量明显减小,其瘤体内 CD34、VEGF、HIF-1α 的表达明显降低,提示川芎嗪能抑制大肠癌 sw620 裸鼠移植瘤的生长,其作用机制可能与改善肿瘤组织的乏氧状况、抑制肿瘤血管生成有关。朱亚芳等通过免疫组化、Western-bolt 结果发现,TMP 联合顺铂通过抑制 90K、VEGF 的表达,上调 Arresten 表达,影响血管生成因子之间的平衡,抑制肿瘤血管新生,维持血管正常化。张长洪通过实验荷瘤小鼠的一般生存状态、体重、瘤体积、瘤重、血管超微结构、肿瘤细胞、血管生成因子变化等方面,证明川芎嗪具有抗肿瘤的作用,既体现在抑制肿瘤血管生成方面,又体现在提高顺铂的治疗效果方面。

(5)莪术:出自《药性论》,味辛、苦,性温,具有活血化瘀、消积止痛的功效。莪术油和莪术醇都是从中药莪术中提取的有效成分。莪术油是莪术根茎中所含的挥发油,其中主要成分有莪术酮、β-榄香烯、姜黄素、莪术醇等活性化合物。冯刚等实验结果显示,莪术油对小鼠 S180 肉瘤有一定的抑制作用,可下调 VEGF、bFGF 蛋白的表达。唐渊等实验发现,莪术醇和莪术油可能是通过抑制 HepG2 细胞环氧化酶 2(COX-2)和血管内皮生长因子基因表达、诱导瘤细胞凋亡、减少肿瘤血管形成等机制而发挥抗肿瘤作用。既往研究中发现莪术油能够有效降低 DMBA 诱导大鼠乳腺癌前病变模型的血液黏度,增加微循环灌注量,降低 Ki67、C-erbB-2、P53 的表达。

(6)水蛭:出自《神农本草经》,味咸、苦,性平,有小毒,具有破血通经、逐瘀消癥的功效。水蛭属于虫类活血药。现代药理证实,水蛭有抗肿瘤作用。水蛭素活性因子是中药水蛭的活性成分,是一种多肽蛋白。实验表明,水蛭素活性因子对 H22 肝癌细胞、S180 小鼠移植瘤细胞及绒毛尿囊膜新生血管具有较强抑制作用,且水蛭素活性因子无明显副作用。李先建等经研究发现,水蛭素可抑制肝癌 HepG2 细胞增殖、凋亡、迁移及侵袭,其机制可能是下调血管内皮生长因子的表达。

2. 复方制剂及中成药　鳖甲煎丸出自东汉医家张仲景所著的《金匮要略》,主要的药物组成有鳖甲胶、阿胶、鼠妇虫、蜂房、土鳖虫、蜣螂、柴胡、黄芩、人参、半夏、干姜、桂枝等。具有活血化瘀、行气逐瘀的功效,为消癥化结之名方。陈达理等通过荷瘤小鼠动物模型进行体内中药干预的实验,对其 VEGF、微血管计数(MDC)和增殖细胞核抗原(PCNA)的表达情况进行观察,发现其能明显降低荷瘤小鼠瘤块的微血管计数并抑制其 PCNA 表达。这说明鳖甲煎丸通过抑制荷瘤小鼠的肿瘤血管生成,达到抑瘤的作用。鳖甲煎丸可通过抑制肿瘤的 VEGF 来实现抑制肿瘤的血管生成,进而证明鳖甲煎丸与肿瘤血管间的影响。Wnt/β-catenin 信号通路在调控胚胎正常发育、参与细胞增殖与分化等过程中起着重要作用,而其异常激活则可能导致肿瘤的发生。Zhang 等和 Easwaran 等先后在 VEGF 启动子上游发现 TCF-4 结合元件,表明 Wnt/β-catenin 信号通路参与调控 VEGF 表达。郑艳等的研究表明,鳖甲煎丸可以促进 Wnt/β-catenin 信号通路的抑制基因 DKK-1 的表达,从而抑制 Wnt/β-catenin 信号通路的激活。此外在郑艳等的实验中用 ELISA 方法检测了 HepG2 培养液上清中 VEGF 的含量,发现鳖甲煎丸能够有效抑制 VEGF 的分泌。通过荧光定量 PCR 实验,从基因水平证明鳖甲煎丸可以降低 VEGF mRNA 的表达水平。鳖甲煎丸可以抑制 HUVEC 的异常增殖并降低 HepG2 中 VEGF 的表达水平,这可能与鳖甲煎丸具有活血化瘀的治疗功效直接相关。

### (三)以毒攻毒法

恶性肿瘤相当于古代文献中的癥瘕、积聚、恶疮等,其病理与气血积聚、毒邪凝滞密切相关。王清任在《医林改错》中指出:"肚腹结块,必有有形之血",明确提出血瘀与肿瘤发生的密切关系。《本草纲目》载:"暖水藏,壮阳道,消癥块。"虫类药为血肉有情之品,如蜈蚣、全蝎、斑蝥等,在治疗癌症方面不仅可以通过攻毒驱邪而达到扶正的目的,且可以补益扶正增强免疫力,故历代医家多推崇用来治疗毒邪结聚的沉疴顽疾。《千金要方》中记载癥瘕积聚的治疗,需使用通络行瘀的虫类药来为诸药向导,搜剔攻坚。叶天士进一步提出"久病入络",强调对于癥瘕积聚的治疗,当讲究络病功夫,特别需要注意虫类通络药的运用。现代众多医家秉承了古代先贤们的理论看法,临床实践中运用蜈蚣、全蝎等虫类药抗癌祛毒,认为其搜邪破瘀之力强大,又具有以毒攻毒之性。

1.常用以毒攻毒法抗肿瘤单药　蜈蚣、全蝎、斑蝥、守宫、蟾酥、土鳖虫等。

(1)蜈蚣:首载于《神农本草经》,味辛,性温,具有息风镇痉、攻毒散结、通络止痛等功效。《本草纲目》载:"蜈蚣疗……积聚……去恶血。"《医学衷中参西录》中对蜈蚣记载:"蜈蚣,走窜之力最速,内而脏腑,外而经络,凡气血凝聚之处皆能开之……性虽微毒,而专擅解毒,凡一切疮疡诸毒皆能消之。"刘细平等用蜈蚣提取液灌胃处理肝移植瘤裸鼠30 d后,用免疫组化法和计算机图文定量分析法,对裸鼠肿瘤组织内 VEGF 和 Ang-2 的染色强度的平均光密度值($D$)进行检测,发现治疗组 VEGF 和 Ang-2 的染色细胞数、染色强度及 $D$ 值均显著低于对照组,差异具有统计学意义($P<0.01$)。从而认为蜈蚣提取液能通过抑制 VEGF 和 Ang-2 表达进而抑制 Bel-7404 肿瘤的血管生成。另有学者用同样的方法证实了蜈蚣提取液可抑制裸鼠 MDA-MB-231 人异位乳腺癌移植瘤及 MCF-7 乳腺裸鼠移植瘤组织中 VEGF 和 Ang-2 的表达,进而抑制肿瘤血管生成。

(2)全蝎:首载于《蜀本草》,味辛,性平,有毒,具有攻毒散结、通络止痛的功效,临床中主要有全蝎、蝎尾、蝎毒 3 种用药部位。张月英等认为,蝎毒多肽提取物可通过抑制前列腺癌细胞 MMP-9 蛋白及血管生成因子 COX-2 的表达而发挥其抗血管生成作用。张维东等研究报道蝎毒多肽提取物具有良好的体内和体外抗肿瘤血管生成的活性,并借此抑制肿瘤的生长。

(3)斑蝥:出自《神农本草经》,味辛,性热,有大毒,具有攻毒蚀疮、破血逐瘀、散结消癥的功效。斑蝥中的有效成分是斑蝥素和去甲斑蝥素。斑蝥素可抑制细胞蛋白质的合成,影响细胞的生长分化;去甲斑蝥素(NCTD)是中药抗癌活性成分斑蝥素去除 1、2 位两个甲基合成而得,对常见肿瘤细胞的生长有抑制作用。范跃祖等通过建立荷瘤裸鼠胆囊癌模型和胆囊癌 GBC-SD 细胞模型分别进行血管生成随机干预实验,证明 NCTD 可有效抑制、破坏胆囊癌肿瘤血管生成,进而抑制胆囊癌的增殖与生长,其机制可能与 NCTD 诱导血管内皮细胞凋亡、直接破坏血管内皮细胞、下调血管生成因子 VEGF 与 Ang-2,以及上调血管抑制因子 TSP、TIMP2 表达有关。余涛等实验结果证实,NCTD 可以抑制 HUVECS 的迁移、黏附和管腔形成,下调促血管生成蛋白、VEGFR、VE-cadherin 的表达水平,对抗促血管生成的细胞行为和因素,可能是其体内抗肿瘤血管的机制之一。林晓燕等研究证明 NCTD 能明显抑制 CAM 新生血管的生成,同时能抑制人乳腺癌 MCF-7 细胞鸡胚移植肿瘤的血管生成,认为其抗肿瘤作用与抑制肿瘤血管生成有关。

(4)蟾酥:源于《本草衍义》,其中云"蟾蜍眉间自有汁,谓之蟾酥,以油单裹眉裂之,酥出单上,入药用",是我国传统名贵中药材。蟾酥味辛、甘,性温,有毒,具有解毒消肿、强心止痛等功效。现代药理研究表明,其具有镇痛、抗肿瘤的作用。华蟾酥毒基、蟾毒灵是蟾酥的主要活性成分,其中以蟾毒灵抗肿瘤作用最强。有研究发现,经图像分析仪定量检测,8 nmol/L 的华蟾酥毒基即可显著抑制毛细血管的生成。王南瑶等研究发现华蟾酥毒基在体外可以抑制内皮细胞生长,在体内外均可下调血管内皮细胞生长因子和表皮细胞生长因子的表达。另外,华蟾酥毒基对鸡胚尿囊膜及裸鼠肝癌移植瘤新生血管形成也具有明显的抑制作用。

(5)壁虎:首载于《奇效良方》,味咸,性寒,具有祛风定惊、止咳平喘、散结解毒、通络止痛等功效。又被称为守宫、天龙,为古代"五毒"之一。现代药理学研究表明,守宫提取物或其有效成分可通过诱导肿瘤细胞分化凋亡、抑制肿瘤新生血管形成及免疫调节抑制肿瘤生长。可用于治疗食管癌、肠癌、原发性肝癌、肺癌等。刘菲等实验证实壁虎可减少肿瘤小鼠 VEGF、bFGF 的表达,抗肿瘤血管生成,促进肿瘤细胞的凋亡。宋萍等人研究发现,鲜壁虎冻干粉能够抑制肿瘤血管生成,其机制可能与下调 VEGF、bFGF 蛋白的表达有关。

(6)土鳖虫:出自《神农本草经》,味咸,性寒,有小毒,具有破瘀血、续筋骨之功效。李穗晶研究表明,土鳖虫纤溶活性蛋白组分具有抑制血管生成的作用,可用于肿瘤治疗。

2. 复方制剂及成药

(1)六神丸:六神丸是攻毒治法的代表方剂,大量临床及实验研究证实,六神丸是以毒攻毒法的代表方剂,是治疗临床癌症的有效中成药,源于《苏州雷诵芬堂方》,是清末姑苏雷允上秘方,包括麝香、牛黄、冰片、珍珠、制蟾酥、明雄黄。主要功效为清热解毒、消肿止痛。主治咽喉肿痛、单双乳蛾、烂喉丹痧、痈疽疮疖肿痛。六神丸诸药皆可入心经,故可倚之调五脏六腑之表里阴阳,通四肢百骸之经脉气血。牛黄、麝香为君,牛黄清热解毒、豁痰开窍,以解恶性肿瘤之痰凝、瘀血和癌毒,伍以制蟾酥、珍珠、明雄黄,以加强解毒之力。麝香活血散结,伍以冰片、明雄黄加强了散结作用;牛黄、明雄黄长于化痰;麝香、冰片、珍珠能开窍醒神而辟秽浊,预防、减轻或延缓肿瘤患者恶病质的出现。六味药物均能主治一切恶疮、痈疽,尤其制蟾酥、明雄黄对积毒、内疔、痰核更是效用颇佳。制蟾酥、冰片善止癌痛。有前期的临床及实验研究证实,六神丸具有抗血管生成的作用,是临床治疗恶性肿瘤的有效复方。黄利敏在动物实验中,发现六神丸可明显抑制肿瘤生长,其抑瘤率虽不及 DDP 单用,但与 DDP 联用可表现出协同作用,采用免疫组化法检测比较结果发现各实验组 MVD 和 VEGF、bFGF、PDGF 表达较对照组均明显降低,六神丸组优于 DDP 组,六神丸与 DDP 联用效果最好,认为六神丸具有抗肿瘤新生血管生成的作用。六神丸通过抑制 Ras→Raf→MEK→MAPK 信号转导途径降低肺癌 A549 细胞 VEGF 蛋白的表达从而发挥抗血管生成的作用,具有抑制肺癌 A549 细胞生长、促进凋亡的作用,可降低肺癌患者血清 VEGF 的水平,同时六神丸联合化疗效果更好,二者具有协同作用。张春荣等通过建立动物肿瘤模型,运用六神丸实验治疗发现,六神丸溶液对 S180 移植瘤有明显抑制作用,能明显抑制肿瘤血管生长,减少肿瘤组织及间质微血管密度,从而切断肿瘤营养来源和转移途径,抑制肿瘤细胞的生长和转移。

(2)复方斑蝥胶囊:复方斑蝥胶囊由斑蝥、人参、黄芪、刺五加、三棱、半枝莲、莪术、山茱萸、女贞子、熊胆粉和甘草组成,具有破血消瘀、攻毒蚀疮的功效。临床上运用于治疗多种恶性肿瘤。在恶性肿瘤研究中,复方斑蝥胶囊可通过诱导细胞凋亡、保护 DNA 损伤等机制起到抗肿瘤作用。肿瘤的生长和转移依赖于血管新生,通过抑制肿瘤组织血管的形成,可以减缓肿瘤生长的速度,并降低肿瘤浸润转移的发生率。许长青等研究证实复方斑蝥胶囊对不同肿瘤的发生发展都有一定的治疗作用,发现复方斑蝥胶囊可有效抑制肿瘤血管新生,通过抑制 VEGF 的表达起抗肿瘤作用。

### (四)清热解毒法

清热解毒法是中医治疗肿瘤非常重要的手段之一。中国传统医学虽未有"肿瘤"这样的病名,但对肿瘤的一些临床病象做了相关描述。《黄帝内经》中"昔瘤""肠覃""积聚""痈疽"均可归类为肿瘤。中医理论理解肿瘤疾病病因病机除了六淫邪毒、七情怫郁、饮食失调外,热毒内蕴也是肿瘤发生和发展的一个重要致病因素。《类经·疾病类·一》注"热甚则疮痛,热微则疮痒";《医宗金鉴·痈疽总论歌》云"痈疽原是火毒生,经络阻膈气血凝"。火毒内蕴,血遇火为瘀,津瘀热炼液为痰,热、痰、瘀相互搏结于内,阻塞经络脏腑,则形成肿瘤。《素问·至真要大论》中"治寒以热,治热以寒",指出用清热解毒法来清除热毒,用性味寒凉的药物来消除热性病因,达到清热解毒、泻火散结的目的。无论是从临床研究还是现代药理学研究来看,清热解毒药是中药抗肿瘤药中作用最强的一种。现代研究表明,清热解毒药具有抗菌消炎及提高免疫力功能的作用。促进肿瘤恶化与发展的重要因素是炎症与感染,清热解毒药可以减轻肿瘤的炎症反应和控制并消除其感染。大量实验研究认为清热解毒药通过抑制血管生长因子表达发挥抑制肿瘤生长的作用。

1. 常用清热解毒类抗肿瘤中药  白花蛇舌草、半枝莲、重楼、大青叶、板蓝根、穿心莲、夏枯草、鱼腥草、垂盆草、蒲公英、地丁、马齿苋、土茯苓、金银花、野菊花、凤尾草、山慈菇、龙葵、红藤、牛黄、黄芩、黄柏、苦参、栀子等。

(1)白花蛇舌草:首见于《广西中药志》,味微苦、甘,性寒,白花蛇舌草具有清热解毒、活血化瘀的功效,是自古以来治疗癌肿常用的单味中药,临床治疗肿瘤应用较常见。刘岩等的实验表明,白花蛇舌草提取物可以下调 MMP-2 及 MMP-9 的表达,抑制新生血管生成,起抗肿瘤侵袭转移作用。同时白花蛇舌草还能下调血管内皮细胞和结肠癌细胞 VEGF 的表达,对肿瘤血管的生成有明显的抑制作用。肖云等对白花蛇舌草的提取物进行了抗小鼠结直肠癌血管生成的研究,发现白花蛇舌草中的槲皮素可明显下调肿瘤组织中 VEGF 的表达;熊果酸能抑制 MMPs-2 的表达,故白花蛇舌草抗结肠癌机制之一可能是通过下调肿瘤组织 VEGF 等促血管生成因子的表达,抑制 MMP-2 表达,降低其活性,阻止血管基底膜和细胞基质的降解等途径抑制肿瘤血管的生成。

(2)半枝莲:出自《本草纲目》,味辛,性平,具有清热解毒、散瘀活血的功效。半枝莲黄酮化合物在体外具有抑制肿瘤细胞 Survivin 蛋白表达、促进 PTEN 蛋白表达的作用,其作用机制可能是通过下调 Survivin,上调 PTEN,抑制 Survivin 对 VEGF 的正调控,增强 PTEN 对 VEGF 的负调控,借以达到下调 VEGF 的表达,抑制肿瘤细胞增殖,诱导肿瘤细胞凋亡,从而实现抑制肿瘤细胞迁移和阻断肿瘤血管生成。半枝莲黄酮类化合物 c 在体外具有抑制 VEGF 及 MMP-2 表达的作用,并抑制内皮细胞和肿瘤细胞对基底膜的黏附能力,其机制可能为抑制肿瘤细胞黏附分子和其他促血管生成相关因子的表达,诱导肿瘤细胞及内皮细胞凋亡,抑制内皮细胞及肿瘤细胞的增殖,从而阻断肿瘤血管生成,抑制肿瘤的远处转移及侵袭。从细胞、分子水平综合研究半枝莲对肿瘤血管生成的抑制实验结论表明,半枝莲抑制肿瘤细胞缺氧诱导因子的表达,抑制内皮细胞迁移,阻断肿瘤血管生成。现代研究结果表明,半枝莲黄酮类化合物 A06 和多糖能抑制肿瘤细胞分泌 VEGF、NO 血管生成促成因子,上调 TNF-α,抑制内皮细胞小管样结构的形成,抑制肿瘤血管的生成。

(3)蒲公英:又名黄花地丁,出自《新修本草》,味苦、甘,性寒,具有清热解毒、消肿散结等功效。研究显示蒲公英提取物大剂量组[200 mg/(kg·d)灌胃]干预的裸鼠胶质瘤生长后期逐渐趋缓,可能与蒲公英提取物对 VEGF/VEGFR 的抑制有关,从而减缓了裸小鼠胶质瘤的生长。免疫组织化学结果同样显示 VEGF/VEGFR 在蒲公英提取物大剂量组中表达明显下降,与对照组[生理盐水组 50 mg/(kg·d)]及小剂量组[50 mg/(kg·d)]比较,差异有统计学意义,提示 VEGF/VEGFR 的表达可能受到了抑制,从而阻碍了肿瘤新生血管的生长,削弱了肿瘤的血液供应。

(4)垂盆草:出自《本草纲目拾遗》,味甘、淡,性凉,具有清热解毒、消肿利尿、排脓生肌之功效。通过检测经不同浓度垂盆草醇提物处理后 HepG2 细胞中 *VEGF* 基因及蛋白表达量的变化,发现随着药物浓度的增加,HepG2 细胞 VEGF 的阳性表达率显著下降,说明其能有效抑制 HepG2 细胞分泌 VEGF,为垂盆草在体外的抗血管生成作用提供一定的实验依据。

(5)穿心莲:收录于《岭南采药录》,味苦,性寒,具有清热解毒、凉血消肿、燥湿的功效。相关机制研究表明,穿心莲内酯(AD)衍生物 AD-2 和 AD-3 能够显著下调 S180 小鼠血清中白细胞介素-1β(IL-1β)、前列腺素 E2(PGE2)及诱导型一氧化氮合酶(inducible nitricoxide synthase,iNOS)的表达,抑制肿瘤组织中 NF-κB 的核位移,从而抑制促肿瘤发生发展的 NF-κB 通路,同时 AD-2、AD-3 通过上调肿瘤微环境中基质金属蛋白酶-1 抑制剂(TIMP-1)、肿瘤坏死因子-α(TNF-α)的表达,发挥其抗血管新生、抑制肿瘤的生长及扩散等抗肿瘤作用,而且无明显毒副作用。Shibata 等对乳腺癌的研究也表明,*VEGF/VEGFR* 可能是 NF-κB 信号通路的下游靶基因,NF-κB 信号通路对肿瘤血管生成中 VEGF/VEGFR 均有调控作用。NF-κB 信号通路控制肿瘤血管生成的作用机制还有待研究。

(6)重楼:出自《神农本草经》,味苦,微寒,有小毒,具有清热解毒、消肿止痛的功效。实验研究建立 H22 肝癌小鼠模型,观察用药后肿瘤生长情况,计算抑瘤率,用免疫组化法测定肿瘤组织中 CD34 的表达,实验结果显示重楼醇提取物组小鼠微血管密度与模型组相比具有统计学意义,可以得出重楼醇提取物对 H22 荷瘤小鼠肿瘤具有明显抑制作用,同时可明显抑制肿瘤组织微血管密度,其抗肿瘤作用可能与其抑制肿瘤血管生成有关。李涛建立荷瘤 S180 小鼠模型,提取重楼总皂苷对荷瘤 S180 小鼠进行治疗,观察小鼠抑瘤率、生存期以及免疫组化法检测肿瘤组织中 VEGF、NF-κB 等蛋白的表达含量明显降低,对 S180 小鼠肿瘤有抑制作用。这可能与下调 VEGF 表达含量导致肿瘤新生血管生成降低,从而达到抗肿瘤的作用有关。

(7)山慈菇:出自《本草拾遗》,味甘、微辛,性凉,具有清热解毒、化痰散结的作用,为中医常用抗癌中药,《中国药典》2005 年版收录了兰科植物中的杜鹃兰、独蒜兰及云南独蒜兰作为山慈菇的 3 种基原植物。Shim 等利用活性跟踪法发现从杜鹃兰假鳞茎的乙醇提取物中分离出 5,7-dihydroxy-3-(3-hydroxy-4-methoxybenzyl)-6-methoxychromatt-4-

one,无论是在体内试验中都表现出很强的抗血管生成活性。在体外试验中,它对 bFGF 诱导的 HUVEC 增殖表现出较强的抑制作用,其活性大小与剂量呈依赖关系。在提取物浓度为 0.5 μmol/L 时仍有抑制作用,而在没有 bFGF 存在的情况下,则不抑制 HUVEC 的增殖。同时该成分可以抑制 bFGF 诱导的 HUVEC 毛细血管的生成,抑制程度呈剂量依赖关系,且在任何浓度下都未表现出细胞毒性。在体内试验中,用该成分处理成长的 CAM,根据浓度不同,则表现出不同程度的抑制毛细血管生成的作用。

（8）其他:白头翁具有清热解毒、凉血止痢等功效。朱丽晶等发现白头翁醇提物在小鼠体内具有明显的肿瘤抑制作用,而在较低剂量（每只小鼠 10 g/kg）时即可显著抑制 MVD 的生成。苦参具有清热燥湿、杀虫利尿之功效。苦参黄酮（kusheearpin D,KD）是一种从苦参中提取的新型黄酮类化合物。KD 的抗血管生成作用可能与细胞周期阻滞于 G2/M 期以及抑制胞内 $H_2O_2$ 的产生有关。黄芩具有清热燥湿、泻火解毒等功效。现代药理研究表明黄芩苷、黄芩素、汉黄芩素为黄芩的主要活性成分。张伟等研究发现黄芩素可以抑制胃癌 SCG-7091 细胞中 VEGF 与 HGF 的表达,且呈一定浓度的依赖性。马兴等探讨汉黄芩素抗乳腺癌的作用以及其对鸡胚尿囊膜新生血管生成的影响,结果显示汉黄芩素可以抑制乳腺癌细胞的增殖,并对鸡胚尿囊膜新生血管生成具有明显的抑制作用。

2.复方制剂及中成药

（1）西黄丸:西黄丸出自王洪绪著述的《外科证治全生集》,原名犀黄丸,其方包括牛黄、麝香、乳香、没药等。方中用牛黄清热解毒;麝香破血化瘀;辅乳香、没药活血行气,消肿止痛。全方具有清热解毒、活血消肿散结的功效。最后用黄米饭为丸,是考虑药物多峻猛易伐伤胃气,故用黄米饭保护脾胃,祛邪而不伤正。《外科全生集》言此方主治乳岩、横痃、瘰疬、痰核、流注、肺痈、小肠痈等疾病,现亦多用于治疗恶性肿瘤疾病,或单用,或作为辅助用药配合其他的治疗方式。有学者利用斑马鱼胚胎探究西黄丸调控血管生成的功用,证实西黄丸能够减少斑马鱼胚胎血管新生,其 $IC_{50}$ 约为 29.6 mg/L。深入探索证实,乳香和人工牛黄可能是西黄丸中主要效用成分。此外,西黄丸亦能够下调小鼠肿瘤组织中的 VEGF,进而减少血管新生。

（2）解毒消癥饮:解毒消癥饮是福建中医药大学附属第二人民医院用于消化系统肿瘤围手术期治疗的临床效验方,主要由白花蛇舌草、苦参、夏枯草和山慈菇四味中药组成（根据最新临床研究结果,去掉原方中的鬼针草,新增夏枯草）,具有清热解毒、消癥散结的功效。有相关动物实验通过 HUVEC、CAM 模型和肝癌小鼠异种移植模型,研究了乙醇提取物的解毒消癥饮（EE-JXY）的内在分子机制。实验表明,移植模型通过 EE-JXY 治疗后,不仅可显著抑制肿瘤细胞生长,还可减少其血管生成以及体内肿瘤的微血管密度。其机制可能是 EE-JXY 能抑制 VEGF-A 和 VEGFR-2 的表达。曹治云等实验的研究结果表明荷瘤小鼠外周血中 VEGF 高表达,说明解毒消癥饮能够抑制移植瘤小鼠 VEGF 的表达,可能是本方治疗肝癌的作用途径之一。

**（五）其他治则治法**

在肿瘤的中医药治疗中,讲究辨证论治,除外上述常见中医治疗肿瘤常遵循的几大治则治法,通常也会用到益气养阴法、疏肝健脾法、软坚散结法等。参考大多文献,我们发现,益气养阴法常用于治疗肺癌疾病,疏肝健脾法也常见于肝癌疾病,而软坚散结法亦常见于甲状腺肿瘤等疾病中,在这里将不一一赘述。以下列举几种相对应的单药及复方制剂。

1. 单药

(1)黄芪和党参配伍益气养血,气血双补。在动物实验中,柏长青等研究发现,高浓度的黄芪党参提取物可以抑制 VEGF 的表达来抑制 NCI-H446 肺癌细胞诱导的血管内皮细胞的迁移,并且具有显著的剂量-效应关系。

(2)昆布多糖硫酸酯(LAMS)是人工硫酸化条件下从中药昆布中提取的昆布有效活性成分。徐中平等用 CAM 测定法观察 LAMS 在抗肿瘤血管生成中的作用时发现,LAMS 的血管抑制活性明显高于苏拉明,但毒副作用也大。Holffman 等研究发现 LAMS 的硫酸化程度越高,对 bFGF 的抑制作用就越强,细胞增殖就受到抑制。

2. 复方制剂及中成药

(1)固本消瘤胶囊:固本消瘤胶囊主要由西洋参、龙葵、全蝎、蜈蚣、冬虫夏草、莪术、灵芝、土茯苓等中药组成,具有益气养阴、解毒散结之功。王笑民等通过体内实验发现,固本消瘤胶囊能下调小鼠 Lewis 肺癌组织中 VEGF 的表达和微血管密度,从而抑制肿瘤血管生成。杨国旺等通过免疫组化染色 S-P 法、病理彩色图像定量分析法检测荷瘤小鼠组织中微血管密度、VEGF 表达,证明固本消瘤胶囊具有抗肿瘤血管生成的作用。

(2)小柴胡汤:小柴胡汤在肿瘤内科被广泛加减应用,对于乳腺癌、胃癌、肝癌、胰腺癌的疗效确切。张丰华等报道,小柴胡汤对 S180 荷瘤小鼠瘤体生长有抑制作用;对小柴胡汤组荷瘤小鼠的肿瘤组织行微血管密度检测发现,瘤组织微血管密度降低,VEGF 蛋白表达下降,且在量效上呈负相关,低剂量效果明显。梁靓靓等研究发现,小柴胡汤对 Lewis 肺癌的生长抑制作用与下调肿瘤组织的 VEGF 表达有关。

(3)康莱特注射液:康莱特注射液(KLT)是我国自主研发的中药二类抗肿瘤新药,是从中药薏苡仁提取的天然有效性抗癌物质——薏苡仁油研制而成的中成药制剂,也是临床上常用的抗肿瘤中药注射剂,具有益气养阴、消肿散结的功效。青岛大学医学院张良等研究发现 KLT 能明显抑制新生血管生成,加快血管进入衰退期,抑制作用明显优于维生素 E 组。说明抑制血管生成是 KLT 抗肿瘤的途径之一。张爱琴等研究表明,康莱特注射液可抑制 Lewis 肺癌小鼠 VEGF-C 蛋白及 mRNA 的阳性表达,减少肿瘤血管形成及肿瘤营养供应,对防止肿瘤复发转移有积极意义。

(4)其他复方制剂:艾康颗粒(人参、补骨脂、莪术、血竭、山慈菇、干蟾皮、全蝎、蜈蚣、白芥子)为焦中华教授效验方而开发出来的现代制剂。王志学等研究发现,艾康颗粒能够抑制 CAM、家兔角膜移植瘤及 Lewis 肺癌移植瘤的血管生成,并具有抗肿瘤转移的作用。肺岩宁(黄芪、白术、蜂房、蟾皮、黄精)系上海龙华医院治疗肺癌的经验方。徐振晔等研究发现,肺岩宁具有抗肺癌侵袭转移的作用,减少 VEGF 分泌,抑制血管生成,可能是其作用机制。复方血瘤散(黄芪、党参、白芍、紫草、牡丹皮等组成)为临床治疗肿瘤的效验方,易成等研究发现,复方血瘤散对鸡胚绒毛尿囊膜血管生成及血管内皮细胞的迁徙有一定的抑制作用。

## 二、问题与展望

### (一)运用活血化瘀药抗肿瘤的思考

我们在运用活血化瘀药治疗恶性肿瘤中应具备以下思考:其一,活血化瘀方药除了具有"活血"的作用外,还有其他许多作用,例如有的活血化瘀药同时还具有"止血"的作用,其单药或者复方作为抗肿瘤,特别是抗肿瘤血管生成的作用机制和临床试验疗效,还有待进一步研究。其二,活血化瘀药"活血"作用也有不同的特点,至少可以分为"补气养血""活血化瘀""破血行瘀"等。它们对患者血液流变学、血瘀症候的改善程度也会有所不同。虽然血瘀症候在肿瘤患者中普遍存在,但它在肿瘤不同的发展阶段,症候变化会有不同的特点,相应的地位也会有所改变,我们应针对其不同的证型及临床表现进行论治后灵活运用。

### (二)研究探讨更科学系统的抗肿瘤血管生成的研究方法

肿瘤血管生成是一个复杂多步骤的过程,是各种因素共同作用的结果。因此,对抗肿瘤血管生成中药的研究不应仅局限于某一层面,而应从分子、细胞、组织、肿瘤模型甚至肿瘤转移模型等不同层面进行机制以及各信号通路的探讨,才是比较科学系统的研究方法。

近年来,中药单体有效成分及复方合剂干预肿瘤血管生成的基础及临床研究进行了很多,中医药抗肿瘤血管生成的研究也取得很大进展,许多药物也进入开发、生产、利用阶段,但中药的抗肿瘤血管的作用仍存在许多问题,如某些中药的抗肿瘤血管生成的作用机制尚不很明确,基础研究虽多但临床应用研究较少。从前面的文献资料可以看出,前人在中药抗肿瘤血管生成方面虽然做了大量的研究工作,但多是证明其有抗血管生成的功效,多集中在动物实验药效学方面,而关于临床运用的具体机制和信号通路的研究不够深入。

肿瘤血管的生成是个复杂的过程,而中药又具有多靶点、多层次的优势,其既可作用于相关基因,也可作用于相关蛋白和受体。因此,我们需要寻找更加特异、多方面的靶点,同时需要积累更多的临床经验,兼顾临床疗效、不良反应及耐药现象。从中医药抗肿瘤血管生成的各个环节、各个层面进行深入研究,和肿瘤的发病机制结合,发挥中药多靶点、双向调节的能动性,得到更立体、更全面的研究结果。

## 第三节　李斯文教授运用抗肿瘤血管生成中药治疗经验荟萃

### 一、医案举例

#### (一)输尿管癌单纯中药治疗

和某,女,80 岁。2013 年 3 月因出现腰痛、尿血行 CT、MRI 检查发现右输尿管中段占位,考虑输尿管癌。因患者高龄未行手术及化疗,患者尿血症状逐渐加重,遂于 2013 年 7 月 29 日求诊于李斯文教授处。

症见:尿血,量多色红,有少量血块,排尿滞涩不畅,腰酸痛,面色㿠白,精神萎靡,口干苦,纳呆食少,大便干。舌淡红苔黄腻,脉细数。

西医诊断:右输尿管癌。

中医诊断:血证-尿血(湿热伤阴,痰瘀互结)。

治则:养阴清热,活血散瘀解毒。

方药:自拟银翘二甲汤加减。金银花 20 g,连翘 15 g,醋龟甲 20 g$^{(先煎)}$,制鳖甲 20 g$^{(先煎)}$,蒲公英 30 g,芦根 30 g,白茅根 30 g,南方红豆杉 12 g$^{(先煎)}$,白花蛇舌草 30 g,半枝莲 15 g,麦冬 15 g,石斛 15 g,生地炭 30 g,陈皮 10 g,木香 10 g,砂仁 10 g,制香附 15 g,法罗海 15 g,淡竹叶 10 g,灯芯 10 g,车前草 30 g,炒蒲黄 15 g,炒黄芩 15 g,炒栀子 15 g,补骨脂 20 g,生地炭 30 g,炒鸡内金 15 g,甘草 5 g。免煎剂:天龙 2 条,地龙 20 g,龙葵 20 g,血余炭 20 g,鬼针草 60 g,马鞭草 20 g。10 剂,每 2 日 1 剂,水煎服。

2013 年 8 月 26 日二诊:患者已无肉眼血尿,仍感排尿不畅,腰酸痛减轻,精神有好转,口干口苦,进食差,大便可。舌淡红苔薄黄腻,脉细数。效不更方,守方续进 10 剂。

2013 年 10 月 14 日三诊:患者无肉眼血尿,小便较前通畅,腰酸痛、乏力时作,进食增加,眠可,二便调。舌淡红苔白腻,脉细数。上方去木香,加绞股蓝 30 g 加强益气健脾、清热解毒。续进 10 剂。

2013 年 11 月 25 日四诊:近日复查尿常规显示尿血已基本消失,排尿通畅,时有咳嗽,大便日 1 行,精神可。舌淡红苔白腻,脉细数。上方去炒蒲黄、血余炭、生地炭,加马齿苋 30 g、八月札 20 g 加强清热利湿解毒。续进服 10 剂。

2014 年 4 月 25 日五诊:近日尿血时作,量少、色淡,口干,乏力,纳眠可,大便微干,舌淡红苔白少津,脉细弱。上方去淡竹叶、灯芯、车前草以免利湿伤阴太过;另加血余炭 30 g、生地炭 30 g 加强止血,续进服 10 剂。

2014 年 6 月 23 日六诊:患者已基本无尿血,但近来自觉排尿频涩、量少,精神体力可,心烦眠差,腰酸时作,纳可,大便调。舌边尖红,苔薄黄腻,脉细数。2014 年 6 月 20 日 CT:右输尿管中段占位,范围较前无明显变化,以上输尿管及右肾盂扩张。上方加车前草

30 g、淡竹叶 10 g、灯芯 10 g、茜草 15 g 加强化瘀利水。续进 10 剂。

2014 年 8 月 15 日七诊：患者诉排尿通畅无艰涩感，腰酸痛减轻，精神体力可，纳眠可，二便调。舌淡红苔薄白。患者病情平稳，守方续进 10 剂。

**【按语】**

输尿管癌是指发生于输尿管上皮的恶性肿瘤。本病通常治疗方法是切除一侧的肾脏、输尿管全长以及输尿管开口周围的部分膀胱，但患者的预后却不如膀胱癌。

李斯文教授根据输尿管癌的临床表现，认为其可属于中医学"尿血""血淋""腰痛"等病范畴。正如《金匮要略·五脏风寒积聚病》所云："热在下焦者，则尿血。"在本病的病因病机上，李斯文教授认为外感六淫，过食肥甘酒热，情志劳倦所伤，致脾胃运化失常，积湿生热，蕴积下焦肾与膀胱，日久化毒成癌。湿热浊邪易化火伤阴，灼伤阴络，迫血妄行，血随尿出。老师指出，输尿管癌是本虚标实的疾病，在疾病的发生发展中，肾阴不足、脾肾亏虚是本，贯穿输尿管癌的始终；湿热下结，后生癌毒，毒火伤脉，血腐阻道，均为标实之象，且邪实随病情进展逐渐加重。老师在选方时，多采用补益脾肾、清利湿热、泻火祛瘀多管齐下的方法，以一方面为主，兼顾其他两个方面，攻补兼施，辨证论治。

本例患者以腰痛、无痛性尿血为首发症状，经 CT、MRI 检查考虑为输尿管癌。但因高龄，患者及家属放弃手术及放化疗而求治于李斯文教授处。李斯文教授根据患者临床表现及舌脉，辨证为湿热伤阴，痰瘀互结，采用自拟的银翘二甲汤加减治疗。方中金银花、连翘、蒲公英、白花蛇舌草、半枝莲、炒黄芩、炒栀子清热利湿，解毒散结；芦根、白茅根、淡竹叶、灯芯、车前草清热利尿；醋龟甲、制鳖甲滋阴软坚散结；麦冬、石斛防湿热伤阴；补骨脂温肾化气行水；制香附、法罗海、陈皮、木香、砂仁、炒鸡内金理气健脾；南方红豆杉解毒抗肿瘤；炒蒲黄、生地炭、血余炭化瘀止血；鬼针草、马鞭草化瘀利水；天龙、地龙、龙葵软坚散结。3 个月后患者尿血基本消失，腰痛缓解，精神体力明显改善。在原方基础上随症加减治疗 1 年后复查 CT，提示右输尿管中段占位范围较前无明显变化。由此病例可见，中医辨证施治，清补同用，不仅能有效缓解泌尿系统肿瘤患者的临床症状，而且对高龄肿瘤患者可起到阻止病程进展，带病延年的作用。

李斯文教授的经验方银翘二甲汤中的很多药物，如连翘、白花蛇舌草、半枝莲等经现代药理证实均具有抗肿瘤血管生成的作用。其中中药连翘的主要有效成分连翘苷，已有研究表明其具有明显的抗炎、解热、中和内毒素和抗氧化作用。王恩力等证实连翘苷元对免疫性大鼠纤维化有较好的治疗作用。郑末等观察到连翘苷随剂量增加可显著减少 Lewis 肺癌小鼠肿瘤体积和瘤组织密度；给予不同剂量连翘苷后，VEGF 在肺癌组织中表达显著低于模型对照组，而 endostatin 表达则明显高于模型对照组。在本实验中，提示连翘苷可抑制肿瘤血管的生长。

**（二）咽部非霍奇金淋巴瘤纯中药治疗**

陈某，男，82 岁。2014 年 8 月体检 CT 发现口腔右侧咽侧壁肿块伴右颈部淋巴结增大。经局部取病检及全身多项检查提示为弥漫大 B 细胞淋巴瘤 ⅡA 期，骨髓未见侵犯。考虑患者年龄大，家属拒绝接受放化疗，遂于 2014 年 8 月 22 日求李斯文教授中药治疗。

症见：咽喉右后壁有一约 3 cm×2 cm 包块，色淡红，呼吸粗重，言语含糊不清，精神体力差,困倦嗜睡,无咳嗽咯痰、胸闷气促、恶寒发热等,纳眠差,二便调,近期体重无明显变化。舌淡苔黄腻,脉滑。

西医诊断:弥漫性大 B 淋巴瘤ⅡA 期。

中医诊断:失荣(脾虚痰湿)。

治则:健脾化痰,软坚散结。

方药:香砂六君子汤加减。太子参 20 g,北参 20 g,白术 20 g,茯苓 15 g,制香附 15 g,陈皮 10 g,砂仁 10 g,豆蔻 10 g,炒白扁豆 20 g,山药 20 g,莲子 20 g,薏苡仁 30 g,姜南星 40 g$^{(先煎)}$,姜半夏 40 g$^{(先煎)}$,生牡蛎 60 g$^{(先煎)}$,浙贝母 20 g,夏枯草 30 g,威灵仙 30 g,冬瓜仁 30 g,甘松 15 g,红豆杉 12 g$^{(先煎)}$,茯神 30 g,炙远志 15 g,炒鸡内金 15 g,炒神曲 20 g,甘草 5 g。免煎剂:天龙 2 条,地龙 20 g,龙葵 20 g,猫爪草 20 g,绞股蓝 30 g,梅花 12 g,八月札 20 g。7 剂。

2014 年 9 月 5 日二诊:患者咽喉右后壁包块约 2 cm×2 cm,色淡红,呼吸粗重,有鼾声,神倦疲乏,言语欠清晰流畅,进食有增加,二便调,舌淡红苔黄腻,脉滑。患者呼吸音粗重,有鼾声,说话时不流畅清晰,乃咽喉壁包块影响气道气流所致,上方加急性子 10 g 以增强软坚散结之功,续进 7 剂。

2014 年 9 月 26 日三诊:患者咽喉右后壁后 2 cm×1.5 cm 包块,呼吸粗促减轻,睡眠时仍有鼾声,言语欠清晰流畅,时感喘促,但精神体力、睡眠改善,饮食可,二便调,舌淡红苔白腻,脉滑。上方加金钱白花蛇 1 条打粉兑服以化瘀通络,7 剂。并嘱咐患者药渣再煎后取汁外敷于颈部,30 min/次,2 次/d。

2014 年 10 月 17 日四诊:患者咽喉部右后壁包块较前缩小,大小约 1.0 cm×1.5 cm,言语较前流畅清楚,呼吸音仍粗、喘促、鼻鼾声明显缓解,口苦口干,精神体力、睡眠、食纳尚可,二便调,舌红,苔白腻,但较前变薄,脉滑。上方金钱白花蛇加至 2 条,10 剂。

2014 年 11 月 14 日五诊:患者咽喉右后壁包块 1 cm×1 cm,但呼吸重,言语流畅清楚,咳嗽,咯白痰量多,无喘促、鼻鼾声,精神体力可,纳眠尚可,二便调。舌淡红胖,苔薄黄,脉滑。停用中药汁外敷,续予上方 10 剂。

2014 年 11 月 28 日六诊:患者咽喉部包块基本消失,呼吸改善,言语流畅,无咳嗽咯痰、喘促胸闷,精神体力可,纳眠可,二便调。舌淡红胖,苔薄黄,脉滑。守上方 15 剂。

此后一直在上方基础上随证加减,进行康复和巩固治疗。

**【按语】**

恶性淋巴瘤是一类原发于淋巴结和其他淋巴结外组织器官的恶性肿瘤,分为霍奇金淋巴瘤和非霍奇金淋巴瘤两类。本病以淋巴结肿大为特征,当属祖国医学"瘰疬""痰核""失荣""石疽"等范畴。

李斯文教授认为淋巴瘤的发生主要是脏腑虚弱,气机郁阻,水湿运化失职,导致气血瘀滞,痰湿内生,痰、毒、瘀互结而致病。病性乃本虚标实,主张治疗应攻补兼施,分期论治,早期以化痰软坚祛邪为主,后期以健脾化痰扶正为主。诚如《景岳全书·积聚》曰:"凡脾胃不足及虚弱失调之人多有积聚之病,盖脾虚则中焦不足,肾虚则下焦不化,正气不行则邪滞得以居之。"故重脾胃功能,化痰散结应贯穿疾病治疗的始终。

本案中患者就诊之初已明确为恶性淋巴瘤,但因年事已高,不愿接受放化疗。李斯文教授接诊后考虑高龄老人接受放化疗风险极高,同意以中药治疗为主。根据患者临床表现及舌脉象,辨证为脾气亏虚,痰凝阻滞,治以健脾化痰、软坚散结,采用香砂六君子汤加减。方中南星、半夏、夏枯草、生牡蛎、浙贝母、猫爪草、冬瓜仁、威灵仙清肝泻火、消散痰核;制香附、甘松、八月札、梅花调畅气机,解郁化痰;太子参、北沙参、白术、茯苓、陈皮、砂仁、豆蔻、炒白扁豆、山药、莲子、薏苡仁、炒鸡内金、炒神曲、甘松、绞股蓝健脾益气、化湿和胃以增强机体抗邪能力,同时杜绝生痰之源;天龙、地龙、红豆杉等化瘀解毒、消肿散结,延缓肿瘤复发转移。

单纯中药治疗 3 个月,患者咽喉部肿瘤完全消失,此后也未见明显复发。由此可见,淋巴瘤的治疗虽以放化疗为主,但对于高龄老人或不适宜放化疗的患者,中医药或可尝试使用,只要紧守病机,辨证准确,还是可以取得令人惊讶的效果。

六君子汤是李斯文教授在肿瘤治疗中的常用方,全方由人参、白术、茯苓、半夏、陈皮和甘草组成。该方不仅可以治疗多种肿瘤,还可以减轻放化疗引起的恶心、呕吐、食欲减退、白细胞减少等毒性作用,提高外周血淋巴细胞转化率、NK 细胞活性、辅助 T 细胞与抑制 T 细胞比率等免疫指标。周凌等观察到六君子汤醇提物可减少 EC9706 细胞条件培养基所致鸡胚绒毛尿囊膜血管生成,人脐静脉内皮细胞增殖、迁移和小管形成,减少 EC9706 细胞和内皮细胞 IL-6 及内皮细胞 VEGF 分泌,提示该方醇提物可能通过干预 EC9706 细胞信号通路从而抑制血管生成的效应。唐广义等研究发现由太子参、茯苓、白术、甘草、半夏、陈皮组成的益气健脾中药汤剂可诱导人大肠癌细胞 HT-29 裸鼠皮下移植瘤细胞的凋亡,且明显降低移植瘤的 MVD。表明益气健脾中药可控制大肠癌血管形成及促进细胞凋亡的进度。

### (三)脑瘤放疗后中药治疗

李某某,女,76 岁。患者既往头痛反复多年,2014 年 5 月 30 日行 MRI 确诊右侧小脑占位。6 月 14 日住院行放射治疗 25 次(具体部位及剂量不详)。放疗于 7 月 11 日结束。放疗后患者自觉头痛不适,为寻求中医药治疗,于 2014 年 7 月 21 日求诊于李斯文教授处。

症见:头部昏痛不适,以太阳穴为甚,脑转耳鸣,时感面部麻木、口干,纳眠尚可,二便调。舌淡暗苔白腻少津,脉缓。

西医诊断:脑瘤放疗后。

中医诊断:脑瘤(痰瘀互结)。

治则:健脾化痰,化瘀通络。

方药:加味半夏白术天麻汤。天麻 40 g,川芎 15 g,姜南星 40 g[先煎],姜半夏 40 g[先煎],白术 30 g,蜈蚣 2 条,全蝎 10 g,地鳖虫 10 g,生牡蛎 60 g[先煎],南方红豆杉 12 g[先煎],制香附 15 g,陈皮 10 g,砂仁 10 g,炒川楝子 15 g,石菖蒲 10 g,郁金 15 g,炒扁豆 20 g,山药 20 g,莲子 20 g,茯苓 15 g,桑叶 15 g,菊花 15 g,柴胡 15 g,炒鸡内金 15 g。免煎剂:天龙 2 条,地龙 20 g,水蛭 6 g,八月札 20 g,蛇六谷 30 g,平地木 20 g,甘草 5 g。7 剂。

2014 年 8 月 15 日二诊:患者自诉眉棱骨头痛,肩背酸痛不适,但体重较前增加,纳眠可,二便调。舌暗红苔薄白,脉缓。上方加白芷 15 g、蝉蜕 15 g 以祛风止痛。续进 7 剂。

2014年9月5日三诊:患者诉头时有昏沉、疼痛,面部及大腿发麻,纳眠可,二便调。舌淡暗苔白,脉缓。上方减石菖蒲,蛇六谷加至60 g。续进7剂。

2014年9月29日四诊:患者自诉右侧头部及巅顶部疼痛不适,头重乏力,右侧颜面麻木,纳眠尚可,二便调。舌边尖红苔白腻,脉缓。上方川芎加至30 g以止痛。续进7剂。

2014年12月12日五诊:患者诉头痛、头晕时作,无呕吐,咽部不适,咽部充血明显,乏力,右胁肋疼痛不适,汗出多,纳眠尚可,二便调。舌边尖红苔薄白,脉缓。续进10剂。

2015年2月4日六诊:患者诉头晕头痛较前有缓解,进食增加,但仍感神疲乏力,近期复查发现肝转氨酶指标升高,眠可,二便调。舌淡红苔薄白腻,脉弦。上方减南方红豆杉、炒川楝子、桑叶、柴胡,加枸杞子、制黄精各20 g滋补肝肾,田基黄30 g清热利湿保肝。续进10剂。

2015年6月25日七诊:患者自诉5月6日复查PET/CT脑部未见复发。患者现自觉口干苦,胃脘偶有胀痛不适,体重增加,纳眠可,二便调。舌红苔薄白,脉弦。上方减枸杞子、白芷、菊花、平地木、水蛭,加法罗海15 g、山土瓜15 g、鸡矢藤15 g、炒黄芩15 g、炒知母15 g、延胡索30 g以理气健脾,清热利湿。续进10剂。

**【按语】**

脑瘤是指生长于颅内的肿瘤,包括原发于脑实质的脑瘤和由身体其他部位转移至颅内的继发性脑瘤。脑瘤可在任何年龄段发生,其中20~50岁年龄段的发病率最高,以头痛、恶心、呕吐等颅内压增高症状,以及精神和意识障碍、癫痫发作、失语、半身或肢体肌力减弱等为主要临床特征。虽然脑瘤的发病率低于其他器官肿瘤,但其在脑内的占位病变和浸润可对脑组织造成严重损害,对人体危害较大,诊断和治疗的难度都较高,患者的预后情况多不良,因此,针对脑瘤的治疗已成为临床研究的焦点。

本案中的患者以脑瘤放疗术后头痛、眩晕前来就诊,李斯文教授根据其临床表现及舌脉,考虑诊断为脑瘤放疗后痰瘀互结于脑窍导致髓海失养,故采用半夏白术天麻汤化裁以健脾化痰,平肝熄风。方中姜半夏、姜南星、生牡蛎化痰散结;天麻、柴胡、炒川楝子、郁金、桑叶、菊花平肝熄风止眩;陈皮、砂仁、白术、茯苓、炒扁豆、山药、莲子运脾化湿;川芎、蜈蚣、全蝎、地鳖虫、天龙、地龙、水蛭等虫类药入络搜风、息风止痉、攻留滞之瘀血;石菖蒲芳香化湿开窍。纵观全方,共奏健脾化痰、化瘀通络之效。患者坚持用药1年后复查PET/CT,脑部肿瘤未见复发,且临床症状大为改善,取得了较好的治疗效果。

恶性脑肿瘤的生长和转移是一个依赖血管生成的过程,因而以新生血管为靶点的脑肿瘤治疗模式已成为近年的研究热点。加味半夏白术天麻汤是李斯文教授治疗脑肿瘤的常用方,方中蜈蚣、全蝎、地鳖虫、天龙等虫类药均有实验研究证实具有抗肿瘤血管生成的作用。如全蝎的蝎毒多肽提取物可通过抑制前列腺癌细胞MMP-9蛋白及血管生成因子COX-2的表达而发挥其抗血管生成作用。张维东等研究报道蝎毒多肽提取物具有良好的体内和体外抗肿瘤血管生成的活性,并借此抑制肿瘤的生长。

**(四)结肠癌术后吻合口炎中药治疗**

施某某,男,66岁。患者因进行性消瘦,于2014年4月12日在医院行CT检查发现结肠肝曲管壁增厚,管腔狭窄,考虑为结肠癌。4 月 24 日行结肠癌切除术。术后病检:溃疡型中-低分化腺癌,浸透浆膜,脉管癌栓,侵犯神经,送检淋巴结 7/36 可见癌转移。术后患者出现明显腹泻,体重下降,故未进行化疗。5 月 23 日复查肠镜示结肠癌术后吻合口炎。为寻求中医药治疗,于 2014 年 6 月 13 日求诊于李斯文教授处。

症见:腹泻,每日达 10 余次,泻下黄色稀便,有少量便血,里急后重,时有腹部隐痛,腹胀不适,体重下降,神疲乏力,纳呆食少,眠可,小便少。舌红苔黄腻,脉数。

西医诊断:结肠癌术后吻合口炎。

中医诊断:肠积(脾虚湿毒内蕴)。

治则:益气健脾,清热利湿解毒。

方药:槐花地榆汤加减。炒槐花 30 g,炒地榆 15 g,大血藤 15 g,马齿苋 30 g,败酱草 30 g,炒黄芩 20 g,炒黄连 10 g,薏苡仁 30 g,制香附 15 g,陈皮 10 g,木香 10 g,砂仁 10 g,蜈蚣 2 条,全蝎 10 g,地鳖虫 10 g,炒扁豆 20 g,山药 20 g,莲子 20 g,法罗海 15 g,山土瓜 15 g,鸡屎藤 15 g,南方红豆杉 12 g$^{(先煎)}$,炒芡实 20 g,炙罂粟壳 6 g,炒鸡内金 15 g,甘草 5 g。免煎剂:天龙 2 条,地龙 20 g,龙葵 20 g,梅花 12 g,八月札 20 g,炒稻芽 20 g,炒麦芽 20 g。7 剂。

2014 年 6 月 27 日二诊:患者口服上方后腹胀腹痛缓解,大便次数有所减少,每日 7~8 次,精神体力好转,饮食增加,眠可,小便调。舌边尖红苔白腻,脉弦。续进 7 剂。

2014 年 7 月 21 日三诊:患者大便每日 3~4 次,排便较前通畅,已无便血,仍时感乏力,纳眠可,小便调。舌淡红苔白腻,脉弦。上方炒芡实加至 30 g 加强健脾利湿,加焦神曲 20 g 以健脾,南方红豆杉加至 18 g 加强清热解毒抗肿瘤。续进 7 剂。

2014 年 8 月 8 日四诊:患者大便日行 3~4 次,较前干燥成形,口干乏力,纳呆,舌光红无苔。上方减木香。续进 7 剂。

2014 年 9 月 5 日五诊:患者口服中药后饮食有味,进食增加,但饮食稍多则腹胀,睡眠改善,大便每日 2 次左右,口干,舌红绛少苔。上方去制香附,加五味子 10 g,免煎剂加绞股蓝 30 g。续进 7 剂。

**【按语】**

手术切除是肠道肿瘤的主要治疗方法之一,吻合口炎是其常见的并发症,多表现为腹泻、便秘、腹胀、疼痛、便血、肛门重坠等。大肠归属于"六腑之一",其功能"泻而不藏",主"传导糟粕",其功能乃是承接"脾胃"与"小肠",水谷食物在胃中承纳、腐熟、消化后传于小肠,实现分清别浊,之后传于大肠进一步气化其多余的水液,完成"传糟粕"的功能,于"魄门"开阖时排出便渣。因此,各种原因导致脾胃亏损,健运失司,可使小肠不能正常分清别浊,湿浊之物留于体内而为害,倾注于大肠,可影响肠腑正常功能,阻碍其气机升降,气郁湿阻而化热、化火,变生癌毒而致病。肠癌术后吻合口炎的发生与术后患者正气受损,湿热余毒未清密切相关。对于此类疾患,李斯文教授多采用"通因通用"法治疗。

本案例中的患者在结肠癌术后出现明显的腹泻症状,泻下黄褐色粪水,便意频频且伴有脾虚的征象,李斯文教授考虑为脾虚湿毒未清,采用槐花地榆汤加减治疗。方中炒槐花、炒地榆、大血藤、马齿苋、败酱草、炒黄芩、炒黄连等清热利湿解毒;薏苡仁、陈皮、砂仁、炒扁豆、山药、莲子、炒芡实健脾利湿;蜈蚣、全蝎、地鳖虫化瘀通络;再稍加炙罂粟壳涩肠止泻。患者持续加减用药 3 个月后,腹泻由原来每日 10 余次减为每日 2 次,大便成形,饮食增加,生活质量得到了明显的提高。由此可见,对于肠癌术后吻合口炎的治疗,应辨清邪正虚实,不要盲目采用固肠止泻之品,以防犯"闭门留寇"之弊。

李斯文教授治疗肠癌常用的槐花地榆汤、葛根芩连汤中的地榆、黄芩、黄连等清热燥湿解毒之品均具有抗肿瘤血管新生的作用。秦三海等发现地榆总皂苷对 S180 肉瘤小鼠肿瘤组织微血管的生成及 VEGF 表达具有一定的抑制作用,其抗小鼠肿瘤组织微血管的生成作用与抑制肿瘤组织 VEGF 表达水平有关。黄连素又叫小檗碱,是从黄连、黄柏、三棵针等毛茛科黄连植物根状茎中提取的生物碱。黄连素对人肝癌 HepG2 细胞、直肠癌 SW480 细胞增殖具有抑制作用,且呈现良好的量效关系。不同浓度的黄连素作用 HepG2 细胞 24 h 后,HepG2 细胞 VEGF mRNA 和蛋白表达均有所下降,且呈现出一定的量效关系。由此可知,黄连素可抑制人肝癌 HepG2 细胞的增殖和 VEGF 的表达,抗血管生成可能是黄连素抗肝肿瘤的作用机制之一。

### (五)胆囊癌多发肝转移纯中药治疗

杨某,女,59 岁。2010 年 3 月患者因右上腹部疼痛、体重下降在当地医院就诊,B 超检查发现胆囊增大及肝内多发占位病变。2010 年 4 月 9 日行 CT 检查示:胆囊实性占位,考虑胆囊癌;肝脏多发转移瘤。因患者家贫,无法承受手术及化疗费用,遂返回家中,自行在家中口服中草药治疗。2012 年 5 月患者自觉乏力加重,体重减轻。2012 年 11 月 19 日 B 超检查示:肝内多发实性占位,考虑转移瘤。为求中医结合治疗,患者 2012 年 11 月 19 日求诊于李斯文教授处。

症见:时感右胁隐痛不适,神疲乏力,纳呆食少,厌油腻,腹胀,眠差,大便质稀,小便调。舌淡红苔薄白,脉细。

西医诊断:胆囊癌伴多发肝转移。

中医诊断:胆囊积(肝郁脾虚,痰瘀互结)。

治则:疏肝健脾,活血化痰通络。

方药:小柴胡汤加减。柴胡 30 g,炒白芍 15 g,炒枳壳 15 g,北沙参 20 g,太子参 20 g,当归 15 g,白术 20 g,陈皮 10 g,木香 10 g,砂仁 10 g,白花蛇舌草 30 g,全蝎 10 g,蜈蚣 2 条,制香附 15 g,川芎 10 g,茯苓 15 g,炒扁豆 20 g,山药 20 g,莲子 20 g,法半夏 30 g,甘松 15 g,南方红豆杉 12 g<sup>(先煎)</sup>,炒鸡内金 15 g,甘草 5 g。免煎剂:天龙 2 条,地龙 20 g,龙葵 30 g,绞股蓝 20 g,梅花 12 g,八月札 20 g,玫瑰花 12 g。7 剂。

2013 年 1 月 25 日二诊:患者自觉精神体力有好转,但仍时感右胁疼痛不适,纳眠可,二便调。舌淡红苔白,脉弦细。上方加延胡索 30 g 以止痛。7 剂。

2013 年 4 月 22 日三诊:患者胁腹痛较前明显缓解,精神体力可,但易上火,大便干结难以排出。舌暗红苔白腻,脉弦。上方减柴胡、北沙参,加小红参 15 g 清热活血,改炒枳壳为炒枳实 15 g 以加强通便,续进 7 剂。

2013 年 7 月 12 日四诊:患者无明显腹痛腹胀,精神体力可,体重增加 3 kg,纳眠可,二便调。舌淡红苔白,脉弦。守方续进 7 剂。

2013 年 9 月 23 日五诊:患者未诉特殊不适,双目未见黄染,大便日 1 行,面色萎黄,乏力,动则尤甚,大便干。舌淡齿痕苔黄腻,脉弦。B 超结果:胆囊增大,回声不均匀,肝右叶片状低回声结节,性质待定,考虑低脂区。上方炒枳实加至 20 g 以通便,加炒栀子 15 g、炒川楝子 15 g、制黄精 20 g、老鸦花藤 20 g、法罗海 15 g。续进 10 剂。

2013 年 12 月 2 日六诊:患者诉体重增加,自觉口干苦,舌淡齿痕苔白,脉弦。上方减法夏、木香、制黄精,绞股蓝加至 30 g,龙胆草 12 g 以清肝热。10 剂。

2014 年 3 月 7 日七诊:患者诉无明显腹痛、腹胀,微口干,精神体力可,纳眠可,二便调。舌淡红苔薄白,脉缓。上方减炒枳实,加玉竹 30 g、鸡矢藤 15 g、肉苁蓉 20 g。10 剂。

2014 年 5 月 30 日八诊:患者诉病情平稳无明显变化,体重增加 2 kg,纳眠可,二便调。舌淡红苔薄白,脉缓。守方续进 10 剂。

2014 年 8 月 15 日九诊:患者诉无明显不适,精神体力可,体重稳定,纳眠可,二便调。舌玫红苔薄白,脉缓。减炒黄芩、炒川楝子,加制黄精 15 g、甘松 15 g,续进 10 剂。

**【按语】**

胆囊癌是临床上常见的一种恶性肿瘤,女性发病率高于男性,由于其对放化疗敏感性较差,其 5 年生存率较低。

李斯文教授认为胆囊癌的发病多由于正气亏虚,肝脾功能失调,湿热内蕴,湿热毒邪入侵肝胆,瘀滞脾胃,以致脾运失健,痰毒内生,痰毒阻滞血络,瘀血内阻,日久导致痰毒瘀血互结形成积证。因此,其治疗应以疏肝理气,健脾和胃,活血化瘀,兼软坚散结为主。

本案中的女性患者在确诊胆囊癌肝转移后,由于家贫转而采用中草药治疗 2 年,但体重、乏力逐渐下降,转而求助于李斯文教授。李斯文教授接诊后,结合患者临床表现及舌脉象,考虑患者以正虚邪实、肝郁脾虚、痰瘀互结为主,故采用小柴胡汤加减治疗。方中柴芍六君汤疏肝健脾;二陈汤健脾化痰;白花蛇舌草、南方红豆杉清热解毒;全蝎、蜈蚣化瘀通络;炒扁豆、山药、莲子健脾化湿。当患者脾虚之象减退,热毒之象出现时,李斯文教授果断采用炒黄芩、炒栀子、龙胆草等加强清热解毒。患者口服中药 2 年余,临床症状逐渐好转,精神、体力恢复正常。由此可见运用中医药治疗晚期胆囊癌,可提高患者生活质量,延长生存期,防止肿瘤转移。

小柴胡汤出自《伤寒论》,由柴胡、黄芩、人参、半夏、甘草、大枣、生姜 7 味药组成,是和解少阳的代表方剂。由于该方配伍严谨,组合巧妙,李斯文教授常用此方加减治疗肝胆系统恶性肿瘤,取得了较好效果。张丰华等经实验证实小柴胡汤对 S180 肉瘤小鼠肿瘤组织微血管的生成及 VEGF 表达具有一定的抑制作用,说明抗血管生成可能是小柴胡汤治疗肿瘤的作用机制之一。此外,现有研究也表明小柴胡汤中黄芩提取物黄芩苷对培养体外人脐静脉内皮细胞(HUVEC)和鸡胚尿囊绒毛膜法(CAM)的血管生成有抑制作用,抑制程度与药物剂量成正相关,并且诱导血管生成的细胞生长因子(bFGF)的表达也随药物的浓度增加而减少。说明黄芩苷是潜在的血管生成抑制剂。曹慧娟等在黄芩苷抗人肺腺癌 A549 细胞研究中,应用 HUVEC 进行小管形成实验,观察黄芩苷对内皮细胞体外血管样结构形成的影响,结果表明 25.50 μmol/L 黄芩苷对 HUVEC 小管形成具有抑制作用。Duan 等研究发现,黄芩苷可能通过下调 VEGF 蛋白的表达,进而抑制肿瘤新生血管形成参与骨肉瘤 MG-63 细胞的增殖和凋亡。

### （六）乳腺癌肺转移中药治疗

陶某某,女,69 岁。患者 1999 年无意中发现左侧腋下包块,在医院诊断为乳腺癌,完善相关检查后,于同年 6 月行左乳腺癌根治术。术后病检示左乳浸润性导管癌。术后行表柔比星+顺铂方案化疗 6 个疗程(具体剂量不详),化疗期间在云南省肿瘤医院放疗 1 个疗程。2001 年患者又行化疗 2 个疗程及放疗 1 个疗程,具体不详。后患者逐渐感左上肢有沉重感,未予重视。2002 年患者至上海肿瘤医院复查,再次行化疗 2 个疗程、放疗 1 个疗程。后患者未定期复查,2009 年患者因咳嗽咳痰复查胸片发现左肺有转移性病灶,后复查 CT 提示左下肺转移灶(约 3.4 cm×2.5 cm),患者拒绝再次放化疗,多方求治,患者转移性病灶无明显改善,左上肢肿胀加重未见好转,时有神疲乏力,咳嗽咳痰,2010 年 3 月 14 日来李斯文教授门诊求治。

症见:咳嗽、咳白痰,量少,质稠,左上肢沉重、麻木,时有右侧肢体麻木,活动不利,神疲乏力,口干欲饮水,时有汗出,尿频急,大便尚调,纳眠可。舌红,苔白燥,脉沉细。CEA 5.28 ng/mL,Cy21-1 4.73 ng/mL,铁蛋白 178.8 ng/mL。患者患高血压病 3 级,10 余年口服降压药物血压控制可,2 型糖尿病 10 年,每日注射甘精胰岛素,血糖控制可。

西医诊断:左乳腺癌肺转移。

中医诊断:乳积(阴虚毒热)。

治则:益气扶正,软坚散结。

方药:香砂六君汤加减。南沙参 20 g,北沙参 20 g,玄参 15 g,浙贝母 20 g,川贝母 10 g,炙百部 15 g,炒知母 20 g,麻黄 10 g,瓜蒌皮 15 g,木香 10 g,砂仁 10 g,茯苓 15 g,白术 10 g,陈皮 15 g,白花蛇舌草 30 g,炙甘草 10 g。7 剂水煎内服。

2010 年 4 月 12 日二诊:患者咳嗽、咳痰明显缓解,神疲乏力较前减轻,无明显汗出,但左上肢肿胀、麻木改善不明显。纳眠同前,口干好转,尿频,大便调。舌红,苔白,脉沉细。上方减麻黄,加路路通 30 g、羌活 15 g。续服 15 剂。

2010 年 7 月 6 日三诊:患者因感触风寒后再次出现咳嗽、咳痰,量多色黄,口干,咽痛,纳差,眠少,小便尚调,大便干。舌红,苔黄,脉细。胸片示肺部感染,肺部转移病灶与前片无明显变化。予上方加法半夏 15 g,苦杏仁 15 g,麦冬 15 g,鱼腥草 30 g,蒲公英 30 g,炒栀子 15 g,炒黄芩 15 g。续服 15 剂。

2010 年 10 月 14 四诊:患者仍有咳嗽,咳少量白痰,质稀易咳出,左上肢肿胀稍缓解,仍有神疲乏力,纳尚可,眠少,小便频,大便尚调。舌淡红,苔白腻,脉细。胸片提示肺部转移灶似较前缩小。上方减炒栀子、鱼腥草、炒黄芩,加王不留行 15 g、川芎 15 g、丝瓜络 30 g、炒杜仲 15 g。续服 15 剂。

2011 年 3 月患者复查:CT 提示肺部转移灶较前明显缩小(1.2 cm×1.9 cm);CEA 2.98 ng/mL;铁蛋白 245.9 ng/mL;CA19-9 9.06 U/mL;CA15-3 11.31 U/mL。续服上方 15 剂。后患者定期复查,未见明显复发迹象。

【按语】

乳腺癌是女性常见的恶性肿瘤之一,据资料统计,发病率占全身各种恶性肿瘤的 7%~10%,在妇女仅次于子宫癌。乳腺癌细胞可直接侵入血管引起远处转移,肋间旁支可通过胸廓内静脉进入同侧无名静脉后进入肺循环,乳腺深部组织、胸肌和胸壁的静脉汇入腋静脉,进入锁骨下静脉和无名静脉,是肺转移的重要途径。患者首诊时为乳腺癌术后及多程放化疗后,且发病之时,已年近七旬,肾气本虚,虽经手术去除原发病灶,但后期出现肺部转移病灶及肺系症状,就诊时以肺系症状为主,有“有形之痰”,也有“无形之痰(癌毒)”。“脾为生痰之源”,故以“香砂六君汤加减”以健脾益气,固后天之本;同时加入百部止咳化痰治疗,麻黄辛温解表,瓜蒌皮行气化痰,浙贝母、川贝母既有止咳化痰之功,又有软坚散结之效。李斯文教授临床上习惯将浙贝母、川贝母作为一对药同用。二诊患者左上肢肿胀、麻木缓解不明显,临床中乳腺癌患者因腋窝淋巴清扫术后,局部淋巴循环异常,出现的局部肢体肿胀屡见不鲜,除加强功能锻炼、针灸等手段,配合中药内服,尤其予活血化瘀通络的药物,也会取得相应的疗效。二诊加入路路通、羌活等化湿通络,缓解左上肢肿胀症状。三诊虽患者或因感冒风寒入里化热,抑或因肺部癌瘤日久郁热,而出现咳嗽、咳黄痰的症状,结合患者本已肺部转移,故加强肺部清热化痰、软坚散结的药物,加入法半夏,取“二陈汤”之义,燥湿化痰;又加入苦杏仁、麦冬、鱼腥草、蒲公英、炒栀子、炒黄芩。李杲曾提到“蒲公英苦寒,足少阴肾经君药也,本经必用之”,《新修本草》载“主妇人乳痈肿”,《本草备要》言其“专治乳痈”。《滇南本草》记载鱼腥草“治肺痈咳嗽带脓血,痰有腥臭,大肠热毒,疗痔疮”。二药合用加强清热解毒消痈的功效。肺与大肠相表里,麦冬、杏仁共用防止清热太过而伤阴,又可止咳润燥通便,《本草分经》也提到,麦冬“甘、微苦,微寒。润肺清心、泻热生津、化痰止呕、治嗽行水”。四诊时患者痰之性质变化,由黄痰转为白痰,且肺系症状减轻,故减清热药物炒栀子、鱼腥草、炒黄芩;“肾为气之根”,又考虑到患者久咳,气之根本受损,且肝肾经循行于乳房外侧,故加入炒杜仲、川芎、丝瓜络、王不留行补肝肾,活血通经消肿。至2011年3月复查,患者肺部转移灶明显缩小,肿瘤标记物等客观指标明显下降,说明扶正抑癌相结合的治疗方法,在临床上取得了很好的疗效。

现代研究已证实本例组方中的部分中药的抗血管生成作用。蒲公英提取物大剂量组[200 mg/(kg·d)灌胃]干预的裸鼠胶质瘤生长后期逐渐趋缓,可能与蒲公英提取物对VEGF/VEGFR的抑制有关,从而减缓了在体裸小鼠胶质瘤肿瘤的生长;免疫组织化学结果同样显示 VEGF/VEGFR 在蒲公英提取物大剂量组中表达明显下降,与对照组[生理盐水组 50 mg/(kg·d)]及小剂量组[50 mg/(kg·d)]比较,差异有统计学意义,提示VEGF/VEGFR 的表达可能受到了抑制,从而阻碍了肿瘤新生血管的生长,削弱了肿瘤的血液供应。麦冬皂苷 B 可能通过上调 A549 细胞 miR-34b-5p 表达,进而抑制下游靶基因 met 的表达而发挥抗癌作用;miR-34b 靶向 HIF-1α 抑制 A549 细胞运动相关蛋白MMP-2、Snail 和 VEGF 的表达,从而抑制肿瘤的血管生成。

**（七）喉癌放疗后中药治疗**

胡某某,男,56 岁。患者吸烟多年,7～8 支/d,2010 年 7 月因声音嘶哑进行性加重,到医院行喉镜检查示喉癌。同年 7 月完善检查发现系统性红斑狼疮,不宜行喉癌切除手术。2011 年 7 月至医院放疗 37 次,其后定期复查喉镜未发现确切复发转移灶,自寻偏方治疗(单次剂量及总剂量不详)。2011 年 8 月初因外感风寒及饮食不节出现咳嗽、咯痰,色黄、量多、质稠,胸闷、气促反复发作,自服感冒消炎片等未能改善症状。为求中医药治疗2011年10月31日特来李斯文教授门诊求治。

症见:声音嘶哑,发声时咽喉剧痛,咳嗽,痰多色白,胸闷气促,动则加剧,神疲乏力,畏寒肢冷,进食时哽噎不适,纳少眠可,大便干结不畅,小便调,体重较半年前减轻20余千克。舌质淡红夹瘀线伴齿痕,苔白腻。脉沉细。

西医诊断:喉癌放疗后。

中医诊断:喉积(脾胃气虚兼痰湿内滞)。

治则:益气健脾,理气化痰除湿。

方药:香砂六君汤加减。炙黄芪50 g,白术20 g,苍术15 g,法半夏20 g,陈皮10 g,木香10 g,砂仁10 g,炒枳实20 g,制香附15 g,浙贝母20 g,川贝10 g[兑服],重楼15 g,蝉蜕30 g[包煎],山豆根15 g,蜈蚣2条,全蝎10 g,炒鸡内金15 g,生甘草10 g。7剂,水煎内服。

2011年11月14日二诊:声嘶如前,咳嗽咳痰、胸闷气促、神疲畏寒诸症基本缓解,进食时哽噎不适感明显,纳食增加,眠可,大便已通畅,小便调。舌质淡红夹瘀线,舌边齿痕变浅,苔薄白。脉同前。另加免煎颗粒配入汤汁搅匀后服用。免煎颗粒方药如下:天龙2条,地龙30 g,石见穿30 g,八月札20 g,猫爪草20 g,绞股蓝20 g,红景天30 g,急性子20 g。守上方继服10剂。

2011年12月15日三诊:声嘶较前有改善,咯吐出少许腐肉样物,进食时哽噎不适感有减,纳眠可,大便溏,日行4~5次,小便可。舌质淡红夹瘀线,苔薄白。脉同前。患者症状改善明显,反证药已中的,故去重楼、蝉蜕,加白花蛇舌草30 g、半枝莲15 g、马勃30 g。免煎颗粒方加玫瑰花30 g。继服15剂。

2012年1月16日四诊:声嘶明显改善,进食时哽噎不适感改善明显,纳眠可,二便调。舌脉同前。嘱其守上方加蝉蜕30 g[包煎]。继服15剂。

2012年2月17日五诊:发音较清晰,进食时哽噎不适较前明显减轻,纳眠同前,二便调。舌脉同前。嘱其守上方继服15剂。同时外用六神丸。

2012年3月19日六诊:精神饮食可,二便调,舌质红苔薄白,脉沉细。近日复查未见明显异常。嘱守上方服10剂以巩固疗效,同时外用六神丸湿敷颈部(六神丸温水冲,搅拌成糊状,外敷,每日敷1 h)。

2012年5月4日电话随访回复:目前病情平稳,精神、饮食、睡眠尚可,二便调,偶有进食呛咳,嘱择期返院复查评估病情。

**【按语】**

喉癌为头颈部常见的恶性肿瘤之一,在咽喉部位慢性炎症的基础上,烟酒的长期刺激、有害粉尘的接触都能诱发癌变。临床接诊的患者常常以声音嘶哑(声带或室带受侵)、咽部不适(吞咽不适,咽部梗阻感,食后咽部异物感)或颈部肿物为首发症状。祖国医学对喉部肿瘤有不少记述,其中与喉癌有关的有"喉菌""喉百叶""喉疳"。

本案患者经历多次放射治疗后,机体正气亏虚、脾湿内生,久则湿聚为痰,痰湿互结,阻滞中焦。喉部及肢体失于润养温煦,脾病及肺故可见声音嘶哑,发声时咽喉剧痛,咳嗽、痰多色白、胸闷气促,动则加剧,神疲乏力;辨证属脾胃气虚兼痰湿内滞,治宜益气健脾,理气化痰除湿。方中重用炙黄芪为君,益气补中,白术、苍术、法半夏、陈皮合用取二陈汤以燥湿化痰为臣药,木香、砂仁、炒枳实、制香附加强理气和中为佐药,浙贝母、川贝母化痰止咳,软坚散结,蝉蜕、山豆根解毒利咽开音,蜈蚣、全蝎合用软坚散结,炒鸡内金健脾消食,生甘草调和诸药。二诊患者声嘶等症状较前改善,但进食时哽噎感明显,考虑放疗后局部热毒积聚。李斯文教授方中加入天龙、地龙、石见穿、八月札、猫爪草等诸药。在《本草汇言》中提到重楼"蚤休,凉血去风,解痫毒之药也"。天龙、地龙、石见穿、八月札活血化瘀解毒。另《本草拾遗》中也提到猫爪草主恶疮痈肿疼痛未溃,方中加入猫爪草增强散结解毒的作用。李教授临证中将石见穿、八月札、猫爪草作为药对来合用。

李教授方中所用天龙,又名守宫、壁虎,为中医古代"五毒"之一。刘菲等实验证实壁虎可减少肿瘤小鼠 VEGF、bFGF 的表达,抗肿瘤血管生成,促进肿瘤细胞的凋亡。宋萍等人研究发现,鲜壁虎冻干粉能够抑制肿瘤血管生成,其机制可能与下调 VEGF、bFGF 蛋白的表达有关。

## 二、实验研究

腹水方是李斯文教授多年临床防治肿瘤的实践中,依据中医整体观念及辨证论治的特点和临床用药经验研制出的治疗肝癌的中药复方。在临床中发现,腹水方能够改善肝癌腹水患者的临床症状和提高生活质量,能较好地控制和延缓癌变及侵袭转移的进程,从而提高机体的免疫功能,调节脏腑功能,减轻放、化疗的毒副反应,提高机体的耐受性,从而达到治疗目的。

### (一)组方

腹水方由白术、茯苓、土茯苓、葫芦、黑丑、炒枳实、大腹皮、厚朴、甲珠等组成,具有清热解毒、健脾渗湿、软坚散结等作用。李斯文教授认为肿瘤患者固护脾胃后天之本极为重要,本方根据《景岳全书》茯苓汤的化裁,处方中白术、茯苓为君药,共奏通利小便、实脾的功效;土茯苓、葫芦、黑丑为臣药,利湿消肿;炒枳实、大腹皮、厚朴共为佐药,除痰、除胀满;甲珠为使药,活血散结。

1. 白术　味苦、甘,性温;归脾、胃经。此药功效健脾益气、燥湿利水、止汗、安胎;用于脾虚食少、腹胀泄泻、痰饮眩悸、水肿、自汗、胎动不安等证。白术能有效抑制肿瘤细胞的生长,其中的白术内酯和挥发油是抗肿瘤的活性成分。白术中的苍术酮、白术内酯Ⅰ和白术内酯Ⅲ可诱导 HL-60 和 P-388 肿瘤细胞凋亡发挥细胞毒作用。Huang 等发现白术甲醇提取物能够诱导人 T 淋巴瘤 Jurkat 细胞、U937 和 HI-60 白血病细胞凋亡,而达到抗肿瘤的作用。Lee 等研究发现白术能刺激 Th1 型淋巴细胞增殖,产生抗体,调节免疫反应。

2. 茯苓　首载于《神农本草经》。茯苓多糖能增强细胞免疫,调整 T 细胞亚群比值,同时激活 B 淋巴细胞,增强其活性,尤其是细胞毒性 T 淋巴细胞活性。茯苓多糖通过增强肿瘤坏死因子基因的转录而增强巨噬细胞释放 TNF,并增强其活性,增强 NK 细胞活化,促使其分泌 IL-2、TNF-2 等形成杀伤肿瘤细胞的免疫系统。能增强基因 *Fas*、*Bax* 的表达,增强其对自身或免疫细胞 FasL 的凋亡敏感性,下调肿瘤细胞 FasL 的表达而降低其对 Fas/Fasl 系统的反击能力,防止肿瘤细胞发生免疫逃逸。

3. 土茯苓　味甘淡,性平;肝经、胃经、脾经。功效解毒、除湿、利关节。主治:疔疗疮、痈肿、瘰疬等。杨晓鲲等发现土茯苓提取物可通过诱导 Eca-109 和 SGC-7901 细胞凋亡和阻滞细胞周期抑制其增殖,最终发挥抗肿瘤作用。其对 COLO206 结肠癌细胞也有一定的抑制作用。

4. 葫芦　味甘,性平。功效利尿、消肿、散结。用于水肿、腹水、颈淋巴结结核。Wakimoto 等用乳腺癌动物模型研究发现,灌胃给予葫芦素 B 6 周后,肿瘤体积较对照组缩小55%,器官和组织并未见明显损伤。Thoennissen 等研究表明,葫芦素 B 可明显抑制胰腺癌生长。Sun 等报道,葫芦素 B 对人肺腺癌 A549 裸鼠移植瘤的抑制率为53.6%。

5. 黑丑　味苦,性寒;归肺、肾、大肠经;有小毒;功效泄水、驱虫。张虹等发现黑丑可以有效地稳定 G-四链体结构,进而可以通过抑制端粒酶活性的途径,破坏肿瘤细胞的永生化,最终导致肿瘤细胞凋亡。

6. 厚朴　味苦,辛,性温;归脾经、胃经、大肠经。功效行气消积、燥湿除满、降逆平喘。"医圣"张仲景在其所著《金匮玉函方》的 210 个古方中,有厚朴配伍的处方多达25 个,占 11.9%,可见厚朴在我国传统中药中的重要地位。

厚朴中的主要成分厚朴酚与和厚朴酚在体内和体外均被发现可以抑制新生血管及肿瘤生长,并且在有效剂量范围内能够被宿主很好地耐受,其作用机制是在人的内皮细胞通过干扰血管内皮生长因子受体2(VEGFR-2)的磷酸化来抑制血管生成。

7. 甲珠(穿山甲)　味咸,性凉;入肝胃经。功效消肿溃痈,搜风活络,通经下乳。穿山甲的鳞片主要成分是蛋白质,含硬脂酸、胆甾醇、N-丁基-二十三(碳)酰胺、L-丝氨酰-L-酪环二肽[cyclo-(L-seryl-L-trosyl)]和 D-丝氨酰-L-酪环二肽[cyclo-(D-seryl-L-tyrosyl)],又含锌、钠、钛、钙等 18 种元素。水溶液含多种游离氨基酸。还含挥发油和水溶性生物碱(穿山甲碱)等。王英研究穿山甲蛋白提取物在体外抑制 K562 细胞的影响中发现,穿山甲蛋白提取物在体外可抑制 K562 细胞增殖并诱导凋亡的抗白血病细胞效应。

**(二)实验方法**

1. 实验准备　中药腹水方由云南省中医医院制剂研究中心提供,将上药加水后反复浓煎,弃去药渣,然后再将药液混匀并浓缩为浓度为 1.5 g/mL 的药液,置入 4 ℃的冰箱中保存以备用。根据中药人、鼠计量换算的标准换算后,按小鼠 0.2 mL/20 g 的标准给药。注射用顺铂:冻干型。按小鼠 0.2 mg/mL,0.2 mL 给药。生理盐水(0.9% NS):按小鼠 0.2 mL/20 g 给药。

试剂:羊抗兔 VEGF(19003-1-AP)、羊抗兔 HER2/ErbB2(18299-1-AP)来自 proteintech;即用型快捷免疫组化试剂盒、DAB 显色试剂购自福建迈新。

SPF 级昆明小鼠 55 只,7~8 周龄,体质量 18~22 g,由中心实验室提供;腹水型肝癌 H22 细胞株由云南省中医医院实验室提供,$2 \times 10^6$ mL 的 H22 细胞 0.2 mL。

2. 实验步骤　将腹水型肝癌 H22 细胞株接种于小鼠右腋下皮下造成实体瘤模型,随机分为中药组、西药组和对照组。从荷瘤次日起,中药组以腹水方 0.2 mL/10 g,腹腔灌注;对照组以生理盐水 0.2 mL/10 g,腹腔灌注;西药组以顺铂 0.2 mg/mL,0.2 mL,灌胃;以上 3 组,qd,连续给药 14 d。将 50 只健康的小鼠随机分为 5 个组,每组 10 只。分别为空白组对照(A 组)、顺铂组(B 组)、腹水方低剂量组(C 组)、腹水方中剂量组(D 组)、腹水方高剂量组（E组）。75%酒精消毒欲接种的小鼠右腋部的皮肤,用0.25 mL注射器抽取0.2 mL瘤细胞悬液,然后注入B～E组小鼠的右腋部皮下接种,接种24 h后给药。随机分组:A组(0.9% NS,90 mg/kg),B组(顺铂组0.2 mg/mL,0.2 mL),C组(腹水方低剂量组1.5 g/mL,0.2 mL)灌胃,D、E组(分别以3 g/mL和4 g/mL,0.2 mL)灌胃,各组每日用药一次,连用药14 d,第15天脱臼处死小鼠。

3. 实验观察　在实验过程中,观察小鼠的饮水、进食、活动情况,对刺激的反应,毛色变化,有无腹泻、消瘦及死亡,并做好记录。比较肿瘤组织中VEGF的表达情况。

### (三)实验结果

观察中药对H22荷瘤小鼠瘤组织VEGF表达水平的影响。

表11-1结果显示,与空白对照组比较,顺铂组、低剂量组、中剂量组和高剂量组瘤组织VEGF表达水平显著增加,其中顺铂组、低剂量组和高剂量差异有显著性意义。

表 11-1　中药对 H22 荷瘤小鼠瘤组织 VEGF 表达水平的影响($\bar{x} \pm S, n = 5$)

| 组别 | VEGF 阳性个数 |
| --- | --- |
| 空白对照组 | 51±9 |
| 顺铂组 | 73 ±8 * * |
| 高剂量组 | 76 ±9 * * |
| 中剂量组 | 67 ±15 |
| 低剂量组 | 75±15 * |

注:与空白对照组比较,* $P<0.05$,* * $P<0.01$。

实验结果提示,在H22小鼠肿瘤组织中,腹水方对VEGF表达的影响,不及化疗药物顺铂,但中剂量组较高、低剂量组有明显差异,具有统计学意义。

参考文献

[1]贺用和.恶性肿瘤络病论[J].北京中医药大学学报,2005,28(5):75-77.

[2]奚胜艳,高学敏,张建军,等.从中医络病与病络理论认识肿瘤血管生成[J].北京中医药大学学报,2008,31(12):804-807,822.

[3]吴以岭.络病理论科学求证[M].北京:科学出版社,2007.

[4]汤钊猷.现代肿瘤学[M].3版.上海:复旦大学出版社,2011.

[5]BERTOLINI F,PAUL S,MANCUSO P,et al. Maximum tolerable dose and low-dose metronomic chemotherapy have opposite effects on the mobilization and viability of circulating endothelial progenitor cells[J]. Cancer Research,2003,63(15):4342-4346.

[6]MILLER K D,SWEENEY C J,JR SLEDGE G W. Redefining the target:chemotherapeutics as antiangiogenics[J]. Journal of Clinical Oncology,2001,19(4):1195-1206.

[7]王秀问,王永刚.肿瘤内分泌学[M].上海:第二军医大学出版社,2009.

[8]董海鹰,王知非.青蒿琥酯对人乳腺癌 MCF-7 血管生成和肿瘤浸润作用研究[J].中国临床药理学与治疗学,2015,20(5):537-540,524.

[9]徐晓玉,严鹏科,陈刚,等.川芎嗪对小鼠肺癌血管生长和 VEGF 表达的抑制[J].中国药理学通报,2004,20(2):151-154.

[10]张志锋,陈金水,林小燕,等.榄香烯联合紫杉醇抗 Lewis 肺癌血管生成的研究[J].现代中西医结合杂志,2008,17(30):4685-4687.

[11]高勇,王杰军,许青,等.人参皂甙 Rg3 抑制肿瘤新生血管形成机制研究[J].肿瘤防治研究,2001,28(3):179-181.

[12]陶磊,周梁,郑璐滢,等.榄香烯对真核细胞翻译起始因子家族表达和血管生成的抑制作用[J].中华耳鼻咽喉头颈外科杂志,2005,40(11):840-845.

[13]耿军辉,张丽军,王亚丽,等.PI3K/Akt 信号通路与肿瘤血管新生的研究进展[J].现代肿瘤医学,2018,26(9):1462-1466.

[14]章尤权,王清泰,陈旭征,等.白花蛇舌草对人肝癌 HepG2 细胞裸鼠皮下移植瘤 PI3K/Akt 信号通路的影响[J].肿瘤基础与临床,2015,28(4):277-280.

[15]刘宁宁,周利红,孙筱婷,等.健脾解毒方通过 PTEN/PI3K/AKT 信号通路抑制幽门螺杆菌诱导胃癌血管新生的研究[J].中华中医药杂志,2018,33(3):1052-1056.

[16]常欣峰.鳖甲煎丸对 $H_{22}$ 荷瘤小鼠和人肝癌细胞 Bel-7402 的影响及机制研究[D].长沙:湖南中医药大学,2014.

[17]陈亚男,尚官敏,李海金,等.参麦注射液对晚期肺癌气阴两虚证和气虚痰湿证患者血清 VEGF、bFGF 水平的影响[J].中国中医药科技,2014,21(5):491-493.

[18]黄煜伦,周幽心,周岱,等.雷公藤红素抑制血管生成的实验研究[J].中华肿瘤杂志,2003,25(5):429-432.

[19]汪茂荣.中药南蛇藤抗肿瘤作用的研究进展[J].中医学报,2010,25(6):1055-1057.

[20]贾英杰,田菲,陈军,等.解毒祛瘀法对肿瘤血管生成影响的实验研究[J].天津中医药,2004,21(6):467-469.

[21]王蕾,张树成,吴志奎,等.鸡胚绒毛尿囊膜血管生成模型在中药研究中应用方法探讨[J].中药药理与临床,2000,16(6):46-47.

[22]李焕荣,李秀荣.中医药抑制肿瘤血管生成抗肿瘤转移的可行性探讨[J].中西医结合学报,2007,5(4):378-382.

[23]李斯文,王云.试论扶正抑癌原则在肿瘤治疗中的主导地位[J].中国中医基础医学杂志,1999,5(10):3-4.

[24]于宏波,李斯文.李斯文教授扶正抑癌理论探讨[J].云南中医中药杂志,2007,28(1):31-32.

[25]魏玖月,李斯文.李斯文教授运用扶正抑癌理论指导围化疗期治疗的经验[J].中医临床研究,2012,4(2):62-63.

[26]附舰,王小龙,陈光伟.陈光伟主任医师扶正抗癌法的学术思想及应用[J].陕西中医学院学报,2007(2):15-16.

［27］傅伟,陈志强,王树声.扶正抑瘤法治疗Ⅳ期前列腺癌优势探讨［J］.山西中医,
　　　2012,28(12):1-4.

［28］耿怀成,陈龙邦,王靖华,等.人参皂苷 Rg3 抗肿瘤新生血管形成的实验研究［J］.医
　　　学研究生学报,2002,15(6):493-495.

［29］高勇,王杰军,许青,等.人参皂苷 Rg3 抑制肿瘤新生血管形成的研究［J］.第二军医
　　　大学学报,2001,22(1):40-42.

［30］陈明伟,姚昱,石志红.人参皂苷 Rg3 联合化疗对 30 例非小细胞肺癌的近期疗效观
　　　察［J］.华南国防医学杂志,2005,19(1):4-6.

［31］郑斯文.人参及其皂苷对黑色素瘤与血管生成的影响［D］.北京:中国农业科学
　　　院,2016.

［32］谷俊朝,余微波,王宇,等.黄芪多糖对 TA2 小鼠乳腺癌 MA-891 移植瘤生长及
　　　HSP70 表达的影响［J］.中华肿瘤防治杂志,2006,13(20):1534-1537.

［33］沈洪,刘增巍,张坤,等.黄芪对 SGC7901 胃癌细胞 COX-1、COX-2、VEGF 和 $PGE_2$ 表
　　　达的影响［J］.肿瘤,2007,27(3):194-198.

［34］臧文华,唐德才,尹刚,等.黄芪-莪术配伍及联合顺铂对人肝癌裸鼠原位移植瘤生长
　　　的抑制作用［J］.中国实验方剂学杂志,2014,20(5):131-136.

［35］何彦丽,应逸,苏宁,等.枸杞多糖抗实验性肝癌作用及对 VEGF 表达与分泌的影响
　　　［J］.广东医学,2006,27(7):950-952.

［36］李媛媛,亓翠玲,周芷晴,等.枸杞多糖对自发乳腺癌 MMTV-PyMT 小鼠肿瘤生长和
　　　转移的作用［J］.中国实验动物学报,2016,24(6):618-621.

［37］尹逊天,王巍,朱玉峰,等.枸杞多糖对人脐静脉血管内皮细胞的增殖、迁移及血管形
　　　成的影响［J］.中国老年学杂志,2016,36(8):1819-1822.

［38］郜明,张伟伟,吴家明,等.十全大补汤对体外血管生成的影响［J］.南京中医药大学
　　　学报,2008,24(3):101-103.

［39］MOSERLE L,AMADORI A,INDRACCOLO S. The angiogenic switch:Implications in the
　　　regulation of tumor dormancy［J］.Current Molecular Medicine,2009,9(8):935-941.

［40］欧阳观峰,任丽萍,陈武进.十全大补汤通过抑制肿瘤血管的形成影响肝癌生长的研
　　　究［J］.中国社区医师,2014,30(29):5-6,8.

［41］陈妮坡,丁志山,方三华,等.参麦有效部位对血管内皮细胞增殖和迁移的影响［J］.
　　　中医药学刊,2006,24(5):840-842.

［42］徐莉,丁志山,魏颖慧,等.参麦注射液对胃癌中 bFGF、PCNA 基因表达的影响［J］.
　　　中成药,2006,28(4):530-532.

［43］钱晓萍,刘宝瑞,胡静,等.参麦注射液联合羟基喜树碱抑制血管生成作用的实验研
　　　究［J］.中国癌症杂志,2006,16(11):953-957.

［44］祝永福,夏黎明,郑圣齐.复方守宫散抗人胃癌裸鼠移植瘤血管生成的实验研究［J］.
　　　中国中医药现代远程教育,2013,11(23):155-157.

［45］杨彦,杨羚.基于"毒-虚-瘀"探讨肿瘤血管生成的中医机制［J］.成都中医药大学
　　　学报,2017,40(3):115-116.

[46]王若光,尤昭玲.试析血瘀形成及现代研究对血瘀认识的深化[J].中国中医药科技,2001,8(4):272-276.

[47]黄冬生,张磊,邝浩斌.姜黄素对小鼠 S180 肉瘤肿瘤血管形成抑制作用研究[J].现代医院,2009,9(5):15-16.

[48]SHANKAR S,GANAPATHY S,CHEN Q H,et al. Curcumin sensitizes TRAIL-resistant xenografts:molecular mechanisms of apoptosis,metastasis and angiogenesis[J]. Molecular Cancer,2008,7(1):16.

[49]AGGARWAL S,ICHIKAWA H,TAKADA Y,et al. Curcumin( diferuloylmethane) down-regulates expression of cell proliferation and antiapoptotic and metastatic gene products through suppression of IkappaBalpha kinase and Akt activation[J]. Molecular Pharmacology,2006,69(1):195-206.

[50]BINION D G,OTTERSON M F,RAFIEE P. Curcumin inhibits VEGF-mediated angiogenesis in human intestinal microvascular endothelial cells through COX-2 and MAPK inhibition[J]. Gut,2008,57(11):1509-1517.

[51]王文杰.红花水煎剂对肿瘤组织病理学改变及血管生成的影响[J].山西中医,2007,23(6):59-60.

[52]张前,张玮,解华.羟基红花黄色素 A 抑制胃癌细胞培养液刺激内皮细胞增殖的实验研究[J].中华中医药杂志(原中国医药学报),2006,21(增刊):174-176.

[53]张前,牛欣,闫妍,等.羟基红花黄色素 A 抑制新生血管形成的机制研究[J].北京中医药大学学报,2004,27(3):25-29.

[54]郑兰东,夏荣龙,展鹏远,等.丹参对肝脏肿瘤发展的影响[J].医药论坛杂志,2005,26(11):35-36+39.

[55]高丽,徐长亮,何赟绵,等.丹参酮ⅡA 对乳腺癌细胞株 MDA-MB-231 体外血管生成拟态的抑制作用[J].药学与临床研究,2011,19(4):315-317.

[56]LI G B,SHAN C Y,LIU L,et al. Transhione ⅡA inhibits HIF-1α and VEGF expression in cancer cells via mTOR/p70S6/4E-BP1 signaling pathway [J]. Plos One,2015,10(2):117440.

[57]周利红.丹参酮ⅡA 调控 COX-2 基因抑制结肠癌微血管生成的机制研究[D].上海:上海中医药大学,2009.

[58]徐晓玉,严鹏科,陈刚,等.川芎嗪对小鼠肺癌血管生长和 VEGF 表达的抑制[J].中国药理学通报,2004,20(2):151-154.

[59]李雷宇,张俊华,张银旭,等.川芎嗪抗大肠癌 sw620 裸鼠移植瘤血管生成及抑瘤机制的实验研究[J].东南大学学报(医学版),2010,29(5):519-523.

[60]朱亚芳,张志华,张秀珑,等.川芎嗪联合顺铂对小鼠 Lewis 肺癌中 Mac2-BP 和 VEGF 表达的影响[J].军事医学,2015,39(10):751-754,764.

[61]张长洪.川芎嗪联合顺铂对小鼠 Lewis 肺癌生长及 HIF-1α、b-FGF、VASH-1 的影响[D].张家口:河北北方学院,2015.

[62]冯刚,黄涛,卢宏达,等.莪术油注射液对小鼠移植性 S180 肉瘤血管形成的抑制作用

[J].肿瘤研究与临床,2005,17(4):233-235.

[63]唐渊,李晓辉.莪术提取物对肝癌细胞系 HepG2 的抗癌作用及机制研究[J].中国药理学通报,2007,23(6):790-794.

[64]FISHER B,COSTANTINO J P,WICKERHAM D L,et al. Tamoxifen for prevention of breast cancer:report of the National Surgical Adjuvant Breast and Bowel Project P-1 Study[J].Journal of the National Cancer Institute,1998,90(18):1371-1388.

[65]李元敏.用他莫昔芬和雷洛昔芬预防乳腺癌的最新资料[J].国外医学药学分册,2000,27(1):49-50.

[66]GOFFIN J R,CHAPPUIS P O,BÉGIN L R,et al. Impact of germline BRCA1 mutations and overexpression of p53 on prognosis and response to treatment following breast carcinoma:10-year follow up data[J].Cancer,2003,97(3):527-536.

[67]牟忠祥,任青华,张博,等.水蛭素活性因子对 $S_{180}$ 肿瘤及血管新生的影响[J].医学研究杂志,2011,40(2):40-42.

[68]崔美月,蔡捷,苏承武,等.水蛭素活性因子抗癌作用的实验研究[J].中国医学导报,2014,11(2):8-10.

[69]李先建,何剑波,陈闯,等.水蛭素对肝细胞癌 HepG2 细胞抑制作用机制探讨[J].中国癌症防治杂志,2016,8(1):7-11.

[70]陈达理,张绪慧.鳖甲煎丸抗肿瘤血管生成的实验研究[J].浙江中医杂志,2004,39(12):535-537.

[71]LEE H C,KIM M,WANDS J R. Wnt/Frizzled signaling in hepatocellular carcinoma[J].Front Biosci,2006,11:1901-1915.

[72]ZHANG X,GASPARD J P,CHUNG D C. Regulation of vascular endothelial growth factor by the Wnt and K-ras pathways in colonic neoplasia[J].Cancer Research,2001,61(16):6050-6054.

[73]EASWARAN V,LEE S H,INGE L,et al. Beta-Catenin regulates vascular endothelial growth factor expression in colon cancer[J].Cancer Research,2003,63(12):3145-3153.

[74]郑艳,贺松其,文彬,等.鳖甲煎丸对 HUVEC 增殖及 HepG2 中 VEGF 表达的影响[J].中国实验方剂学杂志,2014,20(20):132-136.

[75]刘细平,钟德玙.蜈蚣提取液对裸鼠移植肝癌抑癌作用及机制的研究[J].中国普通外科杂志,2010,19(2):164-168.

[76]卢云锋.蜈蚣提取液治疗乳腺癌的动物实验研究[D].长沙:中南大学,2008.

[77]彭平亚.全蝎、蜈蚣、壁虎治疗肺癌的临床调研及各药对小鼠 Lewis 肺癌的抑瘤实验[D].广州:广州中医药大学,2011.

[78]张月英,张维东,贾青,等.蝎毒多肽提取物抑制 DU-145 细胞 COX-2 和 MMP-9 表达的研究[J].现代生物医学进展,2006,6(5):8-10,101.

[79]张维东,崔亚洲,姚成芳,等.蝎毒多肽提取物抗肿瘤血管生成作用的实验研究[J].中国药理学通报,2005,21(6):708-711.

[80]范跃祖,陈春球,赵泽明,等.去甲斑蝥素对胆囊癌肿瘤血管生成的作用及机制研究[J].中华医学杂志,2006,86(10):693-699.

[81]余涛,刘曼曼,李丹,等.去甲斑蝥素对人脐静脉内皮细胞迁移、黏附、管腔形成能力及血管内皮生长因子受体、内皮细胞钙黏着蛋白表达的影响[J].中国癌症杂志,2012,22(3):232-235.

[82]林晓燕,宋和平,胡赟宏.去甲斑蝥素对人乳腺癌血管生成的抑制作用[J].中国癌症杂志,2007,17(11):847-850.

[83]张建国,苏永华.华蟾酥毒基药理作用及剂型研究进展[J].浙江中医药大学学报,2009,33(4):608-610.

[84]王南瑶,李苏宜,赵伟,等.华蟾素联合三氧化二砷抑制鸡胚尿囊膜血管生成的实验研究[J].临床肿瘤学杂志,2006,11(7):494-496.

[85]张飞春,李中信,杜文平.守宫抗肿瘤研究进展[J].河北中医杂志,2009,31(1):144-145.

[86]刘菲,王建刚,席守民,等.中药壁虎抗肿瘤作用的实验研究[J].时珍国医国药,2008,19(4):957-959.

[87]宋萍,王学美,谢爽,等.鲜壁虎冻干粉抑制 H22 肿瘤血管生成机理的实验研究[J].中国中西医结合杂志,2006,26(1):58-62.

[88]李穗晶.地鳖纤溶活性蛋白(EFP)分离纯化、红外光谱分析及抑制鸡胚尿囊膜(CAM)血管生成研究[D].广州:广东工业大学,2009.

[89] TISCHER E, GOSPODAROWICZ D, MITCHELL R, et al. Vascular endothelial growth factor:a new member of the platelet-derived growth factor gene family[J]. Biochemical and Biophysical Research Communications,1989,165(3):1198-1206.

[90]黄利敏.六神丸抗肺癌血管生成及信号转导途径的实验及临床研究[D].济南:山东中医药大学,2012:27-35.

[91]张春荣,姜伟,齐元富.六神丸对鼠 $S_{180}$ 生长的抑制作用与抑制血管生成的关系[J].中国预防医学杂志,2005,6(4):327-330.

[92]李碧青,邹燕,张晓娟,等.复方斑蝥胶囊药效学研究[J].现代医院,2008,8(3):58-59.

[93]杨军,丁敏,张太君,等.复方斑蝥胶囊抑制人肝癌细胞 SMMC-7721 的增殖和诱导凋亡的实验研究[J].中成药,2007,29(5):772-774.

[94]许长青,刘丹,郭喆.复方斑蝥胶囊抑制血管新生的体内体外研究[J].新中医,2015,47(11):211-213.

[95]王胜鹏,申东艳,李鹏,等.抗肿瘤中药新型药物传递系统的研究(一):清热解毒类中药[J].世界科学技术-中医现代化,2012,14(6):2131-2134.

[96]陈培丰.清热解毒法在恶性肿瘤治疗中的意义和作用机制[J].浙江中医学院学报,2001,25(5):11-12.

[97]刘岩,张春阳,张大田,等.白花蛇舌草提取物诱导人肾癌 GRC-1 细胞凋亡及抑制血管生成的实验研究[J].山东医药,2011,51(8):97-98.

［98］LIN J M,WEI L H,XU W,et al. Effect of *Hedyotis* Diffusa Willd extract on tumor angio-genesis［J］. Molecular Medicine Reports,2011,4(6):1283-1288.

［99］肖云,伍治平,金从国,等.白花蛇舌草提取物抗小鼠结直肠癌血管生成的实验研究［J］.昆明医科大学学报,2013,34(10):53-57.

［100］王笑娜.半枝莲黄酮化合物调控胃癌细胞 Survivin、PTEN 蛋白表达的实验研究［D］.扬州:扬州大学,2010.

［101］李瑶瑶.半枝莲黄酮类化合物抑制肿瘤细胞转移与基底膜黏附的实验研究［D］.扬州:扬州大学,2008.

［102］陈天丽,孙旭.白莲参颗粒抗肿瘤细胞作用研究［J］.医学美学美容,2018,27(8):86.

［103］黄小平,刘刚,汪佳,等.蒲公英对荷胶质瘤裸小鼠的抑瘤机制探讨［J］.中国医疗前沿,2013,8(11):15-16.

［104］黄丹丹,张伟云.垂盆草醇提物对人肝癌细胞 HepG2 的抑制作用及其机制初探［J］.东南大学学报(医学版),2009,28(4):302-306.

［105］董瑞静.新型穿心莲内酯衍生物抗肿瘤作用及其机制研究——调节肿瘤微环境［D］.郑州:郑州大学,2011.

［106］SHIBATA A,NAGAYA T,IMAI T,et al. Inhibition of NF-kappaB activity decreases the VEGF mRNA expression in MDA-MB-231 breast cancer cells［J］. Breast Cancer Research and Treatment,2002,73(3):237-243.

［107］胡静,钱晓萍,刘宝瑞,等.重楼醇提取物抗鼠 H22 移植瘤血管生成的体内实验研究［J］.现代肿瘤医学,2010,18(10):1886-1889.

［108］李涛.重楼总皂苷抗肿瘤机制研究［D］.西安:陕西师范大学,2013.

［109］SHIM J S,KIM J H,LEE J Y,et al. Anti-angiogenic activity of a homoisoflavanone from Cremastra appendiculata［J］. Planta Medica,2004,70(2):171-173.

［110］朱丽晶,钱晓萍,李敏,等.白头翁醇提物抗荷瘤鼠肿瘤血管生成作用的实验研究［J］.现代肿瘤医学,2011,19(12):2382-2385.

［111］蒲丽平.苦参黄酮 Kusheearpin D 的抗血管生成作用及自由基相关机制研究［D］.兰州:兰州大学,2010.

［112］张伟,刘宽浩.黄芩素对胃癌细胞 VEGF 和 HGF 表达的影响［J］.现代预防医学,2011,38(11):2135-2137.

［113］马兴,谢鲲鹏,尚斐,等.汉黄芩素抑制胰岛素样生长因子-1 对乳腺癌细胞增殖与雌激素受体 α 表达的促进作用和鸡胚尿囊膜的血管生成［J］.生理学报,2012,64(2):207-212.

［114］陈锡强,侯海荣,刘可春,等.西黄丸及其拆方药味对斑马鱼胚胎血管生成的影响［J］.现代药物与临床,2011(1):50-53.

［115］王思锋,刘可春,王希敏,等.西黄丸对斑马鱼胚胎血管生成的影响［J］.中国医院药学杂志,2010,30(10):821-823.

［116］CAO Z Y,LIN W,HUANG Z R,et al. Jiedu Xiaozheng Yin, a Chinese herbal formula,inhibits tumor angiogenesis via downregulation of VEGF−A and VEGFR−2 expression *in vivo* and *in vitro*[J].Oncology Reports,2013,29(3):1080−1086.

[117]曹治云,杜建,陈立武,等.解毒消癥饮和扶正抑瘤方对肝癌移植瘤小鼠外周血中 VEGF 的影响[J].现代肿瘤学,2009(2):201−203.

[118]柏长青,宋颖芳,王德堂,等.黄芪、党参提取物抑制肺癌细胞诱导血管内皮细胞迁移的实验研究[J].武警医学,2008,19(6):505−508,577.

[119]徐中平,李福川,王海仁.昆布多糖硫酸酯的抑制血管生成和抗肿瘤作用[J].中草药,1999,30(7):551−553.

[120]HOFFMAN R,PAPER D H,DONALDSON J,et al.Characterisation of a laminarin sulphate which inhibits basic fibroblast growth factor binding and endothelial cell proliferation[J].Journal of Cell Science,1995,108(11):3591−3598.

[121]杨国旺,王笑民,王征,等.固本消瘤胶囊抑制小鼠 Lewis 肺癌生长及抗血管生成研究[J].中国实验方剂学杂志,2004,10(5):50−52.

[122]张丰华,黄秀深,牛朝阳,等.小柴胡汤对 S180 荷瘤小鼠肿瘤血管生成的影响[J].中医药学刊,2004,22(2):269−270.

[123]梁靓靓,殷东风,周立江.小柴胡汤对 Lewis 肺癌小鼠 VEGF 表达的实验研究[J].中医药学报,2008,36(4):15−17,83.

[124]姜晓玲,张良,郭成浩.康莱特注射液对血管生成的影响[J].肿瘤杂志,2000,20(4):313−314.

[125]张爱琴,孙在典,马胜林,等.康莱特注射液对 Lewis 肺癌小鼠 VEGF−C 蛋白及 mRNA 表达的影响[J].实用中西医结合临床,2008,8(1):5−6.

[126]王志学,王锡琴,李安源,等.艾康颗粒对肺癌血管生成及转移影响的实验研究[J].山东中医药大学学报,2006,30(4):329−331.

[127]徐振晔,王中奇,朱晏伟,等.肺岩宁对晚期非小细胞肺癌生长转移和血清 VEGF 的影响[J].上海中医药大学学报,2003,17(3):18−22.

[128]易成,王国庆,易琼.血瘤散抑制肿瘤血管生成的实验研究[J].中国临床药理学杂志,2004,20(6):456−458.

[129]王恩力,姚景春,刘铮.连翘苷元对大鼠免疫性肝纤维化的影响[J].药物评价研究,2015,38(2):161−164.

[130]郑末,姜忠敏.连翘苷对 Lewis 肺癌 VEGF 和内皮抑素表达的影响[J].中国病理生理杂志,2016,32(1):167−171,178.

[131]周凌,尹素改,吴耀松,等.六君子汤对食管癌细胞株 EC9706 致血管生成的影响[J].中成药,2015,37(6):1165−1169.

[132]唐广义,殷东风.益气健脾抗癌法对大肠癌组织微血管密度及细胞凋亡影响的实验研究[J].世界中西医结合杂志,2016,11(5):601−604.

[133]秦三海,王燕,周玲,等.地榆总皂苷体内抗小鼠肿瘤组织微血管生成的实验研究[J].中医药学报,2012,40(5):38−40.

[134]汪玉芳,柯善栋,陶秀良.黄连素对人肝癌 HepG2 细胞增殖及血管内皮生长因子表

达的影响[J].中国中西医结合消化杂志,2013,21(3):143-145.

[135]彭洪,林中超,彭明沙,等.黄连素抑制直肠癌 SW480 细胞增殖的实验研究[J].西部医学,2018,30(2):182-186,191.

[136]LIU J J,HUANG T S,CHENG W F,et al. Baicalein and baicalin are potent inhibitors of angiogenesis:inhibition of endothelial cell proliferation,migration and differentiation[J]. International Journal of Cancer,2003,106(4):559-565.

[137]曹慧娟,鄢云彪,戴建业,等.黄芩苷对人肺腺癌 A549 细胞的体内外研究[J].中国实验方剂学杂志,2013,19(13):216-220.

[138]段大鹏,秦静,刘军,等.黄芩苷对骨肉瘤 MG-63 细胞增殖、凋亡的影响及其机制研究[J].现代肿瘤医学,2015,23(23):3391-3394.

[139]邱雯莉.麦冬皂苷 B 通过 miR-34b-5p 对非小细胞肺癌 A549 细胞影响的研究[D].南京:南京中医药大学,2016.

[140]WANG C C,CHEN L G,YANG L L. Cytotoxic activity of sesquiterpenoids from *Atractylodes* ovata on leukemia cell lines[J]. Planta Medica,2002,68(3):204-208.

[141]HUANG H L,CHEN C C,YEH C Y,et al. Reactive oxygen species mediation of Baizhu – induced apoptosis in human leukemia cells [J]. Journal of Ethnopharmacology,2005,97(1):21-29.

[142]LEE J C,LEE K Y,SON Y O,et al. Stimulating effects on mouse splenocytes of glycoproteins from the herbal medicine *Atractylodes macrocephala* Koidz [J]. Phytomedicine,2007,14(6):390-395.

[143]谈新堤,王艺峰,张俐娜,等.化学修饰的茯苓多糖抗肿瘤组织学观察[J].武汉大学学报,2004,25(6):63-68.

[144]翟伟宇.茯苓多糖的药效学研究[J].齐齐哈尔医学院学报,2005,26(8):935-937.

[145]孟运莲,蔡丽华,吴慧芬,等.化学修饰的茯苓多糖抗肿瘤效应的免疫组织化学观察[J].武汉大学学报(医学版),2007,28(1):67-69,132.

[146]杨晓鲲,苏杰,徐贵森.土茯苓提取物对消化道肿瘤细胞的体外作用[J].西南国防医药,2014,24(3):253-256.

[147]WAKIMOTO N,YIN D,O'KELLY J,et al. Cucurbitacin B has a potent antiproliferative effect on breast cancer cells *in vitro* and *in vivo*[J]. Cancer Science,2008,99(9):1793-1797.

[148]THOENNISSEN N H,IWANSKI G B,DOAN N B,et al. Cucurbitacin B induces apoptosis by inhibition of the JAK/STAT pathway and potentiates antiproliferative effects of gemcitabine on pancreatic cancer cells[J]. Cancer Research,2009,69(14):5876-5884.

[149]SUN J Z,BLASKOVICH M A,JOVE R,et al. Cucurbitacin Q:a selective STAT3 activation inhibitor with potent antitumor activity[J]. Oncogene,2005,24(20):3236-3245.

[150]张虹,向俊锋,谭莉,等.黑丑提取物的体内外抗肿瘤活性及其初步机制[J].解放军药学学报,2010,26(6):489-491,550.

［151］王立青,江荣高,陈蕙芳.厚朴酚与和厚朴酚药理作用的研究进展［J］.中草药,2005,36(10):1591－1594.

［152］BAI X H,CERIMELE F,USHIO－FUKAI M,et al. Honokiol,a small molecular weight natural product,inhibits angiogenesis *in vitro* and tumor growth *in vivo*［J］. Journal of Biological Chemistry,2003,278(37):35501－35507.

［153］王英.穿山甲蛋白提取物对人白血病 K562 细胞增殖与凋亡的影响［D］.杭州:浙江大学,2010.

# 第十二章 靶向肿瘤抗血管生成治疗展望

## 第一节 抗血管生成治疗前沿理念

血管是机体分布最广的组织器官,一方面发挥运输氧气、营养物质以及代谢产物等的作用,另一方面,血管中的内皮细胞(endothelial cell,EC)及壁细胞可通过直接或间接作用调控组织微环境稳态,在正常组织发育以及肿瘤等疾病进展中发挥重要作用。在肿瘤中,血管生成是肿瘤的十大特征之一。随着肿瘤生长的增加,当其直径大于 2 mm 时,其内部缺氧程度增加,可促使肿瘤等细胞分泌血管内皮细胞生长因子(vascular endothelial growth factor,VEGF)等促血管生成因子,促进机体已有血管 EC 通过多种方式进行新生血管形成,进而为肿瘤生长提供氧气及营养物质,同时为肿瘤侵袭转移提供通道。目前,抗血管疗法已成为肿瘤治疗的重要手段之一,该疗法主要依靠单克隆抗体、小分子化合物、基因治疗以及细胞治疗等方式实现抑制肿瘤血管生成,在此基础上可与放化疗、免疫治疗等疗法联合使用,从而达到治疗肿瘤的目的。

肿瘤异常血管生成与肿瘤进展、发生转移、免疫系统逃逸和耐药均关系密切。早在 1971 年,就有研究者提出了通过阻止血管生成来延缓肿瘤进展、延长患者生存的"饿死肿瘤"假说。2002 年,血管内皮生长因子(VEGF)的发现为肿瘤抗血管生成治疗奠定了基础,一系列作用于细胞外大分子(抗体、受体抗体)和细胞内小分子[酪氨酸激酶抑制剂(TKI)]的抗血管生成药物相继出现。研究证实,抗血管生成治疗对多种肿瘤均有效,已成为目前多种肿瘤的标准治疗方案之一,大部分抗血管生成药物单药即可使患者无进展生存(PFS)或总生存(OS)获益。然而,临床研究提示有些抗血管生成药物如贝伐珠单抗单用不能延长生存期,与化疗药物联用则可延长生存期。原因何在?"肿瘤血管正常化"假说可以解释上述现象。研究表明,抗血管生成药物可以使肿瘤不正常的血管结构和功能趋向正常状态,同时使肿瘤微环境也趋向正常,缓解局部缺氧的状况。这一作用可以使组织渗透压降低,血管中化疗药物能够进入肿瘤组织,从而使瘤体内化疗药物浓度升高,乏氧状况的改善也有助于提高放疗或化疗的疗效。这是抗血管生成治疗与化疗联合的重要机制。

对抗血管生成药物的另一个新认识是其逆转多药耐药(MDR)的作用。世界卫生组织《全球癌症报告2014》显示,约30%~80%的肿瘤细胞在化疗过程中产生耐药,MDR患者治疗困难、复发率高,也是患者死亡的最主要原因。研究表明,ABC转运蛋白过表达是MDR的主要机制。该蛋白可外排5-氟尿嘧啶、紫杉类、蒽环类等多种抗肿瘤药物。MDR蛋白有3种:P170糖蛋白、乳腺癌耐药蛋白、MDR相关蛋白。这3种蛋白构成了ATP结合盒膜转运蛋白的耐药机制。TKI类抗血管生成药物可竞争性拮抗ABC转运蛋白上的ATP催化位点,抑制其外排作用,从而增加肿瘤细胞内抗瘤药物的活性成分,逆转MDR。

# 第二节　抗血管生成治疗策略的探索与循证

基于以上理念,抗血管生成治疗与放化疗联合具有如下优势:①二者作用于不同靶点,作用彼此增强;②抗血管生成治疗使肿瘤血管正常化、降低渗透压、缓解局部缺氧状况,恢复肿瘤细胞的药物渗透、传递和摄取能力,有效促进化疗药物等的传递;③抗血管生成治疗可逆转MDR,增强化疗药物疗效。2010年一项研究证实了阿帕替尼逆转MDR的作用,在ABCB1和ABCG2过表达的细胞中,随阿帕替尼剂量增加,化疗药物药效增加。多项临床研究也已证实了抗血管生成治疗与放化疗联合可在多种肿瘤中显著增加临床获益。

免疫治疗是近年抗肿瘤治疗的研究热点,而血管生成在肿瘤免疫过程中发挥重要作用,肿瘤细胞周边炎症细胞的趋化与血管内皮细胞释放的因子及VEGF通路有密切关系。除大分子VEGFR单抗外,TKI类药物与免疫治疗的联合治疗也存在理论依据。血管内皮细胞是一个屏障,能够保护更多免疫炎症细胞不易迁徙、外渗及进入肿瘤细胞,而使用TKI抗血管生成治疗可促进免疫炎症细胞的外渗、迁徙,明显加强应用免疫治疗药物后的免疫炎症反应,使其对肿瘤细胞的攻击力更强,从而显著提高疗效。之前在欧洲肿瘤内科学会(ESMO)年会上多项TKI联合免疫治疗的研究结果被发表,尽管样本量不大,但均达到了良好的有效率。不过,二者联合也存在免疫过激的可能,导致副作用增大。未来的TKI联合免疫治疗研究探索仍需要谨慎,怎样合理安排联合治疗是研究者面临的课题。未来需要进一步探索提高抗血管生成治疗效果的方法,如抗血管生成联合其他方案的探索、抗血管生成药物耐药机制研究、抗血管生成药物长期使用安全性研究及寻找预测抗血管生成治疗效果的生物标志物等。总之,目前对于抗血管生成治疗的作用机制已较为清楚,其可使肿瘤血管结构和功能甚至肿瘤微环境趋于正常化。而除肿瘤血管正常化外,抗血管生成治疗逆转MDR的机制也使其与放化疗的联合应用有了充分的理论基础,未来包括与免疫治疗的联合等都有待进一步研究。在消化系统肿瘤中,获批用于临床的抗血管生成治疗药物包括大分子类药物贝伐珠单抗和小分子TKI如阿帕替尼、索凡替尼,此外也有一些具有抗血管生成机制的多靶点药物如舒尼替尼、索拉非尼等。贝伐珠单抗单药无效,联合治疗有效,用于肠癌一线、二线联合化疗,较单纯化疗能够提高有效率和生存率。阿帕替尼胃癌三线临床研究证实,单药治疗能够使末线患者中位生存显著延长。阿帕替尼这类小分子 TKI,口服方便,对多种肿瘤都有效,今后有可能成为肿瘤抗血管生成治疗的普药。

# 第三节　靶向肿瘤抗血管生成治疗的理论依据

肿瘤是一种复杂的疾病,目前在基础、转化、临床研究中面临诸多困惑、机遇和挑战。肿瘤微环境作为肿瘤生存、发展的“土壤”备受关注。肿瘤细胞与肿瘤微环境相互作用,相互影响,重塑肿瘤微环境,是肿瘤治疗的有效策略。肿瘤血管是肿瘤微环境的重要组成部分,为肿瘤生长和转移提供氧和营养物质。体内的血管生成涉及众多的调节因子,包括血管生成促进因子和血管生成抑制因子。VEGF 是主要的血管生成促进因子,肿瘤细胞和周围细胞分泌 VEGF 等可溶性血管生成因子,促进内皮细胞活化,基底膜降解,内细胞迁移、增殖,形成新的血管。VEGF 参与肿瘤血管生成的整个过程。

血管生成是指源于已存在的毛细血管和毛细血管后微静脉的新的毛细血管性血管的生长。肿瘤血管生成对肿瘤的生长是至关重要的,持续的血管生成是恶性肿瘤的十大特征之一,对肿瘤的生长、浸润和转移具有关键作用。血管生成是一个极其复杂的过程,一般包括血管内皮基质降解、内皮细胞移行、内皮细胞增殖、内皮细胞管道化分支形成血管环和形成新的基底膜等步骤。由于肿瘤组织这种新生血管结构及功能异常,且血管基质不完善,这种微血管容易发生渗漏,因此肿瘤细胞不需经过复杂的侵袭过程而直接穿透到血管内进入血液并在远隔部位形成转移。越来越多的研究表明,良性肿瘤血管生成稀少,血管生长缓慢;而大多数恶性肿瘤的血管生成密集且生长迅速。因此,血管生成在肿瘤的发展转移过程中起重要作用,抑制这一过程将明显阻止肿瘤组织的发展和扩散转移。

因此,靶向肿瘤血管生成的方法被认为是一种理想的抗肿瘤疗法,具有临床普适性。肿瘤血管生成的相关调节因素可分为促血管生成分子和抑制血管生成分子。促血管生成分子包括血管生长因子与其受体(VEGF 与 VEGFR)、成纤维生长因子与其受体(FGF 与 FGFR)、血小板衍生生长因子与其受体(PDGF 与 PDGFR)、血管生成素与其受体(TIE2 receptor)、促红细胞生成素与其受体、基质金属蛋白酶(MMP)、胰岛素样生长因子(IGF)、Notch 信号通路和 DLL-4、整合素家族。

目前的抗血管治疗主要是靶向 VEGF 信号途径(配体、受体、细胞内下游信号)。贝伐珠单抗是人源化的 VEGF 单克隆抗体,结合游离的 VEGF-A;Ramucirumab 是人源 VEGFR-2 单克隆抗体,通过与受体结合阻断 VEGF 信号;Aflibercept 为可溶性的 VEGFR,结合并中和游离的 VEGF;小分子的 TKI,直接作用于 VEGFR 酪氨酸激酶,阻断

VEGF 信号传递,包括 Motesanib、索拉非尼、舒尼替尼、Pazopanib、Vandetanib、Regorafenib、Cabozantinib、尼达尼布等。此外还包括针对血管生成信号其他途径的药物,如恩度(血管内皮抑素)作用于多种信号通路,强效抑制内皮细胞的增殖及迁移,抑制血管生成;血管破坏剂,针对肿瘤中成熟的血管,诱导肿瘤组织深部血管坍塌,使其缺氧而坏死。

免疫微环境是肿瘤微环境中另一重要组成部分,肿瘤微环境中肿瘤血管与各种免疫细胞相互作用,血管正常化能够重塑肿瘤微环境,从免疫抑制状态向免疫促进状态转换,因此抗肿瘤血管治疗与抗肿瘤免疫治疗联合将成为抗瘤治疗新方向。此外各种细胞因子、炎症因子和外泌体都参与肿瘤血管生成,也可能是针对肿瘤血管治疗的潜在靶点。

# 第四节　抗血管生成药物的作用机制及常用的靶向药物

## 一、抗血管生成药物的作用机制

血管内皮生长因子(VEGF)又称血管通透性因子(VPF),为分子量 34 ~ 45 kD 的同源二聚体糖蛋白,属于碱性蛋白。VEGF 主要由血管周围的细胞产生,并通过旁分泌机制作用于内皮细胞,在促进血管形成、抑制内皮细胞的凋亡及提高血管通透性等方面发挥重要作用。

VEGF 在几乎所有的人体肿瘤和肿瘤细胞株中皆有过表达,其中以 VEGF-A 的两种亚型 VEGF-165、VEGF-121 最常见。VEGF 与肺癌、甲状腺癌、乳腺癌、血管瘤和中枢神经系统肿瘤等多种肿瘤的生长、转移、病理分级和预后等密切相关。近年又发现其他一些与 VEGF 功能相似、结构上有一定同源性的多肽因子,包括胎盘生长因子(PLGF)、VEGF-B、VEGF-C,以及 VEGF-D/FIGF 和 VEGF-E 等成员,它们共同构成 VEGF 家族。VEGF 在许多肿瘤中表达并诱导形成异常的肿瘤血管,使血管易漏、扭曲、不成熟。VEGF 参与肿瘤生长的整个过程,出现于整个肿瘤生命周期中,即使随着时间延伸,可能出现第二条通路,VEGF 仍处于过表达状态,仍然是最重要的血管生成因子(表 12-1)。

表 12-1　血管内皮生成因子类型及特点

| 血管内皮生成因子 | 受体 | 影响的细胞 | 细胞效应 | 生理作用 |
|---|---|---|---|---|
| VEGF-B、VEGF-A | VEGFR-1 | 造血相关的干细胞、单核细胞、巨噬细胞 | 细胞迁徙 | 血细胞形成 |
| VEGF-E、VEGF-A、VEGF-C、VEGF-D | VEGFR-2 | 血管内皮细胞 | 增殖、迁徙、渗透、存活 | 血管新生和血管形成 |
| VEGF-D、VEGF-C | VEGFR-3 | 淋巴管内皮细胞 | 增殖、迁徙 | 血管和淋巴管形成 |

VEGFR(血管内皮细胞生长因子受体)顾名思义为 VEGF 作用的受体。VEGFR-1 (Flt-1)、VEGFR-2(KDR)、VEGFR-3 这 3 种类型 VEGFR 亚型组成了 VEGFR 家族。VEGFR-1 和 VEGFR-2 主要在血管内皮细胞表达,刺激内皮细胞增殖并促进血管形成,偶尔也在肿瘤细胞中表达,VEGFR-3 在胎儿早期静脉内皮细胞呈一过性表达,胎儿后期和出生后内皮细胞则不再表达,成人的 VEGFR-3 分布在淋巴管内皮细胞,调节淋巴管生成。由于 VEGF 和 VEGFR 都包含多种类型,这导致两者结合关系比较复杂。虽说各种类型的 VEGF 和 VEGFR 通过各自的路径都影响了血管生成,但现有研究发现 VEGF-A 和 VEGFR-2 是影响血管生成最大的因素。因此大部分抗血管生成药物都是以 VEGF-A 和 VEGFR-2 为主要靶点进行设计研发。

关于 VEGFR 介导的信号途径在细胞内的过程,VEGFR 和 EGFR 介导的信号通路使用了相同的下游信号通路(PI3K/Akt 途径和 RAS/MAPK 途径),这导致两者存在一定的信号串扰(Cross-talk),这也是抗 EGFR 的药物有一定抗血管生成的作用,抗 VEGFR 的药物有一定的抗肿瘤生成作用的原因。

抗血管生成类药物的作用机制是通过抑制 VEGFR 胞内段的磷酸化:小分子抗血管生成药物进入细胞内与 VEGFR 胞内末端结合后可以阻断受体末端的磷酸化,从而进一步抑制下游信号传导,阻止 VEGFR 依赖的血管生成。大部分抗血管生成类小分子药物的靶点比较宽泛,我们称为多激酶的小分子抑制剂,上述举例的药物中也只有阿帕替尼是单独 VEGFR-2 酪氨酸激酶抑制剂,其他抗血管生成药物都是多靶点的。实际上这些所谓的多靶点大部分都是涉及血管生成受体相关的靶点,由于这些靶点的受体结构与 VEGFR 具有类似的结构和运行机制,使得这些小分子靶点药物产生多靶点作用,但其主要发挥的依然是抗血管生成作用,所以我们把这些多种激酶的小分子抑制剂依然列为抗血管生成 TKI。

## 二、常用的靶向药物

### (一)大分子血管生成抑制剂

主要为抗 VEGF(血管内皮生长因子)/VEGFR(血管内皮生长因子受体)的大分子单抗类药物,目前全球批准上市的大分子单克隆抗体药物共有 5 种,包括 3 种单克隆抗体,即贝伐珠单抗、雷莫芦单抗、雷尼珠单抗,以及两种融合蛋白,即阿柏西普和康柏西普。

1.贝伐珠单抗 贝伐珠单抗是一种重组人源化 IgG1 单克隆抗体,包括人类抗体框架区以及可结合 VEGF 的人源化鼠抗体的抗原结合区。其作用于血管生成促进因子 VEGF,可以选择性地与 VEGF 结合并阻断其生物活性,可以抑制 VEGF 与其位于内皮细胞上的受体 VEGFR-1 和 VEGFR-2 结合,从而使 VEGF 失去生物活性而减少肿瘤的血管生成,因此抑制肿瘤的生长。

针对 VEGF 的贝伐珠单抗,只针对游离在肿瘤细胞微环境中的单一因子进行作用,阻止 VEGF 和其在周细胞膜外受体部分的结合。从已知的作用机制复杂程度上来说,这类抗血管生成药物可以说是"第一代"抗血管生物制剂,主要靶点为 VEGF-A,在美国、欧洲及中国获批用于转移性结直肠癌、非鳞 NSCLC、脑胶质瘤和转移性肾细胞癌等恶性肿瘤。贝伐珠单抗是目前运用最为广泛的抗血管生成药物之一,国内外研究都证实贝伐珠单抗一线治疗可以使患者获益更多。E4599 研究是一项主要评估 PC 方案的基础上加用贝伐珠单抗能否提高初治的非鳞 NSCLC 患者总生存的 II/III 期临床研究,次要研究目标包括 RR、TTP 和耐受性。该研究 2001 年 7 月至 2004 年 4 月共 878 例入组(PC 组444 例,PCB 组 434 例)患者。PC 组和 PCB 组 1 年 PFS 分别为 6% *vs* 15%;中位 PFS 分别为 4.5 个月 *vs* 6.2 个月,*P*<0.0001,HR 为 0.66;OS 分别为 10.3 个月 *vs* 12.3 个月,*P* =0.003,HR 为 0.79。研究结果表明,贝伐珠单抗联合卡铂紫杉醇能显著改善患者的疗效。中国 2015 年在 *JCO* 上发表的 BEYOND 研究是一项卡铂/紫杉醇联合贝伐珠单抗对比联合安慰剂一线治疗中国晚期或复发非鳞 NSCLC 患者的多中心随机双盲安慰剂对照 III 期研究,该研究的主要研究终点为 PFS 和 OS。结果显示,贝伐珠单抗联合卡铂/紫杉醇对比安慰剂组 PFS 和 OS 显著延长了 2.7 个月和 6.7 个月。

贝伐珠单抗适应证如下。

(1)宫颈癌。系统性化疗:主要用于既不能手术也不能放疗的复发或转移性宫颈癌患者。FDA 批准了帕博利珠单抗+化疗±贝伐珠单抗在 PD-L1 阳性[综合阳性评分(combined positive score,CPS)≥1]的复发性或转移性宫颈癌的一线治疗。二线化疗药物也包含贝伐珠单抗。CSCO:复发性或转移性宫颈癌系统治疗一线推荐(I 级推荐),帕博利珠单抗+顺铂/卡铂+紫杉醇±贝伐珠单抗(适用于 PD-L1 阳性肿瘤)。

(2)卵巢癌:贝伐珠单抗在新辅助治疗中的应用,疗效尚待确定,需要注意的是术前4~6 周需停止贝伐珠单抗的应用。II~IV 期患者术后可选择的辅助化疗方案如下。

①紫杉醇 175 mg/m², 静脉滴注 3 h,卡铂 AUC 5~6,静脉滴注 1 h,贝伐珠单抗7.5 mg/kg,静脉滴注 30~90 min,第 1 天。每 3 周重复,共 5~6 个周期,之后贝伐珠单抗单药继续维持治疗 12 个周期;②紫杉醇 175 mg/m²,静脉滴注 3 h,卡铂 AUC 6,静脉滴注1 h,第 1 天。每 3 周重复,共 6 个周期,贝伐珠单抗 7.5 mg/kg,静脉滴注 30~90 min,每3 个周期重复,化疗结束后维持 12 个周期,或从第 2 个周期第 1 天给予贝伐珠单抗15 mg/kg,静脉滴注 30~90 min,每 3 个周期重复,共 22 个周期。二线化疗对于铂敏感复发方案均可联合贝伐珠单抗,对铂耐药复发者,首选非铂类单药(多柔比星脂质体、多西他赛、白蛋白结合型紫杉醇、依托泊苷、吉西他滨、紫杉醇、拓扑替康)±贝伐珠单抗,有效率 10%~25%。贝伐珠单抗还可与奥拉帕利联合用于 *BRCA1/2* 突变以及 HRD 阳性卵巢癌患者一线化疗+贝伐珠单抗治疗有效后的维持治疗。CSCO:黏液性癌 II~IV 期(III 级推荐):5-FU+甲酰四氢叶酸+奥沙利铂+贝伐珠单抗(2B 类证据)或卡培他滨+奥沙利铂+贝伐珠单抗(2B 类证据);一线维持治疗均提到化疗联合贝伐珠单抗。铂敏感复发卵巢上皮癌 III 级推荐中提到尼拉帕利+贝伐珠单抗。铂敏感复发卵巢上皮癌治疗方案中,铂类为基础的方案:卡铂+紫杉醇±贝伐珠单抗 3 周方案(1A 类证据);卡铂+吉西他滨±贝伐珠单抗(1A 类证据);FOLFOX 方案或 CapeOX 方案±贝伐珠单抗。铂敏感复发卵巢上皮癌化疗后维持治疗,评价 CR 无 *BRCA1/2* 突变的可使用贝伐珠单抗维持。铂耐药复发卵巢上皮癌治疗 I 级推荐:多柔比星脂质体/紫杉醇周疗/托泊替康±贝伐珠单抗;III 级推荐:口服环磷酰胺(CTX)+贝伐珠单抗(2B 类证据)、贝伐珠单抗单药(2B 类证据)。复

发性恶性性索间质肿瘤评估无法达到满意减瘤手术的Ⅲ级推荐：贝伐珠单抗（3 类证据）。

（3）脑胶质瘤。复发脑胶质瘤：研究显示，放疗联合贝伐珠单抗及替莫唑胺，能延长部分患者的无进展生存时间和总生存时间。3 级胶质瘤复发后或 GBM 复发后可选方案：贝伐珠单抗、贝伐珠单抗加化疗（卡莫司汀/洛莫司汀，替莫唑胺）。

（4）肾细胞癌。联合用药方案：贝伐珠单抗+厄洛替尼（适用于部分进展性乳头状肾细胞癌，包括遗传性平滑肌瘤病和肾细胞癌）、贝伐珠单抗+依维莫司（适用于部分进展性乳头状肾细胞癌，包括遗传性平滑肌瘤病和肾细胞癌）等。转移性或不可切除性透明细胞型肾细胞癌的药物后线治疗Ⅲ级专家推荐：贝伐珠单抗。CSCO：转移性或不可转移性非透明细胞肾细胞癌的治疗策略中提到，乳头状肾细胞癌等（主要指除外集合管癌/髓样癌外其他类型的非透明细胞癌，包括乳头状肾细胞癌、嫌色细胞癌、未分类肾细胞癌等），Ⅲ级推荐为贝伐珠单抗+依维莫司/厄洛替尼。

（5）非小细胞肺癌。晚期 NSCLC 的一线药物治疗：对于驱动基因阴性的患者，含铂两药方案是标准的一线化疗方案，对于非鳞 NSCLC 患者可以在化疗基础上联合抗血管生成治疗，如贝伐珠单抗或血管内皮抑制蛋白。对于驱动基因阳性的患者一线给予吉非替尼或厄洛替尼治疗时还可考虑联合化疗，厄洛替尼亦可联合贝伐珠单抗。

对一线治疗后达到疾病控制（完全缓解、部分缓解或稳定）的患者，可选择维持治疗。目前同药维持治疗有循证医学证据支持的药物有培美曲塞（非鳞癌）、贝伐珠单抗（非鳞癌）和吉西他滨。

对于一线接受 EGFR-TKI 或者 ALK 抑制剂治疗出现耐药，二线治疗亦可根据患者的美国东部肿瘤协作组行为状态评分（Eastern Cooperative Oncology Group performance status，ECOG PS）选择含铂双药或者单药化疗方案，若为非鳞癌，可在此基础上联合抗血管生成药物，如贝伐珠单抗。

*EGFR* 基因、*ALK* 和 *ROS1* 融合基因阴性或突变状况未知的Ⅳ期 NSCLC 患者，如果 ECOG PS 评分为 0～1 分，应当尽早开始含铂双药化疗，可在此基础上联合免疫检查点抑制剂（如 PD-1 单抗）或贝伐珠单抗（非鳞癌）的全身治疗。CSCO 意见如下。Ⅳ期 EGFR 敏感突变 NSCLC 一线治疗Ⅱ级推荐：尼洛替尼+贝伐珠单抗、含铂双药化疗±贝伐珠单抗（非鳞癌）（2A 类证据）。Ⅳ期 EGFR 敏感突变 NSCLC 耐药后治疗广泛进展Ⅰ级推荐：再次活检 T790M 阴性者或者三代 TKI 治疗失败，含铂双药化疗±贝伐珠单抗（非鳞癌）（2A 类证据）；Ⅱ级推荐再次活检 T790M 阳性者，含铂双药化疗±贝伐珠单抗（非鳞癌）（2A 类证据）；Ⅲ级推荐，培美曲塞+顺铂+贝伐珠单抗+信迪利单抗。Ⅳ期 EGFR 敏感突变的 NSCLC 靶向及含铂双药治疗失败后Ⅱ级推荐：单药化疗+贝伐珠单抗（非鳞癌）（2A 类证据）。Ⅳ期 ALK 融合 NSCLC 一线治疗Ⅱ级推荐：含铂双药化疗±贝伐珠单抗（非鳞癌）（2A 类证据）。Ⅳ期 ALK 融合 NSCLC 靶向后线治疗广泛进展：Ⅰ级推荐 TKI 治疗失败后含铂双药化疗±贝伐珠单抗（非鳞癌）（1 类证据）；Ⅱ级推荐含铂双药化疗±贝伐珠单抗（非鳞癌）（1 类证据）。Ⅳ期 ALK 融合 NSCLC 靶向及含铂双药失败后治疗Ⅱ级推荐：单药化疗+贝伐珠单抗（非鳞癌）（2A 类证据）。Ⅳ期 ROS 融合 NSCLC 一线治疗Ⅱ级推荐：含铂双药化疗±贝伐珠单抗（非鳞癌）（2A 类证据）。Ⅳ期 ROS 融合 NSCLC 二线治疗广

泛进展Ⅰ级推荐:含铂双药化疗±贝伐珠单抗(非鳞癌)(2A类证据)。Ⅳ期ROS融合NSCLC三线治疗Ⅱ级推荐:单药化疗+贝伐珠单抗(非鳞癌)(2A类证据)。Ⅳ期无驱动基因非鳞癌NSCLC一线治疗Ⅰ级推荐贝伐珠单抗链接含铂双药化疗+贝伐珠单抗维持治疗;Ⅱ级推荐紫杉醇+卡铂+贝伐珠单抗联合阿替利珠单抗。

(6)子宫内膜癌。系统性化疗推荐联合化疗方案。推荐的化疗方案及药物包含卡铂/紫杉醇/贝伐珠单抗,如患者无法耐受联合化疗,单药贝伐珠单抗也可以。术后辅助化疗或姑息化疗,Ⅰ~Ⅱ期高危患者,Ⅲ~Ⅳ期或复发、转移患者,多药联合方案为卡铂/紫杉醇/贝伐珠单抗;单药方案为贝伐珠单抗。CSCO:复发或转移性子宫内膜癌系统治疗Ⅱ级推荐为卡铂+紫杉醇+贝伐珠单抗;Ⅲ级推荐为贝伐珠单抗。

(7)乳腺癌。在晚期乳腺癌的解救治疗中,三阴性晚期乳腺癌,紫杉类治疗敏感Ⅱ级推荐联合治疗方案为紫杉类+贝伐珠单抗(2B类证据);紫杉类治疗失败Ⅱ级推荐联合治疗方案为卡培他滨+贝伐珠单抗(2B类证据)。

(8)结直肠癌。针对潜在可切除转移性的治疗,适合强烈治疗(RAS和BRAF均为野生型),分层为原发灶位于左侧结直肠Ⅱ级推荐为FOLFOX/CAPEOX/FOLFIRI/FOLFOXIRI±贝伐珠单抗(2A类证据);分层为原发灶位于右侧结直肠和无分层的Ⅰ级推荐为FOLFOX/CAPEOX/FOLFIRI+贝伐珠单抗(2A类证据)、FOLFOXIRI±贝伐珠单抗(2A类证据)。在结肠癌的姑息治疗中均提到了贝伐珠单抗。

(9)肝癌。在晚期肝癌一线治疗中,肝功能Child-Pugh A级或较好的B级(≤7分)Ⅰ级推荐阿替利珠单抗联合贝伐珠单抗(1A类证据)(贝伐珠单抗15 mg/kg,q3w)、信迪利单抗联合贝伐珠单抗生物类似物(1A类证据)(国产贝伐珠单抗类似物15 mg/kg,q3w)。

10)黑色素瘤。黑色素瘤常用的晚期治疗方案为紫杉醇/白蛋白紫杉醇±卡铂±贝伐珠单抗(紫杉醇175 mg/m$^2$、白蛋白紫杉醇260 mg/m$^2$、卡铂AUC=5、贝伐珠单抗5 mg/kg)d1,d15,每4周1次。

小结:贝伐珠单抗说明书适应证为转移性结直肠癌,晚期、转移性或复发性非小细胞肺癌,复发性胶质母细胞瘤,肝细胞癌,上皮性卵巢癌,输卵管癌或原发性腹膜癌,宫颈癌。抗血管生成药物对肿瘤的治疗发挥着重要的作用。虽然目前国家医保目录取消了贝伐珠单抗的支付限制,但并不意味着贝伐珠单抗用于说明书之外的适应证可以报销。

关于贝伐珠单抗相关的研究探索还有很多,比如是否可以跨线使用? WJOG5910L研究是一项日本的Ⅱ期临床研究,一线贝伐珠单抗+化疗进展后,二线贝伐珠单抗+多西他赛较多西他赛单药PFS有显著延长,达到了预期研究终点(统计学假设$P<0.2$为阳性结果)。该研究证实一线贝伐珠单抗联合化疗治疗非鳞非小细胞肺癌患者进展后继续贝伐珠单抗治疗能够给患者带来临床获益。

另一个比较热门的话题是,贝伐珠单抗是否可以和其他靶向药物,如EGFR-TKI或免疫治疗联合使用呢?临床前研究数据证实VEGFR/EGFR信号通路能有效抑制肿瘤生长,J025567等研究也证实厄洛替尼联合贝伐珠单抗治疗EGFR突变NSCLC疗效优于厄洛替尼单用组。其他探索抗血管生成药物联合TKI治疗的研究还有RC1126(美国)、BELIEF2(欧洲)等,我们可以期待更多的数据指导抗血管生成药物与其他靶向药物的联合应用。理论上说,肿瘤微环境中肿瘤血管与各种免疫细胞能够产生相互作用,血管正常化能够重塑肿瘤微环境,从免疫抑制状态向免疫促进状态转换。那么贝伐珠单抗和免疫治疗联合的效果如何呢? 有研究正在探索 E4599 治疗方案中加入 PD-1 抑制剂的疗效,其他相关的研究还有卡铂/紫杉醇 ± 贝伐珠单抗 ± Atezolizumab(编号:NCT02366143),Pembrolizumab 或 Nivolumab 联合贝伐珠单抗用于 NSCLC 患者(编号:NCT02039674 和 NCT01454102)。

2. 雷莫芦单抗　雷莫芦单抗(Ramucirumab,商品名 CYRAMZA)是一种血管生成抑制剂,它可以通过结合血管内皮生长因子受体 2(VEGFR-2),抑制血管内皮细胞的增殖和迁移,从而抑制肿瘤细胞增殖,控制肿瘤进展。主要适应证为化疗失败的胃癌、胃食管连接处腺癌以及 NSCLC 的二线治疗。雷莫芦单抗获批用于 NSCLC 的二线治疗的主要研究证据来自 REVEL 研究,它是一项评估雷莫芦单抗+多西他赛二线治疗 NSCLC 患者的多中心、随机、安慰剂对照的Ⅲ期研究,1253 例病理学证实的Ⅳ期 NSCLC 一线铂类基础化疗±维持治疗后患者以 1:1 的比例随机分配至 RAM+DOC 组(Ramucirumab 10 mg/kg+多西他赛 75 mg/m$^2$,q3w)和对照组(安慰剂+多西他赛),主要终点为 OS,次要终点包括 PFS、ORR、安全性等。研究结果显示,RAM+DOC 组与对照组的 ORR 分别为 22.9% 和 13.6%,$P<0.001$;中位 PFS 分别为 4.5 个月和 3.0 个月,HR 0.76,$P<0.0001$;腺癌亚组 OS 分别为 11.1 个月和 9.7 个月,HR=0.84。该研究证实,雷莫芦单抗+多西他赛二线治疗 NSCLC 延长患者的生存期。除此之外,雷莫芦单抗用于 NSCLC 患者一线治疗以及与其他治疗药物的联合应用的探索也正在开展当中。雷莫芦单抗+含铂化疗一线治疗 NSCLC 患者的Ⅱ期临床研究显示,在非鳞 NSCLC 患者中,实验组和对照组的 PFS 分别为 5.6 个月和 7.2 个月(HR=0.75,$P=0.132$),没有统计学差异,而在非鳞 NSCLC 患者中的研究正在进行当中,有待数据的发布。雷莫卢单抗联合 Pembrolizumab(NCT02443324)或 MEDI4736(NCT02572687)用于 NSCLC 患者或胃癌患者的研究也正在入组当中。

作为血管生成抑制剂,基于几项大型多中心、随机、双盲、对照试验,雷莫芦单抗前后获得 FDA 批准用于胃癌、结直肠癌、肝癌和非小细胞肺癌的治疗。

使用雷莫芦单抗有以下几项注意事项:①每次注射雷莫卢单抗前,对患者注射组织胺 H1 拮抗剂(如盐酸苯海拉明)。②对于出现了一级或二级注射反应的患者,要在注射前对患者使用地塞米松和对乙酰氨基酚;当出现一级或者二级注射反应时,减慢一半滴注速度;当出现三级或四级注射反应时,永久停止用药;当出现严重高血压时,中断用药直到血压得到控制;若高血压无法用降血压药控制时,永久停止用药;当出现尿蛋白时,若 24 h 内尿蛋白量超过 2 g,停止用药;若患者需要进行有创手术,为防止出现伤口愈合并发症,需要伤口完全愈合;当出现动脉栓塞事件或胃肠穿孔或 3~4 级出血情况时,永久停止用药。

3. 雷尼珠单抗、阿柏西普、康柏西普　目前临床上这 3 种药物主要用于治疗眼部疾病,其中雷尼珠单抗是一种人源化的单克隆抗体片段,可结合 VEGF-A 的所有亚型,减少血管渗漏,抑制视网膜新生血管的形成。在 2012 年 8 月由美国 FDA 批准用于治疗糖尿病患者的糖尿病性黄斑水肿所致视力损害。阿柏西普是一种重组融合蛋白,不仅能高亲和力结合 VEGF-A 的所有亚型,也可结合 VEGF-B 及胎盘生长因子,从而抑制新生血管形成。研究表明,阿帕西普对 VEGF 拥有更好的亲和力,且比雷尼珠单抗在眼内的作用持续时间更久。康帕西普是中国研发的重组融合蛋白,对 VEGF 的结合亲和力高于雷尼珠单抗、阿帕西普,也对胎盘生长因子显示出高亲和力。

重组蛋白是利用重组 DNA 或 RNA 获取的蛋白,已有的抗血管重组蛋白药物主要针对 VEGF 通路和 Notch 通路,例如临床上已获批的药物阿柏西普,是一种靶向 VEGF 的重组蛋白,由 VEGFR-1/VEGFR-2 的抗体结合域嵌合融合而成,与常见的贝伐珠单抗相比,其与 VEGFR 的亲和力更强,抗血管作用更好。还有一类 RGD 肽,是由 Arg-Gly-Asp 三个氨基酸组成的序列多肽,分为线性肽和环肽,其主要与整合素 αvβ3 结合,是 αvβ3 的拮抗剂。整合素 αvβ3 在肿瘤 EC 中高表达,其被抑制后可抑制下游 FAK 等通路活化,从而抑制肿瘤血管生成。

有研究表明阿柏西普在二期转移性结直肠癌Ⅲ期 VELOR 试验中与贝伐珠单抗一样有效,但报告的不良事件发生率更高。阿柏西普于 2012 年 8 月被 FDA 批准用于先前治疗的转移性结直肠癌患者。但是,在复发性恶性胶质瘤患者的Ⅱ期研究中,阿柏西普单药治疗未达到 6 个月的 PFS 终点,部分原因是毒性引起的患者损耗。此外,与单独使用 Doxacetal 相比,阿柏西普与 Doxacetal 组合并未改善晚期 NSCLC 患者的 OS。这些发现表明靶向 PLGF 和 VEGF-B 以及 VEGF-A 可能不会带来显著的临床优势。实际上,PLGF 在肿瘤血管生成中的作用及其作为治疗靶点的意义仍然存在争议。

重组蛋白在临床使用比较广泛,通常是作为二线药物与其他抗肿瘤血管生成药物和化疗药物合用来进行抗血管治疗。2022 年的一项临床试验表明,采用阿柏西普作为二线药物与 5-氟尿嘧啶和伊立替康方案联合使用治疗转移性结直肠癌,接受阿柏西普联合疗法的患者与单纯使用伊立替康方案的患者相比,客观缓解率(objective response rate,ORR)提高 35.2%,同时也高于其他抗 VEGF 药物,但是与其他抗 VEGF 通路药物作为二线药物相比,其优势尚不能明确。重组蛋白同样也存在着毒副作用的问题,文献报道称临床常用的重组蛋白类药物阿柏西普会导致腹泻、乏力、口腔炎、感染、中性粒细胞减少等抗血管药物的常见副作用,还有一些少见但是较为严重的副作用,例如胃肠穿孔等。

**(二)小分子血管生成抑制剂**

1. 小分子多靶点抑制剂类药物　多重靶点类的抗血管生成药物目前种类繁多。主要的作用通路不仅仅包括对于血管内皮细胞 VEGF 及其受体相关通路的干预和抑制,同时对于周细胞 PDGF 及其受体普遍具有作用,除此之外对于肿瘤细胞本身包括 Kit 通路、RET 通路、MET 通路的膜内下游信号通路有抑制作用。这一类针对 VEGF 通路但不仅作用于 VEGF(或受体)的小分子类药物,从机制上,可以被认为是肿瘤抗血管生成的"第二代"抑制剂。

这些药物目前多数已被美国和欧洲批准,一些已经进入临床Ⅲ期研究,其中不乏一些新药也在肺癌领域具备很好的应用前景,如尼达尼布、舒尼替尼等。

(1)尼达尼布(Nintedanib):尼达尼布是一类作用于 VEGFR、PDGFR 和 FGFR 的多靶点药物,在欧洲获批用于肺腺癌二线治疗。

LUME-Lung 1 是一项评估 Nintedanib+多西他赛二线治疗 NSCLC 患者的随机对照多中心Ⅲ期研究,该研究入组了 1314 例一线化疗失败后的既往未行多西他赛或 VEGF/

VEGFR 抑制剂治疗的 ⅢB/Ⅳ 期的 NSCLC 患者，以 1 : 1 的比例随机分配至实验组（Nintedanib 200 mg bid po d 2—21+多西他赛 75 mg/m² iv d1，q21d）和对照组（安慰剂+多西他赛），主要终点为 PFS，次要终点 OS（预设全组和腺癌亚组）。研究结果显示，Nintedanib+多西他赛组与对照组的中位 PFS 分别为 3.4 个月和 2.7 个月，HR=0.79，P=0.0019；中位 OS 分别为 10.1 个月和 9.1 个月，HR=0.94，P=0.2720；腺癌亚组 OS 分别为 12.6 个月和 10.3 个月，HR=0.83，P=0.0359。LUME-Lung 1 研究证实，Nintedanib 联合多西他赛二线治疗 NSCLC 延长患者 PFS 及腺癌亚组 OS。除二线治疗以外，尼达尼布用于一线治疗的研究也正在开展当中。尼达尼布+吉西他滨/顺铂一线治疗肺鳞癌的 Ⅰ/Ⅱ 期研究 LUME-Lung 3 目前已进入数据收集阶段。

尼达尼布目前已批准用于治疗特发性肺纤维化、局部晚期或转移性或局部复发性非小细胞肺癌、系统性硬化症及其相关间质性肺病。有研究发现尼达尼布联合抗 PD-L1 能有效增强免疫治疗疗效，抑制移植瘤模型的肿瘤生长、转移并且减轻肺部并发症。此外，还有研究报道尼达尼布的应用能增加免疫细胞在肿瘤区域的浸润，并抑制癌症相关的成纤维细胞（cancer associated fibroblast，CAF），从而增加抗 PD-1 治疗的抗肿瘤疗效。在临床试验方面，目前尼达尼布联合免疫疗法的研究尚少，但仍有报道指出一些在先前经历过 ICIs 治疗后，肿瘤出现进展的患者对尼达尼布联合免疫策略有一定的响应性。

（2）凡德他尼（Vandetanib）：凡德他尼是一种合成的苯胺喹唑啉化合物，为口服的小分子酪氨酸激酶抑制剂（TKI），可同时作用于肿瘤细胞表皮生长因子受体（EGFR）、血管内皮生长因子受体（VEGFR）和 RET 酪氨酸激酶。目前 FDA 批准凡德尼布用于进展性甲状腺髓样癌（MTC）。凡德他尼治疗 NSCLC 的 Ⅲ 期临床研究显示，其联合多西他赛二线治疗 NSCLC 获得 PFS 延长，达到主要研究终点，但无 OS 获益。

（3）奥拉单抗（Olaratumab）：Olaratumab 由礼来（Lilly）研发，于 2016 年 10 月 19 日获得美国 FDA 加速批准，2016 年 11 月 9 日获得欧洲 EMA 批准上市，并由礼来在美国和欧洲市场销售，商品名为 Lartruvo®。

Olaratumab 是一种全人源 IgG1κ 型单克隆抗体，能结合血小板衍生生长因子受体 α（PDGFR-α），并阻断 PDGF-AA 和-BB 配体诱发的受体激活和 PDGFR-α 下游信号。该药批准用于软组织肉瘤（STS）成年患者的治疗，这些患者应适用蒽环霉素方案，且不适用于放疗和手术治疗。Olaratumab 是在 40 多年前阿霉素获批之后，第一个用于无法手术和放疗的 STS 初始治疗新药。以前对于此类患者，最常用的治疗方法是阿霉素单药或联合其他药物。

（4）乐伐替尼（Lenvatinib）：乐伐替尼是一种口服的多靶点 TKI，生物半衰期约为 40 h，作用靶点为 VEGFRH-1、VEGFRH-2、VEGFRH-3、PDGFR-β、RET、成纤维生长因子受体（FGFR）和 Kit。2015 年 FDA 首次批准上市，临床用于放射性碘难治性分化型甲状腺癌的单药治疗及与依维莫司联合治疗晚期肾细胞癌，2018 年批准用于不可切除肝细胞癌患者的一线治疗。2018 年，FDA 授予 PD-1 抑制剂帕博利珠单抗注射液联合乐伐替尼"突破性新药"资格认定。研究发现，口服乐伐替尼可明显延长 RAIR-DTC 的中位 PFS，ORR 达 60% 以上，而且可使疾病进展的风险降低 80%。就 RAIR-DTC 而言，在缩小肿瘤能力方面，乐伐替尼的作用较索拉非尼更强。因此如果需要短期内迅速缩小肿瘤体积，则使用乐伐替尼为宜。一项关于乐伐替尼治疗进展期 MTC 患者的 Ⅱ 期临床试验结果显示，在纳入了 59 例不可手术切除的 MTC 患者后，乐伐替尼药物治疗组的中位 PFS 为 9.0 个月，36% 患者表现为 PR，44% 的患者出现 SD，疾病的整体控制率达 80%。口服乐伐替尼对进展期 MTC 具有较好的效果，对凡德他尼和卡博替尼不耐受的 MTC 患者，可考虑乐伐替尼治疗。未分化甲状腺癌（ATC）是恶性程度最高、侵袭性最强的甲状腺癌，也是人类恶性程度最高的癌症类型之一，发病率低、生存期短。患者确诊后短期（4～5 个月）即死亡，难以被纳入临床试验。目前，仅有为数不多的 TKI 对有限例数的 ATC 患者进行了试验性治疗，疗效主要以疾病缓解评估。乐伐替尼的最常见不良反应是高血压，然而可以实现有效的控制，其他不良反应还有腹泻、疲倦、恶心呕吐、食欲和体重下降等。

（5）培唑帕尼（Pazopanib）：能抑制 VEGFR-1、VEGFR-2、VEGFR-3、PDGFRα/β、成纤维细胞生长因子受体 1/3（FGFR-1/3）、干细胞因子受体（c-Kit）、白介素-2（IL-2）诱导的 T 细胞激酶（Itk）、淋巴细胞特异蛋白酪氨酸激酶（Lck）和跨膜糖蛋白受体酪氨酸激酶（c-Fms），2009 年批准上市，是第一个用于非胃肠间质瘤和非脂肪细胞软组织肉瘤的口服药，已批准用于肾癌和软组织肉瘤的临床治疗。

（6）卡博替尼（Cabozantinib）：能强效抑制 VEGFR 和间质表皮转化因子（c-MET）。此外，其作用靶点还包括 RET、生长停滞特异性基因 6（GAS6）、干细胞生长因子受体（c-Kit）、上皮生长因子样域酪氨酸激酶-2 和 FLT-3I7。2012 年，FDA 批准卡博替尼用于治疗转移性甲状腺髓样癌，2016 年批准晚期肾细胞癌适应证，2019 年批准用于经索拉非尼治疗后疾病进展的肝细胞癌的二线治疗。

（7）索凡替尼（Surufatinib）：索凡替尼是和记黄埔医药自主研发的一种新型口服酪酸激酶抑制剂，适用于无法手术切除的局部晚期或转移性、进展性非功能性、分化良好（G1，G2）的胰腺和非胰腺来源的神经内分泌癌。填补了神经内分泌瘤治疗空白，具有抗血管生成和免疫调节双向活性。索凡替尼可通过抑制 VEGFR 和 FGFR 以阻断肿瘤血管生成，并可抑制集落刺激因子-1 受体（CSF-1R），通过调节肿瘤相关巨噬细胞，促进机体对肿瘤细胞的免疫应答。

（8）阿帕替尼（Apatinib）：阿帕替尼是由中国自主研发的一种新型小分子酪氨酸激酶抑制剂，2014 年在中国上市。其与血管内皮生长因子受体 2（VEGF-2）结合并将其抑制，从而强效抑制肿瘤血管生成，我国国家食品药品管理监督总局（CFDA）于 2014 年批准其作为国家 1.1 类新药上市，用于晚期胃癌或胃食管结合部腺癌三线及三线以上治疗。随着阿帕替尼在临床应用的不断探索，其在胃癌之外的癌种治疗上也取得了令人惊喜的疗效。阿帕替尼这一由我国民族制药企业研发的小分子靶向药物已经引起了全世界的关注。

1）阿帕替尼与 5-FU、PTX 联用提高晚期胃癌患者化疗敏感性：晚期胃癌患者治疗预后较差，而靶向药物与化疗药物的联合使用有望给患者带来临床获益。通过体内实验与体外实验，证实在晚期胃癌的治疗中，阿帕替尼对化疗药物可能具有增效作用。其中采用胃癌 MGC-803 细胞和斑马鱼胚胎移植瘤模型进行的基础研究数据显示，阿帕替尼与 PTX 和 5-FU 联用可提高疗效。此外，4 例晚期胃癌患者接受 PTX/S1 化疗联合阿帕替尼作为转化治疗，结果显示该方案可给晚期进展期胃癌患者带来更多获益。

2)与阿帕替尼胃癌疗效相关的生物标志物:目前,阿帕替尼对胃癌的疗效评估尚缺乏可靠的生物标志物,因此有研究考察了阿帕替尼治疗早期出现的常见不良事件(AEs)和其对转移性胃癌疗效之间的关联,该项研究对 269 名接受阿帕替尼治疗的胃癌患者进行了回顾性队列分析,对阿帕替尼治疗最初 4 周内合并或不合并高血压、蛋白尿及手足综合征患者的临床预后进行了对比。研究结果显示,在治疗最初 4 周内出现不良反应与改善中位 OS(169 d *vs* 103 d,*P* = 0.0039)、中位 PFS(87 d *vs* 62 d,*P* = 0.0309)及 DCR(54.67% *vs* 32.77%,*P*<0.001)相关。提示在阿帕替尼治疗的第一个周期中患者出现高血压、蛋白尿或手足综合征是与其抗肿瘤疗效相关的生物标志物。

3)阿帕替尼对 APGC 有效且不良反应可耐受:甲胎蛋白(AFP)阳性胃癌(APGC)是胃癌的亚型之一。其临床病理学特征与普通型胃癌有较大不同,如恶性程度高、进展快、转移率高、预后差。有研究评估了阿帕替尼在 APGC 患者中的疗效和安全性。该项单臂、开放标签的探索性研究共纳入 16 例年龄 18 ~ 75 岁的 APGC 患者,口服阿帕替尼(500 mg,qd;剂量可减低至 250 mg)直到疾病进展或死亡。共有 14 例患者可用于疗效评估,其中部分缓解(PR)2 例,疾病稳定(SD)10 例,疾病进展(PD)2 例。客观反应率(ORR)和疾病控制率(DCR)分别为 14.3% 和 85.7%。AE 发生率为 87.5%,主要为骨髓抑制(43.75%)、高血压(50%)和腹痛(31.25%)。

4)阿帕替尼对难治性转移性结直肠癌有效,且耐受性良好:结直肠癌是世界第三大癌症,也是全球第四大癌症相关死亡原因。25% 的结直肠癌患者伴有其他组织器官转移,预后不佳。有研究评价了阿帕替尼对难治性转移性结直肠癌患者的疗效和安全性。该项纳入 17 例患者的研究结果证实,每天服用阿帕替尼 500 mg 对难治性转移性结直肠癌有效,PR、SD、PD 患者比例分别为 5.9%、70.6% 和 23.6%,ORR 为 5.9%,DCR 为 76.5%,中位 PFS 为 125 d。患者对治疗耐受性良好。

5)阿帕替尼肺癌领域应用研究进展:阿帕替尼对化疗或靶向治疗失败的晚期 NSCLC 患者疗效明确、耐受性良好。

一项回顾性研究结果提示化疗耐药的晚期 NSCLC 患者口服阿帕替尼 500 mg/d,疗效明确且耐受性良好,同时是合并脑转移 NSCLC 的治疗选择之一。该研究共纳入 25 例口服阿帕替尼 500 mg/d 作为二线和二线以上治疗的晚期 NSCLC 患者(7 例脑转移患者),结果显示 PFS 为 5.17 个月(95% CI 0.76 ~ 9.57 个月)。ORR 和 DCR 分别为 8.0% 和 68.0%。另外一项临床研究共纳入 33 例化疗或其他靶向药物治疗失败的患者(14 例 *EGFR* 突变),给予阿帕替尼 250 mg/d 进行二线或三线治疗,结果显示 mPFS 为 4.0 个月,DCR 为 51.52%。

此外,另外一项回顾性研究结果显示,对于二线或三线化疗失败的晚期 NSCLC 患者,接受阿帕替尼(250 mg/d)联合 S1(40 ~ 60 mg bid d 1—14,每 3 周重复 1 次)治疗表现出令人满意的疗效,不良反应在可接受范围内。

基础研究方面,体内和体外试验均证实阿帕替尼可显著增强吉非替尼对 NSCLC 的抗肿瘤作用,提示阿帕替尼和 EGFR - TKI 联合应用在治疗 NSCLC 方面有巨大潜力。此外,体外试验证实阿帕替尼可增强多西他赛的抗肿瘤作用,提示阿帕替尼联合多西他赛用于 NSCLC 患者(尤其是多药耐药患者)二线治疗具有潜在的应用前景。

阿帕替尼是 EGFR-TKI 耐药的 NSCLC 患者安全有效的口服靶向药物:目前,我国已批准埃克替尼用于 NSCLC 的一线治疗,然而,临床上常有晚期 NSCLC 患者因 *EGFR* 基因敏感突变而治疗失败。此次发表的一项回顾性研究结果证实阿帕替尼联合埃克替尼可有效治疗埃克替尼耐药的晚期 NSCLC。该研究共纳入 27 名晚期 NSCLC 的患者,接受口服埃克替尼(125mg,tid)治疗。当疾病进展时,接受埃克替尼联合阿帕替尼(500 mg,qd)治疗。结果显示 PFS 为 5.33 个月,ORR 为 11.1%,DCR 为 81.5%。

一项纳入 8 例 *EGFR* 突变型 NSCLC 患者的临床研究结果显示,患者接受 TKI 治疗后疾病出现进展,接受阿帕替尼(250~500 mg/d)持续治疗 2 个月,PR、SD 患者比例分别为 25% 和 75%,无 PD。结果表明阿帕替尼是 *EGFR* 突变 NSCLC 患者 TKI 治疗耐药后有效、安全的药物。这为 NSCLC 患者提供了一种除奥希替尼之外的可选治疗策略。另外一项研究纳入 16 例一线 EGFR-TKI 治疗后耐药的 NSCLC 患者,接受阿帕替尼加 EGFR-TKI 进行二线治疗,结果显示有 4 例 PR、10 例 SD,ORR 为 28.6%,DCR 为 100%。提示 EGFR-TKI 联合阿帕替尼可能是 EGFR-TKI 耐药的 NSCLC 患者的新选择。

6)阿帕替尼前列腺癌领域研究进展:有研究评价了阿帕替尼联合放疗对骨转移前列腺癌的疗效。该项平行设计、多中心临床研究结果证实阿帕替尼和放射治疗具有潜在协同抗肿瘤活性。单独使用阿帕替尼或单独使用放射治疗时,AEs 增加。研究结论指出,对骨转移前列腺癌,阿帕替尼每天 250 mg 结合放射治疗可改善疼痛控制,整体 AEs 可控。

7)阿帕替尼乳腺癌领域研究进展:阿帕替尼联合化疗治疗经多线治疗失败的晚期乳腺癌可取得理想的疗效。既往有关抗血管生成治疗联合化疗的方案已经在晚期乳腺癌中表现出一定的治疗效果,有研究报道阿帕替尼单药治疗多线治疗失败后的转移性乳腺癌有较高的客观有效率。此次 ASCO 收录的一项真实世界研究评价了阿帕替尼联合化疗用于晚期乳腺癌的疗效和安全性。研究入组 23 例接受了至少一线治疗后进展的转移性乳腺癌患者,其中 14 例(60.9%)接受了含植物类化疗方案,9 例(39.1%)接受了非植物类药物方案。研究结果显示全组患者 ORR 为 34.7%,临床获益率(CBR)为 52.2%。中位随访时间为 9.0 个月,中位 PFS 为 5.4 个月(95% CI 3.5~7.3 个月),中位 OS 为 8.2 个月(95% CI 4.7~11.7 个月)。治疗出现的 AEs 可耐受并得到了有效控制。最常见的 AEs 为高血压、骨髓抑制、手足综合征、蛋白尿、乏力和胃肠道反应。最常见的 3~4 级不良反应为骨髓抑制(39.1%)和胃肠道反应(17.4%)。该项真实世界观察研究表明阿帕替尼联合化疗治疗经多线治疗失败的晚期乳腺癌可以取得相对理想的疗效,并且不良反应是可以耐受并可以控制的。

前瞻性 II 期研究:口服长春瑞滨联合阿帕替尼在晚期乳腺癌联合治疗的疗效和安全性。阿帕替尼单药在晚期乳腺癌的 II 期研究中得到了一定的疗效并且副作用可耐受,三阴性乳腺癌和非三阴性乳腺癌的中位 PFS 分别为 3.3 个月和 4.0 个月,中位 OS 分别为 10.6 个月和 10.3 个月。总治疗反应和 DCR 可分别达到 16.7% 和 66.7%。该项入选 ASCO 2017 POSTER 展示的研究为全口服药物 II 期临床研究,目的为探讨口服长春瑞滨联合阿帕替尼在晚期乳腺癌联合治疗的疗效和安全性。

该项前瞻性 II 期研究纳入 HER2 阴性经蒽环类或紫杉类治疗过的、一线治疗以上的晚期乳腺癌患者,计划入组 40 例。主要研究终点为 PFS,次要研究终点包括 ORR、DCR、OS 以及安全性。患者均接受每日口服阿帕替尼 425/500 mg 联合口服长春瑞滨 60 ~ 80 mg/m$^2$ 第 1、8、15 日,21 d 为 1 个周期。此研究的意义为 HER2 阴性晚期乳腺癌患者治疗时间及过程较长,希望这项研究的新数据可以为这类患者提供更多选择,使患者获益更多。

8)阿帕替尼单药用于晚期卵巢癌或宫颈癌显示出治疗活性,毒性可耐受。NCCN 等权威指南中,卵巢癌和宫颈癌二线或二线以后没有标准治疗方案,治疗效果亟待提高,推荐积极入组新药临床研究。目前尚无靶向治疗药物在国内获批用于治疗晚期卵巢癌或宫颈癌的适应证。此次入选 ASCO 摘要的一项回顾性研究评价了在多线化疗失败后使用阿帕替尼进行挽救治疗的疗效和安全性。研究共入组宫颈癌 12 例,卵巢癌 14 例。研究结果显示宫颈癌患者 PFS 8 个月(95% CI 3.83 ~ 12.17 个月),DCR 100%,ORR 50%;卵巢癌患者 PFS 4 个月(95% CI 1.57 ~ 6.44 个月),DCR 71.4%,ORR 50%。与阿帕替尼治疗相关毒性基本可以耐受。

9)阿帕替尼骨源性肉瘤领域研究进展:阿帕替尼对骨源性肉瘤的疗效及耐受性良好,标准二线使用获益更显著。

骨源性肉瘤是骨中最常见的恶性肿瘤,它显示了增生的特征和高血管性,因此 VEGFR-2 靶向治疗极有应用前景。今年 ASCO 共有两项来自中国的研究总结了阿帕替尼在骨肉瘤治疗方面临床经验。其中一项多中心回顾性研究,评价了不可切除的高分级骨肉瘤在标准化疗后使用阿帕替尼进行治疗的疗效和安全性。结果显示总体人群 ORR 42.3%,DCR 94.1%,mPFS 8 个月。值得注意的是在标准化疗后二线治疗中使用阿帕替尼的 12 个月 PFS 率达到 51.3%,相比既往的治疗方案在疗效上展现出一定的优势,治疗耐受性良好。

在 Xie 等进行的一项 Ⅱ 期单臂临床试验中,单独使用阿帕替尼治疗 37 例化疗失败的晚期骨肉瘤患者。患者每天口服 500 mg 或 750 mg 阿帕替尼,治疗结果显示其 ORR 为 43.24%,4 个月的 PFS 率为 56.76%,中位 PFS 和 OS 分别为 4.5 个月和 9.87 个月,最常见的 3 ~ 4 级不良事件包括气胸、伤口裂开、蛋白尿、腹泻以及手足综合征。上述数据表明阿帕替尼是治疗晚期骨肉瘤的敏感药物。Xie 等还进一步研究了阿帕替尼与 PD-1 抑制剂卡瑞利珠单抗的联合治疗效果,患者每天口服 500 mg 阿帕替尼,每 2 周静脉输注 200 mg 卡瑞利珠单抗,结果显示,两者联用尽管未达到预期的 6 个月 60% 的 PFS 率目标,但能够将晚期骨肉瘤患者的 PFS 从 4.5 个月提升到 6.2 个月。此外,Zhou 等通过 MASCT-I 技术将卡瑞利珠单抗和阿帕替尼联合治疗晚期骨和软组织肉瘤,该方案的疾病控制率(disease control rate,DCR)达 90%,中位 PFS 为 7.7 个月。这些研究结果表明,阿帕替尼为晚期骨肉瘤治疗提供了新思路。

10)阿帕替尼晚期软组织肉瘤领域研究进展:阿帕替尼在转移性或复发性 STS 中表现出了良好的疗效和可接受的安全性。软组织肉瘤(STS)具有局部复发和远处转移的高风险。目前治疗以化疗为主,耐受性不佳。有相当一部分软组织肉瘤对化疗不敏感,需要寻找靶向治疗药物,而药物治疗进展落后于其他常见肿瘤疾病。一项回顾性研究评价了阿帕替尼对晚期软组织肉瘤的治疗疗效,研究共入组 31 例软组织肉瘤患者,其中采用阿帕替尼一线治疗 4 例,二线治疗 8 例,三线或三线后的治疗 19 例。结果显示 ORR 33.3%,DCR 75%,mTTP 4.6 个月(1.8~11.6 个月)。

阿帕替尼是全球第一个在晚期胃癌中被证实安全有效的小分子抗血管生成靶向药物,可显著延长标准化疗失败后晚期胃癌患者的生存期。上市以来,围绕阿帕替尼的研究大量展开,在深耕胃癌治疗的同时,拓宽癌种、全线铺开。从此次 ASCO 收录的相关摘要来看,阿帕替尼在各癌种治疗上均取得了令人欣喜的成绩。作为中国肿瘤学领域专家学者孜孜不倦探索和研究的成果,阿帕替尼已经登上国际学术舞台,得到了全世界的瞩目。

(7)安罗替尼:安罗替尼是一种新型小分子多靶点酪氨酸激酶抑制剂(TKI),能有效抑制 VEGFR、PDGFR、FGFR、c-Kit 等激酶,具有抗肿瘤血管生成和抑制肿瘤生长的作用。2018 年 5 月,国家药品监督管理局(NMPA)批准盐酸安罗替尼上市。基于盐酸安罗替尼对进展或复发 SCLC 患者的良好疗效和安全性,2019 年 8 月,NMPA 批准其用于进展或复发的 SCLC 患者的三线治疗。盐酸安罗替尼成为国内唯一获批 NSCLC 及 SCLC 的抗血管生成药物。

适应证:①用于既往至少接受过 2 种系统化疗后出现进展或复发的局部晚期或转移性 NSCLC 患者的治疗。对于存在 *EGFR* 基因突变或 ALK 阳性的患者,在开始治疗前接受相应的标准靶向药物治疗后进展,且至少接受过 2 种系统化疗后出现进展或复发。②用于腺泡状软组织肉瘤、透明细胞肉瘤及既往至少接受过含蒽环类化疗方案治疗后进展或复发的其他晚期软组织肉瘤患者的治疗。③附条件批准用于既往至少接受过 2 种化疗方案治疗后进展或复发的 SCLC 患者的治疗。④附条件批准用于具有临床症状或明确疾病进展的、不可切除的局部晚期或转移性甲状腺髓样癌患者的治疗。⑤用于进展性、局部晚期或转移性放射性碘难治性分化型甲状腺癌患者。

ALTER0303 研究探索了安罗替尼用于至少两线治疗后肿瘤进展的 NSCLS 患者的疗效与安全性。将纳入研究的 437 例患者按 2∶1 比例随机分为治疗组和对照组,分别接受安罗替尼(12 mg,1 次/d,d 1—14,21 d 为 1 个周期)或安慰剂治疗,直到肿瘤发生进展或出现不可耐受的毒性反应。研究数据已经证实,与安慰剂相比,安罗替尼能够显著延长患者总生存期(9.63 个月 *vs* 6.30 个月,*P*<0.05);同时,安罗替尼同样显著延长无进展生存期(5.37 个月 *vs* 1.40 个月,*P*<0.0001),且客观缓解率(ORR)和疾病控制率(DCR)较安慰剂组也有显著提高(*P* 值均<0.0001),不良反应亦可耐受。

1)对安罗替尼疗效相关因素的分析结果

• EGFR 突变与否对于安罗替尼疗效的影响:结果显示,相较于 *EGFR* 野生型患者,安罗替尼更有效地延长 *EGFR* 突变患者的 OS。其中,18 例具有 *T790* 突变的患者中,接受安罗替尼治疗的 10 例患者 PFS 为 3.27 个月,对照组 8 例患者为 0.83 个月,其中一名患者既往接受过奥希替尼治疗。在第三代 TKI 治疗方面,治疗组中既往接受过奥希替尼治疗的患者比例为 7/93,对照组则为 3/45,两者无统计学差异。安罗替尼组接受过奥希替尼治疗的 7 例患者的 PFS 与 OS 分别为 4.0 个月和 10.1 个月,对照组 PFS 与 OS 分别为 0.4 个月和 2.2 个月。具有 *EGFR* 突变的患者中,治疗组中有 21/93(22.6%)在试验后接受奥希替尼治疗,治疗周期为 13 个月,对照组中有 12/45(26.7%)在试验后接受奥希替尼治疗,治疗周期为 12 个月。对一代 TKI 耐药的难治性肿瘤中,相比于 *EGFR* 野生型患者,安罗替尼能够显著改善突变型 *EGFR* 患者的 OS。在具有 *T790* 突变或者对奥希替尼耐药的患者中,安罗替尼表现出更为积极的趋势。

●既往治疗史对于安罗替尼疗效的影响:继 ASCO 年会公布初步结果后,CSCO 年会上我国学者再次报告了安罗替尼三线治疗 NSCLC 的 ALTER0303 研究中既往治疗史的亚组分析结果。分别对肿瘤治疗手术史、化疗史、曾用化疗方案、放疗史、靶向治疗史予以统计。结果显示,无论患者既往使用何种化疗方案治疗,三线及以上治疗使用安罗替尼均有显著 PFS 获益;EGFR 阳性患者既往使用一代 EGFR-TKI 种类不影响安罗替尼的后续治疗,3 种靶向药物治疗史患者均有 PFS 获益;病理亚组分析发现腺癌患者既往使用含铂双药化疗不影响安罗替尼后续治疗的 PFS 获益。

●安罗替尼治疗老年 NSCLC 的疗效分析:对 ALTER 0303 研究中老年患者同样进行了亚组分析。研究中共 28 例老年患者,安罗替尼组与安慰剂组的中位年龄分别为 72 岁和 71 岁。结果显示,与安慰剂相比,安罗替尼能显著提高老年 NSCLC 患者的 OS 与 PFS,且不良反应可耐受。两组 PFS 分别为 11.2 个月和 2.8 个月,$P=0.0028$;两组 OS 分别为 14.5 个月和 6.3 个月,$P=0.0306$。安罗替尼在老年患者中最常见的不良事件 (AEs) 为高血压(81.25%)、手足综合征(75%)、促甲状腺激素(TSH)升高(68.75%);安慰剂组中最常见的不良事件为窦性心动过缓(50%)、呼吸困难(50%)和厌食症(50%)。

●不同组织学亚型对安罗替尼疗效的影响:除以上 3 项研究外,在今年 ASCO 年会中还公布了对于研究中不同组织学亚型患者的分析数据。结果显示,336 例腺癌(ACC)患者中,相较于对照组,接受安罗替尼治疗后患者的 PFS[5.53 个月 *vs* 1.37 个月,风险比 (HR) 为 0.21,$P<0.0001$] 与 OS(9.63 个月 *vs* 6.93 个月,HR 为 0.67,$P=0.0051$)均显著改善,两组患者 ORR(9.65% *vs* 0.93%,$P=0.002$)和 DCR(82.89% *vs* 33.33%,$P<0.0001$)同样有显著差异;最常见的治疗相关的 3 级及以上 AEs 为高血压及高脂血症。76 例鳞癌(SCC)患者在接受安罗替尼治疗后 PFS 显著延长(5.63 个月 *vs* 2.70 个月,HR 为 0.39,$P=0.001$),OS 也得到改善(10.70 个月 *vs* 6.00 个月,$P=0.0932$);主要 AEs 为高血压、低钠血症及咯血。

通过研究可以看出,安罗替尼不仅显著延长 ACC 患者的 OS 和 PFS,同时能够延长 SCC 患者的 PFS,安罗替尼或能够成为各组织学亚型难治性 NSCLC 患者后续治疗的合适选择。

2)安罗替尼治疗相关安全性数据分析结果

●安罗替尼对进展期 NSCLC 患者生存质量的影响:在针对患者生活质量情况的亚组分析中,通过采用 EORTC QLQ-C30 及 EORTC QLQ-LC30 生存质量评分表对 ALTER0303 研究中的安罗替尼组与安慰剂组患者的生存质量进行评估。结果显示,两组患者生活质量评分在基线未出现明显差异。治疗后相较于安慰剂,安罗替尼能够在 2、4、6 周期评估时改善患者个人功能、社会功能,改善呼吸困难、失眠症、便秘以及患者经济负担。只有口腔或舌头疼痛症状在安罗替尼组更严重。

●AE 引起的剂量调整和治疗中断情况:在药物治疗相关不良反应及其对治疗产生影响的方面,数据分析结果显示,≥1% 的患者出现 3 级及以上 AE,分别为高血压

(13.3%)、低钠血症(4.8%)、手足综合征(3.7%)、咯血(3.1%)、GGT 升高(2.7%)、高甘油三酯血症(2.4%)、QT 间期延长(2.4%)、脂肪酶升高(2.4%)、蛋白尿(2.4%)、口腔黏膜炎(1.0%)、腹泻(1.0%)、高胆红素血症(1.0%)。≥3 级高血压、手足综合征、高甘油三酯血症发生率在安罗替尼治疗组中较高。24 例(8.16%)患者需要降低药物剂量,31 例(10.54%)患者需要中断药物治疗。导致治疗中断最主要的 AEs 是咯血(2.3%)、静脉血栓栓塞(1.0%)、蛋白尿(0.7%)、间质性肺疾病(0.7%)和气胸(0.7%)。

通过该项亚组研究数据显示,临床实践中注重控制手足综合征、高血压、腹泻、咯血等 AEs 的发生,将有助于患者从安罗替尼中获益。

• 安罗替尼在药物作用机制与标志物探索等方面同样收获颇丰:安罗替尼通过阻断 CCL2 表达,抑制进展期 NSCLC 血管生成。已有数据显示安罗替尼更有利于延长具有驱动基因突变患者的生存,尤其是具有 *EGFR T790M* 突变的 NSCLC 患者。

• 有研究对于治疗机制加以探索。体外通过转录组及功能测定分析安罗替尼抗肿瘤作用的分子机制,体内通过 ELISA、RT-qPCR 及免疫荧光测定 CCL2 的水平及在血管中的作用,分析血清中 CCL2 的水平变化来揭示安罗替尼与有疗效者及无疗效者之间的联系。在 NCI-H1975 衍生的异种移植模型中通过抑制 CCL2 的新型抗血管生成机制,表明血 CCL2 水平的变化可用于监测和预测安罗替尼用于难治性晚期 NSCLC 患者的临床结果。血清 CCL2 作为生物标志物可指导安罗替尼对 NSCLC 患者在三线或三线以上的精准治疗。

(8)呋喹替尼:2018 年 11 月 25 日,呋喹替尼胶囊(爱优特®)全球上市会在上海隆重举行,这标志着由和记黄埔医药自主研制,与礼来共同开发的新一代、口服、高选择性血管内皮生长因子受体酪氨酸激酶抑制剂呋喹替尼正式在中国上市。呋喹替尼于 9 月 4 日获得国家药品监督管理局(NMPA)批准,用于治疗既往接受过氟尿嘧啶类、奥沙利铂和伊立替康为基础的化疗,以及既往接受过或不适合接受抗血管内皮生长因子治疗、抗表皮生长因子受体治疗(*RAS* 野生型)的转移性结直肠癌(mCRC)患者。

呋喹替尼靶点选择性高,与多种疗法联合应用值得探索。第一,这类药物与化疗具有一定协同作用,当肿瘤血流受到抑制时,肿瘤细胞对化疗药物可能更加敏感。第二,呋喹替尼针对的靶点是 VEGFR,其与作用于 EGFR、VEGF、C-MET、哺乳动物雷帕霉素靶蛋白(mTOR)及磷脂酰肌醇激酶(PI3K)等其他靶点的药物具有协同作用,但机制目前尚不清楚,仍有待未来继续探索。第三,免疫检查点抑制剂是近年来肿瘤领域的重要进展,免疫检查点抑制剂与其他药物的联合应用是未来重要的发展方向。

呋喹替尼在中国上市满足了中国众多结直肠癌患者未被满足的治疗需求,对于中国结直肠癌治疗具有重要意义。肿瘤是一种发病机制非常复杂的疾病,目前学术界专家学者多认为应通过不同作用机制的药物对肿瘤进行综合治疗。呋喹替尼可有效抑制肿瘤血管生长,因为其对 VEGFR 靶点的高度选择性以及低脱靶毒性,使其与免疫疗法、化疗等治疗方法联用的可能性大大提高。未来,我们将对呋喹替尼与其他药物联合用药开展进一步探索。

2.FDA 批准的受体酪氨酸激酶小分子抑制剂  迄今为止,美国 FDA 批准了很多的受体酪氨酸激酶小分子抑制剂类药物用于多种实体瘤的治疗。其中,Sorafenib 和 Sunitinib 为多种酪氨酸激酶的抑制剂,靶向 VEGFR-1、VEGFR-2、VEGFR-3、PDGFR-β 及 RET 受体。索拉非尼是一种激酶抑制剂,能同时抑制多种存在肿瘤细胞并参与肿瘤细胞信号传导、血管生成和细胞凋亡的细胞内激酶(c-CRAF、BRAF 和突变型 BRAF)和细胞表面激酶(KIT、Flt-3、RET、RET/PTC、VEGFR-1、VEGFR-2、VEGFR-3 和 PDGFR-β)。该药适用于治疗不能切除的肝细胞癌、晚期肾细胞癌,以及局部复发或转移性、渐进性、分化型并且难以用放射性碘治疗的甲状腺癌。舒尼替尼是小分子多靶点受体酪氨酸激酶(RTKs)抑制剂,具有抑制肿瘤血管生成和抗肿瘤细胞生长和转移的多重作用。该药用于治疗胃肠道间质瘤(GIST)、晚期肾细胞癌(RCC)和胰腺神经内分泌肿瘤(pNET)。

(1)索拉非尼(Sorafenib):该药是一种口服多靶点受体酪氨酸激酶抑制剂,能阻断肿瘤细胞增殖、抑制血管生成,而且还能诱导肿瘤细胞凋亡,具有良好的抗肿瘤活性,主要用于晚期肾细胞癌的治疗。也是目前第一个在肝癌治疗上获得良好疗效的分子靶向药物。其作用机制是通过抑制几种受体酪氨酸激酶活性,包括血管内皮生长因子受体(VEGFR),血小板衍生生长因子受体(PDGFR),成纤维细胞生长因子受体(FGFR)-1、2、3,Ret,Flt 和 c-Kit,阻断肿瘤血管生成,减少肿瘤细胞营养供应,从而抑制肿瘤增殖和转移。

适应证:①无法手术或远处转移的肝肿瘤细胞;②不能手术的肾肿瘤细胞;③对放射性碘治疗不再有效的局部复发或转移性、逐步分化型甲状腺癌。

索拉非尼治疗中晚期肝癌有利于提高患者生活质量,不会明显增加不良反应,疗效显著,安全可靠,值得临床推广。

其他类别的受体酪氨酸激酶抑制剂,诸如 Axitinib,Nintedanib,Regorafenib,Pazobanib,Cabozantinib 及 Vandetanib 等分别抑制不同的血管生成相关的受体信号。另外,获得 FDA 批准上市的该类别药物还可治疗其他一些类型的实体瘤,如晚期肾细胞癌、转移性甲状腺髓样癌、软组织肉瘤、非小细胞肺癌、转移性结直肠癌和肝癌等。

(2)舒尼替尼(Sunitinib):舒尼替尼是由美国 Pfizer 研发的一种新型的小分子多靶点酪氨酸激酶抑制剂(TKIs)。对多种受体的酪氨酸激酶具有抑制作用,主要包括血小板衍生生长因子受体 β(PDGFR-β),血管内皮生长因子受体 1、2、3(VEGFR-1、2、3),干细胞因子受体(c-Kit)和胎肝激酶 3(Flt-3)。该药物目前在美国和欧洲获批用于胃肠道间质肿瘤(GIST)、晚期肾癌和晚期或转移性胰腺神经内分泌肿瘤。一项舒尼替尼换药维持治疗 NSCLC 患者的Ⅲ期临床研究显示,舒尼替尼维持治疗显著延长患者的 PFS,达到主要研究终点,但无 OS 获益。

3. 在研受体酪氨酸激酶小分子抑制剂　伴随为数众多的 RTKI 类药物获批上市,更多的 RTKI 候选药物正处于不同研发阶段,以用于实体瘤的治疗。类似的,这些新型化合物往往会抑制多种肿瘤血管生成相关的受体。其中,Brivanib、Cediranib、Dovitinib 及 Linfanib 已完成或正在开展Ⅲ期临床研究,用于治疗如肝癌、转移性结直肠癌、晚期非小细胞肺癌、转移性肾癌及甲状腺癌等在内的实体瘤。

4. 竞争性受体类药物　竞争性受体类药物为特定的膜结合受体的可溶性形式,同原有受体具有相同的配体亲和力。通过竞争性结合过程,抑制膜结合受体信号向下游分子传导。

（1）Aflibercept：由再生元（Regeneron）和拜耳（Bayer）联合研发，于 2011 年 11 月 18 日获得美国 FDA 批准，2012 年 11 月 22 日获得欧洲 EMA 批准，2012 年 9 月 28 日获得日本 PMDA 批准上市，并由再生元在美国市场销售、拜耳在欧洲市场销售、参天制药和拜耳在日本市场共同销售，商品名为 Eylea®。

Aflibercept 是一种融合蛋白，由 VEGF1 型和 2 型受体部分胞外区和人 IgG1Fc 区融合而成，能与 VEGF-A 和胎盘生长因子结合，从而抑制其结合和激活 VEGF 受体。该药批准的适应证为新生血管（湿性）年龄相关性黄斑变性、视网膜阻塞型黄斑水肿和糖尿病性黄斑水肿。2012 年，美国 FDA 批准 Aflibercept 用于治疗在奥沙利铂治疗方案后产生耐药性或进一步发展的转移性结直肠癌患者。

（2）Trebananib：一种血管生成素抑制剂，由生物活性肽同 Fc 片段融合而成，可以破坏 Ang-1 和 Ang-2 同受体 Tie-2 之间的相互作用，从而抑制血管生成的过程。曾进行过输卵管癌、卵巢癌和腹膜癌的临床Ⅲ期研究，但该研究已于 2014 年终止。该药由安进（Amgen）和武田制药（Takeda）共同研发。2013 年，Trebananib 被美国 FDA 和欧洲 EMA 认证为治疗卵巢癌的孤儿药。

5. 其他竞争性受体类药物　目前很多抗血管生成的竞争性受体用于抑制肿瘤组织新生血管的生成。FGFR-2 的胞外区域同 Fc 片段的融合蛋白可以捕获 FGF-2，从而阻止 FGFR-2 下游信号的传导。与此相似，DLL-4 同 Fc 片段的融合蛋白可破坏 Notch 受体同 Dll4 配体间的相互作用，从而发挥抑制肿瘤血管生成的作用。另外，EphA2 的胞外结构域同 Fc 融合蛋白能够破坏 EphA2/ephrinA1 间的相互作用而在肿瘤异源移植模型中表现出抑制血管生成的活性。

6. 其他单抗类药物　其他作用于血管生成相关信号通路的配体/受体的单抗类药物也有很多处于不同的临床研究阶段，如 Cetuximab（EGFR 抗体）、Volociximab（integrin-αvβ1 抗体）、MEDI3617（Ang-2 抗体）、REGN910（Ang-2 抗体）及 GAL-F2（FGF-2 抗体）等。上述抗体很大一部分的设计理念为希望能够克服肿瘤细胞对于 VEGF 信号通路单抗类药物的耐药性。

7. 非受体酪氨酸激酶抑制剂类小分子药物　绝大多数的天然产物及其衍生物可以归至此类。这组化合物是通过传统的药物筛选程序发现的，后来发现这些化合物具有抗血管生成活性。在许多情况下，其抗血管生成的确切分子基础尚未完全被理解。此外，研究人员还设计和合成了一些小分子，除了抑制酪氨酸激酶基序外，还阻断了血管生成所必需的某些特定信号通路。

（1）Cilengitide：由默克雪兰诺和美国国家癌症研究所（NCI）联合开发，该化合物用于治疗胶质细胞瘤的研究已经进入临床Ⅲ期，但该研究已被终止。Cilengitide 是最初由德国默克与慕尼黑技术大学合作研发，于 2005 年获得 FDA 批准治疗神经胶质瘤的孤儿药。Cilengitide 是一种有效的选择性 integrin αvβ3 和 αvβ5 受体抑制剂，抑制离体的 αvβ3 和 αvβ5 结合到玻璃黏连蛋白，$IC_{50}$ 分别为 4 和 79 nmol/L。

（2）Thalidomide：沙利度胺由新基（Celgene）研发，首先于 1998 年 7 月 16 日获美国 FDA 批准上市，之后于 2008 年 4 月 16 日获欧洲 EMA 批准上市，于 2008 年 10 月 16 日获日本医药品医疗器械综合机构批准上市,由新基在美国上市销售,商品名为 Thalomid®。

沙利度胺是一种血管生成抑制剂,能抑制由 bFGF 或 VEGF 诱导的体内血管生成,进而抑制肿瘤的生长和转移。该药与地塞米松联用,用于治疗新诊断的多发性骨髓瘤(MM),同时用于中重度麻风结节性红斑(ENL)的皮肤表面症状的急性治疗。作为单药,用于治疗上述 ENL 伴随中重度神经炎,也可作为预防和抑制 ENL 皮肤症状复发的维持治疗。

(3)Combretastatin(CA4-P):Fosbretabulin(CA 4DP;CA 4P)二钠是微管去稳定剂,能靶向损伤血管。康普瑞丁磷酸二钠联合单抗及化疗治疗铂类耐药卵巢癌、输卵管癌、腹膜癌、肺癌、肝癌和宫颈癌的研究目前处在临床Ⅲ期。该化合物由亚利桑那州立大学发现,OxiGene(OxiGene 于 2016 年 6 月 17 日改名为 Mateon Therapeutics)于 1997 年获得全球权利授权。2011 年,Azanta 公司从 OxiGene 获得该药在加拿大和欧洲的授权。2006 年9 月,西南合成制药股份有限公司在中国提交康普瑞丁磷酸二钠的临床试验申请(化药1.1),2008 年获得临床试验批件。2009 年 3 月,成都恒基医药科技有限公司和西藏恒星医药科技有限公司在中国提交康普瑞丁磷酸二钠的临床试验申请(化药 1.1),2010 年8 月获得临床试验批件。2012 年 3 月,上海华理生物医药有限公司在中国提交康布斯汀的临床试验申请(化药 1.1),2012 年 12 月获得临床试验批件。

(4)Vadimezan:又名 DMXAA,是一种竞争性 DT-diaphorase 抑制剂,$Ki$ 值为 20 μmol/L。Vadimezan 是诺华公司和 Antisoma 研发的小分子化合物。治疗非小细胞肺癌的临床研究曾经进入Ⅲ期。但是,诺华由于没有得到满意的试验结果,于 2010 年终止了此项研究。

(5)Vinblastine:是一种针对各种癌症类型的有细胞毒性的生物碱。长春花碱可抑制微管的形成,抑制 nAChR 的 $IC_{50}$ 值为 8.9 μmol/L。硫酸长春碱由礼来研发,并于 1965 年11 月 5 日获美国 FDA 批准上市销售,商品名为 Velban®。硫酸长春碱是有抗肿瘤作用的长春花生物碱,通过和纺锤体微管蛋白的结合,阻止细胞中期的有丝分裂,特异作用于细胞周期 M 期,干扰氨基酸的代谢,可能干扰核苷酸的合成,有免疫抑制活性,可发生多药耐药性。长春碱通常和其他抗肿瘤药同时使用治疗霍奇金淋巴瘤和其他淋巴瘤,不能手术的恶性肿瘤包括乳腺、膀胱和肾的肿瘤,以及非小细胞肺癌、绒毛膜癌和卡波西肉瘤;长春碱还用于治疗朗格汉斯细胞组织细胞增生症和蕈样肉芽。

Vincristine sulfate 是一种微管聚合抑制剂,能够与微管蛋白结合,$IC_{50}$ 值为 32 μmol/L。硫酸长春碱由礼来(Lilly)研发并于 1963 年 9 月 14 日获得美国 FDA 批准上市销售,商品名为 Oncovin®。硫酸长春碱主要用于治疗急性和慢性白血病、淋巴瘤,包括霍奇金淋巴瘤、非霍奇金淋巴瘤和多发性骨髓瘤。也用于治疗乳腺、肺和头颈肿瘤,还可以治疗软组织肉瘤和小儿实体瘤,包括 Ewing 肉瘤、横纹肌肉瘤、成神经细胞瘤、Wilms 瘤、视网膜母细胞瘤和髓母细胞瘤。长春新碱还可以用于其他治疗抵抗的特发性血小板减少性紫癜。

(6)紫杉醇:紫杉醇由 National Institutes of Health 研发并于 1992 年 12 月 29 日获美国 FDA 批准上市销售,商品名为 Taxol®。紫杉醇是一种紫杉烷,最初从太平洋紫杉短叶紫杉属(红豆杉科)Taxus brevifolia 树皮中提取,现在从欧洲紫杉 Taxus baccata 的针叶中提取的紫杉烷前体,通过半合成得到。紫杉醇的抗肿瘤作用是通过诱导微管生成和稳定微管,继而使细胞周期 G2 和 M 期正常的细胞分裂中断。

（7）Curcumin/ferulicacid：Curcumin 是一种天然的酚类化合物，具有显著的抗氧化作用，通过激活 Nrf2 起化疗作用。Curcumin 目前处于临床Ⅲ期，用于治疗结直肠癌，由 Tel-Aviv Sourasky Medical Center 研发。用于预防儿童化疗期间口腔黏膜炎的试验同样处于临床Ⅲ期，由 Hadassah Medical Organization 研发。该化合物用于治疗 Leber 氏遗传性视神经萎缩的试验也处于临床Ⅲ期，由玛希隆大学研发。此外，该化合物也有两项适应证相关试验处于临床Ⅱ期，用于治疗胰腺癌和结直肠癌，由 M. D. Anderson 癌症中心与宾夕法尼亚大学研发。Curcumin 的抗肿瘤血管生成活性分子机制尚不明确，可能归因于姜黄素代谢物阿魏酸和香兰素的内皮细胞杀伤作用。

（8）Resveratrol：是多种植物中发现的多酚类化合物之一，作用于多种靶点，分别是腺苷酸环化酶、IKKβ、DNA 聚合酶 α 和 δ，$IC_{50}$ 分别为 0.8、1、3.3 和 5 μmol/L。Resveratrol 由 Department of Veterans Affairs 研发，处于临床Ⅱ期，用于治疗阿尔茨海默病（AD）。该化合物由奥胡斯大学研发，处于临床Ⅰ期，用于治疗肥胖症。该化合物也由默多克儿童研究所研发，处于临床Ⅰ期，用于治疗佛莱德立希共济失调，但该项研究已被终止。Resveratrol 可以抑制 ECM 及血管再生过程所必需的内皮细胞增殖及 MMP-2 活力。除此之外，Resveratrol 可通过抑制 src 激酶活力及随后的 VE-cadherin 磷酸化过程而破坏 VEGF 依赖性的血管生成过程。更让人感兴趣的是，Resveratrol 还可抑制 HIF-1α 的累积、VEGF 的分泌及 VEGFR-2 的磷酸化过程。

（9）Quercetin：槲皮素属于天然化合物黄酮醇家族，广泛发现于可食用植物中，如洋葱、覆盆子、葡萄、樱桃和其他一些绿叶植物。Quercetin 是一种天然黄酮类化合物，能够刺激 SIRT1，同时为 PI3K 的抑制剂，$IC_{50}$ 值为 2.4～5.4 μmol/L。槲皮素由 Quercegen 研发，处于临床二、三期，用于治疗血栓栓塞。该化合物可通过抑制或下调 VEGF、MMPs 及 FGFR 等信号通路而发挥很强的抗血管生成活性；而在实验性异源抑制模型中，Quercetin 可抑制 VEGFR-2 依赖性的 Akt/mTOR 信号通路活化。

**（三）广谱类生物活性蛋白（内皮抑素等）**

该类药物主要特点是"广谱性"和"低毒性"，包括典型的具有生物活性的内源蛋白血管抑素（angiostatin）和内皮抑素（endostatin），其中恩度是唯一已经获批上市（中国）（2006 年）的药物，是经过复性的原核细胞表达的重组蛋白，临床证明具有广谱的抗肿瘤作用，在肺癌、恶性黑色素瘤的临床研究中取得了明确的结论，且安全性很好。因此有一些学者称这一类抗血管药物为下一代抗血管生成药物，是最具临床应用前景的抗肿瘤药物类型之一。恩度在细胞水平上的主要作用靶点是血管内皮细胞，对内皮细胞的迁移、增殖等起抑制作用，但是它确切的作用机制，尤其是在分子水平上的作用机理，目前还存在许多未知。已经有研究初步发现内皮抑素对于整合素、表面核仁素、基质金属蛋白酶，以及 VEGF 的受体是有作用的。

另外，还有一些多肽类药物，相对恩度这样的内源性活性蛋白，肽链较短、体积较小，生成容易，成本相对较低。比如纤连蛋白来源的肽链——西仑吉肽（Cilengitide），有针对整合素的精氨酸 RGD 接口，ATN-161 和西仑吉肽来源相通，作用相似。ABT-510 更短，只有 9 个氨基酸长，有研究认为其因和血小板反应蛋白-1 类似而产生竞争性拮抗。它在动物模型中已经证实其作用，生物学活性需要借助内皮细胞所表达的 CD36 受体。

这 3 种药物目前均在进行临床研究阶段。恩度的一个比较重要的研究就是由中国医学科学院肿瘤医院内科牵头,多中心(24 家)参与的恩度联合 NP 方案治疗晚期 NSCLC 的随机、双盲、安慰剂平行对照的Ⅲ期临床研究。该研究入组了 493 例初治或复治(初治:复治=2∶1)、PS 评分 0~2 的Ⅲ/Ⅳ期 NSCLC 患者,以 2∶1 的比例随机分至试验组和对照组(实验组:NVB 25 mg/m² d 1,d 5;CDDP 30 mg/m² d 2—4;恩度 7.5 mg/m² d 1—14;每 21 d 为 1 个周期。对照组:NVB+CDDP)。从该Ⅲ期研究的首要研究终点近期有效率方面看,无论是初治患者还是复治患者,应用恩度联合 NP 方案都比单纯 NP 有效率更高(初治患者 40.0% vs 23.9%,P=0.003;复治患者 23.9% vs 8.5%,P=0.03)。值得注意的是,一线治疗选用恩度的有效率和总临床受益率更高,这和临床实践当中的规律一致,在初治阶段给予肿瘤最大程度的控制,使近期疗效最大化,才能提高获得较好远期疗效的可能。此外,对于复治的 NSCLC 患者,在原本化疗总有效率只有不到 9% 的情况下,联合恩度仍得到了接近 24% 的有效率,也证明了恩度的疗效和作用。Ⅲ期研究虽然已经过去很多年,直到 2013 年,长期随访的研究结果才正式发布。经过超过 5 年的随访,恩度+NP 组的中位生存时间为 418 d(13.75 个月),95% 可信区间(CI)394~437 d,较安慰剂+NP 组更长(9.77 个月,297 d,95% CI 257~313 d,P<0.0001)。

基于此研究结果,《中华肿瘤杂志》发表的《中国原发性肺癌诊疗规范(2015 年版)》中晚期 NSCLC 患者的药物治疗中推荐:一线药物治疗含铂双药方案是标准的一线化疗方案,在化疗基础上可联合血管内皮抑素(恩度):15 mg,第 1~14 天,21 d 为 1 个周期。检索目前已发表的文献,除了非小细胞肺癌以外,众多研究将恩度用于更多的实体肿瘤治疗,如小细胞肺癌、结直肠癌、恶性黑色素瘤、胃癌、鼻咽癌、肝细胞癌、乳腺癌、食管癌、胆管癌、上皮性卵巢癌、宫颈癌、骨肉瘤、软组织肉瘤、神经胶质瘤、NF2 神经鞘瘤等,均能检索到相关临床研究。

综上,可将主要的抗血管生成药物分为 3 类。①抗 VEGF 或抗 VEGFR 的大分子单抗类药物:目前 CFDA 获批的抗 VEGF 药物主要是贝伐珠单抗,其治疗非鳞 NSCLC 疗效肯定,正在尝试新的治疗策略;FDA 获批的抗 VEGFR 药物主要是雷莫芦单抗,目前正在尝试从二线治疗扩展到一线治疗,它在非鳞癌中的应用研究失败,期待鳞癌中的结果;②小分子 VEGFR TKIs:多靶点的 VEGFR TKIs 种类繁多,尼达尼布是目前唯一获批的药物。多数 VEGFR TKIs 不能延长 OS,研究以失败告终,如索拉非尼、莫特沙尼等。其他正在研发当中的药物有舒尼替尼、凡德他尼等,这些药物正在尝试新的治疗策略,如维持治疗。③广谱类生物活性蛋白:其中恩度为我国自主研发的重组人血管内皮抑制素,是目前唯一获批上市(中国)(2006 年)的药物,在对于肺癌、恶性黑色素瘤的临床研究中取得了明确的结论,且安全性很好,目前已被推荐为晚期肺癌的一线治疗。

近年来抗血管生成治疗因其具有良好的特异性、所需剂量小、疗效高及不易耐药等优点,逐渐成为肿瘤研究的热点。以血管生成的各个环节及其发生过程中的生化改变为靶点,研制血管生成抑制剂,控制肿瘤生长和转移,将成为肿瘤预防的一个重要途径。抗血管生成治疗属于恶性肿瘤综合治疗的一部分,从循证医学的角度看,肿瘤患者疗效判定的终点指标应为生存期的延长或生活质量的提高,因此,抗血管生成疗法将为肿瘤治疗,特别是晚期恶性肿瘤的治疗提供一种有效的方法。但目前在抗肿瘤血管生成药物的临床研究中仍有一些问题需要解决,如临床试验的最佳剂量和用药时间的确定、抗血管生成效果的评定、动物实验与临床研究结果的差异等问题,相信随着医疗科技的迅速发展,这些问题都将逐渐被解决。

关于小分子药物的开发,在过去 10 年中,肿瘤领域有 70 余个新化合物申请,批准上市的完全自主研发新化合物仅有 1 个(浙江贝达生产的盐酸埃克替尼),真是可谓"十年磨一剑"。全部新药几乎都依赖于国外进口,无论是企业自主研发能力,还是政府部门对于创新药的监管政策都有待进一步提高。因为注册法规体系不同,国外上市新药也往往要滞后 3～4 年进口。上述 FDA 和 EMA 2013 年批准的新药大多在中国正进行多中心临床试验或尚未申报,预计至少也要在 1 年后方可能进口。尽管近年我国有一些特殊审批程序出台,但面对仍存在的尚未满足的临床需求,在具体实施细节上仍需改善。

目前,抗血管疗法已成为临床上治疗肿瘤的重要手段之一,抗血管生成一方面会降低肿瘤内血管密度,另一方面可诱导血管结构和功能正常化,并进而可提升放化疗和免疫疗法的疗效。随着研究的不断深入,越来越多的抗血管策略被提出,除上述方法外,基因治疗、细胞治疗也在不断得到发展和完善。

基因疗法主要是针对已发现的异常癌基因进行编辑、替换等,从而达到治疗肿瘤的目的。目前,基因疗法主要分为 3 类:①用外源基因组批量替换异常基因组区段,例如线粒体替换或选择性生殖;②非靶向添加外源遗传物质以弥补错误的基因片段;③通过基因编辑技术直接纠正或敲除错误基因片段,从而调节相关基因的表达。基因治疗依据递送载体的不同可分为病毒类载体和非病毒类载体 2 种。对于非病毒类载体,常常采用纳米材料负载 siRNA、miRNA 或质粒载体进行体内递送。已有研究表明,纳米颗粒负载靶向 VEGF 的 siRNA 可干扰 VEGF 合成相关的 mRNA,降低肿瘤 EC 中 VEGF 的表达水平,进而抑制肿瘤血管生成。Zhang 等利用纳米材料递送 EC 特异性表达 Cas9 的质粒载体,可实现多个组织 EC 中特定基因敲除,提示基于该系统可用于肿瘤 EC 内促血管生成通路的特异性阻断,进而达到抑制肿瘤血管生成的目的。对于病毒类载体,其包括慢病毒类、腺病毒类及腺相关病毒类,其中腺相关病毒类载体具有较好的应用前景。有研究发现通过腺病毒载体靶向递送 *LIGHT* 基因至靶向胶质母细胞瘤 EC 中,可诱导高静脉内皮以及三级淋巴管结构形成,从而提升肿瘤中免疫细胞浸润,提升 aPD-1 疗法耐药小鼠的生存周期,该研究表明基于腺相关病毒的疗法是基因治疗的重要方式。

细胞疗法主要是通过人工方式改造免疫细胞,使其能够产生对肿瘤细胞的杀伤力,最常见的方法为合成嵌合抗原受体(chimeric antigen receptor,CAR),并且使之在 T 细胞或 NK 细胞上表达,从而构建 CAR-T 细胞或 CAR-NK 细胞,这样的细胞可通过胞膜上的 CARs 识别肿瘤细胞并通过激活细胞毒作用来杀伤肿瘤细胞。前期,Tian 等研究发现 $CD4^+T$ 细胞进入肿瘤后通过分泌 γ-干扰素抑制肿瘤血管生成,促进肿瘤血管正常化;过继性 Th1 细胞体内回输可显著改善肿瘤血管结构和功能,进而改善肿瘤内部缺氧程度,抑制肿瘤进展,表明 T 细胞疗法可发挥抗血管生成的作用,并可进一步提升免疫疗法的疗效。然而,如何更好地利用回输细胞疗法发挥抗血管生成作用仍然有待进一步深入研究。

单纯的抗血管生成疗法在实际临床应用中的疗效有限,越来越多的研究发现将抗血管疗法与放化疗、免疫治疗联合使用可显著提升后者对肿瘤的杀伤作用。抗血管疗法最常见的是与免疫疗法联合使用,肿瘤免疫疗法最常见的缺陷是免疫细胞对于实体瘤的浸润较差,这是由于肿瘤血管结构紊乱,容易渗漏,血流不畅,导致免疫细胞及其趋化因子很难进入瘤体内部,同时部分促血管生成因子会抑制免疫细胞功能,例如 VEGF 会损害树突状细胞的功能,并且在肿瘤微环境中募集具有强免疫抑制作用的 VEGFR2$^+$ 调节性 T 细胞,进一步减弱肿瘤免疫疗法的疗效。近期研究显示,抗血管疗法诱导肿瘤血管正常化的同时还可以促进 T 细胞等免疫细胞浸润至肿瘤,进而与免疫检查点分子 PD-1/PD-L1 的抑制剂联合使用可显著增强后者疗效,从而有效延长患者的生存期。近期的一项临床研究采用安罗替尼联合抗 PD-1 的卡瑞丽珠单抗治疗晚期非小细胞肺癌,发现接受 12 mg 安罗替尼与卡瑞丽珠单抗联合用药的患者的 PFS 相比于单独使用卡瑞丽珠单抗或安罗替尼的患者的 PFS 延长了6个月(8.0 个月 *vs* 2.0 个月),ORR 也提升了 16.6%(19.3% *vs* 2.4%),表明联合疗法具有更好的疗效。

以上研究表明,抗血管生成疗法可通过改善肿瘤血管结构与功能从而改变肿瘤内免疫等微环境,进而可增强其他疗法的疗效。

随着研究不断深入,越来越多的研究表明抗血管生成疗法在治疗肿瘤、年龄相关视网膜黄斑变性等病理性血管生成相关疾病中发挥重要作用。临床试验表明现有的抗血管生成疗法有以下几个突出的问题亟待解决:①缺乏有效的生物标志物,从而无法选择对抗血管生成治疗敏感的患者;②耐药性;③治疗时机的把握;④抗血管生成药物的精准递送;⑤降低全身性抗血管生成药物带来的毒副作用;⑥缺乏可以监测抗血管生成治疗疗效的标志物;⑦优化与其他肿瘤疗法的联合使用;⑧全身性抗血管生成药物对转移性和系统性癌症患者生存率的影响。因此,发现新的抗血管生成靶点及在此基础上建立有效的干预、递送手段变得尤为重要。现阶段,随着单细胞测序、空间转录组等高通量技术手段不断应用,肿瘤血管生成的细胞与分子机制将会被更为详细、系统地阐明。同时越来越多的递送策略被不断开发,未来在抗血管生成领域会有更多的抗血管生成疗法被开发及应用。

## 三、抗血管生成靶向药物面临的问题及应对方法

### (一)易产生耐药性

1. 产生耐药的机制　使用上述靶向药物不可避免会产生一个问题:耐药。抗血管生成靶向药物在临床上取得了良好的效益,但有效治疗时间过去后,肿瘤细胞不可避免地会产生耐药性。获得性或固有性耐药的发生降低了药物敏感性,限制了药物作用时间,使其不能发挥最大的疗效。抗血管生成治疗耐药的几种机制如下。①缺氧的直接作用:临床前癌症模型表明抗血管生成治疗导致的血管耗竭使缺氧增加,反而促进了肿瘤的侵袭和转移。②周围组织中正常血管的共同选择:肿瘤细胞直接利用非恶性组织原有的血管系统进行氧气和营养物质的供应,导致对抗肿瘤血管生成治疗的抵抗。③血管模仿:肿瘤细胞可发展血管拟态,作为一种替代的血液运输系统,以抵消抗血管生成治疗中缺氧和营养不足的影响。在临床前研究的肾癌模型中发现,VEGFR-2 抑制剂舒尼替尼

产生肿瘤耐药性的标志是肿瘤细胞转化为内皮样细胞,增加缺氧条件下的血管拟态。④基质细胞作用:抗血管生成治疗时发生的基质细胞(包括肿瘤相关巨噬细胞、内皮祖细胞和促血管生成的髓样细胞)聚集招募被认为是耐药的潜在机制,它们可能成为血管生成趋化因子的替代来源。⑤促血管生成因子的适应性上调。

2. 延缓耐药的方法

(1)联合疗法。

1)联合化疗:化疗是目前治疗恶性肿瘤的有效的手段之一。抗肿瘤血管生成药物可使肿瘤血管正常化,减少血管的通透性、增加微环境氧含量,进而增加化疗药的灌注,提高化疗效果。多项临床试验证明,抗肿瘤血管生成药物联合化疗,可提高化疗效果,为患者带来获益。在贝伐珠单抗联合化疗治疗卵巢癌的系统回顾与荟萃分析中,贝伐珠单抗联合化疗可显著提高卵巢癌患者的 PFS 和 OS。Li 等发现重组人血管内皮抑制素联合含铂类双药化疗治疗晚期非小细胞肺癌有效延长了 PFS 和 OS,且联合治疗耐受良好。Cheng 等在甲磺酸阿帕替尼联合化疗治疗晚期胃癌的临床试验中发现,甲磺酸阿帕替尼联合化疗相较于单独化疗显著提高了患者的完全缓解率( OR 1.85,CI 1.04 ~ 3.28,$P$ = 0.04)、部分反应率(OR 2.19,CI 1.71 ~ 2.80,$P<0.000\ 01$)以及疾病控制率(OR 3.46,CI 2.57 ~ 4.66,$P<0.000\ 01$)。总之,抗血管生成治疗与化疗的联合具有协同效应,能为患者带来更多效益。

2)联合放疗:放疗是实体肿瘤重要的治疗手段之一。肿瘤微环境中的氧含量与电离辐射的细胞毒性密切相关。抗血管生成药物可增加微环境中氧含量,增加电离辐射的细胞毒性,从而提高放疗疗效。Sun 等在贝伐珠单抗联合放疗治疗胶质母细胞瘤的Ⅲ期临床试验中发现,相较于对照组放疗+替莫唑胺,试验组贝伐珠单抗联合放疗+替莫唑胺显著改善了患者的 PFS(10.6 个月 $vs$ 6.2 个月,$P<0.001$)。马红莲等关于恩度联合放化疗的Ⅱ期临床试验研究显示,重组人血管内皮抑制素联合放化疗在不可切除的Ⅲ期 NSCLC 的临床试验中近期疗效较好,且未观察到有增加不良反应。上述研究证明了抗血管生成药与放疗联合应用的可能性与有效性。总之,抗血管生成药物与放疗的联合治疗具有协同效应,同时我们也应当注意观察联合治疗的毒副反应,以寻求更安全、更有效的治疗方法。

3)联合免疫治疗:近年来,随着程序性死亡受体-1( programmed death receptor-1,PD-1)及其配体( programmed death ligand-1,PD-L1)抑制剂的问世,免疫治疗为肿瘤的治疗带来突破性进展。Rini 等研究显示,对于未经治疗的晚期肾癌患者,相较于单用抗血管生成药物,阿特珠单抗( Atezolizumab)联合贝伐珠单抗显著延长了患者的生存期( HR 0.74,P 0.021)。由此可见,抗血管生成治疗与免疫治疗具有协同抗肿瘤的作用。Ikeda 等在仑伐替尼联合帕博利珠单抗治疗肝癌的Ⅰb 期临床研究中指出,到目前为止,3.8%的患者达到完全缓解(CR),38.5%的患者部分缓解(PR),中位达到缓解时间为1.41 个月,中位 PFS 为 9.69 个月,仑伐替尼联合帕博利珠单抗显示出了较好的抗肿瘤疗效和耐受性。

4)联合表皮生长因子受体(EGFR)类靶向治疗:EGFR 在许多肿瘤细胞中高表达,与肿瘤的增殖、转移及凋亡紧密相连。以 EGFR 为靶点的药物主要通过 2 种方式抑制肿瘤的生长:第一,抑制 EGFR 酪氨酸激酶活性,阻断 EGFR 传导通路,诱导细胞凋亡;第二,人工合成的抗 EGFR 单克隆抗体,通过竞争性抑制 EGF 与 EGFR 的结合,阻断下游信号传导通路,最终阻碍肿瘤细胞的生长。EGFR 和 VEGF 是肿瘤生长过程中发挥重要作用的两条通路,但有研究证明两条通路具有一定的相关性,抗 EGFR 的药物与抗肿瘤血管生成药物联合可为患者带来获益。Kato 等研究显示,与单用厄洛替尼相比,厄洛替尼联合贝伐珠单抗可显著提高晚期非鳞、*EGFR* 突变的非小细胞肺癌患者的中位 PFS(16.0 个月 *vs* 9.7 个月),且两组间严重不良事件的总发生率无明显差异。研究发现,重组人血管内皮抑制素联合埃克替尼治疗 *EGFR* 突变的晚期非小细胞肺癌疗效确切,且耐受性良好。

为延缓抗血管生成因子靶向药物耐药的产生,能同时抑制多条通路的联合疗法应运而生。现有研究表明,抗血管生成靶向药物联合放疗、化疗、免疫治疗、其他靶向抗血管生长因子药物等产生的协同作用有助于增益疗效、延长药物作用时间、提升 OS。如前文所述,贝伐珠单抗加卡铂加紫杉醇治疗转移性 NSCLC;贝伐珠单抗加 IFN-α 治疗肾癌等联合疗法均是目前肿瘤的一线治疗方法。还有同为 VEGF 分子靶向药物的阿帕替尼不仅对食管癌细胞 VEGF 分泌有抑制作用,同时又显示出放射增敏的潜力,阿帕替尼+放疗的凋亡效应明显高于阿帕替尼或 X 射线单一治疗。另外阿帕替尼与胃癌的一线化疗药物(紫杉醇、奥沙利铂和 5-氟尿嘧啶)联用亦增加了细胞的凋亡,癌细胞的侵袭率和移行率明显降低。

抗血管生成靶向药物和免疫疗法的联合使用是最近的研究热点,如正处于临床研制阶段的人源化的抗单克隆抗体内皮生长因子抗体 BD080,其比贝伐珠单抗阻断 VEGF/VEGFR 通路、对人脐静脉内皮细胞(HUVEC)的抑制作用更强。在肺癌和大肠癌小鼠模型中 BD080 联合抗 PD-1 或抗 PD-L1 不仅改善了异构肿瘤血管,还增强了 T 细胞介导的免疫作用,显示出协同抗肿瘤效应。靶向药物之间的"强强联手"同样为患者带来福音。如共同靶向 ANGPT-2/VEGFR2 通路治疗肿瘤在早期乳腺癌、结直肠癌和肾癌小鼠肿瘤模型中有效。ARTEMIS 随机研究和Ⅲ期临床试验 NEJ026 结果显示,将 VEGF 抑制剂贝伐珠单抗与 EGFR 抑制剂厄洛替尼联合使用,可使 *EGFR* 突变型 NSCLC 的 PFS 提高 6 个月以上,对脑转移和 *EGFR L858R* 突变患者的疗效更突出。

(2)更换治疗靶点:更换靶向药物的种类,亦是保障更持久的血管抑制作用的方法。因为肿瘤细胞逃避 VEGF 靶向治疗的方法之一就是通过 FGF 信号通路促进血管新生。在小鼠乳腺癌模型中,抑制 FGFR 会导致血管密度降低,并恢复肿瘤对抗 VEGF 治疗的敏感性证明了这一点。所以更换 FGF/FGFR 抑制剂后可能恢复肿瘤对抗 VEGF 治疗的敏感性,这提示我们将 FGF/FGFR 通路靶向药物作为补救疗法或作为前期用药组合的一部分,可能有助于实现更持久的反应。AFL 作为所有 VEGF-A、VEGF-B 和 PLGF 异构体的高效诱饵受体,与其他抗 VEGF-A 药物相比,对 VEGF-A 亲和力更高的特性为耐药后的进一步治疗提供了选择。在 VELOURⅢ期临床试验评估贝伐珠单抗治疗和生长因子水平对患者结局的影响中,研究人员发现高基线血清 VEGF-A 和 PLGF 水平可能是 mCRC 患者对贝伐珠单抗产生耐药的原因。而 AFL 能不受 VEGF-A 和 PLGF 基线水平的影响,产生长久的抑制作用,可能是贝伐珠单抗诱导耐药患者的有效二线治疗方法。而且 AFL 不会诱导血小板活化,可减少多聚体免疫复合物的形成,这可能会减少 AEs 的发生。

（3）开发新的治疗通路：开发新的通路靶点，亦为延缓抗血管生成药物耐药性的发生提供一个可行方向。有研究发现，肿瘤周围血管细胞来源的细胞外载体（TPC-EVs）在TKI治疗过程中，通过激活Axl通路为肿瘤血运重建补充内皮祖细胞（EPC），造成肿瘤血管新生，从而导致TKI耐药。而Axl通路抑制剂可减少EPC增殖，抑制肿瘤血运重建。这一点在转移性大肠癌小鼠模型中亦得到证明，TKI联合Axl抑制剂抑制了肿瘤生长，提高了OS。综上所述，目前靶向干预血管生成通路实现抑制肿瘤生长、转移的方法已较为成熟，抗血管生成因子靶向药物已作为一线药物被批准在肿瘤治疗中使用，但其获得性或固有的耐药性限制了其疗效。为了优化血管生成因子靶向药物的应用，需再提高对肿瘤血管生成相关的多种细胞和相关信号通路工作机制的理解；探索治疗反应和耐药机制的关系；找寻联合治疗的最佳方案、应用时机和剂量配比；针对肿瘤微环境内更高层次的相关性和复杂性研发新的通路。

（4）蛋白靶向降解技术（proteolysis-targeting chimeras，PROTACs）：PROTACs是一种利用化学小分子诱导靶蛋白泛素化标记后经蛋白酶体降解的新型治疗策略，能从根源上避免致病蛋白高表达或者突变等导致的耐药性，克服传统小分子抑制剂只针对某一种或几种突变起作用的局限性。

## （二）易出现的不良反应

相比于传统的放化疗，抗血管生成药物具有作用靶点明确、耐受性好等优点，是临床上多种肿瘤治疗方法之一，但其不良反应也引起了广泛的关注。研究表明，抗VEGF及其受体的药物增加了高血压、出血及蛋白尿等风险；酪氨酸激酶抑制剂增加了手足皮肤反应、血液系统反应（贫血、白细胞减少等）、腹泻等风险；重组人血管内皮抑制素则增加了心脏毒性（包括窦性心动过速、房室传导阻滞等）、消化道及皮肤反应等风险。了解抗肿瘤血管生成的不良反应，有助于更好地指导临床治疗。使用易导致出血事件发生的药物时，建议治疗前对肿瘤的位置、病理、浸润深度进行充分评估，可先行手术或放疗预处理，减少出血风险。此外治疗期间检测患者大便常规、凝血指标及临床表现，及时发现出血倾向，以避免大出血所致的患者死亡。使用有心脏毒性的抗肿瘤血管药物时，应当详细询问是否有心力衰竭病史、高危不可控制的心律失常及严重心肌梗死等，在治疗前及治疗时应密切关注患者的临床表现、射血分数、相关生物化学检查等，可以根据其症状予以吸氧、扩张冠脉、使用心肌营养药物等，必要时停药。除此之外，中医药通过辨证施治、整体观念等方法可有效防治抗血管生成药物导致的高血压、蛋白尿、手足综合征、腹泻、骨髓抑制、消化道出血等毒副作用，从而提高患者应用抗血管生成药物的耐受性，明显减轻不良反应。中医药可全程辅助治疗抗血管生成药物的毒副反应，从而改善肿瘤患者临床症状、提高生存质量。治疗中虽可根据不同的症候进行辨证施治，遣方用药，然而在实际治疗中许多中医药难以达到预期的有效性。因此，如何能进一步减少抗血管生成药物毒副反应，增强药物疗效，减轻患者的痛苦，值得在未来进一步探索。

1. VEGF/VEGFR单克隆抗体常见不良反应

（1）高血压：高血压是VEGF/VEGFR单克隆抗体最常见的不良反应。高血压的发生机制主要与VEGF信号通路受到抑制有关，而VEGF可诱导一氧化氮的释放，其被认为具有扩张血管的作用，同时阻断VEGF信号通路，还可引起毛细血管密度下降，导致外周阻力增加,引起高血压。对于高血压患者,在首次接受贝伐珠单抗治疗之前,应确保血压达标,在治疗期间,尤其是治疗的第一个周期,应积极监测并控制血压,出现轻度高血压(≥140/90 mmHg)或舒张压升高超过基线 20 mmHg 的患者应开始接受降压治疗。降压药物可选择血管紧张素转换酶抑制剂、钙通道阻滞剂、利尿剂或 β 受体阻滞剂等。

(2)蛋白尿:贝伐珠单抗较常见(29.3%~33.4%),且老年人更易出现严重蛋白尿。VEGF 在保持肾小球内皮完整方面发挥重要作用,蛋白尿的产生与药物抑制 VEGF 通路,导致肾小球滤过屏障损伤及血栓性微血管病有关。对于 24 h 尿蛋白定量<2 g 的患者无须停药,但应定期检测 24 h 尿蛋白量,而 24 h 尿蛋白定量>2 g,则应暂停贝伐珠单抗治疗并在下一次治疗周期前复查,对于出现肾病综合征的患者应终止贝伐珠单抗治疗。

(3)出血及栓塞:贝伐珠单抗引起出血的发生率为 30% 左右,最常见的是轻度鼻出血,较严重的出血少见,在使用贝伐珠单抗的患者中,其动脉栓塞率为 3.8%。拮抗 VEGF 引起血管内皮细胞的完整性破坏及凝血功能障碍可引起出血及栓塞事件。此外,抑制 VEGF 及其受体下游通路可能促进肿瘤组织内的促凝物向血液循环中释放,以及诱导某些炎症因子的释放,也可打破凝血机制的平衡,而化疗药物可以抑制骨髓生长,进而减少血小板生成,增加出血风险。建议在整个治疗期间监测患者大便常规、凝血指标及相关临床表现,年龄>65 岁,既往有动脉栓塞史及高血压的患者动脉栓塞风险高,而一旦发生动脉栓塞事件要立即停药,对于 1 级无症状或轻度症状的出血,不需干预治疗,对于 2 级最小的、局部的出血,需要干预治疗,但无须停用药物治疗,对于危及生命的后果,则需永久停药。

(4)心脏毒性:常见的心脏损伤表现为充血性心力衰竭及冠状动脉事件等。有研究表明,使用贝伐珠单抗及酪氨酸激酶抑制剂的患者发生严重心力衰竭的概率分别为 1.6%、1.4%,阻断 VEGF 信号通路可引起毛细血管密度下降,会伴有心肌收缩障碍、纤维化,导致心力衰竭;外周血管阻力增加也是导致充血性心力衰竭的原因之一。对于患有临床症状明显的心血管疾病或曾患有充血性心力衰竭的患者,使用贝伐珠单抗治疗时应慎重,Ⅰ~Ⅳ级充血性心力衰竭的患者需要终止贝伐珠单抗治疗。此外,应密切关注患者临床表现及监测心血管指标参数,如心电图变化、射血分数、相关生物化学检查等。

(5)胃肠道穿孔:胃肠道穿孔是使用贝伐珠单抗的患者少见但严重的并发症,占 1.3%~1.6%。VEGF 参与胃肠道黏膜细胞的修复,其参与信号通路的抑制可导致胃肠道管壁缺血及穿孔。使用期间应注意观察患者有无穿孔的症状或体征,发现胃肠道穿孔应终止治疗。

(6)切口愈合综合征:血管生成参与切口愈合,抑制 VEGF 可导致切口愈合不良。切口愈合不良多见于应用贝伐珠单抗的患者中。建议于手术 28 d 或手术切口完全愈合后开始应用贝伐珠单抗治疗。治疗期间若出现切口愈合不良需暂停 8 周后方可择期手术。治疗期间需紧急手术者,则需密切监测切口愈合情况,出现切口愈合障碍时应待其完全缓解方可开始贝伐珠单抗治疗;若发生瘘管、腹腔内脓肿或切口裂开等情况,则应中止贝伐珠单抗治疗。

(7)可逆性后部白质脑病综合征:该病是一种罕见的神经系统疾病,表现为昏迷、癫痫发作、头痛、视觉障碍、精神状态改变等,可伴有血压升高,多见于使用贝伐珠单抗的患者,但发生率低。该病的发生认为与药物导致脑血管痉挛同时合并高血压有关,诊断多需完善颅脑磁共振检查。发生了该病的患者,建议采用包括控制血压在内的对症治疗,同时停用贝伐珠单抗,对于应用 VEGF 抑制剂的患者出现难以控制的高血压,需警惕是否存在该病。

2. 酪氨酸激酶抑制剂常见不良反应　索拉非尼、舒尼替尼、阿帕替尼属于酪氨酸激酶抑制剂,这类药物也可出现高血压、心血管系统损害、蛋白尿、出血及栓塞事件等不良反应,发生机制与贝伐珠单抗引起的机制相似。以下主要介绍酪氨酸激酶抑制剂更为常见而贝伐珠单抗少见的不良反应。

(1)手足综合征:手足综合征在酪氨酸激酶抑制剂治疗中极为常见,有报道手足综合征在索拉非尼联合 5-氟尿嘧啶治疗肝癌中的发生率可达 50% 以上。手足综合征通常出现于服药后 3~6 周,尤其是前两周典型表现为手足皮肤(以掌面为主)出现的感觉减退、针刺感、红斑,可发展为皮肤爆裂、溃疡、脱屑等。研究表明,手足综合征的发生与年龄、化疗药物的使用、基线神经病变或皮疹的发生等因素无关,可能与肿瘤坏死因子 α 基因表达有关。

(2)血液系统反应:主要包括贫血、白细胞减少、血小板减少等。有报道舒尼替尼在治疗晚期肾癌和伊马替尼治疗失败或不能耐受的胃肠道间质瘤患者中出现血液系统反应可达 70% 以上,白细胞及血小板减少常见,多为 1~2 级不良反应,其发生可能与骨髓抑制有关,可通过降低剂量、暂停用药及应用集落刺激因子等治疗。

(3)腹泻:腹泻是酪氨酸激酶抑制剂在治疗中的常见不良反应,发生率可达 25%~39%,轻度腹泻多见。引起腹泻的病因目前尚不明确,可能与药物引起的胰腺外分泌功能障碍有关。清淡饮食、少食多餐,避免摄入生冷、辛辣、油腻等加重腹泻的食物;对于严重的腹泻,可适量使用止泻药(盐酸洛哌丁胺、蒙脱石散),调节肠道菌群,同时维持电解质平衡。

(4)乏力:乏力是癌症患者最常见的症状。乏力在索拉非尼治疗的患者中发生率为 26.6%,而在使用舒尼替尼的患者中发生率高达 41.5%。酪氨酸激酶抑制剂引起的乏力主要与内分泌功能紊乱有关,如肾上腺功能不全、甲状腺功能减退症、性腺功能不全等,还可能与贫血及矿物质代谢紊乱有关。在治疗过程中,需定期检测激素相关指标,必要时采用激素替代治疗,糖尿病患者应密切监测患者血糖水平。

(5)肝功能异常:酪氨酸激酶抑制剂可导致转氨酶升高,其具体机制尚不明确,可能由于肝细胞细胞色素 P450 参与了这些药物的代谢,肝功能异常可能与抗肿瘤血管生成药物直接损伤肝细胞有关,治疗方面可口服保肝药物。

## 四、发展机遇与展望

肿瘤血管生成抑制剂的研究为临床肿瘤治疗带来了新的希望,但目前批准用于临床的血管生成抑制剂远期疗效仍有待提高。深入研究抗血管生成药物耐药的分子机制及其调控措施,有利于提高抗血管生成治疗的疗效。

自 2004 年首个血管靶向药物贝伐珠单抗获批以来,无论是大分子或是小分子抗血管生成药物的研究均取得显著成就,临床广泛用于甲状腺髓样癌、肾细胞癌、肝癌等恶性实体瘤及视网膜病变的治疗。其中小分子多靶点酪氨酸激酶抑制剂,通过抑制肿瘤血管生成和改善肿瘤微环境发挥抗肿瘤作用,作用显著,并且均为口服制剂,临床使用方便,得到深入研究和广泛应用。索拉非尼、舒尼替尼、瑞戈非尼、乐伐替尼、安罗替尼均获批3个以上适应证。此外,FDA于2018年批准的FGFR抑制剂厄达替尼(Erdafitinib)用于FGFR基因突变的膀胱癌,2019年批准的PDGFR抑制剂阿伐普利尼(Avapritinib)用于胃肠道间质瘤,进一步拓展了抗血管生成小分子药物的研究和应用范围。抗血管生成治疗与其他靶向治疗、免疫治疗等联合应用也成为当前研究的热点,有望带来新的突破。

　　抗血管生成药物不仅具有抑制肿瘤血管生成的作用,还可能对人体正常血管造成损伤,引起高血压、蛋白尿、手足综合征等不良反应。随着精准医疗的推进,如何根据不同的肿瘤类型和个体差异实施科学合理的精准治疗策略,进一步研发针对肿瘤血管的特异性药物和用药方案,提高其抗肿瘤疗效的同时,减轻药物毒副作用,规范抗血管生成药物的临床应用,仍需要进一步研究探索。

## 参考文献

[1] HANAHAN D. Hallmarks of cancer:new dimensions[J]. Cancer Discovery,2022,12(1): 31-46.

[2] TEUWENL A,DE ROOIJ L P M H,CUYPERS A,et al. Tumor vessel co-option probed by single-cell analysis[J]. Cell Reports,2021,35(11):109253.

[3] LEE S. A review of anti-angiogenic targets for monoclonal antibody cancer therapy[J]. International Journal of Molecular Sciences,2017,18(8):E1786.

[4] AL-ABD A M,ALAMOUDI A J,ABDEL-NAIM A B,et al. Anti-angiogenic agents for the treatment of solid tumors:potential pathways,therapy and current strategies—a review[J]. Journal of Advanced Research,2017,8(6):591-605.

[5] 马定昌,孙文正,杨彬. 抗VEGF/VEGFR类抗癌药物研发的现状和展望[J]. 中国肿瘤生物治疗杂志,2015,22(5):637-645.

[6] ISHII Y,HAMASHIMA T,YAMAMOTO S,et al. Pathogenetic significance and possibility as a therapeutic target of platelet derived growth factor[J]. Pathology International, 2017,67(5):235-246.

[7] SAHARINEN P,EKLUND L,ALITALO K. Therapeutic targeting of the angiopoietin-TIE pathway[J]. Nature Reviews Drug Discovery,2017,16(9):635-661.

[8] GANDHI L,RODRÍGUEZ-ABREU D,GADGEEL S,et al. Pembrolizumab plus chemotherapy in metastatic non-small-cell lung cancer[J]. The New England Journal of Medicine,2018,378(22):2078-2092.

[9] PAZ-ARESL G,LUFT A,TAFRESHI A,et al. Phase 3 study of carboplatin-paclitaxel/nab-paclitaxel(Chemo)with or without pembrolizumab(Pembro)for patients(Pts)with metastatic squamous(Sq)non-small cell lung cancer(NSCLC)[J]. Journal of Clinical Oncology,2018,36(15_suppl):105.

［10］BALDINI L，LENCI E，BIANCHINI F，et al. Identifcation of a common pharmacophore for binding to MMP2 and RGD integrin：towards a multitarget approach to inhibit cancer angiogenesis and metastasis［J］. Molecules，2022，27（4）：1249.

［11］JO H，LEE M S，LEE Y P，et al. A comparison of folinic acid，fluorouracil and irinotecan （FOLFIRI）plus 1 bevacizumab and FOLFIRI plus aflibercept as second-line treatment for metastatic colorectal cancer［J］. Clin Oncol，2022，34（8）：e323-e328.

［12］王金万，孙燕，刘永煜，等. 重组人血管内皮抑素联合 NP 方案治疗晚期 NSCLC 随机、双盲、对照、多中心Ⅲ期临床研究［J］. 中国肺癌杂志，2005（4）：283-290.

［13］秦叔逵，杨柳青，梁军，等. 腔内应用重组人血管内皮抑制素和/或顺铂治疗恶性胸腹腔积液的前瞻性、随机对照、全国多中心Ⅲ期临床研究［J］. 临床肿瘤学杂志，2017，22（3）：193-202.

［14］中国临床肿瘤学会抗肿瘤药物安全管理专家委员会，中国临床肿瘤学会血管靶向治疗专家委员会. 重组人血管内皮抑制素治疗恶性浆膜腔积液临床应用专家共识［J］. 临床肿瘤学杂志，2020，25（9）：849-856.

［15］苗静，秦叔逵. 重组人血管内皮抑制素治疗恶性胸腔积液的研究进展［J］. 临床肿瘤学杂志，2019，24（9）：850-855.

［16］罗山强，李嘉锡，孙嘉星，等. 肿瘤血管生成机制及抗血管生成疗法研究进展［J/OL］. 空军军医大学学报，1-14［2024-06-27］.

［17］BAO Y，PENG F，ZHOU Q C，et al. Phase Ⅱ trial of recombinant human endostatin in combination with concurrent chemoradiotherapy in patients with stage Ⅲ non-small-cell lung cancer［J］. Radiother Oncol，2015，114（2）：161-166.

［18］ZHAI Y R，MA H L，HUI Z G，et al. HELPER study：a phase Ⅱ trial of continuous infusion of endostar combined with concurrent etoposide plus cisplatin and radiotherapy for treatment of unresectable stage Ⅲ non-small-cell lung cancer［J］. Radiotherapy and Oncology，2019，131：27-34.

［19］CHENG Y，NIE L G，LIU Y，et al. Comparison of Endostar continuous versus intermittent intravenous infusion in combination with first-line chemotherapy in patients with advanced non-small cell lung cancer［J］. Thoracic Cancer，2019，10（7）：1576-1580.

［20］JIN T，JIANG F，JIN Q F，et al. Endostar combined with gemcitabine and cisplatin chemotherapy for patients with metastatic nasopharyngeal carcinoma：an update［J］. Translational Oncology，2018，11（2）：286-291.

［21］LI K，SHI M L，QIN S K. Current status and study progress of recombinant human endostatin in cancer treatment［J］. Oncology and Therapy，2018，6（1）：21-43.

［22］GE P，REYILA A，LI X Y，et al. Eficacy and safety ofaflibercept plus chemotherapy in metastatic colorectalcancer：a systematic review and PRISMA-Compliant single-arm meta-analysis of noncomparative clinicalstudies and randomized controlled trials［J］. J Clin Pharm Ther，2022，47（6）：798-808.

［23］ROTH T L，MARSON A. Genetic disease and therapy［J］. Annu Rev Pathol，2021，16

（1）:145-166.

[24]WANG Y,WEI Y Y,CHEN L,et al. Research progress of siVEGF complex and their application inantiangiogenic therapy[J]. Int J Pharm,2023,643:123251.

[25]ZHANG X M,JIN H,HUANG X J,et al. Robust genome editing in adult vascular endothelium bynanoparticle delivery of CRISPR-Cas9 plasmid DNA[J]. Cell Rep,2022,38（1）:110196.

[26]RAMACHANDRAN M,VACCARO A,VAN DE WALLE T,et al. Tailoring vascular phenotype through AAV therapy promotes anti-tumor immunity in glioma[J]. Cancer Cell,2023,41（6）:1134-1151.

[27]TIAN L,GOLDSTEIN A,WANG H,et al. Mutual regulation of tumour vessel normalization and immunostimulatory reprogramming[J]. Nature,2017,544（7649）:250-254.

[28]DE PALMA M,JAIN R K. CD4+ T Cell activation and vascular normalization:two sides of the same coin? [J]. Immunity,2017,46（5）:773-775.

[29]ZHANG X Y,ZENG L,LI Y Z,et al. Anlotinib combined with PD-1 blockade for the treatment of lungcancer:a real-world retrospective study in China[J]. Cancer Immunol-Immunother,2021,70（9）:2517-2528.

[30]WANG-BISHOP L,KIMMEL B R,NGWA V M,et al. STING-activating nanoparticles normalize the vascular-immune interface to potentiate cancer immunotherapy[J]. Sci Immunol,2023,8（83）:eadd1153.

[31]XIE L,XU J,SUN X,et al. Apatinib plus camrelizumab（anti-PD1 therapy,SHR-1210）for advanced osteosarcoma（APFAO）progressing after chemotherapy:a single-arm,open-label,phase 2 trial[J]. Br J Cancer,2021,125（4）:528-533.

[32]涂婧瑶. 尼达尼布在肿瘤免疫治疗中的作用及机制研究[D].武汉:华中科技大学,2022.

[33]姜婧琦,宋雨童,卢育彤,等.抗血管生成靶向药物在肿瘤治疗中的研究进展[J].山东医药,2022,62（22）:86-90.

[34]尤燕,牟卫伟.抗血管生成药物的研究进展与临床应用[J].食品与药品,2021,23（1）:92-97.

[35]吴军,王婧,曹邦伟.抗肿瘤血管生成药物不良反应的发生机制及处理[J].医学综述,2016,22（16）:3154-3157.

[36]COSTA R,COSTA R,COSTA R,et al. Reversible posterior encephalop athy syndrome secondary to sunitinib[J]. Case Rep Oncol Med,2014:952624.

[37]XIE B,WANG D H,SPECHLER S J. Sorafenib for treatment of hepato cellular carcinoma:a systematic review[J]. Dig Dis Sci,2012,57（5）:11224129.

[38]LEE J H,CHUNG Y H,KIM J A,et al. Genetic predisposition of hand-foot skin reaction after sorafenib therapy in patients with hepatocellular carcinoma[J]. Cancer,2013,119（1）:136442.

[39]SANTONI M,CONTI A,MASSARI F,et al. Treatment related fatigue withsorafenib,

sunitinib and pazopanib in patients with advanced solidtumors：an up‐to‐date review and meta‐analysis of clinicaltrials［J］. Int J Cancer,2015,136（1）:140.

［40］SHOJAEI F. Anti‐angiogenesis therapy in cancer：current challengesand future perspec‐tives［J］. Cancer Lett,2012,320（2）:130-137.

［41］张梦泽,陈锦文,胡健,等.抗血管生成药物作用机制研究进展中国［J］.药理学与毒理学杂志,2016,30（10）:1120-1124.

［42］FUNAKOSHI T,LATIF A,GALSKY M D. Risk of hemato‐logic toxicitiesin cancer pa‐tients treated with suni‐tinib：a systematic review andmeta‐analysis［J］. Cancer Treat Rev,2013,39（7）:818-830.

［43］曲广洪,张媛. 多靶点激酶抑制剂抗肿瘤新药——ZD6474［J］.中国医院药学杂志,2008,28（16）:1389-1390.

［44］于悦,时静,刘玉国.乐伐替尼治疗恶性肿瘤的研究进展［J］.中国医院药学杂志,2018,38（9）:1005-1009.

［45］汪龙,张莉,汪娟,等.卡博替尼治疗恶性肿瘤的临床研究进展［J］.中国新药杂志,2019,28（20）:2486-2491.

［46］WU Y S,SHUI L,SHEN D. Bevacizumab combined with chemotherapy for ovarian canc‐er：an updated systematic review and meta‐analysis of randomized controlled trials［J］. Oncotarget,2017,8（6）:10703-10713.

［47］LI X,GU G,SOLIMAN F,et al. The evaluation of durative transfusion of endostar com‐bined with chemotherapy in patients with advanced non‐small cell lung cancer［J］. Chemotherapy,2018,63（4）:214-219.

［48］SUN X,DENG L,LU Y. Challenges and opportunities of using stereotactic body radiother‐apy with anti‐angiogenesis agents in tumortherapy［J］. Chin J Cancer Res,2018,30（1）:147-156.

［49］CHENG H,SUN A,GUO Q,et al. Efficacy and safety of apatinib combined with chemo‐therapy for the treatment of advancedgastric cancer in the Chinese population：a systematic review and meta‐analysis［J］. Drug Des Devel Ther,2018,12:2173-2183.

［50］马红莲,惠周光,赵路军,等. 不可切除Ⅲ期 NSCLC 持续静脉泵注恩度联合同期放化疗前瞻性多中心Ⅱ期临床试验初步结果［J］.中华放射肿瘤学杂志,2016,25（2）:114-119.

［51］SPIGEL D R,HAINSWORTH J D,YARDLEY D A,et al. Tracheoesophageal fistula for‐mation in patients with lung cancer treated with chemoradiation and bevacizumab［J］. J Clin Oncol,2010,28（1）:43-48.

［52］RINI B I,POWLES T ,ATKINS M B,et al. Atezolizumab plus beva‐cizumab versus sunitinib in patients with previously untreated metastatic renal cell carcinoma （IMmotion151）:a multicentre,open‐label,phase 3,randomised controlled trial［J］. Lan‐cet,2019 ,393（10189）:2404-2415.

［53］LOSANNO T,ROSSI A,MAIONE P,et al. Anti‐EGFR and antian‐giogenic monoclonal antibodies in metastatic non-small-celllung cancer[J]. Expert Opin Biol Ther,2016,16 (6):747-758.

[54] KATO T,SETO T,NISHIO M,et al. Erlotinib plus bevacizumab phase II study in patients with advanced non-small-cell lung cancer(JO25567):updated safety results[J]. Drug Saf,2018,41(2):229-237.